Collection

Bioéthique critique

Sous la direction de Marie-Hélène PARIZEAU

L'objectif principal de cette collection est la diffusion en langue française de résultats de recherche originaux dans le champ de la bioéthique et de l'éthique de l'environnement.

La bioéthique est entendue dans un sens large qui inclut son orientation biomédicale traditionnelle mais aussi ce qu'on appelle l'éthique de l'environnement.

« Bioéthique critique » est donc une collection conçue comme un carrefour de réflexion multidisciplinaire et interdisciplinaire, d'abord éthique, mais, à l'heure de la globalisation, aussi en lien avec le politique. Ce carrefour permet que l'on s'interroge collectivement, d'une part, sur les conséquences des nouvelles technologies en biomédecine sur l'être humain et, d'autre part, sur la relation de l'être humain à la nature-environnement. Cette collection constitue un lieu de discussion ouvert sur le monde et sa diversité culturelle.

La collection veut promouvoir d'abord les résultats de recherche originaux, mais aussi les ouvrages collectifs, les essais et à l'occasion la traduction d'ouvrages significatifs de bioéthique en langue française.

La Chaire de recherche de Canada en bioéthique et en éthique de l'environnement participe au financement de la collection.

Déjà parus :

Marie-Hélène Parizeau et Soheil Kash (dir.), *De l'inégalité dans le dialogue des cultures : mondialisation, santé et environnement* (2005).

Jean-Paul Amann, Catherine Chiron, Olivier Dulac et Anne Fagot-Largeault (dir.), *Épilepsie, connaissance du cerveau et société* (2006).

Marie-Hélène Parizeau et Soheil Kash (dir.), *Néoracisme et dérives génétiques* (2006).

Marie-Hélène Parizeau et Georges Chapoutier (dir.), *L'être humain, l'animal et la technique* (2007).

La recherche clinique avec les enfants : à la croisée de l'éthique et du droit

La recherche clinique avec les enfants : à la croisée de l'éthique et du droit

Belgique, France, Québec

Sous la direction de
Marie-Luce DELFOSSE,
Marie-Hélène PARIZEAU
et Jean-Paul AMANN

Les Presses de l'Université Laval

Les Presses de l'Université Laval reçoivent chaque année du Conseil des Arts du Canada et de la Société d'aide au développement des entreprises culturelles du Québec une aide financière pour l'ensemble de leur programme de publication.

Nous reconnaissons l'aide financière du gouvernement du Canada par l'entremise de son Programme d'aide au développement de l'industrie de l'édition (PADIÉ) pour nos activités d'édition.

Maquette de couverture : Hélène Saillant

Gravure originale : Monique Parizeau

Mise en pages : Danielle Motard

Révision du manuscrit : Louis-Étienne Pigeon

ISBN : 978-2-7637-8918-7 (PUL)
978-2-87455-200-7 (Anthémis)

978-2-87455-200-7 (Anthémis)

Dépôt légal 3e trimestre 2009

Les Presses de l'Université Laval
Pavillon Pollack
2305, rue de l'Université, bureau 3103
Québec, (Québec), G1V 0A6
CANADA

www.pulaval.com

Anthémis
Parc scientifique Einstein
Chemin du Cyclotron, 6
B-1348 Louvain-la-Neuve
BELGIQUE
www.anthemis.be

Table des matières

QUATRIÈME PARTIE
LA RECHERCHE BIOMÉDICALE ET LES ENFANTS AU QUÉBEC

Présentation des auteurs

AMANN, Jean-Paul

Philosophe, professeur agrégé et docteur en philosophie ; professeur associé à l'Inserm (Paris) ; membre du comité d'éthique de l'étude longitudinale française depuis l'enfance (ELFE).

AUBERT-FOURMY, Chantal

Médecin généraliste, vice-présidente de Aide médicale internationale ; co-responsable de la Commission pédiatrie de la Conférence nationale des comités de protection des personnes (CNCP) ; secrétaire générale du CPP Île de France VIII.

BERNARD, Jean-Louis

Professeur de pédiatrie, chef du service d'oncologie pédiatrique de l'APHM ; co-responsable de la Commission pédiatrie de la CNCP ; président du CPP Sud-Méditerrannée II ; membre du Comité d'orientation pédiatrique de l'Agence française de sécurité sanitaire des produits de santé (Afssaps).

BERNARD-BONIN, Anne-Claude

Pédiatre, professeur agrégé de clinique au Département de Pédiatrie et membre du Comité d'éthique de la recherche au Centre Hospitalier Universitaire Sainte-Justine de l'Université de Montréal, Québec.

BOGAERT, Marc

Pharmacologue clinicien et professeur émérite de pharmacothérapie, Université de Gand (Belgique), et membre du Comité consultatif de bioéthique de Belgique.

BOURGOIS, Annick

Infirmière coordinatrice en recherche clinique au Centre d'Investigation Clinique Pédiatrique (PCIC) du Département de Pédiatrie, Cliniques Universitaires Saint-Luc, Bruxelles (Belgique).

BRASSEUR, Daniel

Pédiatre et professeur agrégé à l'Université Libre de Bruxelles. Chef de clinique à l'Hôpital Universitaire des Enfants Reine Fabiola à Bruxelles (Belgique) et Président du Comité Pédiatrique (PDCO) au sein de l'Agence européenne des Médicaments (EMEA) - Londres (Royaume-Uni).

CARDINAL, Geneviève

Avocate et vice-présidente du Comité d'éthique de la recherche du CHU Sainte-Justine (Montréal).

CHAPPUY, Hélène

Pédiatre au service d'Urgences médicochirurgicales de l'hôpital Necker (Paris). Elle est également docteur en éthique médicale (Université Paris-V).

CHIRON, Catherine

Neuropédiatre et chercheur. Elle dirige l'unité Inserm « Épilepsies de l'enfant et plasticité cérébrale » à l'hôpital Necker (Paris).

DAIGNEAULT, Isabelle

Professeure adjointe au Département de psychologie de l'Université de Montréal (Québec).

DAMAS, Francis

Intensiviste et Président du Comité d'éthique de l'Hôpital de la Citadelle, Liège (Belgique).

DAVOUS, Dominique

Chercheur à l'Espace éthique (AP-HP et université Paris-11) ; co-coordinatrice du groupe « Parents et soignants face à l'éthique en pédiatrie » ; déléguée au CA de la Société française de lutte contre les cancers et les leucémies de l'enfant et de l'adolescent (SFCE) au titre de représentant de Cent pour Sang la Vie; co-fondatrice de l'association Apprivoiser l'Absence.

DELFOSSE, Marie-Luce

Professeur de philosophie et de bioéthique aux Facultés universitaires Notre-Dame de la Paix, à Namur (Belgique) et membre du Comité consultatif de bioéthique de Belgique.

DIAMOND, Pierre

Médecin et Président du Comité d'éthique de la recherche au Centre Hospitalier Universitaire de l'Université Laval (CHUL) et du Centre Mère-Enfant à Québec.

DOZ, François

Professeur de pédiatrie (Université Paris Descartes), directeur délégué pour l'enseignement et la recherche à l'Hôpital de l'Institut Curie; président du Conseil Scientifique de la Société française de lutte contre les Cancers et les leucémies de l'Enfant et l'adolescent (SFCE).

DRESSE, Marie-Françoise

Pédiatre au Département universiataire d'Oncologie et d'Hématologie Pédiatrique à l'Hôpital de la Citadelle, Liège (Belgique).

DUBOIS, Anne-Catherine

Infirmière coordinatrice en recherche clinique au Centre d'Investigation Clinique Pédiatrique (PCIC) du Département de Pédiatrie, Cliniques Universitaires Saint-Luc, Bruxelles (Belgique).

DULAC, Olivier

Neuropédiatre, Professeur de pédiatrie à l'hôpital Necker (Paris), responsable du programme neuropédiatrie dans la clinique des maladies du développement.

GAGNON, Josée-Anne

Pédiatre intensiviste au Centre Hospitalier Universitaire de l'Université Laval (CHUL) à Québec.

GERVAIS, Pascale

Pédiatre au Centre Mère-Enfant (Québec).

GEOERGER, Birgit

Pédiatre oncologue à l'IGR (Villejuif); elle dirige le programme des essais précoces dans le service de Pédiatrie et un programme de recherche sur l'identification de nouvelles cibles et leur validation dans les tumeurs cérébrales et les neuroblastomes.

GOYETTE, Martin

Professeur régulier à l'École nationale d'administration publique, Université du Québec.

GROSWASSER, José

Chef de clinique: sommeil et développement, et Président du Comité d'éthique hospitalière de l'Hôpital Universitaire Des Enfants Reine Fabiola, Université Libre de Bruxelles (Belgique).

HOYOUX, Claire

Pédiatre spécialisée en oncologie pédiatrique à l'Hôpital de la Citadelle, Liège (Belgique).

LOMBET, Jacques

Pédiatre, spécialisé en néonatologie et en néphrologie pédiatrique à l'Hôpital universitaire de la Citadelle, Liège (Belgique).

MATTHYS, Dirk

Cardiologue-pédiatre de formation, professeur en Pédiatrie à l'Université de Gand et Chef de Service de Pédiatrie de l'Hôpital Universitaire. Il est secrétaire de la commission d'éthique de la Faculté de Médecine de l'Université de Gand et de l'Hôpital Universitaire de Gand.

OPPENHEIM, Daniel

Psychiatre et psychanalyste au Département de Pédiatrie et Unité de Psycho-oncologie, Institut Gustave-Roussy, Villejuif (France).

PARIZEAU, Marie-Hélène

Professeur titulaire à la faculté de philosophie de l'Université Laval (Québec). Elle dirige depuis 2003 la Chaire de Recherche du Canada en bioéthique et en éthique de l'environnement.

PONS, Gérard

Pédiatre, professeur de pharmacologie clinique à l'université Paris-V, chef de service de pharmacologie clinique, Hôpital Cochin - Saint Vincent, Paris. Professeur de pharmacologie clinique à l'Université Paris-Descartes, Paris et Vice-Président du Comité Pédiatrique (PDCO) au sein de l'Agence européenne des Médicaments (EMEA).

RAMET, José

Pédiatre, Chef du département de pédiatrie de l'Hôpital Universitaire d'Anvers et du ZNA Hôpital d'enfants Reine Paola (Anvers, Belgique). Professeur titulaire de la chaire de pédiatrie à l'UA (Universiteit Antwerpen). Secrétaire-Général de l'European Academy of Paediatrics et Président de la Société Belge de Pédiatrie.

SAINT RAYMOND, Agnès

Pédiatre, Chef du secteur Conseils scientifiques et médicaments pédiatriques et orphelins, Unité Pré-autorisation des médicaments à usage humain, Agence européenne des médicaments (EMEA).

SCHAMPS, Geneviève

Professeur à la Faculté de droit et à la Faculté de médecine de l'Université catholique de Louvain (U.C.L.), Directrice du Centre de droit médical et biomédical (U.C.L.), Présidente de la Commission fédérale Droits du patient (Belgique)

SCHMITZ, Véronique

Pédiatre, spécialisée dans le traitement des enfants séropositifs à l'Hôpital de la Citadelle, Liège (Belgique).

SOKAL, Etienne

Professeur ordinaire, Président du Département de Pédiatrie, Faculté de Médecine, Université Catholique de Louvain. Chef d'Unité de Gastro entérologie pédiatrique et Directeur du Centre d'Investigation Clinique Pédiatrique (PCIC) aux Cliniques Universitaires Saint-Luc, Bruxelles (Belgique)

THERRIEN, Jean-Marie

Éthicien et membre du comité de direction du Comité d'éthique de la recherche du CHU Sainte-Justine (Montréal).

VANDETTE, Mélanie

Assistante de recherche à l'École nationale d'administration publique, Université du Québec.

VASSAL, Gilles

Pédiatre oncologue et pharmacologue, professeur de cancérologie à l'Université Paris-XI ; directeur de la Recherche clinique et translationnelle à l'Institut Gustave-Roussy ; expert auprès des Agences européenne (EMEA) et française (Afssaps) du médicament.

Introduction

Marie-Hélène PARIZEAU, Marie-Luce DELFOSSE,
Jean-Paul AMANN

La recherche clinique avec les enfants a toujours bénéficié d'une attention particulière en éthique de la recherche ou dans les lois portant sur la protection de l'enfant. Ces cadres éthiques et juridiques ont cependant beaucoup évolué depuis le Code de Nuremberg écrit au sortir de la 2e Guerre Mondiale. En effet, en insistant sur le consentement volontaire de l'adulte majeur, ce dernier texte excluait d'emblée toute recherche avec les enfants. Or par la suite, la nécessité de mettre au point des médicaments et des traitements adaptés aux enfants a incité l'Association Médicale Mondiale à trouver un compromis éthique qui s'est exprimé dans les versions successives de la Déclaration d'Helsinski. C'est ainsi que le consentement substitué des parents a été autorisé et que l'exigence d'une minimisation des risques au regard des bénéfices escomptés pour l'enfant a été posée. Aux Etats-Unis, chef de file de la recherche biomédicale, la *National Commission for the Protection of Human Subjects of Biomedial and Behavioral Research,* qui a siégé de 1974 à 1978, a énoncé les grands principes l'éthique de la recherche biomédicale et s'est préoccupée des populations vulnérables, notamment les enfants. Le respect des personnes concrétisé dans la règle du consentement informé, la bienfaisance et la justice ont constitué la trame des discussions ultérieures de l'éthique de la recherche. En ce qui concerne les enfants, la Commission a recherché un équilibre subtil entre la protection, les risques acceptables et les bénéfices potentiels. Des balises éthiques ont ainsi été posées. Elles permettaient aux comités d'éthique de la recherche de réaliser leur travail d'évaluation éthique des protocoles de recherche pédiatrique. Selon les pays, ce cadre éthique fut complété, à des rythmes divers, par un cadre juridique plus ou moins important.

Cependant, dans les pratiques, les cadres administratifs pour l'approbation des médicaments se sont standardisés à travers le monde dès les années 1980 et sont devenus de plus en plus exigeants en termes de méthodologie et d'innocuité. Certains effets de la réglementation fédérale américaine ne furent pas bénéfiques pour la recherche pédiatrique : celle-ci devenait trop difficile à mettre en œuvre, et surtout trop coûteuse pour un marché limité. Au début des années 1990, des pédiatres et des chercheurs américains de plus en plus nombreux dénonçaient une situation où les enfants représentaient des « orphelins thérapeutiques ». Certains champs de la recherche pédiatrique accusaient des retards significatifs, et, surtout, une majorité de médicaments utilisés en pédiatrie n'était pas approuvée pour l'utilisation chez l'enfant. Pendant plus de dix ans, la FDA américaine a modifié certaines règles administratives cherchant à créer des incitatifs pour l'industrie pharmaceutique afin qu'elle investisse davantage dans ce domaine. Le cheminement vers le *Best Pharmaceuticals for Children Act* de 2002 fut jalonné de batailles juridiques et politiques. Cette réglementation maniait « la carotte et le bâton » de façon suffisamment souple pour créer les conditions favorables au développement de la recherche clinique de nouveaux médicaments, sans toutefois renier les principes éthiques de la recherche qui s'étaient forgés au cours du temps. Les résultats ont été spectaculaires, entre 2002 et 2007, la FDA a introduit 214 demandes d'études pédiatriques auprès de l'industrie pharmaceutique qui en a effectué 173. 59 études ont été menées à terme, 114 sont en cours. Sur les 59 médicaments étudiés, 52 ont vu leur brevet allongé de six mois, ce qui représentait un incitatif économique majeur.

Un tel stimulant pour la recherche de nouveaux médicaments pédiatriques et ses retombées positives pour l'ensemble de la recherche pédiatrique ne sont pas passés inaperçus. La Commission européenne s'est intéressée à la situation américaine et, en 2006, elle adoptait un règlement sur les médicaments à usage pédiatrique. Si les modalités de celui-ci diffèrent de celles qu'avait fixés la FDA, les objectifs convergent globalement.

Un tel réaménagement réglementaire n'est pas sans effet sur l'éthique de la recherche pédiatrique. En effet, il modifie celle-ci et lui donne une assise juridique. Ainsi le consentement est-il conçu en lien avec la progressive acquisition de l'autonomie, et l'échelle des risques acceptables est repensée.

Une nouvelle éthique de la recherche avec les enfants se dessine-t-elle pour autant? Un modèle axé sur l'autonomie progressive de l'enfant se substituerait-il à un modèle axé sur la protection de l'enfant? Qu'entendre alors par le « meilleur intérêt de l'enfant » et comment le définir?

Cet ouvrage vise à rendre compte de ce moment exceptionnel où les normativités éthiques, juridiques et administratives « bougent » et s'ajustent à un nouveau contexte aux dimensions à la fois scientifiques et économiques. À travers une vision comparative, Belgique, France et Québec, les collaborateurs de cet ouvrage témoignent, analysent et discutent de ces changements dans leur contexte national et international respectif. En donnant surtout la parole aux praticiens, mais en faisant intervenir aussi des juristes et des philosophes, cet ouvrage vise à restituer l'ouverture et la richesse des débats bioéthiques conçus et menés comme dialogue multidisciplinaire.

Les praticiens, chercheurs cliniciens, pédiatres, infirmières, psychanalyste, psychologue, expriment des points de vue variés. Ils explorent différentes facettes de la recherche pédiatrique: avec les jeunes enfants ou les adolescents, en relation avec des maladies dites « orphelines » ou encore, en cancérologie où recherche et traitement s'interpénètrent. Certains auteurs perçoivent nettement les effets positifs des nouvelles réglementations sur leur pratique de recherche. D'autres y voient l'occasion de réaffirmer les principes éthiques qui les guident dans leur recherche ou dans le travail d'évaluation des protocoles de recherche qu'ils réalisent en tant que membre de comité d'éthique.

Par leurs propos de nature plus théorique, juristes et philosophes tentent pour leur part de comprendre les changements à l'œuvre dans les lois, les réglementations et les principes éthiques. Certains interrogent l'histoire de l'éthique de la recherche pédiatrique, d'autres analysent la transformation des normes éthiques (exigence du consentement parental, de l'assentiment de l'enfant, des niveaux de risques, etc.) et leur traduction juridique et administrative. Dans ce vaste et complexe réseau de normes, ils sont attentifs aux éléments qui font évoluer l'éthique de la recherche avec les enfants ou qui en accentuent les changements.

Si la finalité de l'éthique de la recherche pédiatrique demeure le bien de l'enfant malade, les changements réglementaires américains et européens posent à nouveau la question de la moralité des moyens. Cet ouvrage cherche à rendre compte de la complexité et de la diversité d'une nouvelle étape charnière dans l'éthique de la recherche avec les enfants.

Il est divisé en quatre parties. La première, coordonnée par Marie-Luce Delfosse et Marie-Hélène Parizeau, fait le point sur les nouvelles réglementations américaines et européennes. Elle permet de prendre la mesure des changements en cours tant dans les pratiques que dans les principes éthiques nouvellement mobilisés. La deuxième partie, coordonnée par Marie-Luce Delfosse, examine les pratiques des chercheurs, des pédiatres et des infirmières ainsi que les réglementations et les lois qui s'appliquent en Belgique. La troisième, coordonnée par Jean-Paul Amann, porte, d'une part sur la situation des maladies pédiatriques orphelines, d'autre part, sur la recherche en oncologie pédiatrique avec ses enjeux éthiques spécifiques dans le contexte de la France. La quatrième, coordonnée par Marie-Hélène Parizeau, se focalise sur la situation très particulière du Québec où l'article 21 du Code civil détermine de façon très restrictive les conditions de la recherche avec les mineurs. Celui-ci fait l'objet d'une remise en question systématique.

Dans la première partie de l'ouvrage, **Pascale Gervais,** expose les changements de politique dans la recherche pédiatrique aux Etats-Unis. Elle retrace les grands moments de l'histoire de la réglementation américaine et analyse tour à tour : les principes du Rapport Belmont de 1978, le *Code of Federal Regulations*, les lignes directrices de l'Académie Américaine de Pédiatrie de 1977 et 1995, le *Better Pharmaceuticals for Children Act* de 1997, puis les fameux *Best Pharmaceuticals for Children Act* de 2002 et *Best Phamaceuticals Amendments* de 2007. Elle constate qu'un équilibre s'est mis en place entre des mesures incitatives et coercitives, notamment à travers les deux dernières réglementations qui sont à l'origine de modifications importantes des pratiques de la recherche pédiatrique et des critères éthiques d'évaluation des protocoles de recherche. Elle insiste cependant sur la vigilance nécessaire pour s'assurer que la recherche clinique ne devienne pas simplement un outil de mise en marché soumis au contrôle des compagnies pharmaceutiques qui les financent.

Soulignant l'ampleur des utilisations pédiatriques non approuvées de médicaments en Europe, **José Ramet** analyse la nouvelle réglementation européenne – le Règlement (CE) n°1901/2006 – et le système-cadre mis en place aux Etats-Unis. Il compare plus particulièrement les missions, le fonctionnement et les ressources du Comité pédiatrique (PDCO) institué au sein de l'Agence européenne des médicaments (EMEA) avec ceux des instances créées au sein de la *Food and Drug Administration* (FDA). Ce faisant, il confronte les résultats obtenus des deux côtés de l'Atlantique en termes de développement des études cliniques. Cette mise en lumière souligne l'impérieuse nécessité de ressources supplémentaires en Europe, et d'une collaboration internationale accrue au sein de l'Europe et avec les États-Unis. Montrant l'ampleur du travail réalisé mais aussi celle du travail à faire en vue de promouvoir un développement rationalisé dans un cadre mondial, José Ramet insiste sur l'importance d'un effort consolidé de communication de la part de tous les acteurs afin de répondre aux défis auxquels la recherche pédiatrique est confrontée, et en définitive pour le bénéfice des petits et jeunes patients.

Daniel Brasseur et **Gérard Pons**, présentent, avec la collaboration d'**Agnès St Raymond,** la législation européenne relative aux essais cliniques pédiatriques : ses motifs, ses objectifs, ses moyens. Constatant la carence de médicaments spécifiquement testés en vue d'un usage pédiatrique, le Règlement (CE) n°1901/2006 – qui constitue l'élément central du dispositif législatif européen – vise à la fois à développer la recherche dans ce domaine et à accroître l'information disponible en termes de besoins des enfants européens et d'usages des médicaments. Il repose sur trois fondements : l'instauration d'un système d'incitations contrebalancées par des obligations ; particulièrement, celle de concevoir un plan d'investigation pédiatrique (PIP) pour tout produit, nouveau ou encore sous brevet, qui pourrait être destiné aux enfants, les produits hors brevet relevant d'une démarche libre ; la création d'un Comité pédiatrique au sein de l'Agence européenne des médicaments (EMEA). Les auteurs explicitent la teneur de chacun de ces fondements, et leur articulation les uns aux autres. Exposant les contraintes inhérentes à ce dispositif, ils en soulignent aussi l'intérêt, notamment la concertation précoce avec les entreprises pharmaceutiques et l'ouverture à une autorisation centralisée de mise sur le marché dans les pays de l'Union européenne.

S'interrogeant sur la recherche clinique avec des enfants en Europe, **Agnès Saint Raymond** en affirme la nécessité en raison du constat de carence en médicaments rigoureusement étudiés pour un usage pédiatrique. Elle examine les spécificités de ce type de recherche et met en évidence les principes éthiques qui doivent la guider : respect de la personne et de son autonomie, justice distributive, bienfaisance et non-malfaisance. La vulnérabilité des enfants exigeant de moduler ces principes et leurs applications, elle examine les exigences inhérentes à l'information et au consentement, à la sélection des participants, et à la détermination des risques et des bénéfices. S'appuyant sur la version consolidée de la Directive 2001/20/CE relative aux essais cliniques de médicaments à usage humain et sur les *Considérations éthiques* qui explicitent celle-ci pour ce qui concerne les essais pédiatriques, elle indique les diverses mesures visant à assurer la protection des enfants, et montre les bénéfices que peut leur apporter une participation à la recherche. Elle souligne également l'utilité de l'information qu'elle conçoit de façon élargie. En effet, elle y inclut le fait de permettre aux patients et au public de connaître les essais en cours. De plus, elle plaide non seulement pour la publication des résultats de tous les essais cliniques, positifs ou négatifs, mais aussi pour la publication des essais jugés non éthiques à condition que ceux-ci soient assortis d'indications claires sur les violations éthiques.

La deuxième partie du livre est consacrée aux conséquences des nouvelles réglementations sur la recherche pédiatrique en Belgique. **Dirk Matthys** et **Marc Bogaert** rappellent le dilemme éthique que suscite la recherche pédiatrique : d'une part, il est nécessaire de disposer de données correctement établies à propos de l'efficacité et de l'innocuité des médicaments destinés aux enfants ; d'autre part, il faut protéger ceux-ci et respecter leur autonomie. Une difficulté pratique s'ajoute : le recrutement des enfants dans le cadre de l'organisation des soins de santé en Belgique n'est pas aisé. Or les essais pédiatriques sont indispensables car l'extrapolation à partir de données établies chez les adultes n'est pas dépourvue de risques. Dirk Matthys et Marc Bogaert analysent les différents critères auxquels un projet de recherche pédiatrique doit répondre et montrent comment il y est donné satisfaction en Belgique : pertinence de l'étude, rapport acceptable entre les risques et les bénéfices, obtention d'un consentement éclairé, personnel et infrastructure adaptés, évaluation par un comité d'éthique expérimenté en la matière. Ils soulignent que des changements d'attitude sont nécessaires et que des structures et des procédures doivent être développées afin de réconcilier la recherche pédiatrique et l'éthique.

Annick Bourgois, **Anne-Catherine Dubois** et **Etienne Sokal** rappellent à la fois les étapes, le cadre institutionnel, le cadre éthique et juridique des essais cliniques en Belgique, ainsi que le rôle joué par les divers acteurs aux différents moments du processus et les exigences à respecter. Infirmières coordinatrices en recherche clinique, les auteures principales font part de leur expérience au sein d'un Centre d'investigation pédiatrique universitaire. Elles expliquent leur rôle spécifique au sein la constellation des acteurs impliqués (promoteur, investigateur, parents, enfant…) et les tâches qu'elles sont amenées à remplir, ainsi que les qualités requises à cet égard. Elles indiquent par là même comment les exigences inhérentes à la recherche sont modulées dans la recherche pédiatrique, qu'il s'agisse du recrutement des participants, de l'information à donner à l'enfant et à ses parents, et du consentement.

S'attachant à montrer comment la Directive européenne 2001/20/CE et surtout la loi belge du 7 mai 2004 relative aux expérimentations sur la personne humaine intègrent les principes de la Déclaration d'Helsinki, **José Groswasser** montre les convergences mais aussi les décalages, voire les contradictions entre ces textes. Ce faisant, tout en se réjouissant que depuis 2004 une loi encadre l'expérimentation médicale en Belgique et prévoie les essais pédiatriques, il souligne les difficultés éthiques que suscitent certaines de ses dispositions pour les comités d'éthique et les investigateurs, difficultés dont peuvent pâtir les enfants et leurs parents. Cependant, dans la mesure où, à la différence de la directive européenne, la législation belge renvoie à la dernière édition disponible de la Déclaration d'Helsinki, le respect des principes que celle-ci énonce peut être demandé au-delà des exigences de la loi.

Francis Damas et les pédiatres **Marie-Françoise Dresse**, **Claire Hoyoux**, **Jacques Lombet**, et **Véronique Schmitz** font part de leur expérience en matières d'essais pédiatriques et discutent à bâtons rompus de diverses questions : l'information des enfants ou des adolescents et de leurs parents, le consentement : sa signification avec des enfants, les modalités de son obtention, notamment avec des personnes d'origine culturelle différente, les oppositions rencontrées, son retrait ; le déroulement des essais : leur but, la taille des groupes, le soutien logistique, la randomisation, la comparaison contre placebo ; des situations particulières : inclusion d'enfants handicapés mentaux, adaptation ou non des traitements en fonction de l'origine ethnique ; relations avec les firmes ; incidences des législations européenne et belge. À cet égard, l'entretien montre que la loi a permis à la fois le développement des recherches pédiatriques en Belgique, mais a aussi augmenté considérablement le poids des exigences administratives. Enfin, des difficultés probables liées à l'extension de l'Europe sont évoquées.

Geneviève Schamps présente le cadre juridique de l'Union européenne et du Conseil de l'Europe, ainsi que la législation belge en matière d'expérimentation médicale sur la personne humaine, et plus particulièrement d'essais pédiatriques. Elle examine les dispositions destinées à assurer la protection des participants, avec une attention particulière à celles qui concernent spécifiquement les mineurs. Outre les conditions liées directement aux personnes – appréciation des risques et exigence de bénéfices, consentement – elle indique aussi celles qui constituent le cadre dans lequel s'inscrivent les activités d'expérimentation médicale : les instances de veille et de contrôle aux niveaux européen et belge, l'établissement d'un régime de responsabilité objective, les exigences en matière d'assurance, les banques de données et le réseau européen des chercheurs.

Pour rendre compte du contexte normatif de la recherche pédiatrique en Belgique et en interroger les enjeux éthiques, **Marie-Luce Delfosse** examine la relation de l'éthique médicale et du droit sous deux angles. Voyant dans l'éthique médicale l'une des sources d'inspiration du droit, elle en retrace d'abord l'évolution à l'égard de la recherche pédiatrique. Elle interroge ensuite les dispositifs législatifs européen et belge afin de montrer comment ceux-ci prennent en charge certaines questions sensibles au regard de l'implication et de la protection des enfants. Ces approches permettent de saisir les continuités et les discontinuités ponctuelles entre l'éthique médicale et le droit. Rappelant que le traitement juridique de bon nombre de questions biomédicales consiste pour partie à mettre en place une autorégulation de la profession médicale, Marie-Luce Delfosse pose ensuite une question plus générale : l'éthique médicale peut-elle offrir aux droits européen et belge, non seulement des ressources dans lesquelles puiser, mais aussi un ensemble articulé d'exigences qui leur donne la possibilité d'encadrer plus finement et plus durablement les pratiques ? Cette question est abordée à travers l'examen des références faites à la Déclaration d'Helsinki dans la Directive 2001/20/CE et la législation belge.

La troisième partie est consacrée à la recherche pédiatrique en France et au modèle d'encadrement normatif que ce pays a développé. Analysant l'évolution des normes françaises de la recherche auprès des enfants, **Jean-Paul Amann** montre qu'elles se sont développées dans le cadre historique de l'intégration dans l'Europe et en liaison étroite avec l'élaboration progressive de la réglementation communautaire de la recherche biomédicale. Au terme actuel de cette évolution, l'approche française est marquée par quelques spécificités qui montrent une intention avant tout protectrice de l'enfant. Depuis 1988, une loi spécifique détermine un cadre *d'autorisation* de la recherche sur les personnes (majeures et mineures) et définit un régime de *protection* pour les sujets. Ce régime témoigne de la recherche d'un équilibre entre la protection *des enfants* en tant que groupe ayant des besoins de santé spécifiques, et la protection des droits et des intérêts de *l'enfant* en tant qu'individu enrôlé dans une recherche. Ainsi, s'agissant de la difficile question des recherches sans bénéfice individuel pour l'enfant, la loi pose qu'elles sont autorisées à plusieurs conditions : ne pas être possibles autrement, permettre d'escompter des bénéfices pour d'autres mineurs, présenter des risques minimaux pour le sujet. S'agissant du consentement, la règle retenue est celle de l'autorisation parentale (ou des tuteurs légaux) ; mais cette extension du principe du consentement personnel vers le consentement pour autrui est contrebalancée par le fait que la France donne une valeur légale au refus de l'enfant et le fait primer sur la volonté des parents. Enfin, aucune rétribution, rémunération ou même indemnisation des tuteurs n'est autorisée.

De façon systématique, **Chantal Aubert-Fourmy** et **Jean-Louis Bernard** analysent les différentes sources réglementaires et législatives qui doivent guider le travail d'évaluation des Comités de Protection des Personnes en France. Un certain nombre de principes doivent être mis en oeuvre pour la protection de l'enfant : si la recherche est nécessaire, choisir les enfants les plus âgés ; ne pas priver l'enfant d'un traitement connu ; limiter au maximum les gestes invasifs ou contraignants. Le refus de l'enfant primant sur l'autorisation des parents, l'information de l'enfant est donc primordiale. En France, la législation est nettement placée sous le signe de la protection de l'enfant.

Les enfants atteints d'épilepsie constituent l'exemple type de ce qu'on appelle les « orphelins thérapeutiques ». **Catherine Chiron** et **Gérard Pons** montrent les difficultés rencontrées par les chercheurs dans ce domaine, en particulier, la complexité de la maladie, le coût du développement de nouveaux médicaments pédiatriques, le passage des médicaments pour adultes vers les enfants. De plus, compte tenu de la variété des formes de la maladie, la mise en œuvre d'essais de médicaments exige souvent que ceux-ci se fassent sur de petits effectifs. Catherine Chiron et Gérard Pons donnent un exemple précis celui du stiripentol, pour illustrer les difficultés pratiques mais aussi éthiques « d'un parcours du combattant » visant à fournir aux enfants atteints d'épilepsie grave une avenue thérapeutique de qualité.

Dans une perspective complémentaire, **Olivier Dulac** et **Catherine Chiron** montrent comment par sa diversité étiologique, l'épilepsie ouvre sur une diversité des approches de recherche. Ils mettent en évidence le problème éthique lié à certains types d'études. Dans l'imagerie cérébrale par exemple, il est utile d'avoir des groupes contrôle d'enfants normaux, ce qui pose la question des conditions de leur participation. Dans les explorations génétiques, Olivier Dulac et Catherine Chiron montrent comment le clinicien est partagé entre les impératifs légaux et les réalités de la clinique quand il s'agit de dévoiler ou non ses soupçons quant à la crainte d'une maladie dégénérative.

La cancérologie pédiatrique constitue un champ de recherche très actif qui a enregistré de nombreux progrès, avec des taux de guérison de plus en plus élevés. **Dominique Davous**, **Hélène Chapuy** et **François Doz** abordent la question délicate des essais de phase I lorsqu'il n'y a pas de traitement efficace connu en termes de guérison. Il s'agit d'un contexte où la mort de l'enfant va survenir, néanmoins une nouvelle tentative thérapeutique est proposée pour l'enfant. Les parents sont tentés de « tout tenter » de « gagner du temps », de « retarder la mort ». Ils oscillent souvent entre espoir et angoisse, avec une confiance énorme accordée à l'équipe médicale. Le risque est donc de leur imposer trop de poids, de responsabilité. Le processus de consentement est ici proposé comme un processus de délibération collective avec les parents et l'équipe soignante, voire avec l'enfant surtout si celui-ci est un adolescent.

Dans une perspective complémentaire, **Daniel Oppenheim** souligne les difficultés relationnelles, psychologiques et éthiques que génèrent les essais de phase I et II en cancérologie pédiatrique. Se plaçant dans la perspective des parents et des enfants, il montre la palette des émotions – espoir, colère, détresse – et des fantasmes – guérison, cobaye –, ainsi que la fragilité de la confiance, qui peuvent surgir dans une telle situation. Le dialogue est souvent difficile entre le médecin et les parents et l'enfant. Trop proche ou trop distant, ce dialogue se situe dans un espace qui limite l'autonomie, qui est inégale, génératrice de dépendance, de part et d'autre. Daniel Oppenheim examine ensuite les conditions du consentement des parents et de l'assentiment de l'enfant, la manière d'aborder les questions difficiles, ainsi que les façons de s'adresser à l'enfant, de même que les modalités d'expression du refus de l'enfant ou des parents de poursuivre le traitement. Il souligne avec justesse que c'est souvent à la sortie de l'essai que l'on mesure la qualité de la démarche de consentement et d'accompagnement.

Abordant la recherche en cancérologie pédiatrique sous un angle d'abord historique, **Gilles Vassal** et **Birgit Geoerger**, montrent comment, dès son origine, la recherche et les soins s'interpénètrent. Nécessité autant scientifique qu'éthique, ils s'inquiètent de la standardisation et de la complexité croissante des normes européennes en matière de recherche clinique oncologique en pédiatrie. Ils soulignent l'apport positif de l'éthique de la recherche en montrant l'élargissement de l'accès à l'information sur les protocoles de recherche et l'accompagnement médical pour les expliquer aux parents et à l'enfant non seulement dans le processus de la demande de consentement, mais tout au long de la recherche. Ils réaffirment face aux développements futurs des nouveaux médicaments en cancérologie pédiatrique, l'importance de répondre à un besoin thérapeutique identifié chez l'enfant.

La quatrième partie est consacrée aux enjeux éthiques et juridiques de l'article 21 du Code Civil du Québec qui module de façon restrictive la recherche clinique avec les enfants et les majeurs inaptes au Québec. **Anne-Claude Bernard-Bonnin** analyse trois grands principes qui structurent la recherche avec les enfants : le principe de justice, le principe de bienfaisance, le principe d'autonomie. Du principe de justice, elle déduit que nous avons une obligation positive de faire de la recherche pédiatrique, au moins pour assurer une sécurité et une efficacité des médicaments pour les enfants. Concernant le principe de bienfaisance, le principal enjeu est de trouver l'équilibre entre le bénéfice maximum pour les soins de l'enfant participant à la recherche clinique et le degré minimum de risque et d'effets indésirables. Or cette évaluation est complexe car elle inclut aussi la perception du risque acceptable par les parents qui peut différer de l'évaluation des risques effectuée par un comité d'éthique de la recherche. Le principe d'autonomie qui est indirect chez l'enfant se présente davantage sous le mode de la liberté de participation.

Comment protéger l'enfant tout en ne le surprotégeant pas ? s'interroge **Josée Anne Gagnon**. Une série de paradoxes émaillent la recherche avec les enfants. Est-il réaliste de s'attendre pour toute recherche chez les enfants, à des bénéfices pour tous les sujets impliqués, et à aucun risque pour ceux-ci ? C'est ce que l'on souhaiterait, mais la recherche contient en elle-même de l'incertitude, aussi est-il plus réaliste d'évaluer les bénéfices en fonction de risques acceptables compte tenu de l'état de l'enfant. Il importe donc pour les comités d'éthique de la recherche d'exercer un jugement rigoureux et nuancé sur les niveaux de risques, leur lien avec les bénéfices potentiels, les inconvénients, l'utilité de la recherche. C'est à travers ce type de réflexion que l'on peut atteindre un consensus sur le meilleur intérêt de l'enfant.

L'article 21 du Code civil du Québec, qui limite la recherche avec des mineurs est l'objet central des analyses et discussions dans les quatre derniers chapitres. **Pierre Diamond**, explique comment l'article 21 modifie le travail d'évaluation éthique des comités d'éthique de la recherche. Il relève la difficulté d'interpréter le niveau des risques chez l'enfant ainsi que sa capacité à comprendre les enjeux de la recherche. Il analyse plus précisément les essais cliniques avec les enfants et souligne que l'article 21 ne permet pas d'inclure des enfants en phase I. Dans les phases II et III, c'est l'usage du placebo qui peut poser problème. Il conclut que dans les conditions actuelles, la recherche avec les enfants au Québec rencontre plusieurs obstacles et qu'une plus grande latitude devrait être donnée aux comités d'éthique de la recherche dans l'évaluation du meilleur intérêt de l'enfant.

Jean-Marie Therrien et **Geneviève Cardinal** soulèvent quant à eux toute une série de problèmes pratiques que rencontre leur comité d'éthique de la recherche d'un hôpital pédiatrique. Ainsi, par exemple, une jeune mère mineure, sollicitée avec son enfant pour participer à une recherche, peut consentir pour son enfant, mais elle ne peut consentir pour elle-même et doit requérir le consentement parental ! D'autres situations sont également problématiques comme celle du consentement parental des enfants en famille d'accueil, ou le consentement substitué en situation d'urgence. Abordant l'enjeu des biobanques, Jean-Marie Therrien et Geneviève Cardinal soulignent la position évolutive du comité d'éthique quant à un consentement élargi.

Martin Goyette, **Isabelle Daigneault** et **Mélanie Vandette** analysent avec beaucoup de précision la question de la participation des adolescents aux recherches d'ordre psycho-social. Ils montrent qu'avec le terme « d'expérimentation », l'article 21 ne définit pas clairement le type de recherches, car il ne distingue pas les recherches biomédicales des recherches psychosociales. Ce flou se répercute au niveau de l'évaluation des risques et les comités d'éthique de la recherche sont laissés à eux-mêmes sans outils de comparaison. Il s'ensuit que plusieurs comités exigent une absence totale de risques pour les recherches psychosociales, ce qui montre une incompréhension de la nature des risques psychologiques, sociaux ou culturels. L'autre problème important concerne le consentement parental des adolescents alors que ceux-ci peuvent consentir à des soins sous certaines conditions à partir de 14 ans. Ceci mène à des situations paradoxales quant aux risques pris : une adolescente de 15 ans peut ainsi obtenir une IVG sans le consentement de ses parents et à leur insu, mais ne peut pas consentir à une recherche qui consiste à remplir un questionnaire sur ses pratiques en matière de contraception. Martin Goyette, Isabelle Daigneault et Mélanie Vandette démontrent qu'une révision de l'article 21 est nécessaire.

Marie-Hélène Parizeau place l'article 21 dans le cadre plus large de l'évolution historique de l'éthique de la recherche aux Etats-Unis. Elle montre tout d'abord comment cette éthique s'est développée suivant deux modèles, celui de la protection de l'enfant et celui de l'autonomie progressive de celui-ci. Analysant le concept de consentement substitué, elle montre sa filiation avec le modèle du consentement libre et éclairé de l'adulte rationnel et décontextualisé. Or ce modèle juridico-éthique est contre-factuel lorsqu'il s'agit des enfants et il induit des pratiques où le jeune enfant donne un assentiment dont les modalités sont calquées sur le formulaire de consentement de l'adulte. Ce modèle a aussi un impact sur l'évaluation des risques et des bénéfices que les parents et les comités d'éthique de la recherche sont tenus d'effectuer. Marie-Hélène Parizeau montre comment, au fil des années, les critères américains du « risque minimal » se sont complexifiés dans le *Code of regulation of the Department of Health and Human Services* au point d'exiger une véritable casuistique. Si au Québec, il faut revoir le contenu de l'article 21, les normes et standards américains ne constituent pas un modèle à suivre parce que celui-ci tend à imposer un modèle juridique qui colonise l'éthique de la recherche. Le modèle québécois souffre déjà d'un écart croissant entre la conformité juridique et administrative des normes mises en œuvre par les comités d'éthique de la recherche et l'éthique de la recherche telle qu'elle se pratique avec les chercheurs, les infirmières de recherche, les enfants et leurs parents. Actuellement, la protection effective des enfants repose pour beaucoup sur le sens moral des infirmières de recherche, des médecins et des chercheurs. Marie-Hélène Parizeau en appelle à une déflation juridique et administrative et à un travail d'éducation à l'éthique de la recherche avec les acteurs de la recherche.

Les perspectives croisées de cet ouvrage illustrent comment l'éthique, le droit et les normes administratives de la recherche avec les enfants se transforment depuis le début des années 2000. La normativité juridique et la normativité administrative tendent à se déployer pour mieux encadrer des pratiques de recherche complexes. Certes, ces dernières visent en tout premier lieu le bien des enfants malades par le développement de nouveaux médicaments et une connaissance accrue des maladies. Cependant ces pratiques de recherche comportent aussi des enjeux économiques dont les acteurs principaux sont les compagnies pharmaceutiques qui poursuivent d'autres finalités, telles que la rentabilité ou le profit. Le droit joue à cet égard un rôle stratégique en imposant ou en maintenant des équilibres entre la protection de l'enfant et les objectifs divers de la recherche clinique. Sa place et les outils qu'il offre varient toutefois en fonction des traditions juridiques et administratives de chacun des pays.

Pour sa part, l'éthique de la recherche avec les enfants opére certains déplacements dans ses contenus. Un modèle d'autonomie de l'enfant semble se dessiner dans lequel la protection de celui-ci, considérée auparavant comme primordiale, devient inversement proportionnelle à son âge, ce qui élargit la prise possible de risques. Ce modèle est loin de faire l'unanimité car la vulnérabilité de l'enfant quel que soit son âge, et particulièrement de l'enfant malade, suscite une émotion morale largement partagée. La protection de l'enfant se présente alors comme un devoir moral *prima facie*. Or le *Best Pharmaceuticals for Children Act* américain de 2002 a joué un rôle primordial dans l'évolution des modèles éthiques. Dans quelle mesure la transformation ainsi amorcée est-elle légitime ? Et quelles perspectives ouvrent-elles ? Jusqu'où les normes éthiques, juridiques et administratives doivent-elles se modifier en fonction du contexte scientifique et économique ? Les besoins des enfants malades sont-ils mieux satisfaits ? Les recherches cliniques sont-elles menées dans des conditions méthodologiques et éthiques optimales ? Telles sont les questions éthiques de fond qui interpellent tous ceux qui participent à la recherche clinique avec les enfants, et qui requièrent de leur part une vigilance permanente, tout à la fois actuelle et prospective.

Première partie

Les enjeux éthiques des nouvelles réglementations internationales

Les changements de politique dans la recherche chez les enfants aux États-Unis et leurs impacts

Pascale GERVAIS

Introduction : Les premiers pas en éthique de la recherche sur l'enfant aux États-Unis

Aux États-Unis comme ailleurs, la problématique éthique principale entourant la recherche chez les enfants demeure la même : il s'agit du délicat équilibre à atteindre entre la protection de sujets de recherche vulnérables (en vertu de leur autonomie en devenir) et l'accessibilité aux bénéfices potentiels de la recherche pour ces mêmes sujets.

Depuis la deuxième moitié du vingtième siècle est apparue, aux États-Unis comme dans la communauté internationale, une réglementation continuellement remaniée, visant à corriger les abus du passé et à prévenir de nouveaux dérapages, tout en s'adaptant aux réalités contemporaines, programme fort ambitieux et complexe.

L'histoire de la recherche aux États-Unis compte plusieurs exemples classiques d'abus commis sur des enfants ; parmi les plus connus, on pourrait citer les enfants atteints de syphilis congénitale, nés des hommes enrôlés dans l'étude de Tuskegee ou, encore, les pensionnaires de l'Institut Willowbrook pour enfants atteints de déficience intellectuelle, dont certains furent innoculés avec l'hépatite virale endémique à cette institution afin d'en étudier l'évolution ainsi que le traitement. Des sujets mineurs furent ainsi soumis à certains protocoles de recherche sans bénéfices directs pour eux et comprenant des risques ou des effets néfastes inacceptables et disproportionnés quant aux connaissances générées, jusque dans les années 1960, au moins.

Ces études ainsi que d'autres semblables furent entreprises ou poursuivies malgré l'existence du Code de Nuremberg (1947), qui se fondait sur le principe d'autonomie et exigeait le consentement libre et éclairé du sujet de recherche, laissant supposer une opposition complète à l'utilisation de personnes vulnérables pour la recherche biomédicale. Elles furent dénoncées, au cours des années 1960-1970, par des membres de la communauté médicale elle-même, puis par la population. À cet égard, Henry Beecher, anesthésiste de Harvard, eut une influence significative en publiant, en 1966, un article citant des exemples spécifiques de protocoles qu'il jugeait non conformes à l'éthique, et dont quelques uns impliquaient des enfants. En réponse à ces révélations et à d'autres semblables, et dans la foulée des grands changements sociaux de cette époque, où l'on vit émerger une plus grande reconnaissance des droits individuels, notamment pour les personnes appartenant à des groupes opprimés ou vulnérables, on assista à la naissance d'un mouvement en faveur d'un meilleur encadrement de la recherche sur l'humain.

Par ailleurs, les effets tératogènes graves causés par la thalidomide, tout comme les décès, au cours des années 1950, de nouveau-nés traités avec le chloramphénicol, antibiotique efficace et plus sécuritaire chez les adultes, vinrent rappeler le danger de ne pas avoir de données quant aux effets des médicaments sur les organismes en pleine croissance des fœtus et des enfants.

En 1962, le gouvernement américain réagit au scandale de la thalidomide en promulguant l'amendement Kefauver-Harris pour modifier la loi régissant les aliments, les médicaments et les cosmétiques (le « *Food, Drug and Cosmetic Act* »). Cet amendement exigeait des compagnies pharmaceutiques qu'elles accompagnent leurs publicités à l'intention des consommateurs de renseignements quant aux effets secondaires et à l'efficacité de leurs produits, efficacité qui devrait être démontrée au moyen d'essais cliniques. Les effets secondaires graves constatés au cours de ces essais cliniques doivent être rapportés à la *Food and Drug Administration* (FDA).

À la même époque, en 1964, après plusieurs années de travail, l'Association médicale mondiale publiait la Déclaration d'Helsinki, qui jetait un regard plus large sur les problématiques éthiques entourant la recherche médicale chez l'être humain. Ce texte qui a depuis connu plusieurs amendements et révisions, est l'un des premiers textes régulateurs de l'après-guerre à se pencher sur la question de la recherche chez les enfants ou autres sujets vulnérables.

1. Le Rapport Belmont et le débat sur la recherche non thérapeutique

En 1974, ce qui était alors le *Department of Health, Education and Welfare* du gouvernement américain publia quelques règles de base gouvernant la recherche biomédicale chez l'humain. En même temps, était promulgué le «*National Research Act*» (Loi publique 93-348 sur la recherche), qui s'accompagnait de la création d'une commission nationale pour la protection des sujets humains en recherche (la *National Commission for the Protection of Human Subjects of Biomedical and Behavioral Research*), ainsi que des *Institutional Review Boards* (ou IRBs), les premiers comités d'éthique de la recherche (CER). Les travaux de cette commission débouchèrent, en 1978, sur le célèbre rapport «*Ethical Principles and Guidelines for the Protection of Human Subjects of Research*», mieux connu sous le nom de Rapport Belmont (ainsi nommé pour l'un des lieux de rencontre de la commission).

Cette commission avait été chargée de réfléchir aux principes éthiques fondamentaux devant sous-tendre la recherche sur les êtres humains, et de proposer des lignes directrices en accord avec ces principes. À cet effet, les auteurs dégagèrent trois principes-clés en éthique de la recherche : le respect de la personne, passant par la reconnaissance de son autonomie mais aussi par la protection des sujets dont l'autonomie est incomplète ; la bienfaisance, qui entraîne la recherche d'un maximum de bénéfices potentiels et d'un minimum de dommages possibles pour le participant ; et la justice, qui s'illustre notamment par une distribution équitable des risques et des bénéfices relatifs à la recherche.

En ce qui concerne la recherche chez les enfants, la commission jugeait que le principe de justice encourageait la participation des sujets mineurs à la recherche thérapeutique, c'est-à-dire porteuse de bénéfices potentiels directs pour eux. Pour ce qui était de la recherche non thérapeutique, sans perspective de bénéfices directs pour les enfants eux-mêmes, la question étant plus difficile à naviguer, la commission prêta attention au débat entre Paul Ramsey et Richard McCormick, deux théologiens ayant un intérêt pour les questions liées à l'éthique médicale, qui défendaient des interprétations divergentes des principes éthiques de respect, de bienfaisance et de justice. Vingt ans plus tard, les problématiques soulevées dans ce débat sont toujours aussi actuelles dans les débats ayant lieu aux États-Unis et ailleurs.

Ramsey, mettant l'accent sur une vision de l'enfant comme sujet vulnérable en vertu de son autonomie incomplète, souhaitait surtout protéger celui-ci d'une exploitation intentionnelle ou accidentelle. Il s'opposait donc à la participation des enfants dans des projets de recherche non thérapeutiques, c'est-à-dire sans perspective de bénéfices directs pour les sujets eux-mêmes. Il estimait que des parents ne pouvaient moralement soumettre leur enfant à de quelconques risques associés à la recherche biomédicale s'il n'y avait pas d'espoir qu'il en retire un avantage, et ce, même si un projet pouvait générer des connaissances utiles ou des bénéfices éventuels pour d'autres personnes.

McCormick, pour sa part, défendait une vision de l'enfant comme membre en devenir de sa communauté, dont les valeurs et l'autonomie se construiraient en partie grâce aux modèles et aux messages véhiculés par ses parents et par son entourage. Dans cette optique, il estimait que des parents pouvaient choisir de faire poser à leur enfant un geste de solidarité et de responsabilité morale en participant à un projet de recherche non thérapeutique, même si ce projet n'était pas dénué de risque, parce qu'ils pouvaient présumer de ce que l'enfant devrait moralement vouloir faire.

Cherchant à concilier ces deux points de vue, la commission donna son aval à la recherche non thérapeutique chez les enfants, mais seulement en autant que le niveau de risque associé soit jugé « minimal ». Elle ne put se prononcer définitivement quant aux projets de recherche qui comporteraient un risque dépassant ce seuil minimal, mais elle ne les rejeta pas d'emblée. En ce sens, les arguments de McCormick contribuèrent à influencer de façon significative les politiques de son pays quant à la recherche chez les enfants. Le cadre réglementaire américain actuel est ainsi plus permissif que le Code civil québécois à plusieurs égards : il permet de faire participer des enfants à des projets de recherche non thérapeutiques (sans bénéfices directs pour eux ni pour des enfants partageant leurs caractéristiques) si le risque impliqué est minimal. Il laisse également la porte entrouverte en ce qui concerne une recherche non-thérapeutique au niveau de risque plus élevé, si les connaissances générées sont jugées très importantes pour des enfants ayant des caractéristiques semblables aux sujets de l'étude. Enfin, il permet que l'on passe outre au refus d'un enfant de participer à une recherche thérapeutique si celle-ci laisse percevoir la possibilité d'un bénéfice important pour sa santé.

2. La réglementation fédérale pour la protection des sujets de recherche humains

La fin des années 1970 et la première moitié des années 1980 virent apparaître plusieurs autres textes réglementaires, émanant d'abord du *Department of Health, Education and Welfare* qui se scindera, en 1980, en *Department of Education* et en *Department of Health and Human Services* (ou DHHS), ce dernier poursuivant le travail de réglementation de la recherche biomédicale et behaviorale chez l'humain, mettant en vigueur le «*Policy for Protection of Human Research Subjects*» et le «*Code of Federal Regulations*» (connu sous la désignation «45 CFR part 46»).

Ce code de règlements fédéraux s'applique encore à la majorité des projets de recherche américains impliquant l'humain. Il définit des termes importants (par exemple, le terme «enfants» désigne les personnes qui n'ont pas encore atteint l'âge légal de consentement requis dans la région où a lieu le projet de recherche). Il précise les responsabilités des institutions conduisant des projets de recherche sur l'humain. Il émet des lignes directrices pour la composition et le mandat des CER. Enfin, il met en place des procédures et des mesures de sécurité additionnelles particulières pour les sujets vulnérables et pour les protocoles qui comporteraient un niveau de risque dépassant le seuil du «risque minimal». Le «risque minimal» est défini dans ce code comme un risque de dommages ou d'inconforts comparables à ceux qui sont rencontrés dans la vie quotidienne ou dans le contexte d'examens physiques ou psychologiques ou de procédures médicales routiniers. La sous-partie D du 45 CFR part 46, intitulée «*Additional Protections for Children Involved as Subjects in Research*», comprend une classification détaillée des différents types de recherche auxquels peuvent participer les enfants (selon le caractère thérapeutique ou non de la recherche ainsi que le niveau de risque associé), ainsi que les approbations nécessaires pour y procéder (voir Tableau 1). Cet ensemble de règlements fédéraux fut par la suite désigné par l'appellation populaire *Common Rule*, et éventuellement entériné par la FDA et par une quinzaine d'autres agences et bureaux fédéraux en 1991. L'*Office for Human Research Protections* (OHRP), nouveau bureau créé au sein du DHHS en 2000 pour protéger les sujets de recherche humains, fournit maintenant un point de référence pour l'application de ces règlements par les diverses agences.

Tableau 1 :

Tableau traduit d'après Shah S *et al,* JAMA 2004 ; 291 : 476-82.

Catégories fédérales des risques et bénéfices pour la recherche pédiatrique du code des réglementations fédérales américaines (Code of Federal Regulations : 45 CFR part 46, subpart D).	
Pour la recherche avec perspective de bénéfices directs pour l'enfant	Pour la recherche sans perspective de bénéfices directs pour l'enfant
Risque minimal*	**Risque minimal***
Approuvable par un comité d'éthique de la recherche institutionnel (*Institutional Review Board : IRB*) aux conditions suivantes : • consentement des parents** • assentiment de l'enfant***	Approuvable par un *IRB* aux conditions suivantes : • consentement des parents** • assentiment de l'enfant***
Augmentation mineure au-delà du risque minimal	**Augmentation mineure au-delà du risque minimal**
Approuvable par un *IRB* aux conditions suivantes : • les risques sont « justifiés » en raison des bénéfices escomptés • le rapport des risques et bénéfices prévus de la recherche est au moins aussi favorable que celui des options thérapeutiques disponibles • consentement des parents** • assentiment de l'enfant***	Approuvable par un *IRB* aux conditions suivantes : • l'intervention se compare raisonablement aux expériences de vie actuelles ou projetées du sujet. • l'intervention est susceptible d'apporter des connaissances généralisables sur la maladie ou l'état du sujet. • consentement des parents** • assentiment de l'enfant***

Plus qu'une augmentation mineure au-delà du risque minimal	**Plus qu'une augmentation mineure au-delà du risque minimal**
Approuvable par un *IRB* aux conditions suivantes : • les risques sont « justifiés » en raison des bénéfices escomptés • le rapport des risques et bénéfices prévus de la recherche est au moins aussi favorable que celui des options thérapeutiques disponibles • consentement des parents** • assentiment de l'enfant***	Non approuvable par un *IRB* (peut cependant être approuvé par le secrétaire du DHHS après consultation avec un panel d'experts et après consultation publique et commentaires, si la recherche offre une opportunité raisonnable de faire avancer les connaissances sur la compréhension, la prévention ou le traitement d'un problème sérieux touchant la santé ou le bien-être des enfants. (46.407)****

* Le risque « minimal » est défini comme une situation où la probabilité et la sévérité des maux ou inconforts anticipés dans le cadre de la recherche ne sont pas plus grandes que celles rencontrées dans la vie quotidienne du sujet ou au cours d'examens physiques ou psychologiques ou de procédures diagnostiques routiniers (46.102).

** Le consentement d'un parent est suffisant pour les recherches impliquant un niveau de risque minimal, avec la perspective de bénéfices directs pour l'enfant. Dans tous les autres cas, le consentement des deux parents est requis, s'ils sont tous deux raisonnablement rejoignables. Dans certains cas exceptionnels, l'IRB peut avoir une raison de juger que le consentement des parents n'est pas requis (46.408[c]).

*** L'assentiment est la réponse positive d'un enfant en âge de comprendre les principaux risques, procédures et enjeux de la recherche, mais qui ne rencontre pas les critères exigés par la loi pour donner un consentement légal. Il peut ne pas être nécessaire s'il est jugé que les enfants visés ne sont pas capables de donner leur assentiment ou si la recherche offre la perspective d'un bénéfice direct important pour la santé ou le bien-être de l'enfant, disponible seulement dans le contexte de la recherche.(46.408[a]).

**** Le consentement des parents et l'assentiment de l'enfant seraient évidemment également nécessaires.

Les années 1980 et le début des années 1990 furent marqués par le développement rapide de ce nouveau champ d'études et d'expertise que devenait l'éthique de la recherche biomédicale. De nouveaux cadres et textes régulateurs nationaux et internationaux firent leur apparition, et l'on procéda à la mise à jour des textes existants.

2.1 La problématique de l'« orphelin thérapeutique »

Dès 1979, bonifiant le règlement de 1962, la FDA avait ajouté une sous-section au règlement portant sur l'étiquetage des produits pharmaceutiques (*Pediatric Use*), exigeant que les médicaments soient soumis à des essais cliniques chez les enfants ou que d'autres données puissent appuyer l'utilisation d'un médicament donné dans la population pédiatrique, aux doses recommandées par le fabricant. Or, les résultats de cette réglementation additionnelle et d'un cadre éthique progressivement plus rigoureux en recherche ne furent pas que bénéfiques pour l'avancement de thérapeutiques propres aux enfants. Les efforts, étapes et coûts supplémentaires dissuadèrent certains chercheurs et compagnies pharmaceutiques de se lancer dans ce type de recherche. Le marché des médicaments pédiatriques étant moins lucratif en raison du plus petit bassin de consommateurs possibles, et les exigences méthodologiques, éthiques et légales étant accrues (problèmes de consentement substitué, d'assentiment de l'enfant, de minimisation des risques et inconfort pour le sujet pédiatrique, de recrutement d'un échantillon suffisant dans le cas de maladies rares, etc.), il y avait peu de mesures incitatives pour encourager les essais cliniques pédiatriques.

Cette situation incita plusieurs pédiatres à reprendre le terme « orphelin thérapeutique » (*therapeutic orphan*), déjà utilisé en 1968 par le docteur Harry Shirkey, pour décrier le fait que les enfants accusaient des retards significatifs dans l'accessibilité à de nouveaux traitements pharmacologiques. En l'absence de données probantes sur les dosages pédiatriques efficaces et sécuritaires de médicaments utilisés chez l'adulte, les cliniciens avaient le choix de s'abstenir d'utiliser des médicaments dont ils pressentaient des bénéfices probables pour leurs patients ou, alors, de tenter d'extrapoler ces dosages et de procéder par essais et erreurs. On désigne comme *off-label* l'utilisation d'un médicament pour une indication ou un groupe de patients qui n'a pas fait l'objet d'une approbation formelle des organismes de réglementation telle la FDA.

En 1977, puis de nouveau en 1995, l'Académie américaine de pédiatrie (*American Academy of Pediatrics*, ou AAP) publia des lignes directrices abordant les grand enjeux éthiques de la recherche clinique pédiatrique (« *Guidelines for the Ethical Conduct of Studies to Evaluate Drugs in Pediatric Populations* »). Ces textes citaient plusieurs statistiques inquiétantes quant au manque de données sur l'efficacité et l'innocuité de la plupart des médicaments utilisés chez les enfants. Par exemple, une révision du

«*Physician's Desk Reference*» de 1973 (compendium des médicaments à l'usage des médecins œuvrant en cabinet) révélait que 78 % des médicaments listés s'accompagnaient de mises en garde ou d'une absence de données concernant l'usage du produit chez les enfants. Dans l'édition de 1991 du même ouvrage, 81 % des médicaments n'étaient pas approuvés pour utilisation chez l'enfant ou ne l'étaient que pour certaines tranches d'âge. De même, l'AAP procéda à des révisions informelles des demandes d'approbation par la FDA de nouveaux composés pharmaceutiques : pour les composés développés entre les années 1984 et 1989, dans 80 % des cas, aucune approbation pédiatrique n'avait été décernée ; pour l'année 1992, des 19 nouvelles molécules approuvées par la FDA pour utilisation chez l'adulte et ayant potentiellement une utilité pour la clientèle pédiatrique, 79 % ne comportaient aucune approbation pédiatrique. Ces manques d'approbation étaient généralement dus à une absence d'études suffisantes chez les enfants. L'AAP concluait ses lignes directrices en rappelant que malgré la plus grande prudence requise pour la conduite de la recherche chez l'enfant, la communauté scientifique, l'industrie pharmaceutique et les instances gouvernementales responsables ne pouvaient se détourner de leurs devoirs envers les enfants et devaient corriger ce grave retard dans la recherche spécifique aux enfants.

2.2. Le « Pediatric Final Rule », première version

L'AAP fut donc un acteur important dans la discussion qui eut lieu au sein de la communauté médicale et des organismes de réglementation américains au cours des années 1990 sur les moyens d'encourager la recherche pharmaceutique chez les enfants. Une nouvelle réglementation, pourvue de moyens incitatifs pour l'industrie pharmaceutique, vit alors le jour.

La FDA mit en avant le « *1994 Pediatric Final Rule* », afin de corriger les problèmes engendrés par l'amendement du « *Pediatric Use* ». En effet, l'interprétation générale qui était faite de cet amendement était que tout dosage pédiatrique suggéré devait avoir fait l'objet d'un essai clinique contrôlé pour mériter une approbation. Le « *1994 Pediatric Final Rule* » précisait que c'était le meilleur, mais non l'unique moyen d'obtenir une approbation, et que dans certains cas, d'autres données pouvaient être utilisées à cette fin. Par exemple, des études contrôlées chez l'adulte, de concert avec des informations appuyant l'ajustement de la dose pour un enfant (données de pharmacocinétique et de pharmacodynamique étayant l'extrapolation des doses adultes, données sur la sécurité du produit, données sur l'utilisation antérieure du produit chez des enfants), pourraient être acceptables. Tout renseignement quant à des différences pertinentes pour la population pédiatrique (par exemple, sur le mode d'administration ou sur une efficacité ou une toxicité différente parmi les diverses tranches d'âge de la population pédiatrique) devrait évidemment être également indiqué. Ce nouvel article exigeait aussi du fabricant qu'il justifie à la FDA l'absence d'une quelconque mention d'un usage pédiatrique de son produit et qu'il fasse une mise en garde advenant une toxicité potentielle des ingrédients inactifs de celui-ci, pour des enfants ou des nouveau-nés. Le « *1994 Pediatric Final Rule* » donnait aussi à la FDA le pouvoir d'exiger du fabricant les données disponibles sur l'utilisation ou les effets secondaires d'un produit dans la population pédiatrique, si elle le jugeait important.

Le « *1994 Pediatric Final Rule* » n'imposait donc pas à l'industrie pharmaceutique de mener systématiquement des études pédiatriques sur ses produits, mais simplement de revoir la littérature et les données existantes pour tenter d'élargir le bassin de médicaments dont pourraient bénéficier les enfants de façon sécuritaire. Ces ajouts ne furent toutefois pas suffisants pour accroître de façon significative le nombre de médicaments approuvés chez l'enfant.

2.3. Le « Best Pharmaceuticals for Children Act »

Depuis 1992, des élus à la Chambre des représentants et au Sénat américains mettaient aussi en avant des mesures législatives pour encourager l'accès des enfants aux bénéfices potentiels de la recherche pharmaceutique. Après plusieurs essais, le « *Better Pharmaceuticals for Children Act* » (BPCA) fut donc entériné en novembre 1997, dans le contexte du « *Food and Drug Administration Modernization and Accountability Act* » (FDAMA, P.L. 105-115).

Cette mise à jour du règlement sur les aliments et les drogues contenait, pour la première fois, un incitatif financier pour l'industrie pharmaceutique à inclure les enfants dans des essais cliniques. Il s'agissait d'un prolongement de six mois de l'exclusivité sur le brevet d'un médicament donné si la compagnie incluait des enfants dans les essais cliniques de ce produit. Cette mesure d' « exclusivité pédiatrique » leur conférait donc une période additionnelle sur le marché avant que n'apparaissent des formes génériques moins coûteuses pouvant leur faire compétition. De plus, l'extension du brevet s'appliquant à toutes les formulations possibles (pédiatriques mais aussi adultes) d'une molécule donnée, les bénéfices financiers étaient potentiellement intéressants pour certaines molécules (dans d'autres cas cependant, le coût de réalisation de l'étude pédiatrique s'avérait supérieur aux retombées économiques possibles).

Dans le cas où le fabricant d'une nouvelle molécule prometteuse omettrait de se prévaloir de cette opportunité, la FDA se donnait aussi le droit de lui proposer par écrit (*written request*) un protocole pour la conduite d'un essai thérapeutique pédiatrique. Enfin, la FDA se donnait le mandat d'établir et de publier, à l'aide d'experts dans le domaine de la recherche pédiatrique, une liste annuelle des médicaments pour lesquels l'obtention de données pédiatriques était prioritaire.

Au fil des ans, le BPCA a été reconduit avec quelques modifications (essentiellement des précisions et une certaine expansion des pouvoirs de la FDA), avec le « *Best Pharmaceuticals for Children Act* » de 2002, le « *Best Pharmaceuticals Amendments of 2007* », et le « *Food and Drug Administration Amendments Act of 2007* » (FDAAA, P.L. 110-85). Parmi les ajouts apportés, notons des amendements concernant les médicaments pour lesquels le brevet d'exclusivité était révolu, et des médicaments ou des indications thérapeutiques pour lesquels le fabricant n'était pas intéressé à poursuivre des essais cliniques chez l'enfant. Dans ces cas, la FDA concluerait alors une entente avec la *National Institutes of Health Foundation* afin qu'elle assure le financement public d'études jugées importantes pour la santé des enfants. Dans les cas où cette entité publique financerait la recherche, le fabricant ne pourrait évidemment pas bénéficier d'une période d'« exclusivité pédiatrique ». Il serait toutefois tenu de modifier l'étiquetage et la monographie de son produit pour inclure les données générées par ces études réalisées par des tiers. Ces précisions furent apportées pour pallier le fait que l'essor en recherche pédiatrique observé après la mise en place du BPCA se produisait surtout dans les domaines où les retombées économiques étaient les plus grandes, et pas nécessairement dans ceux où le besoin était le plus grand.

2.4. Le « Pediatric Final Rule », deuxième version

En décembre 1998, pour tenter de remédier encore davantage à ce problème, la FDA émit également une mise à jour de sa réglementation : le « *1998 Pediatric Final Rule* ». Ce nouveau règlement, plus directif, partait du principe que tous les nouveaux médicaments et produits biologiques devraient être étudiés chez l'enfant, *d'emblée*, à moins de raisons particulières (si des études chez les enfants s'avéraient pratiquement impossibles ou hautement difficiles, par exemple, en raison du trop petit nombre d'enfants utilisant le produit ou, encore, si les données disponibles suggéraient que le produit serait inefficace ou dangereux pour eux). Il donnait donc l'autorité à la FDA d'exiger que des études soient réalisées afin d'évaluer l'efficacité et la sécurité de médicaments ou de produits biologiques, dans un souci de s'assurer que leur monographies comprennent des informations pédiatriques fiables dès le moment de leur mise en marché. Il conférait aussi à la FDA la possibilité d'exiger des études pédiatriques de produits déjà existants si de telles études s'avéraient importantes pour les enfants (par exemple, dans le cas de produits utilisés chez un grand nombre d'entre eux – défini comme au moins 50 000 enfants – malgré l'absence de données ou dans le cas de produits comportant des bénéfices significatifs pour les enfants, mais pour lesquels l'absence de données précises pourraient aussi entraîner des risques significatifs pour eux).

Le « *Pediatric Rule* » ne fut pas accueilli avec enthousiasme par tous. En 2000, une poursuite pour le rejeter fut lancée par les trois associations à but non lucratif suivantes : *Association of American Physicians and Surgeons* (un regroupement de médecins et de chirurgiens dont les positions épousent généralement celles de la droite américaine et qui contestent toute forme d'intervention de l'État dans les soins de santé ; à ne pas confondre avec l'*American Medical Association*, qui est la véritable association professionnelle des médecins et chirurgiens américains), *Competitive Enterprise Institute* et *Consumer Alert*. Ces deux dernières associations militent pour une intervention et une réglementation minimale de la part du gouvernement dans les questions touchant le marché et la libre entreprise ainsi que les droits des consommateurs. Un juge fédéral leur donna raison en octobre 2002, affirmant que cette règle avait du mérite mais que la FDA n'avait pas l'autorité requise pour la promulguer et qu'elle était en quelque sorte incompatible avec le BPCA.

En 2001, en réaction à cette poursuite, un mémoire d'intervenant désintéressé (*Amicus Brief*) fut déposé par l'AAP, l'*Elizabeth Glaser Pediatric AIDS Foundation* (EGPAF), et la *Pediatric Academic Societies* (association visant à offrir un forum de partage des connaissances et des initiatives en pédiatrie aux étudiants en médecine, aux pédiatres, aux surspécialistes et aux chercheurs pédiatriques). En décembre 2002 l'AAP et l'EGPAF demandèrent aussitôt d'aller en Cour d'appel pour contester la décision prise par la Cour fédérale. Ce débat judiciaire connut une résolution au cours de l'année 2003, lorsque le Sénat et la Chambre des représentants américains votèrent en faveur d'un nouveau « *Pediatric Research Equity Act* » (PREA) qui codifierait le « *Pediatric Rule* » ; le président entérina cette nouvelle loi, et l'AAP et l'EGPAF purent alors abandonner leur appel. Le PREA fut également reconduit dans le « *Food and Drug Administration Amendments Act* » de 2007.

Cette fois, les mesures incitatives (la « carotte ») du BPCA combinées à celles, plus directives (le « bâton »), du « *Pediatric Rule* » portèrent fruit : en quelques années à peine, le nombre d'essais cliniques impliquant les enfants augmenta de façon significative. En décembre 2003, plus de 1 900 essais cliniques pédiatriques étaient en cours aux États-Unis, et l'on prévoyait l'enrôlement d'environ 38 000 nouveaux enfants dans des protocoles de recherche pour l'année 2004. De janvier 2002 à décembre 2005, la FDA avait soumis 214 « *written requests* » à l'industrie pharmaceutique, et cette dernière avait accepté 173 (soit 81 %) d'entre elles, bien qu'elles n'aient pas toutes été menées à terme. Des 17 grandes catégories de maladies identifiées par la FDA pour répertorier les médicaments étudiés à l'aide du BPCA, les principales impliquées étaient le cancer, les maladies neurologiques ou psychiatriques, les maladies métaboliques, les maladies cardiovasculaires et les infections virales.

Ce long parcours judiciaire et législatif se solda donc par une victoire pour ceux qui prônaient un plus grand accès à la recherche pour les enfants. Ensemble, le BPCA et le PREA eurent aussi une influence significative sur l'élaboration de la réglementation européenne sur le sujet, qui entra en vigueur en janvier 2007 (le « *European Regulation on Medicines for Pediatric Use* »). Il est à noter que la problématique de l'orphelin thérapeutique était tout aussi présente au sein de l'Union européenne qu'aux États-Unis.

3. Nouvelles problématiques

L'essor de la recherche pharmacologique et thérapeutique chez les enfants a cependant permis de mettre l'accent sur de nouvelles problématiques en éthique de la recherche. En 2004, MJ. Coffey publiait, dans la revue *Pediatrics*, une méta-analyse des essais cliniques américains réalisés entre 1998 et 2001 sur le traitement de l'asthme impliquant des enfants. Il y soulevait principalement la question de l'utilisation inappropriée de placebos dans des cas où les symptômes d'asthme chez plusieurs enfants auraient dû écarter cette option ; cette pratique entraîna des risques inutiles et des effets néfastes pour certains enfants participants. Par ailleurs, Coffey signalait une autre problématique, tout aussi troublante mais plus insidieuse : des 52 études citées, qui avaient recruté à la fois des sujets pédiatriques et adultes, une seule avait réalisé l'analyse des données pour le sous-groupe pédiatrique participant. Ces études avaient donc enrôlé des enfants pour répondre aux exigences du BPCA et pour bénéficier d'avantages financiers, mais elles n'avaient pas publié de données utiles pour cette population, ce qui est tout à fait en contradiction avec l'esprit de la nouvelle réglementation. Les enfants avaient été soumis aux risques de la recherche, sans pour autant en tirer de quelconques bénéfices spécifiques à leur population.

Ce problème est emblématique de la part grandissante de l'industrie privée dans le financement de la recherche clinique, et de l'influence et du contrôle qu'exercent maintenant les compagnies dans la conception et la réalisation des études ainsi que dans l'accès aux données de la recherche et dans leur diffusion. En 2000, un article de Bodenheimer, paru dans le *New England Journal of Medicine*, rapportait que l'industrie privée finançait près de 70 % des essais cliniques aux États-Unis (ce problème n'est évidemment pas limité à ce pays). Au cours des années 1990, déjà, les déboires du docteur Nancy Olivieri (au Canada), qui avait fait l'objet d'une poursuite judiciaire par le promoteur de son projet de recherche pour avoir voulu diffuser des données qu'elle jugeait importantes, avaient attiré l'attention de la communauté médicale et universitaire sur les risques liés aux contrats de recherche exigés par l'industrie privée. En 2001, un Comité international d'éditeurs de revues médicales (*International Committee of Medical Journal Editors*), représentant onze revues médicales importantes, fit un premier appel à l'indépendance intellectuelle des chercheurs et à leur sens des responsabilités en publiant simultanément dans ces revues un commentaire spécial les enjoignant de ne participer qu'à des études où ils avaient un plein accès aux données de leur recherche, et la liberté d'en diffuser les résultats. Or, de nombreux articles publiés depuis soulignent que le problème de l'indépendance de la recherche médicale demeure tout aussi présent, sinon plus.

L'exigence récente des revues médicales envers les chercheurs en ce qui concerne la divulgation de leurs associations avec l'industrie et leurs conflits d'intérêt possibles a certes permis d'éviter certaines situations flagrantes du passé, telle l'affaire Jesse Gelsinger (1999) ; mais elle n'arrive pas à endiguer l'influence accrue des promoteurs dans le type de recherche qui est encouragé et financé. En septembre 2008, Marcia Angell, qui avait été éditrice au *New England Journal of Medicine* pendant environ vingt ans, signait un article qui dénonçait, pour les médicaments dont les études étaient financés par leur compagnie, les biais favorables inévitables découlant de la conception même de ces études.

Conclusion

Parmi les nouveaux défis éthiques auxquels devront faire face les chercheurs ainsi que les comités d'éthique de la recherche (CER) dans les prochaines années, l'un des plus importants sera donc de veiller à ce que la recherche clinique ne devienne pas un simple outil de mise en marché soumis au contrôle des compagnies qui la financent. Si les enfants sont désormais inclus dans un plus grand nombre d'essais cliniques, ce doit bien être pour respecter l'esprit du BPCA et du PREA et pour accroître leur accès aux bénéfices potentiels d'une recherche pertinente, sans quoi nous aurons de nouveau exploité ces sujets vulnérables.

Il est essentiel que les chercheurs, cliniciens, institutions universitaires et CER compris, fassent un examen de leurs liens avec l'industrie, qui sont nombreux, de leurs conflits d'intérêts possibles, et des répercussions potentielles de ceux-ci sur leurs décisions, et leur crédibilité. Bien que les codes de déontologie professionnelle et les textes régulateurs en éthique de la recherche aient resserré leur réglementation en la matière, les interrelations potentiellement problématiques sont encore nombreuses. La divulgation des conflits d'intérêts potentiels, les contrats entre chercheur et promoteur, l'accès du chercheur aux données de sa recherche, les clauses de diffusion des résultats et, surtout, la pertinence scientifique des études sont des points sur lesquels devraient se pencher avec sérieux les chercheurs ainsi que les CER. De plus en plus d'études visent à assurer une part du marché à des molécules concurrentielles ; or, dans bien des cas, les bénéfices de ces nouveaux produits pour les patients sont modestes, tandis que les retombées économiques pour les compagnies sont généralement majeures. Chercheurs et institutions académiques devraient remettre en question leur participation à de telles études, alors que d'autres sujets de recherche plus urgents mais moins lucratifs restent encore à explorer ; ils devraient réclamer une plus grande indépendance dans le construit et la publication des études auxquelles ils apportent leur expertise et leur réputation.

Enfin, il appartient aussi à la population et aux gouvernements de réagir à cette dérive de la recherche financée par l'industrie, car si nous faisons, comme société, le choix de ne pas consacrer davantage de financement à la recherche clinique et d'en laisser l'initiative à l'industrie privée, qui n'a pas de mandat social ou universitaire inhérent, ces problèmes ne disparaîtront pas.

Étudier le long parcours du BPCA et du PREA, ainsi que les changements qu'ils ont amenés, nous permet de faire deux constatations importantes pour la suite des événements. D'une part, ces réglementations sont l'exemple qu'il est possible, avec un équilibre de mesures incitatives et législatives, d'amener les chercheurs et l'industrie à adapter leurs pratiques de recherche pour tenter de corriger certains manques ou inégalités. D'autre part, elles illustrent la détermination qui a été nécessaire durant ce long parcours et, surtout, l'inévitable constat qu'avec chaque nouveau progrès en recherche, de nouveaux questionnements éthiques se posent, qui devront à leur tour être examinés.

Bibliographie

American Academy of Pediatrics, Committee on Drugs (1977). « Guidelines for the ethical conduct of studies to evaluate drugs in pediatric populations », *Pediatrics*, 60 :91-101.

American Academy of Pediatrics Committee on Drugs (1995). « Guidelines for the ethical conduct of studies to evaluate drugs in pediatric populations », *Pediatrics*, 95(2) :286-294.

American Academy of Pediatrics Committee on Drugs (2002). « Uses of drugs not described in the package insert (off-label uses) », *Pediatrics*, 110(1 Pt 1) :181-183.

Amin, SB., McDermott, MP., Shamoo, AE. (2008). « Clinical trials of drugs used off-label in neonates : ethical issues and alternative study designs », *Account Res*, 15(3) :168-187.

Angell, M. (2008). « Industry-sponsored clinical research. A broken system », *Journal of the American Medical Association*, 300(9) :1069-1071.

Bajcetic, M., Jelisavcic, M., Mitrovic, J., Divac, N., Simeunovic, S., Samardzic, R., Gorodischer, R.(2005). « Survey of unlicensed and off label drug use in paediatric wards in European countries. European Network for Drug Investigation in Children. Off label and unlicensed drugs use in paediatric cardiology », *European Journal of Clinical Pharmacology*, 61(10) :775-779.

Beecher, HK. (1966). « Ethics and clinical research », *New England Journal of Medicine,* 274:1354-1360.

Bodenheimer, T. (2000). « Uneasy alliance: clinical investigators and the pharmaceutical industry », *New England Journal of Medicine,* 342 (20):1539-1544.

Burns, LE., Hodgman, JE., Cass, AB. (1959). « Fatal circulatory collapse in premature infants receiving chloramphenicol », *New England Journal of Medicine,* 261:1318-1321.

Chalumeau, M., Tréluyer, JM., Salanave, B., Assathiany, R., Chéron, G., Crocheton, N., Rougeron, C., Mares, M., Bréart, G., Pons, G. (2000). « Off label and unlicensed drug use among French office based paediatricians », *Archives of Disabled Children,* 83(6):502-505.

Coffey, MJ., Wilfond, B., Ross, LF. (2004). « Ethical assessment of clinical asthma trials including children subjects », *Pediatrics,* 113(1 Pt 1):87-94.

Conroy, S., Choonara, I., Impicciatore, P., Mohn, A., Arnel, IH., Rane, A., *et al.* (2000). « Survey of unlicensed and off label drug use in paediatric wards in European countries. European Network for Drug Investigation in Children », *BMJ (British Medical Journal),* 320(7227):79-82.

Davidoff, F., DeAngelis, CD., Drazen, JM., *et al.* (2001). « Sponsorship, authorship and accountability », *New England Journal of Medicine,* 345:825-827.

Drazen, JM. (2002). « Institutions, contracts and academic freedom », *New England Journal of Medicine,* 347:1362-1363.

Dunne, J. (2007). « The European Regulation on medicines for paediatric use », *Paediatric Respiratory Reviews,* 8:177-183.

Federal Register (USA):

Department of Health, Education and Welfare, Office of the Secretary, « Title 45- Public Welfare, Subtitle A- Department of Health, Education and Welfare, General administration, Part 46- Protection of human subjects », 30 mai 1974, *Federal Register,* 39 (105):13914.

Department of Health, Education and Welfare, Office of the Secretary (45 CFR Part 46), « Protection of human subjects- Proposed regulations on research involving children », 21 juillet 1978, *Federal Register,* 43 (141):31786.

Department of Health and Human Services (45 CFR 46 Subpart A), « Final Regulations Amending Basic HHS Policy for the Protection of Human Research Subjects », 1981, *Federal Register,* 46:8366, revised 1991, 56:28003, revised 2005, 70:36325.

Department of Health and Human Services (45 CFR 46 Subpart D), « Additional Protections for Children Involved as Subjects in Research », 1983, *Federal Register,* 48:9818, revised 1991, 56:28032 and 29757.

Department of Health and Human Services, Food and Drug Administration (21 CFR Part 201), « Specific Requirements on Content and Format of

Labeling for Human Prescription Drugs; Revision of "Pediatric Use" Subsection in the Labeling; Final Rule», 1994. [Docket No. 92N-0165]

Department of Health and Human Services, Food and Drug Administration (21 CFR Parts 201, 312, 314 and 601), « Regulations Requiring Manufacturers to Assess the Safety and Effectiveness of New Drugs and Biological Products in Pediatric Patients; Final Rule», 1998, *Federal Register*, 63:66632. [Docket No. 97N-0165]. RIN 0910-AB20.

Department of Health and Human Services, Food and Drug Administration (21 CFR Parts 50 and 56), [Docket No. 00N-0074] RIN 0910-AC07, «Additional Safeguards for Children in Clinical Investigations of FDA-Regulated Products», 2001, *Federal Register*, 66:20589.

Food and Drug Administration Modernization Act, Pub L No. 105-115, 1997.

Gilman, JT., Gal, P. (1992). « Pharmacokinetic and pharmacodynamic data collection in children and neonates», *Clinical Pharmacokinetics,* 23:1-9.

Hall, R., de Antenuo, C., Webber, A. (2007). « Publication bias in the medical literature: a review by a Canadian research ethics board», *Canadian Journal of Anasthesia,* 54: 380-388.

Institute of Medicine of the National Academies: Committee on clinical research involving children, Field MJ et Behrman RE, éd. (2004). *Ethical conduct of clinical research involving children*. Washington, D.C., The National Academies Press.

Johann-Liang, R., Wyeth, J., Chen, M., Cope, JU. (2009). « Pediatric drug surveillance and the food and drug administration's adverse event reporting system: an overview of reports, 2003-2007 », *Pharmacoepidemiology and Drug Safety,* 18: 24-27.

Kodish, E. (2005). *Ethics and research with children. A case-based approach.* New York, NY: Oxford University Press.

McCormick, RA. (1974). « Proxy Consent in the Experimentation Situation», *Perspectives in Biology and Medicine*, 18: 2-23.

McCormick, RA. (1976) « Experimentation in Children: Sharing in Sociality», *Hastings Center Report*, 6: 41-46.

Mello, MM., Joffe, S. (2007). « Compact versus contract- Industry sponsor's obligations to their research subjects», *New England Journal of Medicine,* 356:2737-2743.

National Commission for the Protection of Human Subjects (1977). *Report and Recommen- dations: Research Involving Children.* Washington, D.C., U.S. Government Printing Office.

Nuremberg Code, Trials of War Criminals Before the Nuremberg Military Tribunals under Control Council Law No. 10, Vol. II. pp.181-182, (1949). Washington, D.C., U.S. Government Printing Office.

Center for Drug Evaluation and Research, Food and Drug Administration, Public Health Service (1989). *Offices of Drug Evaluation Statistical Report*. Rockville, Maryland, US Department of Health and Human Services publication 89-233530.

Pandolfini, C., Bonati, M. (2005). « A literature review on off-label drug use in children », *European Journal of Pediatrics*, 164(9) :552-558.

Pandolfini, C., Impicciatore, P., Provasi, D., Rocchi, F., Campi, R., Bonati, M. (2002). « Italian Paediatric Off-label Collaborative Group. Off-label use of drugs in Italy : a prospective, observational and multicentre study », *Acta Paediatrica*, 91 (3) :339-347.

Ramsey, P. (1970). *The Patient as Person : Explorations in Medical Ethics*. New Haven CT, Yale University Press.

Ramsey, P. (1976). « The Enforcement of Morals : Nontherapeutic Research on Children » *Hastings Center Report*, 6 : 21–30.

Ramsey, P. (1977). « Children as Research Subjects : A Reply », *Hastings Center Report*, 7 : 40-41.

Rothmier, JD., Lasley, MV., Shapiro, GG. (2003). « Factors influencing parental consent in pediatric clinical research », *Pediatrics*, 111 :1037-1041.

Schulman, KA., Seil, DM., Timbie, JW., *et al.* (2002). « A national survey of provisions in clinical-trial agreements between medical schools and industry sponsors », *New England Journal of Medicine*, 347 :1335-1341.

Shah, S., Whittle, A., Wilfond, B., Gensler, G., Wendler, D. (2004). « How do institutional review boards apply the federal risk and benefit standards for pediatric research ? », *Journal of the American Medical Association*, 291 (4) :476-482.

Shah, SS., Hall, M., Goodman, DM., Feuer, P., *et al.* (2007). « Off-label drug use in hospitalized children », *Archives of Pediatric and Adolescent Medicine*, 161 : 282-290.

Shirkey, H. (1968). « Therapeutic orphans », *Journal of Pediatrics*, 72 : 119-120.

Silverman, WA., Andersen, DH., Blanc, WA., Crozier, DN. (1956). « A difference in mortality rate and incidence of kernicterus among premature infants allotted to two prophylactic antibacterial regimens ». *Pediatrics*, 18 : 614.

Smith, PB., Benjamin, DK., Murphy, MD., Johann-Liang, R., *et al.* (2008). « Safety monitoring of drugs receiving pediatric marketing exclusivity », *Pediatrics*, 122 : 628-633.

Steinbrook, R. (2005). « Gag clauses in clinical-trial agreements », *New England Journal of Medicine*, 352 (21) :2160-2162.

'T Jong, GW., van der Linden, PD., Bakker, EM., van der Lely, N., Eland, IA., Stricker, BH., van den Anker, JN. (2002). « Unlicensed and off-label drug use in a paediatric ward of a general hospital in the Netherlands », *European Journal of Clinical Pharmacology*, 58 (4) : 293-297.

Ward, RM., Kauffman, R. (2007). «Future of pediatric therapeutics: reauthorization of BPCA and PREA», *Clinical Pharmacology & Therapeutics*, 81 (4): 477-479.

Wilson, JT. (1975). «Pragmatic assessment of medicines available for young children and pregnant or breast-feeding women», in: Morselli PL, Garattini, Sereni F, (dir.) «*Basic and Therapeutic Aspects of Perinatal Pharmacology*», New York, NY, Raven Press.

Wilson, JT. (1999). «An update on the therapeutic orphan», *Pediatrics*, 104(3 Pt 2): 585-590.

World Medical Association (2008). Declaration of Helsinki. Ethical Principles for Medical Research Involving Human Subjects.

Les pédiatres et la recherche en Europe: l'impact réel de la nouvelle réglementation européenne sur les médicaments à usage pédiatrique

José RAMET

Introduction

La nouvelle réglementation européenne sur les médicaments à usage pédiatrique (Règlement (CE) n° 1901/2006) est entrée en vigueur en janvier 2007. Depuis, un Comité pédiatrique (PDCO) a été mis en place à Londres, sous l'égide de l'Agence européenne des médicaments (EMEA). Il est donc actif depuis plus d'un an.

Ce texte passe en revue les résultats obtenus en raison des exigences de la nouvelle réglementation et se penche sur les points à améliorer. Il offre également une comparaison détaillée du système-cadre mis en place et de ses réalisations aux États-Unis. Cette mise en lumière souligne la nécessité fondamentale de ressources supplémentaires et d'une collaboration internationale accrue de tous les participants, de sorte que les nouvelles politiques puissent apporter aux enfants tout le bénéfice escompté en matière de santé publique.

Plus de 100 millions d'enfants sont recensés dans les 27 pays de l'Union européenne (UE) récemment élargie. La majorité des parents de ces enfants ne sont pas conscients du fait que, bien souvent, les médicaments ne sont pas testés, étiquetés ou approuvés pour les indications pour lesquelles ils sont prescrits par les pédiatres. De même, la plupart des décideurs politiques en

Europe pensent que les mêmes normes de qualité, de sécurité et d'efficacité sont appliquées aux médicaments pour enfants et pour adultes.

Dans leur pratique quotidienne, les médecins et, en particulier, les pédiatres, sont souvent confrontés à un dilemme lorsqu'ils doivent décider du traitement d'un enfant: faut-il utiliser un médicament en dehors des indications autorisées ou ne pas l'utiliser?

Lorsqu'un médicament est approuvé par les autorités législatives responsables, les indications et les dosages sont inscrits dans la notice. Ce n'est que dans ces situations que le rapport risque-bénéfice du médicament a été évalué et accepté par les autorités de tutelle. En toute autre circonstance, le médicament est utilisé en dehors des limites de ses indications et la société pharmaceutique, pas plus que les autorités n'ont une responsabilité légale ou éthique quant aux événements indésirables inattendus. Or les utilisations non approuvées sont légion et font partie des pratiques habituelles: dosages différents, utilisation d'un médicament en dehors des indications mentionnées dans la notice, modifications de la forme pharmaceutique – par exemple, sont considérées comme des «formulations spéciales» le fait d'écraser des comprimés pour préparer des gélules avec une plus petite quantité de médicament ou de fabriquer des solutions pour les enfants – ou modifications liées à la voie d'administration – par exemple, solutions i.v. pour une utilisation orale ou intrathécale (Boos, 2003).

Au cours de ces 7 dernières années, l'Europe a observé les développements survenus aux États-Unis et elle a pris des mesures hésitantes pour faire face au problème de la pédiatrie en Europe. En 2002, la Commission européenne a publié un document de consultation intitulé «De meilleurs médicaments pour les enfants» et elle a proposé des mesures réglementaires concernant les médicaments à usage pédiatrique (*Better medicines for children*; Directive 2001/20/CE). L'objectif de cette proposition était de fournir un cadre législatif qui aiderait à une meilleure compréhension des informations relatives à la sécurité et à l'efficacité des médicaments utilisés en pédiatrie. En 2006, la Commission européenne, le Parlement européen et le Conseil ont adopté la législation européenne sur les médicaments à usage pédiatrique.

Alors qu'aux États-Unis des dizaines d'initiatives ont soutenu l'infrastructure pédiatrique, en Europe, le travail pédiatrique clinique reste insuffisant. Cet état de fait a contribué au déclin de la compétitivité de la recherche européenne et, sans aucun doute, à la fuite des cerveaux hors d'Europe. Des données récentes de la Commission européenne montrent en effet qu'en Europe, bien moins de chercheurs trouvent de l'emploi en Recherche et Développement, malgré le niveau des exigences universitaires qui est plus élevé qu'aux États-Unis, (Commission européenne, 2003).

1. La démarche de la FDA : un modèle ?

Quantité de raisons expliquent pourquoi davantage d'études pédiatriques n'ont pas été menées malgré toute l'importance qu'elles revêtent pour la santé publique. L'industrie du médicament n'a pas bénéficié de mesures incitatives visant à développer des médicaments pour les enfants, car, pour la plupart des produits, le marché pédiatrique, comparé au marché adulte, est de taille relativement faible. Le manque de protection juridique adéquate concernant les problèmes de responsabilité qui peuvent survenir pendant des études pédiatriques explique également ce petit nombre. La conception et l'aboutissement d'études de recherche sur des médicaments pédiatriques peuvent aussi comporter des défis scientifiques, éthiques et logistiques, tels que le recrutement d'un nombre suffisant de participants, l'obtention du consentement des parents ou tuteurs, ou encore le développement de formulations appropriées d'un médicament susceptible d'être administré à des patients plus jeunes. Tous ces obstacles font que, avant 1997, tous les efforts de réglementation visant à combler le manque d'études pédiatriques et l'insuffisance d'informations reprises sur les notices se sont avérés en grande partie vains.

C'est pourquoi la *Food and Drug Administration* (FDA) a imaginé des mesures incitatives pour pousser les entreprises pharmaceutiques à faire des recherches sur les médicaments destinés aux enfants. Grâce à celles-ci, l'objectif en matière de recherche pédiatrique a été atteint, ce qui a permis l'étiquetage adéquat de nombreux produits (*Committee on Health, Education, Labor and Pensions*, 2003 ; *US FDA Center for Drug Evaluation and Research*, 2003).

En résumant devant le Congrès son expérience en matière de législation, la FDA affirme qu'il s'agit là de l'instrument le plus abouti jamais développé. Elle dispose désormais clairement de l'autorité nécessaire pour exiger des études cliniques en pédiatrie, qui garantiront la sécurité et l'efficacité des médicaments destinés aux enfants (US FDA 2001 a ; US FDA 2001 b ; US FDA *Department of Health and Human Services*, 2003).

Plusieurs initiatives existent aujourd'hui, entre autres aux États-Unis, et permettent de collecter des informations liées à l'utilisation des médicaments chez les enfants. Un guide assorti de conseils sur les médicaments pour enfants est disponible auprès de la *British Medical Association* (*British National Formulary for Children*).

Les pharmaciens ont grandement fait preuve d'originalité pour améliorer la délivrance des médicaments destinés aux enfants sous des formulations extemporanées. Néanmoins, en ce qui concerne les médicaments autorisés, les enfants et les pédiatres requièrent la plus haute qualité disponible (Ramet & Rose, 2007).

Les objectifs de la nouvelle réglementation européenne sont doubles : d'une part, accroître le développement et l'autorisation des médicaments à usage pédiatrique tout en garantissant que ces médicaments pour enfants fassent l'objet d'une recherche de grande qualité ; d'autre part, assurer, grâce à des garde-fous, que les enfants ne soient pas soumis à des essais cliniques inutiles. À ce jour, cette législation doit être appliquée de manière efficace car les pédiatres européens ont besoin de recherches pédiatriques.

Cette nouvelle législation, qui représente un pas énorme vers une meilleure protection de la santé des enfants en Europe, requiert un travail considérable de la part des différents acteurs concernés. En effet, elle va entraîner un nombre croissant d'études cliniques. C'est pourquoi les pédiatres et les associations pédiatriques professionnelles et scientifiques, l'industrie pharmaceutique, le Parlement européen, les gouvernements et l'EMEA doivent préparer sa mise en place comme un prérequis de son succès.

Dans mon article de 2005 intitulé « *What Paediatricians need—the launch of paediatric research* »* (Ramet, 2005), écrit alors que la législation pédiatrique de l'Union européenne était toujours dans les dernières phases des discussions, j'avais rejoint la plupart des parties prenantes réclamant son adoption qui se faisait par trop attendre. Comme déjà évoqué, la législation est finalement entrée en vigueur en janvier 2007 et le Comité pédiatrique (PDCO), mis en place au sein de l'Agence européenne des médicaments (EMEA), a entamé son travail en juillet 2007. Le moment est sans doute venu de faire un premier bilan de ses activités.

* NDT : « De quoi les pédiatres ont-ils besoin – le lancement de la recherche pédiatrique »

Il convient tout d'abord de souligner que certaines questions sont restées ouvertes dans la législation. Ainsi, il reste encore à préciser les mesures incitatives d'une durée de six mois qui visent à attirer la recherche vers l'Europe en la détournant d'un environnement américain plus attrayant, à équilibrer ce qui est obligatoire et ce qui est encouragé, et à dépasser le manque de mesures incitatives à l'égard de la recherche portant sur les produits qui ne bénéficient pas d'un Certificat complémentaire de protection (*Supplementary Protection Certificate*, SPC).

2. Législation de l'Union européenne versus législation des États-Unis ?

Pour mesurer l'impact de la législation européenne, il est utile de la comparer au modèle qui a servi à la législation américaine. Conformément à la loi de 2002 sur les médicaments pédiatriques, le « *Best Pharmaceuticals for Children Act* » (US FDA, 2001a), la FDA peut demander des études qui ont pour but d'examiner si des médicaments déjà approuvés chez l'adulte peuvent également être utilisés chez l'enfant et, dans l'affirmative, à quels dosages. En échange de la réalisation de ces études, le gouvernement étend de plusieurs mois la durée de protection du brevet du médicament.

Après deux années de fonctionnement de cette nouvelle législation, la FDA a préparé son rapport au Congrès et le résultat est un succès éclatant : « Cette disposition d'exclusivité en matière de médicaments pédiatriques a fait plus pour générer des études cliniques et des informations utiles pour la prescription que tout autre processus de réglementation ou de législation à ce jour » (US FDA, 2001b). Après la reconduction de cette loi en 2002, le succès continue : entre janvier 2002 et décembre 2005, la FDA a introduit 214 demandes d'études pédiatriques. Les entreprises pharmaceutiques ont accepté d'effectuer des études avec les enfants pour 173 des demandes mais, jusqu'à présent, selon un rapport du *Government Accountability Office* (GAO), seules 59 d'entre elles ont été menées à terme. Les 114 autres études sont en cours.

Parmi les 59 médicaments étudiés, 52 ont vu leur brevet allongé d'une durée de six mois (GAO, 2007). Sur la base de ces encouragements, la législation américaine a été reconduite, en septembre 2007, pour une nouvelle période de 5 ans (FDA 2007).

Bien que le concept américain (par exemple l'allongement de la durée des brevets, les demandes de l'autorité compétente à l'industrie pharmaceutique, l'évaluation permanente de la loi) soit encore nouveau, il est difficile d'imaginer quelles en seraient les conséquences en Europe.

Le nouveau Comité pédiatrique (PDCO) de l'EMEA a tenu sa réunion inaugurale le 4 juillet 2007 et, depuis, il se réunit chaque mois. Il est composé de 2 représentants de chaque État membre, de 3 professionnels de la santé et de 3 représentants d'associations de patients. Entre août 2007 et juillet 2008, il a reçu 233 demandes (dont 49 pour une dérogation totale) couvrant environ 420 indications (PDCO, 2008). Le graphique ci-dessous donne un aperçu des domaines thérapeutiques couverts par ces demandes. Il montre que les principaux efforts de recherche pédiatrique concernent actuellement l'endocrinologie/métabolisme, l'oncologie et la cardiologie.

Applications par domaines thérapeutiques

Oncologie	19 %
Endocrinologie, gynécologie, métabolisme	17 %
Cardiovasculaire	13 %
Urologie, néphrologie	8 %
Maladies infectieuses	6 %
Neurologie	5 %
Pneumologie, allergies	5 %
Vaccins	5 %
Hématologie	3 %
Diagnostic	2 %
Douleur	2 %
Immunologie	2 %
Ophtalmologie	2 %
Psychiatrie	2 %
Autres	5 %

Tableau traduit et adapté selon le rapport du PDCO (2008)

De juillet 2007 à juillet 2008, le PDCO a donné de nombreux avis sur des Plans d'investigation pédiatrique (PIP)[1] pouvant contenir un ou plusieurs protocoles d'essais cliniques pédiatriques. Il a en outre, émis 31 avis sur des dérogations totales concernant des affections inexistantes chez les enfants, et/ou pour lesquelles des inquiétudes étaient soulevées quant à la sécurité de l'expérimentation clinique, ou pour lesquelles le besoin d'études pédiatriques ne se justifiait pas.

Étant donné le grand nombre de demandes de PIP, le manque de ressources constitue un problème réel. Le PDCO n'a pas encore trouvé l'équilibre idéal entre les conseillers académiques et les ressources en personnel et financières provenant des agences de régulation nationales. Et la compensation proposée aux experts, dont l'expérience clinique est indispensable et qui fournissent généralement des prestations équivalant à un temps plein, s'est révélée inadaptée. L'UE doit augmenter de manière significative les ressources financières et en personnel allouées à l'EMEA pour refléter l'augmentation substantielle des demandes qui sont adressées à celle-ci. Des exemples : l'évaluation des médicaments orphelins est subventionnée par des fonds européens à concurrence de 6 millions d'euros par an et aucun budget particulier n'est spécifiquement destiné à la charge de travail que représente l'analyse des plans pédiatriques. En outre, les fonds publics européens ont été diminués : de 39 millions en 2007, ils sont passés à 32 millions en 2008 (Regulation EC n° 141/2000 ; EMEA 2007 ; EMEA, 2008).

Le personnel de l'EMEA affecté à l'Unité Pédiatrique est responsable de la validation des demandes de PIP et de la rédaction des rapports de synthèse sur ces demandes, qui sont destinés à aider les rapporteurs du PDCO dans leur travail d'évaluation ultérieur. Environ 10 coordinateurs pédiatriques travaillent actuellement à ces évaluations. Celles-ci sont réalisées dans un contexte de pression énorme, car le nombre moyen de demandes de nouveaux PIP est de 30 à 40 par mois. Pour sa part, la législation américaine a institué, au sein de la FDA, le *Paediatric Review Committee* (PeRC), un comité d'évaluation pédiatrique. Les principales ressources d'évaluation de celui-ci proviennent des Départements d'évaluation thérapeutique (CDER). Toutefois, afin d'en assurer l'homogénéité, c'est le PeRC qui se charge d'examiner les demandes qui sont préparées par les départements respectifs. Le comité est composé uniquement de membres internes de la

1. Pour une explication du PIP, voir Brasseur, Pons, St Raymond (2009).

FDA, dont un membre responsable de l'éthique, et il se réunit régulièrement (actuellement une fois par semaine) sous la direction de l'*Office of Pediatrics* de la FDA (FDA, 2008).

En outre, un comité pédiatrique consultatif composé de 13 experts académiques, d'un représentant non votant de l'industrie ainsi que d'un représentant des consommateurs, des patients et des familles ainsi que d'associations de santé pédiatrique conseille la FDA sur des sujets liés à la recherche pédiatrique. C'est lui qui identifie les priorités en recherche concernant les traitements pédiatriques et les besoins de nouveaux traitements pour des pathologies ou des affections typiquement pédiatriques. Il étudie également les questions éthiques, et propose des modifications concernant l'étiquetage de médicaments pédiatriques. Enfin, il intervient pour tout problème de sécurité ou toute autre question impliquant la pédiatrie pour laquelle la FDA est responsable d'un point de vue légal (FDA *Charter of Pediatric Advisory Committee*).

Ce comité consultatif se réunit environ 3 fois par an. Les membres, qui ne sont pas des employés fédéraux à temps plein, sont rémunérés selon le barème général, en fonction du temps consacré aux réunions ; ils reçoivent également une indemnité journalière et le remboursement de leurs frais conformément aux « *Standard Government Travel Regulations* » (*Pediatric Advisory Committee Charter*, 2006).

3. De nouvelles opportunités pour les réseaux de recherche académiques et la recherche pour les médicaments hors brevet ?

Un objectif clé de la législation européenne est de renforcer la communauté pédiatrique et l'étude sur les médicaments pédiatriques. La législation prévoit l'établissement d'un « Réseau pédiatrique européen ». Ce réseau devrait s'unir à l'Académie européenne de Pédiatrie (*European Academy of Paediatrics* (EAP)[2] afin de bénéficier des réseaux déjà existants. L'EAP occupe une position-clé pour fournir des informations pratiques sur la conception et la mise en œuvre des lignes directrices nécessaires à la législation et elle est certainement bien placée pour conseiller les agences

2. http://www.eapaediatrics.eu

responsables sur l'équilibre à tenir entre la faisabilité des études proposées et les questions théoriques suscitées par la recherche pédiatrique.

Dans le 7e programme-cadre de la Commission, un budget significatif a été consacré à la recherche sur les médicaments hors brevet (EC 7e programme-cadre). Une liste prioritaire en matière de recherche a été établie par le PDCO en 2007 et 6 projets ont été financés pour une somme approximative de 25 millions d'euros. Une collaboration avec l'institut américain *National Institute of Child Health and Human Development* (NICHD) sur l'identification des priorités en matière de recherches a été établie récemment afin d'éviter tout doublon dans les recherches.

4. Une tension entre la conception et l'exécution des programmes d'études en pédiatrie?

Le dialogue entre le PDCO et les comités d'éthique nationaux requiert toujours de l'attention. L'éthique évolue avec le temps et un dialogue constant entre les différents acteurs est essentiel. Une fois encore, l'implication des pédiatres est nécessaire, mais une discussion plus large sur les problèmes éthiques actuels en pédiatrie l'est également. L'approbation des études cliniques, y compris l'approbation éthique, est actuellement rendue par les États membres. En janvier 2008, la Commission européenne a publié un guide sur les considérations éthiques en matière d'études cliniques pédiatriques (*Ethical Considerations*, 2008)[3]. Ce document constitue un bon premier pas vers un accord sur les recommandations concernant les aspects éthiques des études cliniques chez les enfants; il aidera également à adopter une approche harmonisée de l'application de la Directive sur les essais cliniques (Directive 2001/20/CE) à travers l'UE. Voilà qui contribuera à la protection de tous les enfants qui participent à des études cliniques (Kurz 2002; Kurz *et al.*, 2006).

L'EMEA et la Commission européenne doivent continuer à travailler avec le Forum européen pour une bonne pratique clinique (EFGCP) afin d'orienter le dialogue entre les experts et les parties prenantes au sens large, notamment les parents et les groupes de patients, vers l'acceptation de la recherche pédiatrique par la société.

3. Pour une présentation plus détaillée de document, voir St Raymond (2009).

5. Interprétation de la réglementation européenne

L'ensemble des parties prenantes partage une préoccupation commune : l'interprétation stricte de la réglementation européenne. Alors qu'il est essentiel, aux yeux de la législation européenne, que tous les nouveaux produits fassent l'objet d'une recherche pédiatrique, il est également impératif, pour des raisons médicales, éthiques, pratiques et financières, que la recherche pédiatrique soit effectuée seulement si le projet de développement présente des chances raisonnables d'aboutissement sur le marché et si les produits se sont révélés sûrs et efficaces chez les adultes. Actuellement, les taux d'abandon pendant la phase de développement sont assez élevés et seuls 6 à 10 % des produits entrant en étude clinique de Phase I aboutissent réellement sur le marché (Di Masi *et al.*, 2003).

De plus, les demandes d'études cliniques doivent être réalistes et viser la collecte de données cliniques raisonnablement disponibles ou accessibles. La faisabilité est un facteur important à prendre en considération lorsqu'on instaure la nouvelle réglementation. Bien que le PDCO ait identifié le besoin, prioritaire en matière de santé publique, de fournir de nouvelles options thérapeutiques pour les nouveau-nés, il arrive qu'il soit impossible, d'un point de vue scientifique, éthique ou technique, de réaliser ces études dans le cadre rigoureux du respect des bonnes pratiques cliniques exigé pour des études acceptables au regard de la réglementation.

Au niveau de l'Agence, il est nécessaire d'augmenter non seulement le nombre de ressources nécessaires à la conception de programmes d'études pédiatriques, mais également le capital humain et financier disponible pour l'exécution d'études cliniques sur un nombre limité de patients pédiatriques. Aujourd'hui, nous manquons de pharmacologues et d'investigateurs pédiatriques expérimentés et le nombre d'enfants pouvant entrer de manière adéquate dans les études est insuffisant. L'infrastructure disponible pour la recherche clinique doit être étendue au niveau multinational et multirégional pour compenser le manque de ressources.

Conclusion

Alors qu'au cours de l'année écoulée, un travail important a été réalisé grâce à la réglementation européenne sur les médicaments pédiatriques, une quantité considérable de choses reste à faire. La pédiatrie ne représente qu'une sous-catégorie de la recherche clinique et la plupart des problèmes inhérents à la recherche sur les médicaments pour adultes concerne aussi les patients pédiatriques (Ramet & van den Anker, 2007 ; Ramet 2005 ; van den Anker & Ramet, 2007). Toutefois, au vu de la demande croissante d'études pédiatriques et de la concurrence des agences, de l'industrie et des universités, il est évident qu'un développement rationalisé, dans un cadre mondial, est un objectif encore plus souhaitable.

Des ressources humaines et financières adéquates pour la conception, l'examen et l'approbation ainsi que l'exécution des études cliniques pédiatriques sont primordiales pour s'assurer que le système pédiatrique mis en place par l'UE apportera à nos enfants des bénéfices en termes de santé publique (Ramet & Rose, 2007). À cet égard, davantage d'efforts doivent être fournis pour garantir la mise à disposition de ces ressources au moment opportun. En outre, il importe que, dans un effort consolidé, l'ensemble des acteurs consente à communiquer de manière plus large les résultats et les aboutissements du nouveau cadre européen de sorte que les praticiens traitant les patients soient conscients de ces nouvelles opportunités.

Bibliographie

Textes officiels

États-Unis

US Food and Drug Administration, Department of Health and Human Services, (2001 a) The Pediatric Exclusivity Provision – Status Report to Congress. Janvier 5 : http://www.fda.gov/cder/pediatric/PL107-109.pdf.

US, FDA Department of Health and Human Services, (2001 b). The Pediatric Exclusivity Provision : Status Report to Congress. Janvier : http://www.fda.gov/cder/pediatric/reportcong01.pdf.

Committee on Health, Education, Labor, and Pensions (2003). *Pediatric Research Equity Act of June 27.*

US Senate report 108-84, 3 : http://www.fda.gov/Cder/pediatric/index.htm#bpca2007.

US Food and Drug Administration, Center for Drug Evaluation and Research (2003). Paediatric Exclusivity Labeling Changes as of August 22 : http://www.fda.gov/cder/pediatric/labelchange.htm.

US Food and Drug Administration, Department of Health and Human Services, (2003). *FDA* Statement. Statement of the FDA Commissioner Mark B. McClellan, MD, PhD, on the signing of the Pediatric Research Equity Act of December 3 : http://www.fda.gov/bbs/topics/NEWS/2003/NEW00989.html.

GAO (2007). Pediatric Drug Research, The Study and Labelling of Drugs for pediatric use under the BPCA, March, 5 : http://www.fda.gov/cder/pediatric/reportcong01.pdf.

FDA (2007). Amendments Act (FDAAA) : http://www.fda.gov/oc/initiatives/HR3580.pdf.

FDA (2008). Office of Therapeutic Pediatrics : http://www. fda.gov/oc/opt/default.htm.

FDA (2006). Pediatric Advisory Committee Charter : http://www.fda.gov/oc/advisory/OCPedsCharter2006.html.

Union européenne

PDCO : http://www. emea.europe.eu/htms/general/contacts/PDCO/PDCO.html.

Regulation (EC) n° 141/2000 of the European Parliament and of the Council of 16 December 1999 on Orphan Medicinal Products, *Official Journal of the European Communities*, L18, 2000, pp 1-5.

Directive 2001/20/CE du Parlement européen et du Conseil du 4 avril 2001 sur le rapprochement des dispositions législatives, réglementaires et administratives des États membres relatives à l'application des bonnes pratiques cliniques dans la conduite d'essais cliniques de médicaments à usage humain : http://ec.europa.eu/enterprise/pharmaceutical/eudralex/vol-1/dir_2001_20_en.pdf.

European Commission (2002). Pharmaceuticals : regulatory framework and market authorizations.

Better medicines for children – proposed regulatory action on paediatric medicinal Products : http://pharmacos.eudra.org/F2/pharmacos/docs/Doc2002/feb/cd_pediatrics_en.pdf.

European Commission, Directorate-General for Research, (2003). « Towards a European Research », *Area Science, Technology and Innovation*. Key Figures, 43-44.

EMEA (2007). Budget de l'EMEA pour 2007 : http://www.emea.europa.eu/pdfs/general/manage/Bdgt2007.pdf.

PDCO (2008). « Rapport du PDCO rédigé en date de son premier anniversaire, le 11 juillet 2008 » : http://www.emea.europa.eu/pdfs/human/pdco/3478840en.pdf.

EMEA (2008), Budget de l'EMEA pour 2009 : http://www.emea.europa.eu/pdfs/general/manage/2008/Bdgt2008.pdf.

EC 7e programme-cadre : http://ec.europa.eu/research/fp7/index_en.cfm.

Ethical Considerations for Clinical Trials on Medicinal Products conducted with the Paediatric Population (2008) : http://ec.europa.eu/enterprise/pharmaceuticals/eudralex/vol10/ethical_considerations.pdf.

Royaume-Uni

British National Formulary for Children. http://bnf.org/bnf/extra/current/noframes/450034.htm

Articles

Boos, J. (2003). « Editorial. Off label use – label of use? », *Annual Oncology*, 14: 1-5.

DiMasi, J.A., Hansen, R.W., Grabowski, H.G. (2003). « The price of innovation : new estimates of drug development costs », *Journal of Health Economics*, 22: 151-185.

Kurz, R. (2002). « Putting the child first: research as a part of paediatric care. The Joseph Hoet Lecture on Ethics in Paediatric Research », *International Journal of Pharmaceutical Medicine*, 16, 11-13.

Kurz, R., Gill, D., Mjönes, S. (2006). « Ethics Working Group of the Confederation of European Specialists in Paediatrics, Ethical issues in the daily medical care of children », *European Journal of Paediatric Research*, 165 : 83-86.

Ramet, J., van den Anker, J.N. (2007). « The European Academy of Paediatrics (EAP/CESP) and its demand for more clinical Research », dans : K. Rose en J.N. van den Anker (eds), *Guide to Paediatric Clinical Research*, Basel, Karger Publ., 5-12.

Ramet, J. (2005). « What the paediatricians need – the launch of paediatric research in Europe »,*European Journal of Pediatric Research*, 164 : 263–265.

Van den Anker, J.N., Ramet, J. (2007). « Challenges in the Research of very small children », dans : K. Rose en J.N. van den Anker (eds), *Guide to Paediatric Clinical Research*, Basel, Karger Publ., 115-125.

Ramet, J., Rose, K. (2007). « Europe's Path towards Better Medicines for Children », dans : K. Rose en J.N. van den Anker (eds), *Guide to Paediatric Clinical Research*, Basel, Karger Publ., 1-4.

Le Règlement européen de « Meilleurs médicaments pour les Enfants en Europe », une chance pour la recherche et les soins en pédiatrie ?

Daniel BRASSEUR et Gérard PONS
collaboratrice : Agnès SAINT RAYMOND

Introduction

L'usage de médicaments chez les enfants pose un problème en Europe comme ailleurs. Leur prescription repose le plus souvent sur des données scientifiques peu solides ou insuffisamment établies. La pharmacologie pédiatrique est née de la constatation d'effets indésirables graves provoqués au cours de la croissance et du développement chez des enfants recevant des médicaments utilisés chez l'adulte, mais non évalués dans ce groupe d'âge. Le risque de tels effets indésirables est plus grand pendant les périodes de croissance et de maturation les plus intenses : d'une part, *in utero* depuis la conception jusqu'à l'accouchement (embryon et fœtus), et après la naissance jusqu'à 2-3 ans ; d'autre part, pendant la puberté, dernière phase de croissance et de maturation rapide et de mise en place des fonctions de reproduction avant d'atteindre l'état d'adulte. Certains effets indésirables sur la croissance et la maturation des organes et fonctions de l'organisme ne deviennent patents chez l'enfant que plusieurs années après l'exposition. Par exemple, les effets indésirables sur les fonctions cognitives, difficiles à évaluer précocement, entraînent des conséquences délétères sur le cerveau, dont le développement se poursuit jusqu'à l'âge adulte. Sans vouloir ignorer ni exagérer outre mesure les dangers liés à des prescriptions « *off label* » (c'est-à-dire des ordonnances rédigées en dehors des termes de l'autorisation de mise sur le marché (AMM) chez les enfants), la volonté d'évaluer les médicaments pendant cette période de la vie est née, schématiquement, de la crainte d'effets indésirables graves pendant ces deux périodes extrêmes de l'enfance, surtout chez les enfants les plus jeunes, et de traitements insuffisants entre ces deux périodes. Ces craintes expliquent la volonté d'évaluer les médicaments avant de les utiliser, surtout chez les enfants les plus jeunes. Ces jeunes patients (prématurés, enfants opérés, traités en chimiothérapie…) sont particulièrement vulnérables : si la sécurité des traitements passe au premier plan, leur efficacité n'en constitue pas moins une nécessité essentielle. Or, l'évaluation des médicaments chez l'enfant confronte à un dilemme éthique :

- d'une part, il faut potéger les enfants de certaines situations expérimentales qui peuvent comporter des incertitudes trop importantes et de l'invasivité potentielle des investigations.
- d'autre part, il faut protéger les enfants, soit du manque d'efficacité, soit des effets indésirables des médicaments prescrits « hors AMM », non évalués à leur âge et en conséquence utilisés de manière inadaptée.

Certains pays ont tenté depuis plusieurs années de remédier à cette situation caractérisée par des pratiques reposant davantage sur l'expérience que sur des preuves objectives d'efficacité et d'innocuité. Les États-Unis ont abordé le problème depuis deux décennies avec, tout d'abord, assez peu de résultat. Une revue des propositions légales décidées aux États-Unis, leurs avatars et résultats mitigés jusqu'en 2003, est par ailleurs disponible (Boots et al., 2007). Les initiatives et les dispositions législatives plus larges prises ensuite se sont avérées à la fois plus incitatives, plus contraignantes et plus performantes. Leur prolongation pour trois années supplémentaires, votée en 2007 par le Congrès américain sur la foi des résultats encourageants obtenus durant les années précédentes, donne à penser que le système en vigueur continuera à livrer un aussi bon niveau d'information. À l'horizon 2010 se profile une nouvelle échéance « *sunset clause* » où se décidera, pour un nouveau terme, le maintien, la modification ou la suppression pure et simple du système actuel. Face à l'emploi multiple chez les enfants de nombreux médicaments sans mention de tels usages sur la notice, les Autorités européennes ont décidé, elles aussi, de réagir. En effet, les risques, les incertitudes ou les erreurs consécutives à cette situation ont été établis par plusieurs études et rapports pour l'Europe également[1]. Lors de sa présidence de l'Europe en 2000, la France a adressé un mémorandum aux États-membres et à la Commission européenne afin qu'une initiative légale soit prise en accord avec le Parlement et le Conseil[2]. Ce processus légal s'est poursuivi jusqu'en 2006, date à laquelle les Règlements (CE) n° 1901/2006 et n° 1902/2006 du Parlement européen et du Conseil ont été publiés au *Journal Officiel* pour entrer en vigueur le mois suivant (26 janvier 2007). Outre la volonté de remédier aux difficultés évoquées ci-dessus, les deux autres objectifs majeurs de ces Règlements sont d'accroître l'information disponible au sens large (usage dans la pratique, besoins mal couverts...) et la recherche sur les médicaments utilisés chez l'enfant.

1. Le Règlement dit « pédiatrique »

En tant que Règlement du Parlement et du Conseil, ce texte de loi n'a pas à être transposé en droit national. Chaque État-membre se réfère ainsi au même texte. Celui-ci se base sur trois fondements : des incitations contrebalancées par des obligations, un plan d'investigation pédiatrique (PIP) et un Comité pédiatrique (PDCO) siégeant à l'Agence européenne des Médicaments (EMEA), sise à Londres.

1.1. Les incitations et les obligations

Afin de favoriser un domaine négligé et jugé peu rentable par les laboratoires pharmaceutiques, et pour inciter ceux-ci à développer leurs produits à l'image de leurs programmes de développement pour les adultes, un système de « récompenses » (sic) a été mis en place.

En date du 26 juillet 2008, toute entreprise qui dépose une nouvelle demande d'autorisation de mise sur le marché d'un médicament non disponible dans l'Union européenne doit obligatoirement présenter aux Autorités la preuve qu'un programme d'études pédiatriques est prévu, a été mené ou est en cours. Ce programme doit avoir reçu au préalable l'aval du Comité pédiatrique de l'Agence européenne. En d'autres termes, la philosophie du Règlement se fonde sur le principe que tout nouveau produit doit être

1. Pour plus de détails concernant ces rapports, il est possible de consulter le site web : http://www.emea.europa.eu/pdfs/human/paediatrics/12632704en.pdf.
2. Ce mémorandum peut être consulté sur le site de la Commission européenne : http://eur-lex.europa.eu.

développé chez les enfants, a priori de tous âges, et que le programme d'études et de recherches doit s'effectuer en accord avec les experts des autorités réglementaires. Ce développement ne doit pas nécessairement être concomitant du programme adulte et il peut être différé, mais toujours avec l'accord des autorités. Enfin, dans certaines circonstances, un développement pourrait ne pas être nécessaire ; dans ce cas, une dérogation peut être accordée, couvrant tout ou partie des classes d'âge entre la naissance et 18 ans. Cette dérogation peut être accordée lorsque la maladie n'atteint pas l'enfant (ou seulement certaines classes d'âge), lorsque le médicament est susceptible d'être inefficace ou dangereux chez l'enfant, ou enfin lorsqu'il n'apporte pas un bénéfice thérapeutique significatif. Le comité pédiatrique décide et peut ignorer une demande de développement lorsqu'elle ne correspond pas à un besoin chez l'enfant. À la fin du programme ainsi prévu et si celui-ci a été mené selon les règles en vigueur tout en respectant tous les termes du « contrat » que représente le Plan d'Investigation Pédiatrique (PIP), le laboratoire pharmaceutique est en droit de demander une prolongation de 6 mois de son brevet. Cette protection couvre toute la gamme et toutes les indications du produit concerné (y compris chez l'adulte). Seuls les produits bénéficiant d'un brevet ou d'un certificat de prolongation de brevet peuvent évidemment bénéficier de cette « récompense » qui prolonge uniquement une protection déjà existante.

À partir du 26 janvier 2009, cette obligation d'étendre aux enfants les indications nouvelles ou antérieures s'appliquera aussi à tous les produits encore protégés, quand les détenteurs de l'autorisation demanderont aux autorités une autorisation d'extension d'indication, de formulation ou de voie d'administration. La même récompense est possible, mais ne peut être attribuée qu'une seule fois par produit. Cette exigence de développement pédiatrique ne s'appliquera pas aux médicaments génériques, homéopathiques, dérivés des plantes ou dont l'usage est anciennement établi.

Les mêmes contraintes, mais sous une autre forme d'incitation, s'appliquent aux médicaments bénéficiant du statut « orphelin ». La législation qui régit ces produits leur octroie, avec l'obtention de l'autorisation de mise sur le marché, une exclusivité de 10 ans (Règlement (CE) n° 141/2000). Si le développement pédiatrique est conforme au Programme d'Investigation Pédiatrique (PIP), la récompense prévue consistera à faire bénéficier la firme de deux années supplémentaires d'exclusivité de marché s'ajoutant aux dix années de base inhérentes au type d'autorisation de mise sur le marché.

Les laboratoires qui n'auront pas développé le volet pédiatrique de leur produit en accord avec l'autorité européenne verront leur demande d'autorisation bloquée, sauf s'ils peuvent fournir la preuve qu'un plan de développement agréé (PIP) respectant les délais convenus est en cours ou que le produit a fait l'objet d'une dérogation en bonne et due forme.

Enfin, les produits hors brevet et donc non protégés ne tombent sous le coup d'aucune obligation, mais l'opportunité est offerte aux industriels concernés d'obtenir une nouvelle forme d'autorisation de mise sur le marché, appelée « *Paediatric Use Marketing Autorisation* » (PUMA). Tout industriel détenteur d'une AMM pour un produit hors brevet peut mener un programme de développement pédiatrique avalisé par les autorités et, si celui-ci aboutit, solliciter la ou les indications qui en découlent. L'autorisation ainsi obtenue donne droit à dix ans de protection des données intellectuelles pour l'indication pédiatrique. Cette disposition vise à réduire l'usage hors autorisation (*off label use*), mais ne donne pas en soi le monopole ou l'exclusivité de marché pour la firme qui l'obtient. En effet, tout autre laboratoire intéressé (un producteur de produits génériques, par exemple) peut proposer son programme de développement propre pour peu qu'il soit accepté par le comité pédiatrique de l'autorité européenne (PDCO) Ce dernier évite cependant en pratique de laisser développer des doublons.

L'esprit de cette législation mérite d'être bien compris ainsi que le rôle du dispositif qui est mis en place. Le programme d'investigations pédiatriques s'apparente à un contrat. Les experts de l'Agence européenne et le laboratoire conviennent d'un véritable plan de développement dont l'intention et la finalité reviennent à essayer d'obtenir, au mieux des connaissances et des moyens du moment, les informations et la forme galénique qui permettront un usage pédiatrique sûr et efficace. Ce contrat-programme est conclu de bonne foi. Si ce PIP n'aboutit pas à une indication, mais que les termes du programme ont été respectés, la récompense est due car l'information générée est importante (produit exposant à des risques, formulation impossible à fabriquer, efficacité incertaine, par exemple). La seule contrainte pour bénéficier de la récompense consiste à devoir inclure les renseignements ainsi colligés dans la notice du produit correspondant destiné à l'adulte si, bien sûr, celui-ci a lui-même abouti. Il est important aussi pour les prescripteurs de savoir que l'usage du produit serait risqué ou inefficace. Il convient de signifier aux pharmaciens de ne pas tenter de reformuler vainement une substance en officine. Le but de la législation est de ne pas exposer les enfants à un usage hors AMM inconsidéré et d'éviter de leur administrer des substances déconditionnées instables…

2. Le Programme d'investigation pédiatrique (PIP)

À la fin des études pharmacocinétiques menées chez l'adulte (fin de phase 1), les laboratoires doivent présenter à l'autorité européenne un plan d'investigation pédiatrique qui doit être aussi complet que possible et faire part de divers éléments. Ceux-ci ont été formalisés par la Commission sous forme de lignes directrices[3]. Le demandeur doit proposer une ou des indications pédiatriques qui couvrent la maladie pressentie ou existante chez l'adulte. Des indications plus larges ou plus appropriées pour certaines classes d'âge ou maladies de l'enfant peuvent aussi être suggérées par le Comité. A priori, toutes les classes d'âge pédiatrique doivent être envisagées et incorporées dans ce plan.

Les différences et similitudes entre les maladies de l'adulte et de l'enfant doivent être détaillées, tout comme les effets attendus du produit dans les diverses classes d'âge. Cette comparaison doit permettre d'apprécier si le médicament couvre un besoin thérapeutique réel, ou d'estimer les chances d'y parvenir. À titre d'exemple, un médicament contre l'ostéoporose post-ménopausique a-t-il une place dans l'ostéoporose induite par les corticostéroïdes chez l'enfant ? Ou encore, a-t-on de bonnes raisons de penser qu'un produit qui enraye l'évolution d'une arthrite rhumatoïde chronique a de bonnes chances de traiter une polyarthrite juvénile ? Il est nécessaire d'établir d'emblée, ou le plus tôt possible, si un produit est réellement prometteur, en termes d'efficacité et/ou de sécurité, voire s'il offre des avantages en termes de facilité d'emploi ou de présentation en raison de ses formulations. En l'absence de tout avantage pressenti ou probable, le laboratoire peut solliciter une dérogation qui, si elle est accordée, enlève tout droit à la « récompense ». Là encore, le but de la législation est d'offrir un avantage à ceux des laboratoires pharmaceutiques qui, par leurs contributions scientifiques, apportent de l'information, des connaissances utiles et des formulations appropriées en pédiatrie. Si aucun développement n'est entrepris chez l'enfant, alors que la dérogation n'a pas été accordée,

3. Ces lignes directrices sont disponibles en ligne : http://ec.europa.eu/enterprise/pharmaceuticals/paediatrics/docs/draft_guideline_pip_2007-02.pdf.

donc en l'absence de tout effort de développement nécessaire et consenti, la récompense n'est pas justifiée.

Les dérogations sont aussi envisagées si le médicament ne couvre pas un besoin médical réel ou si la substance s'avère d'emblée dangereuse. Il n'est pas nécessairement souhaitable d'évaluer toute une classe de produits chez les enfants. À titre d'exemple, une énième statine se positionnant dans le traitement de l'hypercholestérolémie familiale n'offrirait peut-être plus aucun avantage. La décision d'une dérogation peut même être imposée à un laboratoire qui aurait compté développer un simple analogue (une *me-too drug*). Des associations médicamenteuses fixes dans le traitement de l'hypertension par exemple ne procurent pas forcément la souplesse nécessaire à la prescription chez l'enfant. Un programme d'études de tétracyclines qui provoque des anomalies des dents chez de jeunes enfants ne devrait formellement pas être mis en œuvre avant l'âge de 8 ans. Les demandes de dérogations peuvent en effet se limiter à un groupe d'âge (affection ne concernant pas les nouveau-nés, par exemple) ou à une indication (maladie ne survenant que chez les adultes).

En miroir, les produits qui ne sont destinés qu'aux enfants, comme le surfactant pulmonaire ou de nombreux vaccins, doivent soumettre un PIP, même en l'absence de tout plan de développement chez l'adulte. Une fois encore, la législation montre bien son intention d'accompagner véritablement tous les médicaments pour les enfants de manière à les conduire au mieux de leurs potentialités.

Le PIP doit contenir les grandes lignes du développement mais aussi la description des essais cliniques, avec un échéancier réaliste du plan d'action ainsi que les objectifs de chacune des études envisagées. L'information générée au fil des essais doit ainsi permettre de construire une ou des indications dans un contexte de sécurité suffisamment garantie.

La nécessité de mettre au point des formulations spécifiques à l'âge et adaptées tant à la maladie qu'aux besoins des enfants constitue un élément important du PIP. Une réflexion des industriels s'impose très tôt dans leur programme de recherches. Le temps indispensable pour aboutir à une formulation réussie à tous points de vue (bien acceptée, d'utilisation facile, stable….) est souvent très long, ce qui suppose de l'envisager précocement dans son développement.

Un concept bien étayé doit se baser sur un mécanisme d'action plausible et avancer des preuves pharmacologiques établies tant chez l'adulte que sur un modèle animal. Ce modèle devrait être un animal jeune (*juvenile animal*) quand il s'agit de démontrer un effet pharmacologique allant de pair avec une pharmacocinétique contrôlée. L'innocuité du produit, du moins l'absence de toxicité, doit être basée sur un programme pré-clinique complet dans lequel le recours à des animaux jeunes doit être pris en considération.

Les critères de jugement principaux (*primary end points*) et les critères de jugement secondaires doivent être précisément définis, ainsi que les paramètres secondaires leur venant en appui. Le recours à des marqueurs biologiques (*biomarkers*) doit être mûrement réfléchi car leur validation chez les enfants peut ne pas avoir été solidement établie. L'emploi de techniques particulières comme la cinétique de population, la modélisation ou la simulation *in silico* (par informatique) sont des approches méthodologiques à encourager afin de limiter à la fois le nombre d'enfants inclus dans les essais et l'invasivité de ces essais.

Dans le même esprit, le recours à des plans d'études (*designs*) et à des méthodes d'analyse statistiques permettant de valider des résultats sur des effectifs réduits ou s'appliquant à de petits échantillons est encouragé. Ceci d'autant plus si des informations valides peuvent être déduites en combinant des données pédiatriques limitées à des données déjà générées chez l'adulte.

L'étude des interactions médicamenteuses est difficile à réaliser, et n'est justifiée chez l'enfant que pour des interactions spécifiques. Il en va de même pour la documentation d'un effet dans différents groupes ethniques vivant en Europe. Idéalement, tous ces groupes devraient être suffisamment représentés pour qu'on puisse se faire une opinion juste, tant de l'efficacité que de la sécurité des produits qui leur sont destinés.

Enfin l'identification de la « bonne » dose dans ces différents cas de figure, le recours à des techniques de prélèvement et de mesure validées et moins invasives, ainsi que la durée du suivi pour s'assurer de la sécurité sont des questions auxquelles il convient d'apporter une réponse satisfaisante. La mise en place d'un comité de surveillance indépendant (*safety monitoring board*) s'avère une nécessité dans presque tous les cas d'études menés en insu.

Des programmes de développement souvent complexes supposent une investigation progressive ou par étapes. Ces étapes doivent aussi être programmées et annoncées dans le PIP car elles supposent des reports ; le démarrage d'une étude est en effet conditionné par le résultat de la précédente. À chaque nouvelle étape, la suite du programme devra être adaptée et le PIP initial amendé selon les nécessités et possibilités de la poursuite des investigations. À titre d'exemple, un nouvel antibiotique pourrait trouver sa meilleure indication pédiatrique en néonatologie en raison de son spectre. Le développement passe néanmoins par un programme initial chez l'adulte et sans doute en parallèle chez les grands enfants. Une fois la dose connue et la cinétique établie, un plan d'essais chez les enfants immuno-déprimés peut être mis sur pied, qui cible une indication préventive, tandis qu'en parallèle une étude de pharmacocinétique sera proposée chez les nouveau-nés prématurés suspects de septicémie.

Lorsqu'une maladie est identique chez l'enfant et chez l'adulte, la mise au point de formulations adaptées suit l'avance progressive d'un programme qui descend de plus en plus bas dans les catégories d'âge au fur et à mesure d'une sécurité de mieux en mieux assurée. La forme liquide est habituellement développée si l'usage est envisagé en dessous de l'âge de 5 à 6 ans, ou si le produit est aussi prescrit à des enfants handicapés souffrant de troubles de la déglutition. Une concentration réduite sera proposée si la forme intraveineuse est administrée aux tout petits. En règle générale, le masquage du goût du médicament peut s'avérer difficile et son résultat décevant. Les formes solides de petit calibre, utilisables à tous les âges, sont à envisager par principe, dans l'intérêt des enfants et des industriels du médicament. Cette approche pourrait faire envisager le développement de la même forme galénique solide de petit calibre pour tous les âges, celle-ci étant conditionnée dans des conteneurs de taille variable selon l'âge et pouvant être ouverts pour les plus petits et leur contenu mêlé à des aliments. Il faut cependant considérer que l'existence de concentrations différentes expose le patient à un risque d'erreur fatale (comme parfois en anesthésiologie). Ces décisions concernant le PIP se prennent souvent au cas par cas et avec un délai lorsque l'usage futur du produit prend forme à la lumière des informations accumulées. La préparation trop tardive d'une forme galénique pédiatrique ou un choix d'emblée inadapté pénalisent le développement du médicament pour l'enfant.

Des modifications peuvent être apportées au plan de développement, à tout moment et dans tous ses aspects. Elles doivent évidemment être soumises au Comité pédiatrique (PDCO) et acceptées. Le PIP initial, soumis à la fin des études pharmacocinétiques chez l'adulte est donc bien souvent un plan préliminaire, susceptible d'adaptations. Un antidépresseur atypique prometteur dans la dépression de l'adulte peut s'avérer à l'expérience mieux indiqué pour soigner les troubles obsessionnels compulsifs. Un anti-hypertenseur pressenti peut s'avérer n'être efficace que dans la décompensation cardiaque. Des effets indésirables connus chez l'adulte peuvent conduire à limiter les essais aux seuls enfants : c'est le cas, par exemple, de l'étude d'un vaccin contre la diphtérie ; on sait en effet que la dose pédiatrique usuelle occasionne de fortes fièvres, mais quasi exclusivement au-delà de l'âge de 6 ans.

La procédure du plan d'investigation pédiatrique

Figure 1a: la validation du PIP

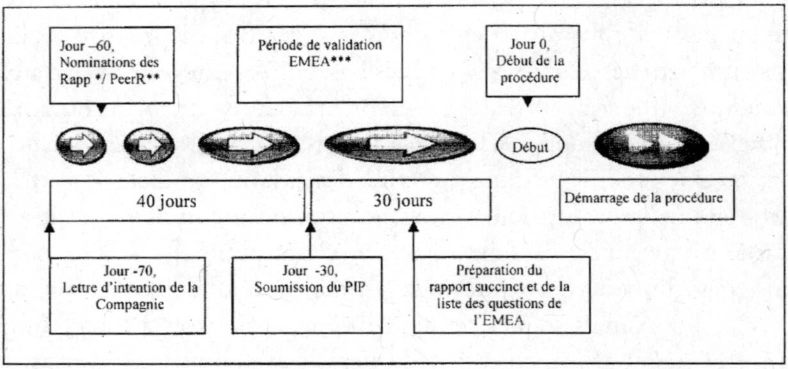

Figure 1b: étapes de l'évaluation du PIP

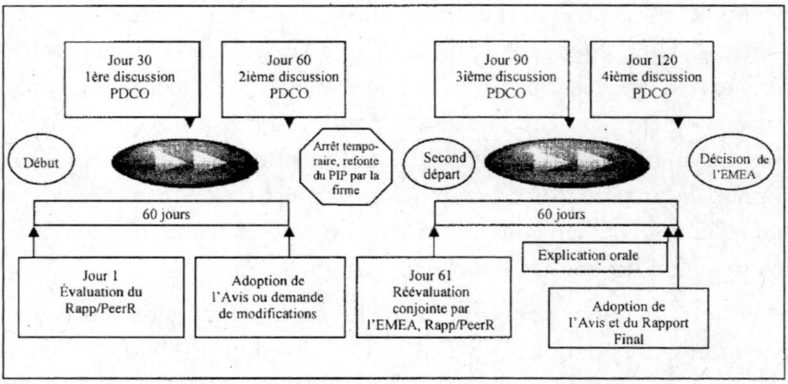

Figures reconstituées à partir du document de l'EMEA

*** Rapp: rapporteur**
**** PeerR: peer reviewer**
***** EMEA: Équipe pédiatrique de l'agence européenne**

Le PIP est donc un plan vivant, convenu à l'avance, mais s'affinant avec le progrès des connaissances et des informations obtenues. C'est sur la base d'un programme qui s'est ainsi modelé au cours du temps que la conformité sera vérifiée en fin de développement (*compliance check*) par les autorités. L'intention du législateur est de s'assurer que le plan a été mené et respecté, et que l'information recherchée a été obtenue. Il ne s'agit pas à proprement parler de juger du succès ou de l'échec du médicament. Il peut s'avérer que les recherches bien menées conduisent à la conclusion que le produit n'a pas de place en pédiatrie. La récompense pourra être accordée si le produit obtient une AMM chez l'adulte. Si le PIP n'est pas respecté, la soumission du dossier aux autorités ne peut avoir lieu. Deux cas de figure se présentent dans ce cas selon que le produit est déjà autorisé ou non dans l'Union européenne. Pour un produit non autorisé (article 7), c'est la soumission de l'ensemble du dossier qui est bloquée. Pour un produit déjà présent sur le marché européen (article 8), c'est la soumission de la variation visant à obtenir l'indication pédiatrique qui est bloquée. L'obtention d'une lettre (qui équivaut à un certificat) de conformité délivrée par l'EMEA ou toute agence nationale, ouvre la porte à la demande de prolongation de brevet qui est sollicitée dans chaque État-membre. Toutes les indications et toute la gamme de présentations du médicament bénéficient de la protection.

On le voit, l'intention sous-jacente à la loi est clairement de coupler systématiquement son pendant pédiatrique à tout nouveau programme de recherche et de développement destiné aux adultes.

3. Le Comité pédiatrique

La procédure complexe d'agrément des PIP et de vérification de leur conformité repose essentiellement sur les avis scientifiques rendus par le Comité pédiatrique (PDCO). Celui-ci est composé de 27 délégués désignés par les États-membres, dont 5 siègent également dans l'instance européenne (Comité des médicaments à usage humain, CHMP), qui rend les avis sur les autorisations de mise sur le marché. Y siègent également 3 représentants des familles et 3 représentants des professionnels de santé. Ce comité fait partie de l'Agence européenne des médicaments (EMEA) qui coordonne ces travaux, tant sur le plan scientifique qu'administratif. Il est aussi assisté et secondé par le personnel de celle-ci.

Le Comité pédiatrique (PDCO) reçoit des dossiers validés, analysés et résumés : il émet aussi un premier avis sur le PIP présenté. Ce premier avis peut s'avérer être une acceptation d'emblée de la requête du laboratoire (demande de dérogation, par exemple) ou, le plus souvent, une demande de modifications selon certaines de ses conclusions. Après une interruption du décompte du temps de la procédure, le laboratoire revient vers le PDCO avec un PIP partiellement ou intégralement révisé. La nouvelle version du PIP est alors examinée selon la même procédure que la première fois, avant que le Comité n'émette un ultime avis. La décision finale revient au Directeur de l'Agence qui rend publiques les grandes lignes du plan de développement sur le site web de l'EMEA[4]. Cette décision constitue la base légale du PIP, dont le contenu sera la référence pour juger de la conformité du développement au PIP, tant dans ses échéances que dans le contenu des études cliniques à réaliser ou des formes galéniques à mettre au point. Le PDCO est responsable de la conformité du développement au PIP qui lui a été soumis, mais les laboratoires peuvent aussi solliciter les services des Agences nationales lorsque la demande d'AMM leur est soumise, quel que soit le lieu où les études ont été menées.

4. Autres dispositions légales

Le règlement européen contient des dispositions supplémentaires afin de favoriser la recherche pédiatrique en Europe et afin que les informations soient mieux partagées dans ce domaine. En fonction de leur nature scientifique, technique ou réglementaire, ces tâches sont dévolues, soit au PDCO, soit à l'Agence européenne ou aux deux, et ce en étroite collaboration avec les États-membres. Il revient à l'EMEA et à son Comité pédiatrique d'établir la liste des besoins en médicaments des enfants européens. Il lui est demandé d'établir la liste des domaines pathologiques, des maladies et des situations pour lesquelles, soit les médicaments font cruellement défaut, soit les médicaments sont couramment utilisés alors que l'indication pédiatrique ne leur est pas accordée (utilisation « hors AMM » ou « *off label use* »). Cet état des besoins doit être revu à intervalle régulier. Cette mission est menée en étroite collaboration avec les États-membres, l'EMEA jouant un rôle d'organisateur et de coordonnateur de ce bilan.

Il incombe de plus aux firmes pharmaceutiques de soumettre à l'Agence et aux États-membres l'ensemble de leurs données pédiatriques accumulées au cours des décennies passées (article 45 du Règlement). Cette exigence

4. La procédure d'évaluation par le PDCO est illustrée à la figure 1a et 1b.

formulée par le Parlement européen relève d'un souci de transparence. Les déboires de certains médicaments et la découverte tardive d'informations non transmises aux autorités ont incité le Parlement à contraindre les industriels de la pharmacie à observer la règle de la transparence pour les données et informations qu'ils pourraient détenir. En effet, certaines données, même anciennes, seraient susceptibles, soit de modifier l'information déjà contenue dans la notice d'un produit, soit de permettre d'y ajouter une nouvelle indication. C'est surtout la sécurité du produit qui est visée par cette mesure. C'est pourquoi l'exigence de dépôt de renseignements demandés aux firmes porte sur toutes les données « pédiatriques » en leur possession. L'ampleur du travail d'évaluation des données fournies, voire de modifications des informations de la notice, dépendra du nombre d'études déposées. Cette mise à jour, allant de concert avec la mise en œuvre du Règlement, ne devra avoir lieu qu'une seule fois, au terme et dans des délais fixés par la loi. À l'avenir, les laboratoires devront soumettre aux autorités de tutelle, dans un délai de 6 mois, tous les rapports d'études pédiatriques menées sous leur responsabilité. Autant la disposition légale précédente (article 45) s'avère un exercice rétrospectif unique, autant cette exigence-ci (article 46) est un dispositif prospectif en vue de suivre l'état d'avancement des recherches en Europe et ailleurs.

L'Agence européenne doit aussi stimuler la mise en place de réseaux européens d'investigateurs en pédiatrie et coordonner ceux-ci. Ce rôle de catalyseur lui est demandé afin de faciliter la collaboration entre les centres. L'existence ou, à défaut, la constitution de réseaux nationaux doit mener à l'organisation de réseaux interconnectés. Ceux-ci bénéficieront d'un label de qualité dès lors qu'ils mèneront les essais selon les règles de bonnes pratiques (cliniques, éthiques, de laboratoire...). Les collaborations devraient permettre de mener des essais sur des cohortes d'enfants plus importantes, du moins suffisantes pour espérer démontrer un effet mesurable lors des essais cliniques. Ceci devrait aussi diminuer la durée de ces recherches et donc permettre aux enfants l'accès aux thérapeutiques nouvelles et performantes dont ils ont besoin.

L'Agence a la responsabilité de tenir à jour la base de données de tous les essais menés chez les adultes et chez les enfants dans le cadre d'un PIP, et de les porter à la connaissance du public. En pratique, tous les essais conduits dans le cadre d'un plan (en Europe ou hors Europe) seront inclus dans la base de données de l'Agence (EudraCT) et la plus grande partie des champs pédiatriques de cette base de données seront prochainement accessibles au public

5. Liaison avec l'autorisation de mise sur le marché

Le Règlement a introduit dans le système européen fort complexe une nouvelle disposition légale qui facilite l'autorisation des indications pédiatriques. L'article 29 ouvre la voie de l'autorisation centralisée à tout médicament qui brigue spécifiquement une nouvelle indication pédiatrique sur la base d'un PIP. Dans ce cas, il revient à l'EMEA et à son comité d'évaluation des spécialités pharmaceutiques (CHMP) d'émettre un avis sur le dossier, et à la Commission européenne d'octroyer cette indication chez l'enfant. Si elle est accordée, l'autorisation européenne – la *Pediatric Use Marketing Autorisation* (PUMA) évoquée plus haut – porte uniquement sur la partie pédiatrique de l'AMM, mais concerne et englobe d'emblée tous les pays où le produit est autorisé.

Conclusion

Cet aperçu d'un Règlement récent montre la réelle préoccupation de l'Europe d'améliorer la situation des médicaments pour les enfants au sein de l'Union, et au-delà de ses frontières. Le dispositif est nouveau, mais le recul manque pour dire qu'il a fait ses preuves. Néanmoins, l'optimisme est de mise. Le dialogue avec les entreprises débute tôt dans le développement des produits pharmaceutiques. Un plan d'investigation est ébauché précisant autant que possible les premiers éléments dont il est convenu, tant les indications potentielles, les groupes cibles, les formes galéniques que les grandes lignes de la méthode mise en œuvre pour pouvoir démontrer de façon convaincante l'utilité et la sécurité du médicament en devenir. Les contraintes sont nombreuses, imposant souvent un développement pharmaceutique supplémentaire (nouvelle formes galéniques), des essais coûteux et plus nombreux (différentes classes d'âge), le tout devant rester en phase avec les exigences des Autorités européennes du médicament. L'incitation est attrayante, proportionnelle à la diffusion commerciale du produit car la « récompense » englobe toute la gamme, portant donc sur le marché total bien au-delà des seuls enfants.

Bibliographie

Textes législatifs ou réglementaires

Règlement (CE) n° 1901/2006 du Parlement européen et du Conseil du 12 décembre 2006 relatif aux médicaments à usage pédiatrique, modifiant le règlement (CEE) n° 1768/92, les directives 2001/20/CE et 2001/82/CE ainsi que le règlement (CE) n° 726/2004, *Journal officiel de l'Union européenne*, L 378, du 27 décembre 2006, p. 1.

Règlement (CE) n° 1902/2006 du Parlement européen et du Conseil du 20 décembre 2006 modifiant le Règlement (CE) n° 1901/2006 relatif aux médicaments utilisés en pédiatrie, *Journal officiel de l'Union européenne*, L 378, du 27 décembre 2006, p. 20.

Règlement (CE) no 141/2000 du Parlement européen et du Conseil du 16 décembre 1999 concernant les médicaments orphelins, *Journal officiel de l'Union européenne*, L 18 du 22 janvier 2000, p. 1.

Article

Boots, I., Sukhai, R.N., Klein, R.H., Holl, R.A., Wit, J.M., Cohen, A.F., Burggraaf, J. (2007). « Stimulation programs for pediatric drug research – do children really benefit? », *European Journal of Pediatric Research*, 166(8), 849-855.

Médicaments pédiatriques et recherche : un équilibre fragile à trouver entre risques et bénéfices

Agnès SAINT RAYMOND

Depuis de nombreuses années, des pédiatres se sont alarmés de l'absence de données scientifiques qui démontrent l'efficacité et la sécurité des médicaments utilisés chez les enfants. Or ces médicaments sont largement utilisés. Des mesures législatives récentes imposent la recherche, non plus uniquement chez l'adulte, mais aussi chez l'enfant, ce qui va augmenter le nombre d'essais cliniques pédiatriques. Est-ce un bien ou un mal ? J'envisagerai ici principalement la recherche sur les médicaments, mais il est clair que cette discussion peut s'appliquer à la recherche clinique menée avec les enfants en général (Schreiner, 2003).

1. Pourquoi faire de la recherche sur les médicaments ?

Sans reprendre tous les éléments qui justifient la recherche scientifique en général, il faut rappeler que les réponses dont nous avons besoin pour utiliser les médicaments au mieux ne peuvent être obtenues sans une démonstration fiable et reproductible, qui ne se limite pas à la seule conviction du prescripteur que le médicament proposé est efficace et sûr. Ces réponses, nécessaires pour l'utilisation optimale des médicaments chez les adultes, le sont aussi vis-à-vis des enfants. Précisons ici que j'utilise le mot « enfant » pour désigner la population de la naissance à l'âge de 17 ans inclus.

La recherche clinique peut nous apporter ces réponses lorsqu'elle procède avec rigueur et méthodologie. Le fondement de la discussion menée ici est que l'utilisation des médicaments, comme la recherche, ne peuvent être conformes aux principes éthiques sans reposer sur la rigueur d'une démarche scientifique correcte.

L'autorisation de mise en marché accordée à un médicament est basée sur une démonstration montrant que les bénéfices (dominés par l'efficacité) l'emportent sur les risques (dominés par les effets indésirables) de ce médicament. Pour les médicaments utilisés chez l'enfant, la démonstration n'existait, jusqu'à tout récemment, que pour l'usage chez l'adulte. L'utilisation actuelle chez l'enfant repose donc encore principalement sur une extrapolation des données de l'adulte sur la base du poids. Or on sait qu'une telle extrapolation n'est pas scientifiquement valable (Kearns *et al*, 2003). Erronée, elle accroit les risques pour les patients. Elle ne peut donc pas être conforme à l'éthique. En effet, une dose trop élevée augmente les risques d'effets indésirables sévères, une dose trop faible fait perdre la chance d'un traitement efficace et n'offre à l'enfant que les effets indésirables. De même, l'absence d'une forme pharmaceutique adéquate ne permet pas un dosage adapté et sûr, et le refus prudent de prescription sans données rigoureusement établies dénie à l'enfant la possibilité d'avoir accès à un traitement efficace.

La nécessité de réaliser des essais cliniques s'applique aux enfants comme aux adultes. En effet, en l'absence de modèles parfaits, nous sommes dans l'incapacité de connaître la façon d'utiliser un médicament sans l'étudier par de tels essais. Les modèles, qu'ils soient animaux, tissulaires, cellulaires, ou purement artificiels (générés en informatique « *in silico* »), sont, à ce jour, encore incapables de prédire avec certitude l'efficacité des médicaments et, encore moins, leur profil de sécurité chez l'adulte ou l'enfant. Ils permettent d'aider à la décision et d'anticiper certains effets, mais ils se heurtent à la complexité des systèmes biologiques humains. Celle-ci est accrue par la variabilité liée à l'âge et au poids d'un organisme en croissance et en maturation. Pour ces raisons, l'enfant n'est pas un modèle réduit de l'adulte et les données de l'adulte ne peuvent suffire à l'étude des médicaments de l'enfant.

L'alternative à l'inclusion des enfants dans les essais cliniques serait de continuer à prescrire « à l'aveugle » les médicaments qui leur sont nécessaires. Or, cette manière de procéder comporte des risques inacceptables, imprévisibles et non minimisés, et elle conduit en définitive à expérimenter sur chaque enfant le médicament, sans garde-fous, sans informations sur la dose appropriée, sans moyen de mesurer l'effet du produit faute de comparateur, et enfin, sans utilité pour d'autres enfants. Cette prescription à l'aveugle n'est pas éthique. Il a été amplement démontré que la prescription appelée « *off label* », en dehors des termes fixés par l'autorisation de mise en marché conduit à une augmentation de fréquence d'effets indésirables chez l'enfant, effets indésirables qui sont aussi plus graves (EMEA, 2004). Paradoxalement, la plupart des catastrophes historiques observées à la suite de l'utilisation de médicaments peu ou pas étudiés sont survenues chez l'enfant (chloramphénicol, thalidomide, phénobarbital par exemple), mais ont été suivies de mesures réglementaires destinées aux études et à l'usage…chez l'adulte. Ce paradoxe montre bien la nécessité de mener des essais cliniques avec les enfants.

De même que l'enfant n'est pas un adulte en réduction, le nourrisson n'est pas un adolescent en réduction. Il est souvent nécessaire d'étudier séparément chaque groupe d'âge pour obtenir des données de pharmacocinétique et de sécurité indispensables dans tous les cas. Il est parfois possible d'utiliser la démonstration de l'activité du médicament chez l'adulte comme preuve de chances accrues d'efficacité chez l'enfant. En fonction de la maladie, de son expression chez l'enfant comparée à l'adulte chez qui elle peut même être absente, il est nécessaire d'étudier l'efficacité du médicament dans une ou plusieurs des tranches d'âge ou groupes concernés. La capacité d'extrapolation légitime parce que rigoureuse à partir de l'adulte ou de l'enfant plus âgé est un domaine qui nécessite encore beaucoup de travail. Par exemple, la mesure de l'effet du médicament chez l'enfant requiert souvent des échelles ou des investigations spécifiques, voire l'intervention des parents ou des soignants car l'enfant n'est pas toujours capable d'exprimer ses symptômes. Ceci accroît la complexité et les difficultés inhérentes aux essais pédiatriques, et par voie de conséquence augmente leur durée et leur coût.

Pour l'instant, il n'existe pas d'alternative aux essais cliniques, mais les techniques de modélisation ou de simulation sont en cours de développement. Elles visent à épargner, voire à éviter l'inclusion des enfants dans les essais en générant des données basées sur des modèles mathématiques et probabilistes. J'en ai présenté les limites plus haut.

Les éléments évoqués ci-dessus sont à la base de la conception et de la mise en place du Règlement sur les médicaments pédiatriques (*Journal Officiel des Communautés Européennes*, 2006). Pour les firmes pharmaceutiques, celui-ci crée une obligation de produire des données sur l'usage des médicaments chez l'enfant chaque fois que le besoin en est identifié par les experts. La Directive Européenne 2001/20/CE sur les essais cliniques définit leur cadre légal en Europe, en particulier certaines sauvegardes pour l'enfant (*Journal Officiel des Communautés Européennes* 2001). Il est apparu nécessaire en outre de réunir et de rappeler les éléments éthiques qui doivent présider, en Europe, aux essais cliniques menés chez les enfants ou, comme il est maintenant préférable de dire, menés avec les enfants. Le texte qui opère cette synthèse et ce rappel sera cité ici sous le nom de « *Considérations Éthiques* ». Les principes qu'il met en évidence sont généralement applicables à d'autres régions que l'Europe.

2. Principes éthiques et exigences légales

Les principes éthiques généralement reconnus et qui s'appliquent à la recherche sont exprimés tout particulièrement dans la Déclaration d'Helsinki et ses révisions successives (Association Médicale Mondiale, 2008). La Déclaration d'Helsinki place au premier plan le respect de la personne, son droit absolu à décider pour elle-même et le respect de son intégrité physique et psychique. Le droit fondamental de l'être humain à accepter aussi bien qu'à refuser sa participation à la recherche, après avoir été dûment informé, et son droit à changer d'avis, expliquent la valeur du consentement éclairé. C'est pourquoi seul l'adulte compétent peut consentir.

Certains autres principes fondamentaux – détaillés dans d'autres textes que la Déclaration d'Helsinki, notamment dans les *Considérations Éthiques* – sont particulièrement pertinents pour la recherche pédiatrique : ainsi en est-il entre autres des principes de justice distributive, de bienfaisance (et donc notamment de refus de nuire).

L'exigence d'obtention du consentement éclairé du sujet qui participe à l'essai est absolue et, dans notre culture, elle peut et se doit d'être authentifiée (donnée par écrit). Elle est normalement préalable à toute recherche et les rares exceptions relèvent de l'urgence, quand le patient adulte est de ce fait incapable de consentir. L'incapacité à consentir évoque immédiatement la **vulnérabilité** de certains patients qui du fait de leur maturité ou d'un handicap sont incapables d'apprécier certains aspects, par exemple de mesurer les risques, sont susceptibles d'être influencés, ou ne sont pas en mesure de prendre la responsabilité légale du consentement. Les enfants font bien évidemment partie de cette catégorie de patients. Leur **vulnérabilité** impose de mettre en place les moyens destinés à les protéger.

Reconnaître cette vulnérabilité, qui est à la fois physique, psychique et intellectuelle, est une première étape. Les enfants ne peuvent accéder aux concepts qu'à partir d'environ sept ans, et leur maturité joue un rôle important à cet égard. La plupart des concepts élémentaires de la recherche sont donc incompréhensibles pour eux. Ainsi, avant l'adolescence, ne peuvent-ils pas comprendre l'objectif poursuivi par le tirage au sort des patients inclus dans un essai, ni la démarche d'évaluation scientifique. Il a d'ailleurs été montré que beaucoup d'adultes peinent à comprendre ces concepts.

Bien sûr, du nouveau-né à l'adolescent, la capacité de compréhension progresse. En ce qui concerne la maturité, les adolescents se rapprochent des adultes. Mais, au travers de comportements rebelles et apparemment autonomes, ils peuvent exprimer aussi leur dépendance et leur vulnérabilité. Les enfants sont, eux aussi, influençables et dépendants, ce qui peut jouer un rôle particulièrement important lorsqu'il faut accepter ou refuser de participer à un essai, ou lorsqu'il faut en évaluer les risques. L'influence exercée par un tiers n'a pas nécessairement pour objectif de nuire. Cependant, il est connu qu'une figure d'autorité telle que celle d'un médecin, ou la perspective d'une gratification peuvent influencer les choix des enfants.

Les enfants ne peuvent pas mesurer les risques pour eux-mêmes, ni les relativiser. Par exemple, lorsqu'ils sont très jeunes, ils voient la mort comme une étape réversible. En même temps, ils sont démunis face à la douleur, à l'isolement et à la peur, plus encore que les adultes. Or un essai clinique est susceptible de réunir tous ces risques.

La vulnérabilité des enfants justifie aussi que les essais ne soient menés chez eux que lorsque les mêmes informations ne peuvent être obtenues dans une population moins vulnérable (chez les adultes d'abord, ou les enfants plus âgés si possible).

La Directive 2001/20/CE relative aux essais cliniques exige que le ou les représentants légaux de l'enfant prennent la responsabilité du consentement éclairé écrit, mais elle a aussi reconnu le **droit de l'enfant à exprimer son accord** (« *assent* » en anglais) **ou son désaccord**. Bien sûr, le plus souvent, les représentants légaux sont les parents. Dans la plupart des pays européens, leur accord à tous les deux est obligatoire.

Selon cette Directive, c'est « au nom de l'enfant » que les parents doivent décider, et non pour eux-mêmes, et ils doivent transmettre le désir personnel de l'enfant de participer. Cette précision témoigne de ce que l'enfant est reconnu dans une certaine mesure comme une personne à part entière, qui a donc le droit d'exprimer sa décision. Or, de manière presque contradictoire, cette Directive se limite à énoncer que le refus de l'enfant doit être « pris en considération ». Cette réserve se fonde sur le fait, largement établi et reconnu, que l'enfant peut sous-estimer son propre intérêt à participer, et sa peur instinctive d'un prélèvement de sang, par exemple, peut le faire reculer.

Sur ce point, les *Considérations Éthiques* vont plus loin que la loi : en effet, elles recommandent de respecter le désir exprimé par l'enfant, quel que soit ce désir. Elles marquent ainsi leur accord avec la Déclaration d'Helsinki. Elles reposent sur la conviction suivante : l'enfant a le droit et la possibilité d'exprimer sa volonté, même à un très jeune âge. À l'évidence, le nouveau-né et le nourrisson ne peuvent exprimer une telle volonté, mais, dès l'âge de 3 ou 4 ans, les enfants peuvent être interrogés et écoutés. Quant aux adolescents, leur volonté doit toujours être respectée, de même que leur droit à la discrétion. Les enfants d'âge scolaire peuvent le plus souvent confirmer leur accord par écrit.

On affirme souvent que les parents refusent de donner leur consentement aux essais thérapeutiques car ils ont peur de voir leur enfant utilisé comme « rat de laboratoire ». Or, les études faites sur ce sujet montrent qu'ils sont capables de comprendre le besoin et les bénéfices de la recherche (même pour des maladies bénignes) et qu'ils font généralement confiance à leur médecin. Le risque est bien plus de les influencer significativement. Rappelons que tous les intérêts personnels doivent être déclarés, et les conflits prévenus et gérés par les Comités d'éthique, notamment ceux qui peuvent influer sur l'obtention du consentement. Si l'exemple de la législation américaine montre clairement que les essais pédiatriques sont possibles, il montre aussi que le principal déterminant est la conviction des promoteurs et des investigateurs, avant le refus de consentement parental. La vigilance est donc tout particulièrement requise.

Le **principe de justice distributive** pose que l'exclusion systématique de certains groupes de la recherche, et, à l'inverse, la surexploitation d'autres groupes sont contraires à l'éthique, au vu des risques comme des bénéfices. Au nom du principe de justice, les bénéfices et les risques de la recherche doivent être distribués dans la population au sens large, c'est-à-dire les deux sexes, les différentes tranches d'âge et les minorités. Pour cette raison, certains auteurs vont même jusqu'à proposer que la participation aux essais devienne obligatoire pour tous. Sans aller jusqu'à cette approche qui dénie le droit au refus de participation, il paraît nécessaire de voir l'accès aux essais cliniques comme une chance et non pas seulement comme une charge. Les enfants, de tous âges, ont longtemps été considérés comme une minorité qu'il fallait protéger et donc exclure. Or, nous avons vu que cette exclusion va à l'encontre de leurs besoins.

Le **principe de bienfaisance et de refus de nuire** est complexe et exprime une volonté d'améliorer l'état du patient, et, dans une situation d'incertitude, la volonté de prudence pour ne pas exposer celui-ci sciemment à des risques sans espoir de bénéfices. Il est aussi celui qui préside à l'exigence d'analyse exhaustive de la littérature en vue de repérer, avant que la recherche ait lieu, les risques et les bénéfices potentiels. Il est enfin celui qui détermine la notion de risque minimal, parfois comparé de manière pragmatique à celui qui est rencontré dans la vie quotidienne. Le caractère approximatif de cette comparaison doit être souligné. Les circonstances de la vie, l'environnement social et familial dans lequel l'enfant vit sont extrêmement différents suivant la région ou le pays : il est impossible de comparer les conditions de vie d'un enfant en Afrique et en Suisse.

Protéger tous les enfants exposés à la recherche, quelle que soit leur origine, est un devoir éthique. Celui-ci est particulièrement crucial à l'égard des enfants résidant dans des pays en voie de développement, qui ne doivent pas servir d'objets et de commodités pour la recherche, notamment à but commercial. La Directive 2001/20/CE met en place plusieurs mesures de protection des populations vulnérables, notamment pédiatriques. Il s'agit en particulier du rôle du Comité d'éthique et de la présence d'experts dans ces Comités, que je discuterai plus loin.

Une Directive européenne n'a pas force de loi en dehors de l'espace européen. Néanmoins, les autorités européennes en matière de médicaments sont dans l'obligation de n'accepter des essais cliniques prévus dans une demande d'autorisation de mise en marché que lorsque ceux-ci satisfont à des critères éthiques au moins équivalents à ceux de la Directive 2001/20/CE.

L'évaluation, la prévention, la minimisation et le traitement éventuel des risques représentent la meilleure protection pour l'enfant qui participe à la recherche. Il faut prévenir, traiter et minimiser la douleur, la peur et la détresse des enfants au cours des essais ; ceci peut se réaliser, par exemple, en évitant de séparer l'enfant de ses parents ou d'une personne connue lors des examens, ou/et en préservant la pudeur des adolescents. L'utilisation de tests, d'appareils et de techniques d'investigations doit être adaptée à l'âge de l'enfant (notamment le nombre de prélèvements sanguins et leur quantité). Les investigateurs et tout le personnel participant à l'étude doivent être spécialement formés à la prise en charge d'enfants. L'environnement doit, lui aussi, être adapté. En bref, il n'est pas acceptable de recevoir, comme cela arrive encore, une proposition de protocole d'essai clinique destinée à l'enfant qui ne soit que la transposition d'un protocole pour l'adulte. Il faut rappeler aussi que toute forme d'incitation ou de paiement des sujets participant à la recherche est inacceptable pour le droit européen. Seule la compensation du temps passé et des frais encourus est acceptable.

3. Le rôle du Comité d'éthique

L'**avis favorable** d'un Comité d'éthique sur le protocole est indispensable : le Comité joue le rôle de protecteur indépendant des sujets participant à la recherche. Son avis est nécessaire lors de l'adoption du protocole et lors des amendements majeurs. Pour être pertinent, il doit faire preuve d'**expertise**, ici pédiatrique, à toutes les étapes. Définie par le cumul d'une formation spécifique et d'une expérience pratique, cette expertise peut être obtenue par l'inclusion, de manière permanente ou ad hoc, d'un ou plusieurs experts en pédiatrie dans le comité. Toutefois, les médecins pédiatres n'en ont pas l'exclusivité : en effet, elle doit être adaptée au type d'essai envisagé. Ainsi, en raison des différences entre les groupes d'âge, l'expérience d'un spécialiste de l'adolescent face à un protocole concernant le nouveau-né serait-elle de peu de valeur. Autre exemple : certains protocoles exigent l'expertise d'un psychologue. Il faut souligner que l'accès au spécialiste peut être un facteur limitant pour certains Comités qui ne parviennent pas à satisfaire à cette exigence. Les Comités d'éthique européens signalent aussi leurs besoins non satisfaits en formation et en moyens. La possibilité qu'ils ne soient pas en mesure de remplir leur rôle de protecteur est particulièrement inquiétante pour l'évaluation des essais pédiatriques.

Les *Considérations Éthiques* suggèrent une liste d'éléments que les Comités d'éthique peuvent vérifier systématiquement pour s'assurer d'avoir revu les principaux déterminants du caractère éthique de tout essai clinique pédiatrique.

Parce que la recherche comporte des **risques** et beaucoup d'**incertitudes**, l'enfant qui y participe doit être protégé comme tout autre sujet. En raison de sa vulnérabilité, il doit l'être bien au-delà des précautions prises pour l'adulte. En ce qui le concerne, la première des précautions à prendre est de lui donner une information adaptée à son âge, et donc distincte de celle donnée à ses parents. De plus, l'enfant doit être protégé des risques identifiés aussi bien que potentiels, risques qui lui sont souvent spécifiques. On l'a dit, l'adulte est malheureusement un mauvais modèle pour prédire les risques spécifiques de l'enfant, notamment parce qu'il a terminé sa croissance et sa maturation. Les risques doivent être identifiés et évalués autant que possible. Ceci suppose une analyse soigneuse et exhaustive des données existantes concernant la maladie, le type d'enfants à inclure et le ou les médicaments utilisés dans les essais, y compris ceux déjà connus, qui servent de référence. Les risques peuvent être définis par leur type, leur probabilité, leur réversibilité, leur intensité et leur gravité et la possibilité de les traiter. Ils ne sont certainement pas limités aux effets indésirables à court et long terme des médicaments. Ainsi l'annonce d'un diagnostic génétique qui va peser sur toute une vie peut-elle être considérée comme un risque.

L'utilisation de formulations inadaptées à l'enfant génère des risques inacceptables. Les formes solides destinées à l'adulte (gélules, comprimés) ne permettent pas un dosage approprié et suffisamment précis. De plus, elles utilisent parfois des excipients ou colorants toxiques pour l'enfant. Enfin, elles sont sources d'erreurs d'administration, sans parler du risque d'étouffement chez le jeune enfant. Quant aux préparations extemporanées, elles sont parfois instables et difficiles à manipuler pour les parents. Les essais cliniques n'échappent pas à ces risques.

Identifier les risques potentiels requiert d'avoir obtenu les pré-requis précliniques. Un certain nombre d'études sur des cellules ou des animaux est indispensable avant d'administrer un nouveau médicament à l'enfant. Ces études comprennent, entre autres, une recherche de la toxicité au long cours, de la capacité à générer des cancers ou des modifications du génome et d'affecter les fonctions de reproduction. Il est essentiel que les Comités d'éthique suivent cette règle. Si les résultats indiquent un risque pour l'être humain, ils peuvent conduire à rejeter définitivement l'étude d'un produit chez l'enfant.

Une fois identifiés, les risques doivent être prévenus autant que possible et en tout cas minimisés ; si le risque survient en cours d'essai, il convient de mettre rapidement en œuvre les mesures correctives nécessaires.

La Directive 2001/20/CE requiert aussi que l'investigateur contracte une assurance pour compensation ; celle-ci doit inclure dans ses clauses les effets tardifs ou à long terme, y compris pour le nouveau-né. Chez l'enfant, l'expérience montre malheureusement que les effets à long terme sont souvent mésestimés.

La Directive 2001/20/CE ne donne aucune information à propos de l'évaluation des risques. Dans les *Considérations Éthiques*, il a été suggéré d'utiliser une **échelle de risques** assez simple inspirée du système américain (FDA, 2001) pour deux raisons : d'une part la similarité d'approche peut favoriser les essais internationaux, d'autre part ce système semble avoir fait ses preuves, ce qui n'aurait pas été le cas avec une nouvelle approche.

Les risques sont divisés en trois catégories : pas de risque ou risque minime, risque supérieur à risque minime, et risque majeur. Nous parlons ici des risques liés à la recherche, et non de ceux qui sont liés au traitement ou aux explorations nécessaires à l'enfant compte tenu de sa pathologie. Nous parlons aussi de risques encourus une seule fois pour chaque enfant, mais il faut rappeler que la répétition aggrave chacun de ces risques.

- La première catégorie (risque minime ou absent) est acceptable pour la recherche pédiatrique car elle couvre des risques limités ou réversibles, probablement peu différents de ceux de la vie courante, même si le caractère très relatif de cette approche pragmatique est discutable. Elle inclut, par exemple, une radiographie simple des membres pour laquelle l'irradiation est minime et ne porte pas sur des organes sensibles.
- La deuxième catégorie (risque supérieur à risque minime) est acceptable seulement si la recherche apporte un bénéfice direct pour l'enfant, et si le médicament à l'essai est au moins équivalent en termes de bénéfices et risques potentiels aux alternatives existantes. Il ne paraît pas acceptable d'exposer l'enfant à des risques mêmes modérés, surtout si les options offertes par la recherche sont moins favorables que les traitements standards. Cette deuxième catégorie inclut par exemple la mise en place d'un cathéter veineux. Il faut noter ici que la Convention européenne sur les droits de l'homme et la biomédecine (Conseil de l'Europe, 1997) ne reconnaît pas la

possibilité d'essais pédiatriques comportant un risque supérieur au risque minime. Il faut donc souligner l'absence de cohérence entre ce texte et la Directive 2001/20/CE.

- La troisième catégorie (risques majeurs) est constituée par les risques inacceptables lorsqu'ils ne sont expliqués que par la recherche : ainsi en est-il par exemple d'un essai requérant une biopsie de foie alors que celle-ci n'est plus pratiquée pour le traitement usuel d'une hépatite virale chronique.

Si l'évaluation des risques reste un élément essentiel de la démarche éthique, les bénéfices de la recherche doivent aussi être soigneusement évalués.

4. Quels sont les bénéfices de la recherche pour l'enfant?

Participer à la recherche clinique permet à l'enfant d'avoir **accès au progrès scientifique**, par exemple à des traitements nouveaux ou innovants, et ce, plusieurs années avant que ces traitements ne soient commercialisés.

Les **conditions de sécurité** d'un essai clinique sont très rigoureuses. Il a été montré que les enfants inclus dans des protocoles de recherche étaient en fait plus en sécurité que ceux qui recevaient des médicaments prescrits en pratique (Smyth, 1999). Il y a plusieurs raisons à cela, la principale étant que la surveillance au cours d'un essai clinique est définie par le protocole de manière plus rapprochée qu'elle ne pourrait l'être en médecine ambulatoire par exemple. Tout incident peut être traité promptement. Les doses sont aussi définies et limitées par le protocole. Il y a probablement moins de risques d'erreur d'administration car les médicaments de l'essai sont préparés systématiquement. Les critères d'inclusion et d'exclusion du protocole sont stricts et excluent en général les patients à haut risque. Ces critères stricts (qui pourraient être d'une certaine manière contraires au principe de justice distributive) sont imposés pour une raison qui est liée à la nécessité d'étudier une population homogène afin d'obtenir des conclusions fiables. Tous ces éléments définissent un cadre rigoureux qui protège l'enfant.

Le désir altruiste d'aider l'autre est certainement un élément déterminant de la participation des adultes à la recherche clinique. L'enfant plus âgé est bien sûr capable d'altruisme et certaines études ont montré que les enfants, dès l'âge de trois ou quatre ans, peuvent aider des tiers en détresse (Schreiner, 2003). La participation des enfants peut être encouragée par ce sentiment d'**altruisme**. En ce sens, celui-ci pourrait être perçu comme une incitation perverse qui s'exercerait au détriment de l'intérêt personnel. Cependant, il peut aussi renvoyer à l'enfant une image de soi positive : en ce sens, il peut être perçu comme un bénéfice.

La gestion de l'incertitude initiale et la nécessité de se trouver à l'état d'équilibre (« *equipoise* » en Anglais), avant que la question à laquelle l'essai doit répondre ne soit résolue, n'est pas spécifique aux essais pédiatriques. L'utilisation de la randomisation ne l'est pas non plus. Un essai est dit randomisé lorsque les patients sont inclus dans les différents groupes de comparaison par tirage au sort. La randomisation et le recours au **placebo** sont deux questions souvent liées. Or, une des particularités des essais pédiatriques est l'incapacité des enfants, déjà évoquée, à mesurer les risques, ce qui est particulièrement important quand un placebo est utilisé comme comparateur. Il faut rappeler ici que l'usage du placebo est souvent nécessaire pour des raisons scientifiques. Donner un placebo au groupe de référence est destiné à diminuer l'erreur méthodologique systématique (biais) et à permettre de conclure quant à l'effet réel du médicament à l'essai. Les sujets à qui le placebo est attribué ne bénéficient pas de l'activité du médicament de l'essai, mais sont protégés des effets indésirables de celui-ci. Compte tenu de la proportion d'essais qui sont négatifs parce que le produit testé est inefficace, cet avantage n'est pas négligeable. Sans entrer dans les détails de l'utilisation du placebo, car celle-ci n'est pas spécifique des essais pédiatriques, il faut aussi rappeler que cette utilisation ne doit pas aboutir à mettre les enfants dans une situation de perte de chance, lorsque l'accès à un traitement efficace et démontré leur est refusé, ou lorsqu'il est retardé par la pratique de l'essai. De toute manière, des traitements de secours doivent être prévus.

Chez l'enfant, l'utilisation d'un comparateur actif peut sembler plus attirante que celle du placebo. Cependant, la majorité des médicaments de référence pédiatriques n'ont pas encore été étudiés correctement. Les utiliser comme comparateur revient alors à utiliser un produit pour lequel les données sont au mieux incomplètes et qui est en général dépourvu d'autorisation de mise en marché. L'analyse des données disponibles est, ici encore, indispensable.

Tous les essais cliniques n'apportent pas un bénéfice thérapeutique à l'enfant qui y participe. Le **bénéfice** peut consister en une meilleure connaissance de la pathologie ou du mécanisme d'action du médicament. Cette connaissance est alors plus utile au groupe, c'est-à-dire aux enfants exposés à la même pathologie, ou à ceux chez qui la maladie pourra désormais être prévenue. Lorsqu'il en est ainsi, les risques pour l'enfant inclus doivent rester minimaux dans tous les cas. Dans leur transposition de la Directive 2001/20/CE, certains pays européens considèrent que ces essais pédiatriques sans bénéfice direct sont en fait prohibés.

L'**information disponible** à propos d'un essai clinique n'est pas seulement utile aux investigateurs ou aux scientifiques, mais aussi aux patients et au public au sens large qui en revendiquent l'accès. Elle ne se limite pas aux résultats scientifiques. Savoir qu'un essai est mis en place peut, par exemple, donner à la famille d'un enfant malade la possibilité de participer à un essai clinique. À l'heure actuelle, les résultats et eux seuls ne deviennent publics que dans des cas limités lorsqu'ils font l'objet d'une publication dans une revue médicale. Or, les essais ne sont le plus souvent publiés que lorsqu'ils sont favorables au produit à l'essai. Les investigateurs, les firmes pharmaceutiques et les journaux médicaux ont une responsabilité partagée à cet égard. Certes, un essai démontrant l'efficacité d'un médicament est plus spectaculaire qu'un essai qui échoue. Cependant, ce biais de publication, étudié et bien établi, présente plusieurs inconvénients d'un point de vue éthique : non seulement il prive les patients inclus dans l'essai du droit à la reconnaissance de leur participation, mais il prive aussi les autres patients et chercheurs du bénéfice de l'information. Une information sur un essai dit négatif est extrêmement utile lorsqu'elle montre le profil d'essais indésirables ou l'inefficacité du médicament, évitant ainsi une utilisation ultérieure uniquement néfaste. Autres inconvénients : en l'absence d'information, un autre investigateur peut être tenté de redémontrer la même chose, le Comité d'éthique peut accepter l'essai et d'autres patients seraient alors exposés à des risques identifiés, mais gardés secrets.

La publication des essais et de leurs résultats est donc un devoir éthique qui n'est pas spécifique aux essais pédiatriques, mais qui, comme il est dit plus haut, s'inscrit dans l'ensemble des précautions visant à protéger l'enfant, protections qui vont au-delà de celles qui sont nécessaires à l'adulte capable de consentir pour lui-même. C'est pourquoi le Règlement pédiatrique a prévu la publication désormais systématique de tous les essais pédiatriques menés en Europe (protocole et résultats) ainsi que de ceux menés dans la cadre d'un Plan d'Investigation Pédiatrique (PIP) où qu'ils aient lieu.

La question difficile à résoudre reste celle de la publication des essais jugés non éthiques. Si tous s'accordent à dire qu'un essai jugé non conforme à l'éthique ne doit pas être réalisé, il se peut qu'un protocole acceptable éthiquement soit mené en violation des principes éthiques et des bonnes pratiques cliniques, c'est-à-dire sans application pratique des principes éthiques reconnus par les régions participant au processus d'harmonisation internationale. Violations délibérées ou liées à l'ignorance et au non-respect du protocole aboutissent à un même résultat. Des patients ont été inclus de bonne foi, et leurs résultats risquent d'être passés sous silence. Il n'est pas question de faire l'apologie de ces méthodes et les sanctions nécessaires doivent être appliquées. Pourtant, une publication des résultats permet la reconnaissance de la contribution des patients. Toutefois, elle doit être assortie d'une information claire et sans ambiguïté sur la violation éthique. Ces précisions assurent en outre une éducation des lecteurs. L'analyse des résultats dans la publication, comme lors de l'évaluation en vue de l'autorisation de mise sur le marché, doit prendre en compte ces violations et mesurer à quel point celles-ci ont influencé les résultats. Prévenir la violation des principes éthiques passe avant tout par une formation des investigateurs. L'inspection des essais en cours ou terminés est aussi un moyen de protéger les sujets participant à la recherche. Cette inspection se développe en Europe.

Conclusion

La recherche clinique chez l'enfant est nécessaire d'un point de vue scientifique et éthique, en particulier pour l'évaluation des médicaments. Si les principes éthiques qui l'encadrent sont respectés, elle apporte des bénéfices certains. Les conditions éthiques nécessaires pour que les bénéfices dépassent les risques pour l'enfant participant à la recherche exigent que le travail scientifique préliminaire soit correctement mené et que les risques soient évalués, prévenus, et minimisés. Les Comités d'éthique en sont les garants. Toutes ces raisons ont présidé à la préparation et à l'adoption du Règlement pédiatrique européen présenté ailleurs dans cet ouvrage; ce Règlement qui vient d'être mis en place va générer de nombreux essais cliniques chez l'enfant comme l'a fait l'équivalent américain ces dernières années. Les *Considérations Éthiques*, qui doivent être vues comme complémentaires au Règlement, recommandent une approche soigneuse et systématique de l'évaluation des bénéfices et des risques des essais pédiatriques pour que les enfants puissent recevoir les médicaments dont ils ont besoin en toute efficacité et sécurité.

Bibliographie

Textes législatifs ou réglementaires

Convention pour la protection des Droits de l'Homme et de la dignité de l'être humain à l'égard des applications de la biologie et de la médecine : Convention sur les Droits de l'Homme et la biomédecine, Oviedo, 4 IV 1997.

Déclaration d'Helsinki : principes éthiques applicables aux recherches médicales sur des sujets humains : http://www.wma.net/f/policy/b3.htm.

Directive 2001/20/CE du Parlement Européen et du Conseil du 4 avril 2001 concernant le rapprochement des dispositions législatives, réglementaires et administratives des États membres relatives à l'application de bonnes pratiques cliniques dans la conduite d'essais cliniques de médicaments à usage humain : http://ec.europa.eu/enterprise/pharmaceuticals/eudralex/vol-1/dir_2001_20/dir_2001_20_fr.pdf.

Ethical considerations for clinical trials on medicinal products conducted with the paediatric population : Recommendations of the ad hoc group for the development of implementing guidelines for Directive 2001/20/EC relating to good clinical practice in the conduct of clinical trials on medicinal products for human use. Site de la Commission Européenne : http://ec.europa.eu/enterprise/pharmaceuticals/eudralex/vol-10/ethical_considerations.pdf.

Evidence of harm from off-label or unlicensed medicines in children, 2004, EMEA. Site internet : http://www.emea.europa.eu/pdfs/human/paediatrics/12632704en.pdf.

Federal Register: April 24, 2001 (Volume 66, Number 79)

Règlement (CE) n° 1901/2006 du Parlement Européen et du Conseil du 12 décembre 2006 relatif aux médicaments à usage pédiatrique, modifiant le règlement (CEE) no 1768/92, les directives 2001/20/CE et 2001/83/CE ainsi que le règlement (CE) no 726/2004 : http://ec.europa.eu/enterprise/pharmaceuticals/eudralex/vol1/reg_2006_1901/reg_2006_1901_fr.pdf.

Articles

Kearns, G., *et al.* (2003). « Developmental Pharmacology – Drug Disposition, Action, and Therapy in Infants and Children », *New England Journal of Medicine*, 349, 1157-1167.

Schreiner, M.S. (2003). « Paediatric clinical trials : redressing the imbalance », *Nature reviews*, 2, 949-60.

Smyth, R., Weindling, A.M. (1999). « Research in children : ethical and scientific aspects », *Lancet*, 354(S2), 21.

Deuxième partie

La recherche biomédicale et les enfants en Belgique

La recherche pédiatrique : intérêts et limites

Dirk MATTHYS et Marc BOGAERT

Introduction

La recherche clinique chez l'enfant pose un grand nombre de problèmes pratiques. D'abord le problème du recrutement : en effet, il est évident que le nombre d'enfants est limité, surtout pour des affections peu fréquentes. Dès lors, les études cliniques ne peuvent porter que sur des groupes réduits, et elles doivent être multicentriques et souvent même multinationales, avec toutes les difficultés pratiques qui en résultent. Ces problèmes pratiques sont encore plus importants lorsqu'il s'agit d'affections rares et de médicaments orphelins. On les rencontre assurément en Belgique. En effet, il n'y existe pas d'« échelonnement » des soins de santé, contrairement à ce qui se passe dans certains autres pays où des patients atteints d'affections peu fréquentes sont systématiquement renvoyés à un même centre ou tout au plus à quelques centres. En outre, en Belgique comme vraisemblablement dans d'autres pays, il existe une certaine méfiance envers la recherche clinique.

Toutefois, c'est surtout sur le plan éthique que la recherche clinique chez l'enfant soulève des difficultés. Il existe un dilemme entre, d'une part, la nécessité de disposer de données basées sur des preuves à propos de l'efficacité et de l'innocuité des médicaments chez l'enfant (*evidence based medicine*), d'autre part, l'obligation de protéger l'enfant et de respecter son autonomie. Une discussion détaillée de cette question peut être trouvée chez Neubauer *et al.* (2007). En ce qui nous concerne, dans ce texte, nous discuterons certains de ces problèmes, en insistant surtout sur la situation belge.

1. Historique

En réaction aux atrocités de l'époque nazie, le Code de Nuremberg de 1947 exigeait que la participation à une expérience soit soumise au consentement libre d'une personne légalement compétente. Une telle exigence rend en principe la recherche pédiatrique impossible. Or celle-ci est nécessaire. En effet, l'emploi de médicaments non évalués préalablement chez l'enfant a entraîné des catastrophes : rappelons les décès après administration de sulfamidés contenant du diéthylène glycol en 1930 aux États-Unis (Leech, 1937), ainsi que le drame de la thalidomide et ses conséquences dans les années 1960, en Belgique comme ailleurs (Kaufman 1998, Steinbrook, 2000). Ces catastrophes ont suscité une prise de conscience chez les pédiatres : la recherche chez l'enfant est nécessaire et exclure les enfants de la recherche clinique leur donne le statut d'orphelin thérapeutique (*therapeutic orphans*) (Shirkey, 1968).

Les problèmes soulevés par la recherche en pédiatrie ont été discutés dans différents documents. Les versions successives de la déclaration d'Helsinki mettent l'accent sur deux obligations : obtenir le consentement éclairé de ceux qui sont responsables pour l'enfant et impliquer le mineur dans la décision de participer à un essai. L'Union Européenne a pris des initiatives dans ce domaine. La Directive 2001/20/CE sur « l'application des bonnes pratiques cliniques dans la conduite d'essais cliniques de médicaments à usage humain » définit un ensemble d'exigences en matière d'essais chez l'enfant ; celles-ci sont reprises dans la loi belge du 7 mai 2004 « relative aux expérimentations sur la personne humaine ».

2. La nécessité d'essais chez l'enfant

Veiller à la protection des enfants est nécessaire, mais pas suffisant. Il faut en outre pouvoir leur donner des soins optimaux, comme le réclame la Convention relative aux droits de l'enfant[1]. Or, les progrès en pharmacothérapie reposent essentiellement sur la recherche chez l'adulte ; c'est presque toujours à partir de celle-ci que les données sur l'efficacité et les effets secondaires des médicaments chez l'enfant sont extrapolés. Il faut pourtant disposer de données correctes à propos des indications, de la posologie, et

1. Pour plus de détails, voir : General Assembly of the United Nations : Convention on the Rights of the Child 20 November 1989, www.unicef.org/crc/crc.htm.

des effets indésirables, dans les différentes classes d'âge. La recherche chez l'enfant est donc nécessaire pour pouvoir garantir le traitement optimal exigé par la Convention relative aux droits de l'enfant (Ramet, 2005).

Le manque d'études pédiatriques entraîne une lourde conséquence : beaucoup de médicaments utilisés couramment chez l'enfant ne sont pas enregistrés pour cette classe d'âge. De plus, une forme galénique adaptée à l'emploi chez l'enfant n'est généralement pas disponible. Tant à l'hôpital qu'en pratique ambulatoire, des médicaments sont souvent utilisés chez l'enfant après transformation magistrale de la substance active ou de la spécialité (*unlicensed*) ou en dehors des conditions d'enregistrement (*off-label*). Récemment, une étude a été menée à cet égard à l'hôpital universitaire de Gand en Belgique, chez des patients accueillis en pédiatrie générale, en soins intensifs pédiatriques et en soins intensifs néonataux. Pendant plusieurs semaines, toutes les prescriptions destinées à ces patients ont été évaluées. Sur base de l'information trouvée dans le résumé des caractéristiques du produit, les prescriptions ont été classées sous trois rubriques : « *licensed* », « *unlicensed* » et « *off-label* ». Il en est ressorti que les usages « *unlicensed* » et « *off-label* » se rencontraient le plus fréquemment dans les soins intensifs néonataux (81 %), puis dans les soins intensifs pédiatriques (65 %) et enfin dans la pédiatrie générale (53 %) (Annicq *et al.*, 2008). L'usage du médicament en dehors des conditions de l'autorisation de mise sur le marché (AMM) est un problème qui se rencontre dans tous les services hospitaliers pédiatriques belges. Une information parallèle n'est pas disponible pour les prescriptions faites en pratique générale en Belgique, mais il est fort probable que, là également, la prescription « *off-label* » soit fréquente. La littérature montre que ce problème se présente aussi dans d'autres pays ('T Jong *et al.*, 2002).

Lors de l'usage en dehors des conditions de l'autorisation de mise sur le marché, la qualité du médicament, son efficacité et son innocuité ne peuvent pas être assurées de la même façon que lors de l'usage dans les conditions de l'enregistrement. Les enfants courent donc un risque de traitement suboptimal. Il est d'ailleurs bien connu que les effets secondaires des médicaments sont plus fréquents lors des usages « *unlicensed* » ou « *off-label* » que lors de l'usage « *licensed* » (Turner *et al.*, 1999).

L'Union Européenne a pris récemment une initiative pour stimuler le développement de médicaments à usage pédiatrique : le « Règlement (CE) n° 1901/2006 relatif aux médicaments utilisés en pédiatrie ».

3. À quels critères un bon projet de recherche pédiatrique doit-il répondre ?

Cette question est discutée dans de nombreux documents, notamment ceux qui sont élaborés par la Conférence Internationale sur l'Harmonisation (ICH Topic E11, 2000), par l'*Ethics Working Group of the European Confederation of Specialists in Paediatrics* (Gill, 2004) et par l'*Ethics Advisory Committee du Royal College of Paediatrics and Child Health* (*Royal College of Paediatrics and Child Health*, 2000). Plusieurs critères s'en dégagent.

3.1. La pertinence de l'étude

La première question qui se pose lors de l'examen du protocole de n'importe quel essai chez l'homme est de savoir dans quelle mesure la question posée par l'essai est pertinente. La réponse à cette question posée par l'essai ne doit pas nécessairement avoir une application directe, mais doit, d'une manière ou d'une autre, contribuer aux connaissances dans le domaine des soins de santé. Il est évident qu'une étude qui, du point de vue médical et scientifique, n'est pas pertinente ne peut jamais être éthique. D'autre part, un essai présentant un intérêt certain du point de vue médical et scientifique n'est pas nécessairement acceptable du point de vue éthique : ceci est assurément aussi vrai en ce qui concerne les essais chez l'enfant que chez l'adulte. Il est important que tous les intéressés (promoteurs, chercheurs, comités d'éthique, mineurs et leurs responsables) se penchent sur la question de la pertinence. Il est d'ailleurs nécessaire que le chercheur soit lui-même convaincu de cette pertinence avant de pouvoir, en âme et conscience, convaincre les enfants et leurs parents ou autres responsables. Un chercheur enthousiaste n'est pas toujours suffisamment intéressé à cet aspect des choses, c'est pourquoi les comités d'éthique jouent un rôle essentiel. Nous ne savons pas dans quelle mesure les comités d'éthique belges sont suffisamment attentifs à cette question de pertinence. Le rapport annuel qu'ils adressent au Comité Consultatif de Bioéthique de Belgique montre que seul un nombre très restreint de protocoles d'études cliniques reçoit un avis négatif. On peut dès lors se demander si tous les protocoles qui reçoivent un avis positif sont satisfaisants en matière de pertinence. La question de la pertinence se pose tant pour les études provenant d'un promoteur commercial que pour les études académiques. Pour les études commerciales, le fait que le promoteur soit intéressé à faire des essais pour obtenir l'autorisation de mise sur le marché ne signifie pas nécessairement que les résultats contribueront à l'amélioration des connaissances dans le domaine médical ; de plus, pour les études après commercialisation, une distinction s'impose entre des études valables réalisées après commercialisation, et des études promotionnelles. Pour les études académiques, il s'agit souvent de travaux de fin d'études, ce qui ne garantit pas nécessairement l'intérêt médical.

3.2. La balance bénéfice/risque (benefit/risk ratio) doit être acceptable.

La recherche pédiatrique vise à améliorer d'abord la connaissance relative à l'épidémiologie, la pathogénèse, la prévention, ensuite le diagnostic, enfin le traitement de maladies ou de situations spécifiques pour l'enfant. Cependant, les essais avec des enfants ne peuvent être réalisés que sous certaines conditions. Les études de pharmacocinétique, de toxicité et d'innocuité doivent être menées d'abord chez l'animal et chez l'adulte. Une condition s'impose de façon générale : qu'une étude chez l'adulte ne puisse conduire à la réponse recherchée. De plus, les enfants atteints d'un handicap mental ou physique ne peuvent participer à un essai que si la question posée a une relation directe avec ce handicap. Ces conditions sont mentionnées dans la Directive européenne 2001/20/CE et dans la loi belge du 7 mai 2004. Les études versus placebo peuvent être réalisées chez l'enfant uniquement lorsqu'il n'existe pas de traitement standard ou lorsqu'il s'agit d'une étude de courte durée durant laquelle le fait que l'enfant ne reçoive pas le traitement standard ne lui fait courir aucun risque. Ces études portent souvent sur une thérapie ajoutée au traitement standard existant, le placebo portant précisément sur la médication « *add on* ».

En ce qui concerne le risque, il existe une différence importante entre les essais. Il peut s'agir par exemple d'une prise de sang de quelques millilitres ou de l'évaluation d'une substance utilisée dans la rhinite, mais aussi de l'évaluation d'un médicament oncologique toxique. Le risque doit être proportionné à l'avantage que l'on peut espérer. Il doit certainement être minimal si l'expérience n'est pas thérapeutique, c'est-à-dire s'il n'existe aucun avantage direct pour l'enfant. Dans ce cas, il doit être comparable au risque encouru dans la vie quotidienne. Une ponction veineuse, par exemple, peut être considérée dans ce cadre comme un risque mineur, à condition que le volume de sang soit limité (méthode micro), et que la ponction soit effectuée par une personne expérimentée. On peut accepter un risque plus élevé lorsque l'expérience est thérapeutique, c'est-à-dire lorsqu'il y a un avantage direct possible pour l'enfant. Toutefois, dans ce cas, le risque estimé ne peut pas être plus important que le risque inhérent aux approches alternatives ; de plus, il doit y avoir une proportionnalité entre le risque et le bénéfice attendu. C'est pour cette raison que les études cliniques avec des produits oncologiques se font en principe dans des circonstances où il existe un avantage thérapeutique possible.

Il faut être conscient que le risque est toujours dans une certaine mesure imprévisible, même lorsque des études chez l'adulte en donnent déjà une certaine idée. Évaluer le risque reste un exercice subjectif, mais qui doit être basé autant que possible sur des données objectives. Il est important que le comité d'éthique se penche sur cette problématique et qu'il évalue si le risque, mais aussi l'incertitude à son propos, pourra être discuté en toute franchise avec l'enfant et les parents ou autres responsables.

Pour minimiser le risque, le nombre d'enfants inclus dans un essai doit être limité : cependant, il y a lieu de veiller d'autre part à ce que ce nombre soit suffisamment élevé pour obtenir un résultat valable. Des méthodes existent pour calculer le nombre d'enfants nécessaire pour obtenir un résultat statistiquement valable. Il est important de remarquer que beaucoup d'études, chez l'enfant, comme chez l'adulte, sont conçues avec une vision trop optimiste du nombre de patients qu'on pourra inclure. Le fait de devoir interrompre un essai pour cause de problèmes de recrutement ou d'obtenir à la fin de l'étude des résultats peu convaincants vu le nombre trop limité d'enfants inclus pose un problème éthique réel. Il va de soi que, dans des essais de plus longue durée, des évaluations intermédiaires doivent être faites afin de pouvoir arrêter l'étude au moment où l'on a la réponse à la question posée : là aussi il faut trouver l'équilibre entre, d'une part, la protection des enfants (éviter de soumettre l'enfant à l'étude plus longtemps que nécessaire ou inclure plus d'enfants que nécessaire), d'autre part, le fait de mettre en danger la fiabilité des résultats en interrompant l'essai précocement.

3.3. La nécessité du consentement éclairé

La littérature et les discussions professionnelles montrent à quel point les problématiques conjointes de l'information à donner aux futurs participants à des essais cliniques et du consentement éclairé suscitent l'intérêt. Obtenir un consentement éclairé valable est déjà très difficile chez l'adulte, mais l'est encore plus chez les personnes qui ne sont pas légalement en mesure de consentir, par exemple les mineurs. Ceux-ci peuvent consentir à certains traitements, mais pas à des essais, comme stipulé dans la Directive Européenne 2001/20/CE et la loi belge du 7 mai 2004.

On distingue le consentement de la personne qui assume la responsabilité légale de l'enfant (*consent*) et le consentement de l'enfant lui-même (*assent*).

Le consentement de la personne responsable est celui d'une personne qui a la responsabilité légale du mineur, à titre de parent ou de représentant légal. Il est primordial que le consentement de cette personne représente la volonté de l'enfant, pour autant que celui-ci soit déjà en mesure de comprendre et d'apprécier la situation.

L'accord (*assent*) est le consentement éclairé volontaire, donné par un sujet qui n'a pas la compétence légale de consentir, par exemple un mineur. En Belgique un mineur est une personne âgée de moins de 18 ans. Comme mentionné ci-dessus, la déclaration d'Helsinki prévoit que, lorsque le mineur est en mesure d'exprimer son accord, l'investigateur doit obtenir celui-ci. Quoique ce principe soit généralement admis, son application pratique est difficile et suscite beaucoup de discussions. À partir de quel âge l'enfant peut-il donner son consentement ? Certains auteurs suggèrent un « âge civil » tel que 14 ans, d'autres estiment que l'expérience personnelle de l'enfant, et ses antécédents médicaux, sont plus importants que son âge civil (Wendler *et al.* ,2006). L'expérience des chercheurs dans notre service de pédiatrie montre que les enfants avec lesquels il existe une relation de confiance sont très tôt en mesure de comprendre les informations adaptées. Elle révèle aussi que les enfants atteints d'une affection chronique sont plus mûrs que ceux qui sont en bonne santé : ainsi, des enfants de 6-7 ans peuvent déjà être impliqués dans les décisions à prendre, et c'est certainement le cas à partir de l'âge de 12 ans. Il est plus difficile de donner l'information et d'obtenir un consentement valable dans des situations aiguës, alors que le temps nécessaire pour le dialogue fait défaut et que la relation de confiance n'est pas encore nouée. Le consentement éclairé de l'enfant doit être signé par lui et être rédigé dans un langage compréhensible pour lui.

Cependant, le consentement éclairé du responsable et de l'enfant ne se limite pas à la seule signature d'un document. En effet, il doit être le fruit d'un dialogue continu entre le chercheur, les enfants et leurs représentants légaux. Par ailleurs, les documents d'information préparés pour les études sponsorisées par un promoteur commercial sont le plus souvent inadaptés, et même si le document en soi est acceptable, on conçoit difficilement que l'enfant ou les parents lisent dix pages, et en retiennent l'essentiel. Il est évident que le fait de disposer d'un texte formel sur lequel les informations sont basées n'est qu'un début. Cette information ne peut d'ailleurs pas être donnée en une fois. Au contraire, des contacts multiples sont nécessaires pour arriver au consentement. Cependant, des décisions doivent parfois être prises en urgence.

Il appartient au clinicien responsable du traitement de l'enfant de donner les informations et d'obtenir le consentement. En effet, c'est lui qui entretient une relation de confiance avec l'enfant et ses parents, et cette relation de confiance constitue la base de la procédure. Il faut souligner que cette manière de voir est en contradiction avec l'idée, assez répandue, que le consentement devrait être obtenu par une personne indépendante, c'est-à-dire sans lien avec le patient. En fait, la condition d'indépendance a été avancée afin d'éviter les pressions, même involontaires, du chercheur sur le sujet et vise donc à garantir la liberté du consentement. Dans la recherche pédiatrique, cette liberté doit être assurée autrement, au sein même de la relation de confiance entre le clinicien, l'enfant et ses parents. Ceci demande bien évidemment que les cliniciens soient particulièrement vigilants à cet égard.

3.4. Le personnel et l'infrastructure doivent être adaptés

Le protocole doit être rédigé et l'étude effectuée par des chercheurs qui ont une expérience dans le domaine des essais chez l'enfant. Le personnel doit avoir l'habitude de s'occuper d'enfants, et l'environnement de l'essai doit être adapté (nourriture, jeux, présence des parents). La délivrance d'informations nécessite, elle aussi, une certaine expertise. La méthode utilisée doit être adaptée aux différentes catégories d'âge.

Dans de nombreux pays, un réseau de centres de recherche pédiatrique existe ; l'Association Belge de Pédiatrie envisage également cette possibilité. Un tel réseau peut certainement assister les pédiatres qui, chacun dans leur service, réalisent les essais et coordonnent les études multicentriques. Il peut aussi améliorer la qualité de la recherche. Cependant, il est primordial que le pédiatre responsable du traitement reste concerné : c'est lui qui doit juger de la pertinence de la question de recherche, entamer la discussion avec l'enfant et ses parents, et décider de l'opportunité d'inclure tel ou tel enfant dans l'étude. Il est toutefois nécessaire, comme c'est déjà le cas dans certains pays, que les pédiatres et autres personnes impliqués dans l'étude soient formés à tous les aspects des essais cliniques chez l'enfant, même s'ils ne sont pas attachés aux centres spécialisés de recherche. Dans plusieurs pays, il existe une accréditation de chercheurs, ce qui garantit la qualité de leur travail ; une telle accréditation n'existe pas en Belgique.

3.5. L'évaluation doit provenir d'un comité d'éthique expérimenté dans la recherche sur les médicaments pédiatriques

Les protocoles d'études doivent être évalués par des comités d'éthique qui ont de l'expérience dans le domaine concerné par le protocole, mais aussi spécifiquement en pédiatrie (Gill, 2004). La Directive européenne 2001/20/CE et la loi belge du 7 mai 2004 prévoient d'ailleurs que les différents éléments discutés dans ce texte soient respectés.

Le comité d'éthique doit examiner la pertinence de la question à laquelle l'essai vise à donner une réponse, la balance risque/bénéfice, l'information et le consentement éclairé, l'aptitude du personnel et l'adéquation de l'infrastructure disponibles. La Directive européenne et la loi belge prévoient qu'au moins deux pédiatres interviennent dans l'évaluation des protocoles d'essais chez l'enfant. Si nécessaire, des pédiatres n'appartenant pas au comité peuvent être consultés. La question se pose de savoir à quel point de tels experts, consultés de manière occasionnelle, peuvent avoir réellement une influence sur la manière dont le comité aborde l'évaluation des essais pédiatriques.

Nous avons déjà évoqué le fait que les documents d'information – qui forment la base du consentement et qui sont soumis au comité d'éthique – sont souvent mal rédigés. Même s'ils sont de bonne qualité, le pédiatre responsable doit entamer une discussion continue avec l'enfant et ses parents. L'approbation de ces documents par un comité ne garantit certainement pas une procédure correcte : au cours de l'étude, le comité devrait idéalement s'assurer que le consentement éclairé est obtenu dans des circonstances acceptables.

Conclusion

Les essais cliniques chez l'enfant suscitent un dilemme : l'obtention de données valables requiert que l'enfant soit impliqué dans des essais, alors même qu'il doit être protégé.

La Directive européenne 2001/20/CE et la loi belge qui l'implémente présentent certainement l'avantage d'avoir attiré l'attention sur les nécessaires précautions à prendre lors de la réalisation d'essais chez l'enfant. En effet, il est évident que des études bien structurées sur les médicaments pédiatriques font largement défaut. On ne sait pas encore si et à quel point ces initiatives législatives mèneront à une amélioration qualitative de ces essais. On peut cependant espérer qu'elles auront un effet favorable en stimulant la recherche sur les médicaments chez l'enfant.

Le manque d'expérience en matière d'essais cliniques chez l'enfant est incontestable. Nous tous – chercheurs, patients et leurs représentants légaux, comités d'éthique – devrons travailler afin de pouvoir réaliser des essais qui nous permettront d'obtenir des données « basées sur l'évidence » concernant l'utilité et l'innocuité des médicaments pour les enfants, tout en respectant les droits de ceux-ci. Ceci implique que nous nous attachions à modifier graduellement nos attitudes et à développer des structures afin de réconcilier la nécessité d'essais pédiatriques et l'éthique.

Bibliographie

Annicq A., Robeyst A., Segers N., Bauters T., Vanhaesebrouck P., Dejaeger A., Van Winckel M. (2008). « "Unlicensed" en "off-label"-gebruik van medicatie bij kinderen », *Tijdschrift voor Geneeskunde*, 64, 677-82.

Conroy S., Choonara I., Impicciatore P., Mohn A., Arnell H., Rane A., Knoeppel C., Seyberth H., Pandolfini C., Raffaelli M., Rocchi F., Bonati M., 'T Jong G., de Hoog M., van den Anker J. (2000). « On behalf of the European Network for Drug Investigation in Children », *British Medical Journal*, 320, 79-82.

Gill D. (2004). « Ethical principles and operational guidelines for good clinical practice in paediatric research. Recommendations of the Ethics Working Group of the Confederation of European Specialists in Paediatrics (CESP) », *European Journal of Pediatrics.*, 163, 53-57.

ICH (2000). Topic E11 : Clinical Investigation of Medicinal Products in the Paediatric Population, www.ich.org/cache/compo/276-254-1.html

Kauffman R.E. (1998). « Drug safety, testing, and availability for children », *Child Legal Rights Journal*, 18, 27-34.

Leech P.N. (1937). « Elixir of sulfanilamide-Massengill », *Journal of the American Medical Association*, 109, 1531-1539.

Neubauer D., Laitinen-Parkkonen P., Matthys D. (2007). « Ethical challenges of clinical research in children ». dans : Rose K., van den Anker J.N. (eds), *Guide to paediatric clinical research.* Basel, Karger, p. 38-46.

Note for Guidance on Clinical Investigation of Medicinal Products in the Paediatric Population (*CPMP/ICH*/2711/99), (2000) : www.emea.europa.eu.

Ramet J. (2005). « What the paediatricians need – the launch of paediatric research in Europe », *European Journal of Pediatrics*, 164, 263-265.

Royal College of Paediatrics and Child Health (2000). « Guidelines for the ethical conduct of medical research involving children », *Archives of Diseases in Childhood*, 82, 177-182.

Shirkey H.C. (1968). « Editorial comment : therapeutic orphans », *Journal of Pediatrics*, 72, 119-120.

Steinbrook R. (2002). « Testing medications in children », *New England Journal of Medicine*, 347, 1462-1470.

'T Jong G., Eland I., Sturkenboom M., van den Anker J., Stricker B. (2002). « Unlicensed and off label prescription of drugs in children : population based cohort study », *British Medical Journal*, 324, 1313-1314.

Turner S., Nunn A.J., Fielding K., Choonara I. (1999). « Adverse drug reactions to unlicensed and off-label drugs on paediatric wards : a prospective study », *Acta Paediatrica*, 88, 965-968.

Wendler D.S. (2006). « Assent in paediatic research : theoretical and practical considerations », *Journal of Medical Ethics*, 32, 229-223.

Organisation de la recherche clinique pédiatrique en Belgique

Implication et rôle de l'infirmière

Anne-Catherine DUBOIS, Annick BOURGEOIS
et Etienne SOKAL

Introduction

Nous voudrions ici rendre compte de notre travail d'infirmières coordinatrices en recherche clinique dans un centre universitaire de recherche clinique en pédiatrie. Au-delà de cet ancrage et à travers lui, nous voudrions évoquer l'organisation de la recherche pédiatrique en Belgique. Pour ce faire, nous aborderons d'abord la question des *Good Clinical Practice* dans ses différents aspects: les divers types de normes qui l'encadrent – juridiques et éthiques, internationales et nationales –; les acteurs qui interviennent dans un projet de recherche clinique; les phases des études; les étapes de l'organisation d'un essai (I). Nous nous attacherons ensuite plus précisément à montrer en quoi consiste notre travail d'infirmières coordinatrices: notre position spécifique entre le sponsor, l'investigateur et le patient; notre rôle lors des différentes étapes d'un essai, des études préalables de faisabilité au rapport final et à ses suites éventuelles (II). En conclusion, nous voudrions souligner de façon plus personnelle quelques-uns des aspects auxquels il nous semble que l'infirmière de recherche doit être particulièrement attentive, si elle veut mener à bien la tâche, certes lourde mais tellement enrichissante, qui est la sienne.

1. « Good clinical practice »

1.1. Le cadre éthique et juridique

1.1.1. Le cadre éthique international et les règles de bonne pratique

Dans cette section, nous évoquons trois textes majeurs en matière de recherche : le Code de Nuremberg, la Déclaration d'Helsinki, les « *Good Clinical Practice* ». Chacun de ces textes définit des exigences éthiques, qui se sont progressivement affinées au cours du temps, et qui visent tout à la fois à assurer la rigueur de la recherche ainsi que la protection et le respect des personnes impliquées dans un essai. Nous rendrons succinctement compte des critères qu'ils mettent en avant.

Le **Code de Nuremberg (1947)** est en fait un extrait des attendus du procès diligenté par le Tribunal militaire américain à Nuremberg à l'encontre des agissements des médecins dans les camps de concentration nazis. Il reprend la liste des critères en fonction desquels les juges ont apprécié les expérimentations menées sur des prisonniers dans ces camps. Juridique au départ, ce texte a été repris par la profession médicale pour guider les expérimentateurs[1]. Il constitue une des bases de la bioéthique actuelle.

Les dix critères du Code établissent que :

1. Le consentement éclairé et volontaire du sujet humain légalement capable est absolument essentiel. Des précisions importantes sont données en ce qui concerne la liberté à respecter dans la demande de consentement, la nature de l'information à fournir au sujet, et le caractère incessible de la responsabilité de l'expérimentateur en matière d'information et de demande de consentement.
2. L'expérience doit avoir des résultats pratiques pour le bien de la société et impossibles à obtenir par d'autres moyens.
3. L'expérimentation humaine ne doit être envisagée qu'après une expérimentation sur l'animal.

1. Ce texte a été souvent reproduit. On le trouvera notamment dans M.-L. Delfosse et C.Bert (2009). Il convient d'être particulièrement attentif à la 1e règle, qui est relative au consentement, et dont certaines éditions ne retiennent que la première phrase. D'autres éditions en reprennent la totalité, ce qui est beaucoup plus intéressant et s'avère important du point de vue de l'éthique de l'expérimentation humaine.

4. L'expérience doit être pratiquée de façon à éviter toute souffrance ou effet secondaire non nécessaire.
5. L'expérience ne doit pas être tentée quand il existe une raison a priori de croire qu'elle entraînera la mort ou l'invalidité du sujet.
6. Les risques encourus ne devraient jamais excéder l'importance du problème que doit résoudre l'expérience envisagée.
7. Toute éventualité susceptible de provoquer des blessures ou la mort doit être écartée.
8. Les expériences ne doivent être pratiquées que par des personnes qualifiées.
9. Le sujet humain doit être libre de faire interrompre l'expérience, « s'il estime avoir atteint le seuil de résistance, mentale ou physique, au-delà duquel il ne peut aller ».
10. Les scientifiques expérimentateurs doivent être prêts à interrompre l'expérience « s'ils ont une raison de croire que sa continuation pourrait entraîner des blessures, l'invalidité ou la mort pour le sujet expérimental ».

La **Déclaration d'Helsinki (1964-2008)** est un texte dans lequel l'Association Médicale Mondiale (ou *World Medical Association*) (AMM ou WMA) – qui représente les médecins du monde entier – s'attache à définir les critères à respecter dans les expérimentations réalisées avec des êtres humains. Depuis sa première formulation en 1964, la Déclaration d'Helsinki a connu six versions, et la septième vient d'être adoptée en octobre 2008[2].

Depuis 1975, elle pose que « Dans la recherche médicale sur les sujets humains, les intérêts de la science et de la société ne doivent jamais prévaloir sur le bien-être du sujet. ».

En résumé, les points essentiels de la Déclaration d'Helsinki concernent :

- Le protocole : conception et exécution de l'expérimentation.
- L'évaluation préalable par un comité d'éthique qui donnera un avis général concernant le projet de recherche soumis : l'évaluation risque/bénéfice, les procédures de consentement.

2. On trouve le texte actuel de la Déclaration d'Helsinki sur le site de l'AMM : www.wma.net.

- Le consentement écrit : protection des sujets.
- La qualification des personnes responsables de la recherche.
- La qualité des données collectées : précision, transparence.

Tous les protocoles de recherche contiennent la version de la Déclaration d'Helsinki qui leur est contemporaine, c'est-à-dire la dernière en vigueur.

Le **Good Clinical Practice** ou « Guide des bonnes pratiques cliniques » **(1997)** est un standard international qui a été établi par la Conférence Internationale sur l'Harmonisation des Exigences Techniques pour l'Enregistrement de Produits pharmaceutiques à Usage Humain (ICH). Cette institution internationale (États-Unis, Japon, Europe) définit des normes concernant la conception, la réalisation, l'efficacité, la surveillance et la vérification d'essais cliniques ainsi que l'enregistrement, l'analyse et la présentation des données s'y rattachant afin de garantir la fiabilité et l'exactitude des résultats présentés ; elle s'attache aussi à la protection des droits, de l'intégrité et de l'identité des sujets[3].

En résumé, les *Good Clinical Practice* formulent un ensemble de règles dont les différents principes sont les suivants :

1. importance d'un protocole d'essai clinique clair et détaillé,
2. conforme aux principes éthiques découlant de la Déclaration d'Helsinki,
3. approuvé par un comité d'éthique indépendant,
4. proposé à des sujets volontaires éclairés,
5. par un investigateur qualifié et responsable : des soins médicaux dispensés aux sujets, de la qualité des données recueillies et de la confidentialité des dossiers.

1.1.2. Le cadre juridique

Les essais cliniques sont également encadrés juridiquement aux niveaux européen et belge. Nous évoquerons deux textes-clé actuellement : la Directive 2001/20/CE du 4 avril 2001, modifiée fin 2006, et la loi belge du 7 mai 2004, modifiée, elle aussi, à plusieurs reprises[4].

3. On trouve le texte des GCP sur le site de l'ICH : www.ich.org.
4. On trouve ces textes respectivement sur les sites : eur-lex.europa.eu.et www.cass.be/loi/loi.htm.

Législation européenne: la Directive 2001/20/CE

Cette directive a pour but de rapprocher les législations des États membres en ce qui concerne l'application des Bonnes Pratiques Cliniques dans la conduite d'essais cliniques de médicaments à usage humain. Elle définit des dispositions qui sont d'application depuis le 1er mai 2004. Elle a été modifiée le 12 décembre 2006 par un Règlement relatif aux médicaments à usage pédiatrique[5].

Législation nationale: La loi belge du 7 mai 2004 relative aux expérimentations sur la personne humaine[6]

Cette loi transpose la directive européenne 2001/20/CE en droit belge, mais est plus large que celle-ci. À l'exception des essais non interventionnels, elle concerne toutes les expérimentations chez l'homme – pas seulement celles qui sont réalisées avec des médicaments – dont l'objectif est le développement des connaissances propres à l'exercice des professions de soins de santé. Elle impose des délais plus stricts que la directive européenne, permettant ainsi à la Belgique de se démarquer des autres pays.

Elle regroupe des exigences, antérieurement éparses, concernant la protection des participants, les comités d'éthique, l'autorisation du Ministre qui a la Santé Publique dans ses attributions, le médicament à l'étude, la pharmacovigilance, les assurances.

1.2.3. À propos de la recherche pédiatrique en Belgique

Comme évoqué plus haut, une nouvelle réglementation européenne en matière de médicaments pédiatriques est en vigueur depuis janvier 2007. Elle est directement applicable en Belgique et donne une impulsion bienvenue au développement de médicaments de qualité pour les enfants. En effet, à l'heure actuelle, les enfants se voient souvent administrer des doses réduites des médicaments testés sur des adultes. Pourtant, ils ne sont pas des adultes en miniature, mais présentent des caractéristiques spécifiques à leur âge, liées entre autres à leur métabolisme. Il convient donc de mettre

5. Règlement (CE) n° 1901/2006 du 12 décembre 2006 relatif aux médicaments à usage pédiatrique, modifiant le Règlement (CEE) n° 1768/92, les directives 2001/20/C3 et 2001/83/CE ainsi que le règlement (CE) n° 726/2004 (modifié par le Règlement (CE) n° 1902 du Parlement européen et Conseil du 20 décembre 2006), *J.O.U.E.*, L 378 du 27 décembre 2006, p.1-19 et 20-21.

6. Le texte de la loi est accessible sur le site: www.cass.be. Pour une présentation de cette loi, voir. Schamps (2009).

à leur disposition des médicaments correspondant à leurs besoins spécifiques, ce qui permet d'éviter des effets secondaires indésirables inattendus dus au surdosage, ou à l'inverse, un risque d'inefficacité lié à un sous-dosage. Or, les recherches en pédiatrie sont onéreuses et le marché est considéré comme étroit. Peu d'études étaient donc réalisées.

Le « Règlement relatif aux médicaments à usage pédiatrique » vise à obliger les firmes pharmaceutiques à évaluer tout médicament susceptible d'être utilisé chez l'enfant par des recherches ciblées sur cette population via des « plans d'investigations pédiatriques » (PIP)[7]. Certaines mesures sont prises pour encourager et inciter la recherche ; elles concernent entre autres une prolongation des droits de propriété intellectuelle de 6 mois à 2 ans en fonction du type de médicament, des délais plus longs étant prévus pour les médicaments orphelins. De nouvelles règles concernent aussi les médicaments déjà commercialisés qui bénéficieraient de nouvelles études cliniques en pédiatrie (prescription pédiatrique spécifique). Un comité pédiatrique a également été mis en place pour éviter que des recherches redondantes ou superflues soient réalisées dans cette population.

1.2. Les intervenants dans un projet de recherche clinique

Dans cette section, nous évoquerons les différents acteurs qui interviennent dans un projet de recherche clinique : leur qualification, leurs rôles et leurs interactions. On pourra ainsi se rendre compte des liens complexes qui se tissent entre ces intervenants.

L'investigateur est un médecin et, dans le secteur qui nous intéresse, un pédiatre. Il doit être compétent dans le domaine étudié, c'est-à-dire qualifié par sa formation et son expérience (documentée par un CV et des publications relatives au domaine étudié). Il doit être familier avec le produit à l'étude et maîtriser le protocole. Il doit également être apte à recruter les sujets requis dans les délais fixés et à assumer leur suivi médical. Il doit être en mesure de s'entourer des aides compétentes qu'il aura préalablement informées de manière précise du protocole. Il obtiendra, avant d'entamer l'essai clinique, l'approbation du comité d'éthique qu'il informera ensuite du déroulement de l'étude et à qui il soumettra les éventuelles modifications au protocole.Il assumera la responsabilité d'informer complètement et loyalement les sujets afin d'obtenir un consentement éclairé en bonne

7.Pour une présentation des PIP, voir Brasseur (2009).

et due forme. Il sera responsable du bon déroulement du protocole, de la collecte des données et de la rédaction des rapports destinés au comité d'éthique et au commanditaire de l'essai clinique.

Le sponsor ou promoteur est un individu, une compagnie, une institution ou une organisation qui prend la responsabilité de mener à bien un projet de recherche clinique : son initiation, sa gestion et/ou son financement. Il est toujours représenté sur le site par un *Clinical Research Associate* (CRA). Le CRA assume différentes charges : initier le site dont il devient la personne de référence ; informer l'investigateur et son équipe du protocole et de tous les détails pratiques pour le bon déroulement de l'étude ; s'assurer que le site dispose de l'équipement nécessaire tel que laboratoire et pharmacie ; relayer auprès du site les informations provenant du sponsor ; réaliser les visites de monitoring ; assister l'infirmière coordinatrice afin d'assurer le bon déroulement de l'étude. Dans certains cas, le CRA dépend d'une *Clinical Research Organisation* (CRO). La CRO est en quelque sorte une sous-traitance du sponsor pour la gestion des études cliniques dans les différents centres. Depuis quelques années, les CRO se sont développées et les sponsors font plus souvent appel à leurs services. Un même sponsor peut décider d'organiser intégralement certaines études et d'en déléguer d'autres à des CRO. Lorsqu'une CRO est désignée, le site n'a pas ou très peu de contact direct avec le sponsor car toutes les informations et requêtes passent d'abord par elle.

Le comité d'éthique est un organisme indépendant chargé d'une mission de conseil ou d'examen. Il est propre à l'établissement ou a une compétence régionale, nationale ou supranationale. Il est composé de professionnels des milieux médical et scientifique et de membres n'appartenant pas à ces milieux. Ses membres assument la responsabilité d'assurer la protection des droits, de la sécurité et du bien-être des sujets humains participant à un essai. Le comité d'éthique garantit publiquement cette protection en examinant le protocole d'essai, la compétence des investigateurs, l'adéquation des installations ainsi que les méthodes et les documents à utiliser pour obtenir le consentement éclairé des sujets après les avoir informés adéquatement. Aux termes de la loi belge, le comité doit aussi approuver le bien-fondé du protocole de recherche et confirmer par écrit son opinion favorable. Le statut juridique, la composition, le fonctionnement, les activités et les exigences réglementaires liés aux comités d'éthique indépendants peuvent différer d'un pays à l'autre, mais chaque pays doit toujours permettre aux comités d'exercer leurs activités conformément aux GCP.

En Belgique, le comité d'éthique doit être composé d'un minimum de 8 membres et d'un maximum de 15 membres, représentant les deux sexes, dont une majorité de médecins et au moins un juriste. Il doit être agréé par le Ministre qui a la Santé publique dans ses attributions.

Le laboratoire est le lieu de manipulation et de stockage des échantillons collectés tout au long de l'étude. Il doit disposer du matériel nécessaire répondant aux normes imposées par le protocole.

Beaucoup de sponsors utilisent un laboratoire central pour tous les sites lorsqu'il s'agit d'une étude multicentrique. Dans ce cas, certains échantillons sont centrifugés sur le site local et le plasma/sérum prélevé est envoyé, à température ambiante ou congelé, au laboratoire central qui réalise toutes les analyses nécessaires dès réception des différents échantillons (sang, urines, etc.). Le laboratoire centralisé permet une uniformisation des résultats, ce qui donne une valeur scientifique plus importante lors de la publication de ceux-ci.

La pharmacie est responsable de la réception du médicament à l'étude, de son stockage dans les bonnes conditions (température etc.), de sa préparation selon le protocole et de son acheminement vers le patient, ainsi que de l'élimination des produites non utilisés.

En fonction des exigences spécifiques de chaque protocole d'étude, une collaboration se met aussi en place avec **les services médico-techniques**, tels que la radiologie, l'anatomo-pathologie... Les protocoles d'examens doivent parfois contenir des informations qui ne sont pas requises en routine, c'est-à-dire des analyses spécifiques non réalisées habituellement mais nécessaires pour répondre aux exigences du protocole. Il est également fréquent de devoir envoyer au sponsor les résultats d'examens sur CD.

1.3. Les phases des études

Il existe deux étapes fondamentales dans le développement d'un médicament : les phases pré-cliniques qui sont réalisées en laboratoire et n'impliquent pas de sujets humains, et les phases cliniques qui sont réalisées sur des sujets humains. Nous nous attacherons ci-dessous à ces dernières.

La phase I correspond à la première utilisation clinique du médicament sur l'homme. Elle ne vise pas de bénéfice thérapeutique. Son objectif principal est de vérifier la **sécurité** de la drogue à l'étude sur l'homme ainsi que sa tolérance. Plus précisément, il s'agit d'évaluer la ou les toxicités, d'étudier la pharmacocinétique du produit (nature et vitesse des réactions chimiques du produit dans l'organisme), de déterminer la dose maximale tolérable (DMT), et de définir la dose recommandée pour la phase II. Les essais sont généralement réalisés avec des volontaires sains si cela est éthiquement acceptable, ou avec des sujets atteints de la pathologie étudiée. En effet, il ne serait pas médicalement correct de donner une drogue toxique comme une chimiothérapie orale à un sujet sain dans le but d'étudier le traitement du cancer. Le choix des sujets dépend donc de la nature de la maladie et de la toxicité attendue de la drogue expérimentale Une indemnisation est autorisée, cette phase pouvant comporter certains risques. Pour la pédiatrie, la loi belge spécifie à l'article 7, 7°: « aucun encouragement ni avantage financier n'est accordé au mineur ou à ses représentants, hormis des compensations ». Concrètement, cela signifie qu'aucune somme d'argent n'est donnée, mais plutôt des petits cadeaux adaptés à l'âge. Un nombre limité de sujets – entre 20 et 100 – est impliqué.

Dans la pratique, les phases I sont moins courantes en pédiatrie que chez les adultes. Bien souvent, les firmes attendent d'avoir les résultats des phases I et II réalisées sur des adultes avant de débuter une étude en pédiatrie. L'avantage est que le produit testé est déjà mieux connu et donc plus sûr, l'inconvénient est que la population pédiatrique bénéficie de ces traitements bien plus tard. Pour certains produits cependant, les essais chez les adultes sont limités car l'indication du produit est pédiatrique et ne s'administre aux adultes que pour les phases I.

La phase II est une étude thérapeutique pilote. Elle implique des patients volontaires – de 40 à 80 – atteints uniquement de la pathologie étudiée. Cette phase est souvent réalisée en double aveugle avec un contrôle placebo, ou une drogue comparative, ou les deux. Ses objectifs sont l'examen de l'efficacité pharmacologique du produit, la mise en évidence des principaux effets secondaires, la détermination des posologies optimales pour la phase III et le meilleur mode d'administration. Les phases II sont courantes en pédiatrie. En effet, le métabolisme de l'enfant n'étant pas identique à celui de l'adulte, il est primordial d'adapter les doses pour cette population.

La phase III élargit la recherche sur l'effet thérapeutique. Elle porte sur un nombre plus important de malades volontaires – de 100 à 1000. Elle consiste souvent en plusieurs études multicentriques qui peuvent s'étaler sur des années. Pour constituer les groupes, on utilise la randomisation, c'est-à-dire qu'on répartit aléatoirement les sujets en deux groupes auxquels on offre deux attitudes thérapeutiques qui seront comparées. Cette comparaison est établie entre le nouveau traitement et le meilleur traitement connu (ou traitement de référence). En l'absence de traitement alternatif, la nouvelle molécule est comparée à un placebo, souvent pour une période déterminée. Par exemple, le placebo est donné à 1 enfant sur 3 pendant un an, puis tous les sujets sont traités pendant deux ans. Le placebo n'est jamais utilisé si l'absence de traitement entraîne un danger pour le patient. Les objectifs de cette phase sont triples : la vérification et la confirmation du rapport efficacité/tolérance ; les conséquences de l'administration à long terme ; la comparaison avec le traitement de référence (ou placebo).

Au terme de la phase III, le médicament obtient une autorisation de mise sur le marché s'il répond à tous les critères imposés par l'Agence européenne des médicaments (EMEA) et/ou la *Food and Drug Administration* (FDA). Les conditions de remboursement sont également définies par le Ministre de la Santé Publique et des Affaires Sociales.

Lorsque le produit est mieux connu, les firmes réalisent des études plus poussées pour obtenir des informations complémentaires, par exemple sur l'élimination du produit chez les insuffisants hépatiques ou rénaux.

La phase IV poursuit l'étude de celui-ci après la mise sur le marché du produit, en termes de pharmacovigilance. Ses objectifs sont la détection des complications graves et rares à long terme, et la familiarisation des médecins avec le nouveau produit.

1.4. Les différentes étapes de l'organisation d'un essai clinique

Le protocole est un document dans lequel sont décrits les objectifs, la conception, la méthodologie, les méthodes statistiques et les diverses étapes d'un essai. Il fournit d'ordinaire le contexte et la raison d'être de celui-ci, renseignements qui peuvent être fournis dans d'autres documents cités dans le protocole. Il assure l'uniformité dans la sélection et le traitement des patients, et couvre tous les aspects de la recherche : scientifiques, administratifs, éthiques. En pédiatrie, toutes les mesures doivent être prises pour minimiser les désagréments, la douleur, la peur ou tout autre risque prévisible en tenant compte de la maladie et du niveau de développement de l'enfant.

L'information est le document qui reprend toutes les données relatives à l'étude (voir *infra*).

Le consentement informé est le processus par lequel un sujet confirme de son plein gré sa volonté de participer à un essai particulier, après avoir été informé de tous les aspects de celui-ci, qui peuvent influer sur sa décision d'y participer. Il s'exprime par un formulaire qui est signé et daté par le sujet et l'investigateur principal, en double exemplaire.

Le contenu de l'information porte sur les aspects suivants.

- *Description de l'étude*: en quoi consiste le projet de recherche, quels en sont les buts, quels traitements seront administrés, que signifie et implique la randomisation si randomisation il y a, quelles procédures seront suivies, quelle est la part expérimentale du traitement, quel est le nombre de patients à inclure.
- *Implications de l'étude*: quels en sont les risques prévisibles et les bénéfices escomptés, dans quelles circonstances sera-t-elle éventuellement arrêtée, quelle sera la durée de la participation, quelles sont les alternatives de traitement, quelles sont les responsabilités du sujet.
- *Aspects personnels*: le caractère volontaire du consentement, l'information continue qui sera donnée aux participants, l'identité des personnes de contact, les modalités d'accès aux données du patient, les modalités assurant la confidentialité.
- *Aspects financiers*: le fait qu'une compensation est prévue en cas d'accident, la couverture de l'étude par une assurance sans faute, l'indemnisation prévue pour les participants en raison des frais de déplacement ou de l'achat d'un produit (un lait bien précis par exemple).

En pédiatrie, il existe des règles spécifiques reprises dans la loi et relatives au consentement d'un enfant. Dès que ce dernier est en âge de comprendre et de s'exprimer, une information adaptée à son âge doit lui être dispensée afin qu'il puisse donner son avis quant à sa participation à une étude clinique (voir *infra*). S'il le souhaite, il peut signer le consentement écrit qui lui aura été présenté. Les informations, orales et écrites, doivent être adaptées à sa capacité de compréhension et expliquées par un personnel expérimenté. Le médecin doit proposer systématiquement le consentement et l'enfant décidera avec le médecin et ses parents s'il souhaite signer le document. C'est en général vers l'âge de 12 ans que l'enfant commence à signer ce document.

On appelle « **documents sources** » toute information se trouvant dans les documents originaux ou les copies certifiées relatives à un patient et à un volontaire sain inclus dans une étude. Il s'agit généralement du dossier médical du patient ou du volontaire sain, qui comporte notamment son histoire médicale, les rapports de consultation, les résultats d'examens, etc.

Toutes les informations relatives au sujet impliqué doivent se trouver dans les documents sources qui servent de référence pour remplir le *Case Report Form* (CRF). Il en résulte une conséquence importante et paradoxale : ce qui n'est pas rapporté n'est pas arrivé !

Le CRF (Case report Form) est un document imprimé, optique ou électronique, créé en vue de rassembler, de manière standardisée, toutes les informations requises par le protocole sur chaque sujet étudié. Ces données sont rapportées au promoteur pour l'analyse du produit à l'étude. Les données médicales et les données relatives au traitement et à son efficacité constituent un véritable miroir de l'étude.

La « **Brochure investigateur** » est la compilation des données cliniques et non cliniques relatives au produit testé et ayant trait à l'étude dudit produit sur des sujets humains.

Le monitoring présente plusieurs aspects. Il consiste à surveiller le déroulement d'un essai clinique, à veiller à ce que celui-ci soit réalisé conformément au protocole, aux *Standard Operating Procedures* (SOPs ou modes opératoires normalisés), aux *Good Clinical Practice* (GCP) et aux exigences réglementaires applicables. Il consiste également à veiller à ce que les données s'y rattachant soient consignées et présentées conformément à ces mêmes directives. Un rapport de monitoring écrit est rédigé par le *Clinical Research Associate* (CRA) à l'intention du promoteur après chacune de ses visites.

On appelle « **publication** » la description écrite d'un essai mené sur des sujets humains et portant sur un agent thérapeutique, prophylactique ou diagnostique. La description, la présentation et l'analyse des données cliniques et statistiques y sont intégrées pour ne former qu'un seul rapport.

L'audit ou la vérification est un examen systématique et indépendant des activités et documents liés aux essais. Il poursuit deux objectifs : d'une part, déterminer si ces activités ont été menées conformément au protocole, aux « *Standard Operating Procedures* » (SOPs ou modes opératoires normalisés) qui valent de façon large, mais sont adaptées par le promoteur en fonction du protocole, aux « *Good Clinical Practice* » (GCP) et aux exigences réglementaires applicables ; d'autre part, si les données ont été enregistrées, analysées et présentées conformément à ces mêmes normes. Un audit peut être mené, soit par le sponsor lui-même, soit par le comité d'éthique, soit par la FDA, l'EMEA ou la CRO (voir *infra*).

2. Implication et rôle de l'infirmière

Nous décrirons ici notre position et notre activité en tant qu'infirmières coordinatrices, au sein d'une équipe pluridisciplinaire de recherche clinique. Nous sommes en quelque sorte le maillon central d'une longue chaîne. Notre rôle est d'assurer à tous les moments la bonne communication entre les différents intervenants pour que chaque phase du projet se déroule dans des conditions optimales, conformément au protocole. Nous allons parcourir toutes ces étapes depuis les balbutiements d'un essai jusqu'à la publication des résultats et la mise sur le marché d'un produit, but ultime de la recherche clinique.

2.1 Interface entre le sponsor et l'investigateur

La personne qui coordonne un projet de recherche clinique peut être nommée de diverses façons suivant sa formation de départ : infirmier, diététicien, kinésithérapeute, secrétaire, licencié en sciences bio-médicales. Selon les lieux, on parlera d'un infirmier coordinateur en recherche clinique ou d'une coordinatrice en recherche clinique médicale (CRCM), d'un data manager, d'une *study nurse* ou d'un *study coordinator*. Tout un travail a été réalisé aux Cliniques St Luc pour uniformiser la fonction, au départ de diplômes très différents. La dénomination finalement choisie est « coordinatrice en recherche clinique médicale ». Dans notre cas, nous parlerons donc d' « infirmière coordinatrice en recherche clinique ». Rappelons toutefois que notre fonction n'est pas nécessairement assumée par une infirmière.

L'infirmière coordinatrice en recherche clinique a d'abord pour fonction d'assurer, sous la responsabilité de l'investigateur, l'organisation et la coordination d'un essai clinique. Même si, pour un site précis, l'investigateur est légalement responsable de la direction d'une étude clinique, il délègue certaines tâches à l'infirmière qui coordonne les activités quotidiennes de la recherche clinique. Représentante de l'étude au sein de son établissement, cette infirmière joue un rôle central dans la conduite du projet.

En concertation avec l'investigateur, elle est responsable de l'ensemble des activités quotidiennes de la recherche clinique effectuée sur le site (tâches administratives, médicales et relationnelles). Elle sert également de liaison entre les différents intervenants impliqués dans un projet de recherche : l'investigateur, le comité d'éthique, la famille du sujet, les équipes soignantes, le sponsor, …

Avant de proposer à un investigateur de participer à une étude, le sponsor visite le centre afin d'évaluer sa capacité à réaliser le projet : les connaissances de l'investigateur et son expérience par rapport au sujet proposé sont-elles suffisantes, qu'en est-il du personnel disponible (laboratoire et pharmacie), du matériel utilisé et de la population de patients potentiels ? Lors de cette visite, le sponsor s'entretient avec l'investigateur et l'infirmière qui doivent s'être préparés au préalable.

Réaliser adéquatement ces tâches requiert de la part de l'infirmière trois qualités : une grande minutie, la capacité de gérer de front plusieurs aspects de la recherche, et un bon sens des relations humaines. En outre, en pédiatrie, il est important que l'infirmière adopte une attitude adaptée dans sa relation avec l'enfant et ses parents. Elle doit, par exemple, tenir compte du langage et du niveau de compréhension de l'enfant ; du vécu, de l'angoisse des parents à l'approche d'une intervention chirurgicale lourde ou dans le décours d'une maladie chronique.

En un mot, on peut donc dire que **l'infirmière coordinatrice** en recherche clinique est la **personne ressource** au centre de **l'expérimentation**.

2.2. Étude de faisabilité – évaluation des coûts et intérêts

Un projet de recherche clinique peut voir le jour au sein d'une institution en empruntant deux voies très différentes, la seconde étant la plus fréquente.

Il peut s'agir d'un projet de recherche interne, ce qui signifie que le protocole a été écrit par un chercheur ou une équipe d'un hôpital en vue de réaliser une étude mono- ou multicentrique. Dans ce cas et avant toute chose, il doit être soumis en priorité au Ministère de la Santé publique. L'infirmière, en collaboration avec l'investigateur principal du projet, effectue cette tâche, essentiellement administrative, qui consiste à rassembler tous les documents nécessaires : le protocole, la description du projet, les formulaires de consentement, la documentation *ad hoc* dont la liste est reprise dans la loi (notices des médicaments utilisés etc.) et tous les renseignements relatifs à l'investigateur (CV, etc.). Ce n'est qu'après avoir reçu l'accord du Ministère que l'on peut passer aux autres étapes, similaires à celles d'un projet de recherche mené par une firme pharmaceutique. Ce sont ces étapes que nous allons décrire maintenant.

En effet, une autre situation existe, qui est la plus fréquente : le site a été sélectionné par un sponsor pour participer à une étude clinique. Dans ce cas, la soumission du projet au Ministère de la Santé est réalisée par le sponsor. La première étape du travail pour l'infirmière coordinatrice en recherche clinique consiste alors à assister l'investigateur dans l'évaluation de la faisabilité d'un nouveau protocole. Ceci implique de :

- revoir le protocole et les autres outils tels que la brochure de l'investigateur et le formulaire de consentement informé ;
- évaluer les critères de sélection des sujets et déterminer si ces sujets font partie des patients rencontrés sur le site ;
- s'assurer que l'étude est réalisable au sein de l'institution dans les limites de temps imposées par la firme ;
- vérifier la présence des ressources nécessaires pour mener l'étude : le personnel, l'espace, le matériel ... ;
- établir une comparaison entre les coûts occasionnés par le protocole au sein de l'établissement et le financement proposé par le sponsor afin de boucler un budget équilibré pour le bon déroulement de toute l'étude.

2.3. Soumission du projet au comité d'éthique

La seconde étape consiste à soumettre le projet de recherche au comité d'éthique. Pour donner son accord, le comité d'éthique doit revoir une série de documents signés par l'investigateur et rassemblés par l'infirmière (la liste des documents est détaillée dans la loi belge). Chaque projet de recherche est examiné individuellement par le comité d'éthique. Les qualifications de l'investigateur sont évaluées, ainsi que le protocole, la brochure de l'investigateur et toute la documentation relative à l'objet de recherche, le consentement informé et la compensation offerte éventuellement au sujet. Le comité d'éthique avertit par écrit l'investigateur que le protocole a été approuvé. Il arrive fréquemment que des modifications soient demandées, principalement dans les documents présentés aux patients. En Belgique, aucun patient ne peut être inclus dans l'étude tant que le comité d'éthique n'a pas rendu un avis favorable.

Lorsqu'il s'agit d'une étude multicentrique, le sponsor désigne un comité d'éthique principal qui doit avoir obtenu les accords de tous les comités d'éthique périphériques avant de rendre un avis favorable définitif.

2.4. Organisation logistique de l'étude

2.4.1. Investigator meeting

Lorsqu'il s'agit d'une étude multicentrique (projet de recherche clinique impliquant plusieurs centres autour du même protocole), le sponsor organise généralement une réunion de tous les investigateurs et de leur infirmière coordinatrice de recherche. Cette rencontre permet aux investigateurs et au sponsor de faire connaissance et d'établir des contacts pour le bon déroulement de l'étude, de revoir le protocole et l'organisation pratique de celle-ci en détail : par exemple, des explications sont données concernant la façon de remplir le CRF. Il est utile de prendre des notes au cours de la rencontre, notamment au sujet des dernières actualisations du protocole ou afin de clarifier certains points.

L'*Investigator Meeting* a souvent lieu lorsque les sites sont prêts à débuter l'enrôlement des sujets. Il est capital pour l'investigateur et l'infirmière coordinatrice d'avoir lu le protocole, le formulaire de consentement et la brochure de l'investigateur avant de se rendre à la rencontre, de façon à pouvoir poser toutes les questions nécessaires et obtenir à leur propos une réponse claire avant le début de l'étude.

2.4.2. Visite d'initiation

Cette visite de lancement de l'étude a lieu sur chaque site immédiatement avant le début des inclusions. Le CRA et/ou le sponsor rencontre l'équipe de recherche. Le but de cette réunion est de revoir une dernière fois le protocole et les différentes procédures afin de s'assurer que tout le personnel comprend bien le déroulement de l'étude. Si l'équipe n'a pu participer à un *Investigator Meeting*, ces différents points sont approfondis.

Cette rencontre doit avoir lieu une fois que toutes les autorisations ont été obtenues pour le site (accord du comité d'éthique etc.), et que le produit testé et tout le matériel ont été envoyés, mais avant que le premier sujet ne soit inclus. Pour le CRA et/ou le sponsor, cette visite est aussi l'occasion de rencontrer les différents intervenants, c'est-à-dire, outre l'investigateur et l'infirmière coordinatrice, le pharmacien, le technicien de laboratoire, etc. Au terme de cette rencontre, le CRA (ou le sponsor s'il n'y a pas de CRO) établit un rapport ou envoie un courrier à l'investigateur pour préciser ce qui a été revu durant la visite d'initiation. En l'absence du sponsor, s'il reste des questions auxquelles il n'a pu apporter de réponse précise, le CRA contactera le site le plus rapidement possible après avoir cherché l'information auprès du sponsor.

2.4.3. Stockage et gestion du matériel

Les études nécessitent souvent de grandes quantités de matériel : non seulement le produit à l'étude mais aussi les CRF (*Case Report Form)*, les kits de laboratoire, etc. Si le site ne dispose pas d'un espace suffisant pour stocker tout ce matériel, l'infirmière peut s'organiser avec le CRA pour que celui-ci soit envoyé au fur et à mesure, tout en sachant que les stocks doivent alors être constamment revus, compte tenu du délai entre la commande du matériel et sa réception sur le site. L'infirmière doit également s'assurer que le site dispose de tout le matériel de support requis par le protocole tel que, par exemple, les congélateurs appropriés (-20°c, -70°c). Si ce n'est pas le cas, le sponsor peut souvent pallier le manque de matériel pour autant qu'il soit averti dès la mise en place de l'étude.

Une bonne planification et une bonne organisation logistique avant le début des inclusions permettent le déroulement de l'étude dans les meilleures conditions.

2.5. Mise en route de l'étude

2.5.1. Recrutement des patients volontaires

Lorsqu'un centre accepte un nouveau protocole, il est important que l'investigateur et l'infirmière coordinatrice ciblent d'emblée les patients potentiels qui pourraient rencontrer les critères d'inclusion et accepter de participer à une étude clinique. En effet, lors de cette première étape, il est capital de recruter un nombre plus élevé de patients que celui requis par le protocole : ce n'est qu'en procédant ainsi qu'on obtiendra le nombre de sujets nécessaire. Il est évident que tous les patients ciblés n'acceptent pas de participer. En outre, certains ne rencontrent plus tous les critères d'inclusion au moment d'entrer dans l'étude ou ne seront pas à même d'accomplir toutes les étapes exigées par le protocole. Il faut aussi cibler les patients qui ont déjà reçu tous les traitements disponibles et pour lesquels un traitement à l'étude pourrait être bénéfique.

En pédiatrie, l'investigateur et l'infirmière doivent cibler tout particulièrement :

- les patients dont les parents auront une bonne compréhension de l'étude et feront preuve de compliance face aux exigences du protocole (consultations souvent plus nombreuses, horaires à respecter, prise de médicaments, surveillance…) ;
- les familles pour lesquelles la participation à une étude ne sera pas une charge supplémentaire, surtout dans le cas des maladies chroniques.

2.5.2. Information du patient

La plupart du temps, les patients potentiels et leur famille ne savent pas ce qu'implique la participation à un projet de recherche clinique. Ils peuvent avoir deux réactions différentes. Soit, participer à une étude est pour eux synonyme d'être utilisé comme « cobaye » : ils sont alors terrifiés à l'idée de recevoir un traitement à l'étude, ce qui leur semble être une prise de risques pour leur santé ; soit, recevoir un traitement dans le décours d'une étude clinique est pour eux la même chose que recevoir n'importe quel autre traitement classique.

Aucune de ces deux affirmations n'est correcte. Les études cliniques servent à répondre à des questions scientifiques, pas à dispenser un traitement médical. C'est pourquoi y participer nécessite de suivre de façon très stricte un protocole précis avec tout ce que cela implique : surveillance rapprochée et donc visites plus fréquentes, voire parfois hospitalisation de courte durée ; tests de laboratoire ; prise de paramètres régulière et plus complète qu'en routine ; réponse à des questionnaires ; examens médicaux répétés.

Le rôle de l'infirmière, lorsqu'elle donne l'information au patient, est donc capital. Il s'agit d'insister sur chacun de ces points afin que le patient ait une bonne compréhension de l'étude, de ce que l'on attend de lui, de ce qu'implique précisément sa participation et des risques qu'il encourt, tout en sachant qu'une surveillance très rapprochée permet de diminuer au maximum les éventuelles nuisances pour sa propre santé. L'information initiale est une étape cruciale qui doit être très bien réalisée pour que l'étude se déroule dans de bonnes conditions. Le temps consacré à expliquer correctement l'étude au début est du temps gagné par la suite.

Au terme de l'entretient, le patient doit avoir reçu une information complète, adaptée, une réponse à ses questions. Il doit être rassuré et pouvoir repartir avec une trace écrite des informations reçues et les coordonnées d'une personne de contact. S'il le souhaite, il ne donnera sa réponse qu'après avoir relu les informations et réfléchi aux implications du protocole.

En pédiatrie, l'infirmière veillera à donner à l'enfant une information simplifiée et adaptée à son âge en plus de celle dispensée à ses parents. Depuis la loi belge de mai 2004, l'enfant doit également recevoir un support écrit adapté à son âge tant pour l'information que pour le consentement. Bien souvent, il existe plusieurs documents d'information et formulaires de consentement pour les enfants en fonction de l'âge : par exemple, pour les enfants à partir de deux ans, l'information et le consentement sont donnés sous forme de dessins.

Lorsque l'étude cible des enfants en âge de recevoir et de comprendre une information, la firme prévoit un formulaire d'information et de consentement informé destiné aux parents ainsi qu'un ou plusieurs formulaires d'information et de consentement destinés aux enfants, dont le langage est également adapté en fonction de l'âge. Le médecin et l'infirmière rencontrent l'enfant et ses parents et leur donnent à chacun l'information en prenant soin d'utiliser un vocabulaire adapté. Si l'enfant ou l'adolescent a une maturité suffisante pour pouvoir donner son avis sur sa participation à l'étude, cet avis doit être respecté. Un enfant ou un adolescent n'est pas inclus dans une étude s'il refuse d'y participer. Les adolescents qui viennent seuls en consultation reçoivent l'information individuellement. En tant qu'infirmières coordinatrices, nous prenons contact avec les parents afin de les rencontrer également et de leur soumettre le formulaire de consentement. Un patient de moins de 18 ans n'est jamais inclus dans une étude sans l'accord préalable de ses parents.

En général, nous donnons l'information et remettons le formulaire de consentement informé à l'enfant et ses parents. Ceux-ci disposent ainsi d'un support écrit pour réfléchir à l'éventuelle participation à une étude. Nous leur communiquons aussi nos coordonnées. Ils savent qu'ils peuvent nous recontacter s'ils se posent des questions et que, si nécessaire, une nouvelle consultation peut être organisée. Nous les revoyons ensuite pour recevoir leur décision et signer les documents s'ils acceptent de participer. Nous leur conseillons également de discuter de l'étude avec leur médecin traitant.

2.5.3. Consentement informé

Comme déjà dit précédemment, le consentement informé est un document officiel qui doit avoir reçu l'approbation du comité d'éthique avant d'être utilisé. Il est défini par l'ICH comme le « processus par lequel un sujet confirme de son plein gré sa volonté de participer à un essai clinique, après avoir été informé de tous les aspects de l'essai pouvant influer sur sa décision d'y participer. Un consentement éclairé est consigné sur un formulaire écrit, signé et daté ». Les deux mots-clés de cette définition sont « volontaire » et « informé ». Ces mots forment la pierre d'angle de l'éthique en recherche clinique et visent à protéger les droits et l'intégrité des sujets qui participent à un projet de recherche. Ces personnes doivent comprendre dans quoi elles sont enrôlées, et doivent être libres d'accepter ou de décliner toute participation. Un consentement informé bien mené doit permettre au patient de pouvoir dire « non » sans se sentir coupable ou sans craindre de répercussion sur sa prise en charge médicale. En fonction de la « motivation » du patient, les documents sont signés au cours de la séance d'information, ou après un temps de réflexion.

Si le patient et ses parents donnent une réponse favorable, le formulaire de consentement informé doit être signé et daté par eux, par la personne qui a donné l'information et par l'investigateur. Le patient et ses parents en conservent un exemplaire, et l'autre est précieusement classé dans les documents officiels de l'étude. Aucun acte ne peut être posé sans le consentement écrit du sujet et, en pédiatrie, de ses deux parents. C'est seulement lorsque les documents sont signés que le projet de recherche peut débuter.

Si les parents sont séparés ou divorcés, l'information doit être donnée au papa et à la maman, et chacun doit signer le formulaire de consentement. La signature des deux parents est exigée par le comité d'éthique. Lorsque la justice a désigné un seul parent comme responsable de l'enfant, une seule signature est requise, mais une preuve de cette décision judiciaire doit figurer dans les documents sources.

On appelle « *Screening* » cette première visite du patient au cours de laquelle la participation à une étude lui est proposée et où le formulaire de consentement peut être signé. Lors de cette visite, les examens nécessaires sont réalisés pour vérifier que tous les critères d'inclusion sont rencontrés et qu'il n'existe aucun critère d'exclusion.

2.5.4. Planification du déroulement de l'étude avec le sujet

Une fois le formulaire de consentement signé, le patient peut entamer son parcours. La première visite après le screening est la « *Baseline* ». Lors de celle-ci, tous les paramètres de base sont relevés avant d'entamer une observation, de dispenser un traitement ou de mettre en place toute autre action requise par le protocole. Il est important de planifier la ou les visites suivantes, à la fois pour l'organisation pratique de l'infirmière et pour le patient et ses parents. Le délai entre deux visites est bien précisé dans le protocole avec une fenêtre d'un jour ou deux de part et d'autre de la date prévue.

2.5.5. Suivi des effets secondaires

Tout effet secondaire (*Adverse Event*) lié ou non au traitement à l'essai doit être rapporté au sponsor suivant des règles bien définies. Des documents prévus à cet effet sont fournis par le promoteur et doivent être remplis scrupuleusement, puis renvoyés dans des délais précis. Chaque effet secondaire doit également être décrit en détail dans les documents sources avant d'être reporté dans le CRF. Les effets secondaires ou incidents plus sérieux (*Serious Adverse Events*) doivent être rapportés au sponsor dans un délai de 24h. Nous ne préciserons pas les détails de cette procédure car chaque sponsor et chaque protocole ont leurs propres règles et exigences, même si les bases ont été établies par l'ICH.

2.5.6. Visite de monitoring

Le CRA désigné réalise des visites de monitoring à intervalles réguliers afin de vérifier les formulaires de consentement informé signés et datés, les documents sources, le CRF mais également pour s'assurer du bon déroulement de l'étude en collaboration avec l'infirmière coordinatrice et l'investigateur.

2.6. Collecte des données dans le Case Report Form

Le *Case Report Form* (CRF) est utilisé durant une étude clinique pour enregistrer toutes les données requises par le protocole pour chaque sujet. Il standardise la collecte des données et assure que les aspects médicaux, statistiques, réglementaires et régulateurs, et relatifs à la gestion des données sont traités. Il est le reflet de l'étude et la base pour l'analyse du médicament. Il existe deux types de CRF : le CRF papier et le CRF électronique.

L'utilisation du CRF est une partie significative de la tâche de l'infirmière coordinatrice. C'est aussi un facteur majeur dans la performance d'une étude clinique. L'infirmière coordinatrice doit s'assurer que les données entrées sont exactes, complètes et lisibles. Chaque item doit avoir été complété, aucune case blanche n'est admise. Les réponses doivent correspondre aux normes exigées par le protocole, les documents doivent être signés par la personne appropriée et l'en-tête reprenant l'identification du sujet et de l'étude doit être complété. L'infirmière doit s'assurer de la cohérence des données collectées dans les documents sources et entrées par la suite dans le CRF. Le plus simple est de remplir le CRF après chaque visite.

Les documents sources et le CRF sont vérifiés par le CRA avant d'être renvoyés au sponsor. Les erreurs ou manques de clarté sont signalés au site par des requêtes (*queries*) pour lesquelles une réponse doit être renvoyée au sponsor afin d'apporter les corrections nécessaires à la collecte de données.

2.7. Tenue du classeur de l'investigateur

Le classeur de l'investigateur est souvent organisé en trois parties :

1. une section comprend les documents officiels relatifs aux réglementations de l'étude (copie des CV des investigateurs et co-investigateurs, approbation du comité d'éthique (CE), copies signées du protocole et des amendements, copie du certificat de laboratoire et des normes de résultats, brochure de l'investigateur, etc.) ;
2. une section administrative comprend toute la correspondance, les instructions relatives à la manière de remplir le CRF et de rendre compte des divers incidents, celles qui concernent le stockage et l'envoi des échantillons de laboratoire, ainsi que le produit à l'étude, tout ce qui concerne l'envoi et l'administration du médicament,

les contacts avec le sponsor, les documents relatifs aux visites de monitoring, un listing des patients etc. ;

3. une section clinique concerne le CRF et les documents sources ainsi que les formulaires de consentement informé signés et datés.

2.8. Rapport final

Une étude se termine lorsque le nombre de sujets à inclure est atteint, que le dernier sujet inclus a réalisé la dernière visite prévue dans le cadre de l'étude et que tous les CRF ont été récoltés et revus par le sponsor. Pour le site, la dernière étape est la visite du CRA, représentant du sponsor sur le terrain qui vient clôturer l'étude. Une étude peut aussi être clôturée prématurément pour toute autre raison (par exemple, si le produit à l'étude est jugé dangereux pour la santé des sujets).

Tous les documents incluant le CRF, les formulaires de consentement informé, l'inventaire des médicaments utilisés et non utilisés et les documents officiels de l'étude répertoriés dans le classeur de l'investigateur doivent être complétés et classés à la fin de l'étude. Tous les médicaments restants et tout autre matériel doivent être retournés au sponsor ou détruits.

L'investigateur doit préparer un rapport final qu'il soumettra au sponsor et au comité d'éthique, afin de les informer de la fin de l'étude dans son centre. Il doit être au courant des règles relatives à l'archivage des documents et s'assurer que celles-ci sont respectées. L'infirmière archive les documents et les achemine vers l'endroit de stockage prévu (soit sur le site, soit déterminé par le sponsor).

Lors de sa visite finale, le CRA s'assure que l'étude a été clôturée dans les règles. Une évaluation de l'étude sur le site doit être réalisée avec les différents intervenants afin de tirer des conclusions utiles pour l'avenir (inclusions, procédures, déroulement et budget).

2.9. Étude suivante ou enregistrement du médicament

Au terme d'une étude clinique, après plusieurs mois de travail consacrés à l'analyse des résultats obtenus, le sponsor reçoit l'autorisation de passer à la phase d'étude suivante (et dans ce cas il propose un nouveau protocole sur le même produit à l'investigateur). Si le produit a été étudié en phases

I, II et III, il peut recevoir une autorisation de mise sur le marché, avant qu'une phase IV soit entamée.

2.10. Audit possible durant ou après l'étude

Dans le décours d'une étude clinique, la FDA (aux États-Unis) ou l'EMEA (en Europe) peuvent mener un audit sur les différents sites participant au projet de recherche. Le sponsor, les CRO et le comité d'éthique peuvent faire de même.

Les audits menés par le sponsor ont deux buts principaux. D'abord, vérifier la compliance du site par rapport aux réglementations en vigueur et au protocole. Il s'agit alors d'audits de routine. Ensuite, procéder à une vérification lorsque le sponsor suspecte le site de ne pas respecter les réglementations. Il s'agira alors soit de mettre en évidence un problème, soit d'être assuré qu'aucun problème n'existe. Le droit d'audit par le sponsor est spécifié dans le contrat signé par l'investigateur au début de l'étude. Le comité d'éthique pourra également susciter un audit sur un site lorsqu'il suspecte une violation des règles d'éthique.

Les audits FDA ou EMEA sont plus critiques pour le site et pour le processus d'enregistrement du médicament. Ils sont de deux types. Il peut s'agir d'un audit de l'étude. Dans ce cas, les sites concernés sont souvent ceux qui ont inclus un très grand nombre de sujets, qui ont participé à plusieurs études concernant un même produit, ou encore ceux qui ont eu le plus grand nombre d'effets secondaires sérieux. La FDA et/ou l'EMEA peuvent aussi procéder à un audit de l'investigateur. Celui-ci peut être motivé par différentes raisons, par exemple les faits suivants :

- un même investigateur a participé à un grand nombre d'études dans des domaines très différents ;
- sur un site donné, les résultats concernant l'efficacité et la sécurité d'une molécule ne concordent pas avec ceux obtenus par les autres investigateurs ;
- le sponsor et/ou le comité d'éthique a/ont averti la FDA et/ou l'EMEA de problèmes sérieux sur un site.

La meilleure préparation à un audit est de réaliser une étude dans les règles de l'art ! Dans ce cas, l'audit ne révélera aucun problème. Il est important que l'infirmière coordinatrice comprenne la procédure d'audit et sache préparer au mieux celui-ci, souvent avec l'aide du CRA qui y sera d'ailleurs présent à ses côtés et à ceux de l'investigateur. Elle doit rassembler et classer de façon logique et accessible tous les documents tels que les formulaires de consentement informé, les dossiers des patients, les CRF et les documents réglementaires de l'étude, c'est-à-dire tous ceux qui sont contenus dans la farde de l'investigateur tels que le protocole, les documents du comité d'éthique et du laboratoire, les courriers, etc. qui doivent tous avoir été complétés et signés. Lorsqu'un inspecteur demande un document, il doit être retrouvé rapidement et facilement.

Lors de l'audit, le rôle de l'investigateur et de l'infirmière est d'offrir à l'inspecteur un endroit calme et confortable pour travailler, et de rassembler tous les documents nécessaires. Politesse, courtoisie, coopération et raison sont de mise ! L'investigateur doit fournir à l'inspecteur tous les documents qu'il demande, mais ne jamais lui laisser libre accès aux dossiers des patients.

Chaque question de l'inspecteur mérite une réponse claire et concise mais aucune information superflue. Toutes les personnes qui ont participé à l'étude sur le site doivent être disponibles. L'inspecteur revoit en général les données pour un nombre limité de sujets. Si des problèmes apparaissent, il peut revoir l'ensemble des données collectées sur le site.

Un tel audit dure généralement de quelques jours à une ou deux semaines. Au terme de celui-ci, l'investigateur rencontre l'inspecteur pour revoir ce que l'audit a révélé. Il peut alors poser des questions et apporter des clarifications. Deux situations se présentent. Soit l'audit ne révèle aucun problème majeur et une attestation est remise à l'investigateur. Soit l'inspecteur a fait des découvertes significatives, et il remet à l'investigateur un formulaire qui détaille les éventuelles violations commises. S'il s'agit de fautes graves, les conséquences peuvent être lourdes pour l'investigateur, et aller jusqu'à des sanctions ou une clôture prématurée de l'étude sur le site concerné. En général, après l'audit, le sponsor propose son aide à l'investigateur pour formuler sa réponse à la FDA et/ou à l'EMEA. Les conséquences d'une non-compliance sur un site sont donc très importantes et peuvent non seulement conduire à différentes sanctions pour un investigateur mais aussi retarder l'enregistrement du médicament.

Conclusion

En rendant compte du processus qu'est une étude clinique, notre contribution couvre un large éventail d'informations. Elle laisse aussi entendre – et c'est ce que nous voudrions souligner – que ce sont souvent les petits détails qui font la différence, dans la façon dont l'infirmière coordinatrice gère son travail, mais aussi dans la réussite des études cliniques au sein d'un établissement.

L'infirmière coordinatrice endosse énormément de responsabilités et une lourde charge de travail: par conséquent, des qualités multiples sont requises pour mener à bien sa tâche, notamment la capacité de rester organisée même sous la pression! Sa position, qui demande de l'ambition, est aussi très enrichissante car elle offre des opportunités permanentes d'apprendre et de rencontrer d'autres chercheurs. Par delà le rôle qu'elle joue au quotidien, l'infirmière coordinatrice contribue aussi à améliorer la qualité de vie de tous ceux qui bénéficient des avantages d'une nouvelle molécule ou d'un nouveau produit après leur mise sur le marché.

En finale, nous voudrions vous livrer quelques pensées personnelles concernant les petites pierres que chaque infirmière de recherche clinique est en mesure d'apporter au grand édifice qu'est la recherche clinique. À nos yeux, il est vraiment important que l'infirmière de recherche soit particulièrement attentive à:

- veiller à la sécurité et au bien-être des sujets inclus dans un projet de recherche,
- créer et maintenir une bonne relation avec l'investigateur,
- connaître de façon approfondie les protocoles et les CRF,
- manifester un sens aigu de l'organisation en toutes circonstances,
- bien connaître les réglementations en vigueur,
- travailler en équipe avec les CRA,
- évaluer quotidiennement les difficultés rencontrées et chercher des réponses aux questions qui en découlent,
- travailler étape par étape tout au long du protocole,
- être convaincue qu'un pas en avant en recherche clinique est un pas en avant pour nos patients,
- montrer beaucoup de courtoisie et toujours avec le sourire!

Bibliographie

Delfosse, Marie-Luce, Bert. (2009). *Bioéthique, droits de l'homme et biodroit.* Recueil de textes annotés, internationaux, régionaux, belges et français, Bruxelles, Larcier, 1e éd. 2005, 2e éd revue et augmentée.

Hutchinson, Davis. (1997). *The trial investigator's GCP handbook.* Brookwood Medical Publications, Surrey (Royaume-Uni).

Hutchinson, Davis. (1999). *12 Golden GCP Rules for Investigators.* Canary Publications, Surrey (Royaume-Uni).

Hutchinson, Davis. (2002). *Indexed ICH GCP Guidelines Pocketbook.* Canary Publications, Surrey (Royaume-Uni).

International Conference on Harmonisation (ICH) : http://www.ich.org.

Woodin, Karen E. (2004). *The CRC's Guide to Coordinating Clinical Research.* Thomson Centerwatch, Boston.

La loi belge relative aux expérimentations sur la personne humaine et l'expérience d'un comité d'éthique pédiatrique

José GROSWASSER

1. La loi belge au regard des enjeux éthiques

La loi du 7 mai 2004 relative aux expérimentations sur la personne humaine transpose en droit belge la directive européenne 2001/20/CE relative aux essais cliniques. Cependant, la loi ne se limite pas à la mise en œuvre de la directive, mais en étend le champ d'une part en comblant un vide juridique, l'absence de cadre légal pour l'expérimentation sur la personne humaine; d'autre part, en envisageant toutes les formes d'expérimentations sur la personne humaine, et pas seulement les essais interventionnels auxquels se limite la directive.

L'existence des Comités d'Éthique hospitaliers (CEH) faisait déjà partie de la norme hospitalière depuis l'arrêté royal du 12 août 1994, elle fut ensuite inscrite dans la loi coordonnée sur les hôpitaux du 7 août 1987. Ces textes posaient que chaque hôpital doit organiser un comité ayant dans ses attributions:

- une mission d'accompagnement et de conseil concernant les aspects éthiques de la pratique des soins hospitaliers
- une assistance à la décision concernant les cas individuels

- une fonction d'avis sur tous les protocoles d'expérimentation sur la personne humaine et le matériel reproductif humain[1].

Cependant, si l'existence des comités était une obligation légale, quoique leur fonctionnement ne fût pas contrôlé, les investigateurs n'avaient à leur égard qu'une obligation **déontologique** et non légale de leur soumettre leurs protocoles et d'en obtenir un avis, avant la réalisation d'une étude[2]. C'est ainsi qu'avant l'adoption de la loi, de nombreux protocoles de recherche ont vraisemblablement été réalisés sans examen préalable par un comité d'éthique. Depuis la promulgation de la loi, aucune expérimentation sur la personne humaine – que ce soit un essai clinique de médicament ou une autre expérimentation – ne peut être réalisé, sous peine de sanctions, sans qu'un CEH n'ait donné son accord et, le cas échéant, que l'autorité compétente – en Belgique, l'Agence fédérale du médicament – n'ait donné son autorisation.

D'autre part, la directive et la loi, ayant prévu des conditions spécifiques pour la recherche avec des mineurs, permettent également de lever certaines objections portant sur le caractère éthique de la recherche chez les enfants. Ceci intervient à un moment où le monde médical et la société sont de plus en plus conscients des problèmes posés par l'absence d'études des médicaments chez l'enfant et l'utilisation fréquente de ceux-ci « *off label* » en pédiatrie (cf. règlement (CE) n° 1901/2006). Or de telles prescriptions ont pour conséquence que de nombreux médicaments sont utilisés chez l'enfant sans en connaître le dosage, la bonne voie d'administration, l'efficacité, les éventuels effets secondaires spécifiques aux populations pédiatriques, ainsi que les effets à long terme.

Fixant un cadre pour la recherche médicale en général, et notamment chez l'enfant, la loi belge représente certainement un progrès pour l'éthique car elle intègre les principes posés par les codes de bonne pratique clinique

1. Au départ ces missions étaient au nombre de trois. Un arrêt de la Cour d'arbitrage (n° 108/2000) a supprimé la deuxième, suite à un recours de la Communauté Flamande qui faisait valoir que cette mission concernait des matières personnalisables et relevait donc du pouvoir des communautés et non du fédéral.
2. Code de déontologie médicale, Article 92, §2 (tel que modifié en 1998) : « Tout médecin qui participe à une recherche biomédicale impliquant des sujets humains s'assurera que le protocole de recherche a été soumis au préalable à un comité d'éthique médicale agréé par le Conseil national de l'Ordre des médecins et prendra connaissance de l'avis rendu. »

(GCP) et par la déclaration d'Helsinki de l'Association Médicale mondiale (WMA) relative à l'éthique de la recherche médicale[3].

Cependant, la loi et la directive visent également à concilier les intérêts de la recherche, notamment pour l'industrie pharmaceutique et les industries de biotechnologie, et la nécessaire protection des personnes qui acceptent de s'y soumettre. Les arbitrages que l'on y trouve – particulièrement dans la loi belge, nécessairement plus précise – n'ont pas toujours été faits en faveur de l'éthique. C'est le cas notamment de la responsabilité, confiée au promoteur[4], de choisir le Comité d'éthique chargé d'émettre son avis, ce qui est contraire aux principes de la déclaration d'Helsinki qui attribue pour sa part une telle responsabilité aux investigateurs. Il en va de même du délai fort court accordé aux comités d'éthique pour l'examen des dossiers, ce qui n'est pas toujours compatible avec un examen serein de protocoles complexes. Je reviendrai plus loin sur les problèmes posés par ces choix. Même si l'on comprend que ceux-ci ont probablement été opérés pour des raisons d'efficacité, il n'en reste pas moins que la loi décharge implicitement[5], les investigateurs de bon nombre de responsabilités, leur rôle se résumant fréquemment à la transmission, aux comités d'éthique, de documents à la rédaction desquels ils ont été peu associés. Les effets de cette situation se ressentent dans les documents d'information destinés aux

3. Il est fait ici référence à la version de 2000 de la déclaration d'Helsinki et aux notes explicatives de 2002 et 2004 qui en font partie intégrante.
4. Article 11, §2 et§3 de la loi du 7 mai 2004 : « Dans le cas d'une expérimentation mono centrique, l'avis visé à l'article 10, alinéa 1er est émis par le comité d'éthique qui satisfait à la condition prévue à l'article 2, 4°, alinéa 2 et qui est lié au site ou à la structure où l'expérimentation est réalisée. Si ce site ou cette structure ne dispose pas d'un comité d'éthique qui satisfait à l'article 2, 4°, deuxième tiret, alinéa 2, l'avis est alors émis par un comité d'éthique **désigné par le promoteur.**
Si plusieurs sites sont des hôpitaux, tels que visés à l'alinéa précédent, l'avis unique est émis par un des comités d'éthique liés à ces hôpitaux et **désigné par le promoteur parmi les comités d'éthique.** »
Ndlr : la condition prévue à l'article 2, 4° concerne le nombre de protocoles nouveaux d'expérimentations multicentriques que le comité a examinés. Ces critères ne sont pas précisés ici dans la mesure où ils changeront très prochainement. Sur les deux types de comités, voir note 5.
5. Article 11, §1 de la loi du 7 mai 2004 : « L'investigateur qui souhaite organiser une expérimentation en Belgique introduit sa demande auprès d'un comité d'éthique. » La loi ne donne aucune précision sur ce en quoi consiste l'introduction, et l'expérience montre que, dans de nombreux protocoles pour lesquels l'industrie est promoteur et concepteur de l'expérimentation, les investigateurs ont été fort peu impliqués dans la rédaction.

personnes participant à la recherche : non seulement ceux-ci sont souvent des traductions approximatives de documents rédigés dans d'autres langues, mais ils sont aussi adaptés à d'autres institutions que celles où se réalisera l'expérimentation. Les comités d'éthique sont dès lors fréquemment confrontés à des protocoles que les investigateurs se sont peu appropriés.

Voyons maintenant plus en détail les différents points qui, aux termes de la loi belge, doivent être examinés par le CEH chargé de donner l'avis pour une étude monocentrique ou l'« avis unique » dans le cas des études multicentriques. À quelques exceptions près qui seront signalées, dans son article 11, § 4, la loi belge s'aligne à cet égard sur l'article 7, 3. de la directive. Je m'attacherai particulièrement à montrer en quoi la loi et la directive intègrent les principes contenus dans la déclaration d'Helsinki.

Pour ce qui concerne **la pertinence de l'expérimentation et de sa conception, le caractère satisfaisant de l'évaluation des bénéfices et des risques attendus ainsi que le bien fondé des conclusions, particulièrement sur le plan thérapeutique et en matière de santé publique, et le protocole**, les dispositions légales intègrent les paragraphes 11 et 13 de la déclaration d'Helsinki (2000) :

> La recherche médicale sur des êtres humains doit se conformer aux principes scientifiques généralement reconnus. Elle doit se fonder sur une connaissance approfondie de la littérature scientifique et des autres sources pertinentes d'information ainsi que sur une expérimentation appropriée réalisée en laboratoire et, le cas échéant, sur l'animal.
>
> La conception et l'exécution de chaque phase de l'expérimentation sur des sujets humains doivent être clairement définies dans un protocole expérimental. Ce protocole doit être soumis pour examen, commentaires, avis, et, le cas échéant, pour approbation, à un comité d'éthique mis en place à cet effet. Ce comité doit être indépendant du promoteur, de l'investigateur ou de toute autre forme d'influence indue. (...).

La directive et la loi belge reconnaissent aux comités d'éthique non seulement une compétence pour la protection des participants, mais également une compétence concernant la validité scientifique et médicale de l'expérimentation afin de ne pas soumettre des personnes à des expérimentations non fondées. Avant la parution de la loi, il est arrivé que certains investigateurs contestent cette compétence en dépit de la position prise par la WMA.

Cependant, l'imposition d'un délai très court pour répondre et la nécessaire limitation du nombre de membres – qui peut malheureusement entraîner celle des compétences au sein des comités d'éthique – ne permettent pas toujours de donner un avis suffisamment fondé, basé sur l'état actuel des connaissances dans des domaines parfois très spécialisés. Une solution possible à ce problème serait d'élargir les délais, dans des circonstances bien définies, afin de permettre aux CEH de consulter des experts extérieurs. Ceci peut poser des problèmes de confidentialité ou de conflits d'intérêt. Ceux-ci sont d'autant plus grands que les problèmes sont plus complexes ou pointus et donc abordés par un nombre plus restreint d'experts.

Pour ce qui concerne **la compétence de l'investigateur et de ses collaborateurs et la qualité des installations**, les dispositions légales intègrent le paragraphe 15 de la déclaration d'Helsinki :

Les études sur l'être humain doivent être conduites par des personnes scientifiquement qualifiées et sous le contrôle d'un médecin compétent. La responsabilité à l'égard d'un sujet inclus dans une recherche doit toujours incomber à une personne médicalement qualifiée et non au sujet, même consentant.

D'après la loi belge[6], ces points doivent être examinés tant par les comités chargés de donner l'avis unique pour toutes les études que par les comités locaux chargés de se prononcer sur certains aspects des études multicentriques. Ils obligent les CEH à vérifier que, localement, le protocole a bien été compris et que l'équipe locale d'investigation possède les compétences nécessaires à sa bonne application au bénéfice du patient.

2. Information

Pour ce qui concerne la **brochure destinée aux investigateurs** ce sont les dispositions des paragraphes 11 et 13 de la déclaration d'Helsinki qui sont intégrées, le CEH étant chargé de vérifier que l'investigateur a bien reçu, sous forme écrite, toutes les informations disponibles sur le médicament étudié ou sur la question objet de la recherche.

Pour ce qui concerne **l'adéquation et l'exhaustivité des informations écrites à fournir, ainsi que la procédure à suivre pour obtenir le consentement éclairé et la justification de la recherche sur les sujets**

6. La loi prévoit, pour les études multicentriques, l'existence de deux types de comités d'éthique. L'un est chargé de donner l'avis unique concernant l'ensemble des points qui doivent être examinés. Les autres donnent un avis sur la faisabilité locale de l'expérimentation ainsi que sur l'adéquation locale des feuillets d'information et de consentement.

incapables de donner leur consentement et dont le consentement ne peut être recueilli du fait de l'urgence quant à leur participation à une expérimentation, les dispositions légales intègrent les paragraphes 22 et 24 de la déclaration d'Helsinki :

> Lors de toute étude, la personne se prêtant à la recherche doit être informée de manière appropriée des objectifs, méthodes, financement, conflits d'intérêts éventuels, appartenance de l'investigateur à une ou des institutions, bénéfices attendus ainsi que des risques potentiels de l'étude et des contraintes qui pourraient en résulter pour elle. Le sujet doit être informé qu'il a la faculté de ne pas participer à l'étude et qu'il est libre de revenir à tout moment sur son consentement sans crainte de préjudice. Après s'être assuré de la bonne compréhension par le sujet de l'information donnée, le médecin doit obtenir son consentement libre et éclairé, de préférence par écrit. Lorsque le consentement ne peut être obtenu sous forme écrite, la procédure de recueil doit être formellement explicitée et reposer sur l'intervention de témoins.
>
> Lorsque le sujet pressenti est juridiquement incapable, physiquement ou mentalement hors d'état de donner son consentement ou lorsqu'il s'agit d'un sujet mineur, l'investigateur doit obtenir le consentement éclairé du représentant légal en conformité avec le droit en vigueur. Ces personnes ne peuvent être incluses dans une étude que si celle-ci est indispensable à l'amélioration de la santé de la population à laquelle elles appartiennent et ne peut être réalisée sur des personnes aptes à donner leur consentement.

On peut regretter l'absence d'intégration du paragraphe 23 qui vise à éviter que la personne en état de dépendance vis-à-vis de l'investigateur ne se sente contrainte à participer à l'expérimentation :

> Lorsqu'il sollicite le consentement éclairé d'une personne à un projet de recherche l'investigateur doit être particulièrement prudent si le sujet se trouve vis-à-vis de lui dans une situation de dépendance ou est exposé à donner son consentement sous une forme de contrainte. Il est alors souhaitable que le consentement soit sollicité par un médecin bien informé de l'étude mais n'y prenant pas part et non concerné par la relation sujet-investigateur.

Ceci ajoute bien sûr une contrainte supplémentaire pour l'obtention du consentement, que le législateur belge, dans une volonté d'efficacité, a écarté de la loi. Cependant, rien n'empêche les CEH de faire appliquer cette disposition puisque la plupart des protocoles stipulent qu'ils ont été rédigés en conformité avec la déclaration d'Helsinki.

Malheureusement, les investigateurs sont souvent peu associés à la rédaction du feuillet d'information, qui semble devoir servir plus à la protection légale du promoteur qu'à une vraie information des personnes participant aux expérimentations. Le comité d'éthique en vient dès lors souvent à se demander quel sera le degré de compréhension par le mineur et ses parents du protocole et de ses implications à court et long terme.

3. Réparation ou indemnisation des dommages et assurances

Pour ce qui concerne **les dispositions prévues en vue de la réparation et/ou l'indemnisation des dommages ou du décès du participant imputables à l'expérimentation ainsi que les assurances et autres garanties couvrant la responsabilité de l'investigateur et du promoteur**, le législateur belge ajoute un élément qui n'est pas mentionné dans la déclaration d'Helsinki et qui vise à ce que les personnes participant à l'expérimentation soient indemnisées d'éventuels dommages liés au protocole. Cette indemnité doit pouvoir être obtenue sans qu'il faille, de la part de la victime, démontrer une faute quelconque de la part des investigateurs, des promoteurs ou des concepteurs de l'expérimentation.

4. Indemnisation des investigateurs et des participants

Pour ce qui concerne **les montants et les modalités éventuelles de rétribution, d'indemnisation et de compensation des investigateurs et des participants ainsi que les éléments pertinents de chaque contrat conclu entre le promoteur et le site**, le paragraphe 22 de la déclaration d'Helsinki (cité plus haut) est intégré ici également.

Aucun encouragement ni avantage financier ne peut être accordé à l'enfant, ni aux parents. La loi est très claire sur ce sujet : aucun participant à une recherche ne peut être impliqué dans le but de recevoir un avantage financier. Cependant, notre CEH est malheureusement amené à examiner des protocoles dans lesquels les compensations sont parfois prévues de manière ambiguë, en raison de leur formulation imprécise ou des sommes prévues. Nous plaidons pour que seuls soient prévus les remboursements de frais de déplacement sur base de pièces justificatives, ainsi que les éventuelles pertes de salaire sur base également de pièces justificatives.

5. Modalités de recrutement des participants, particulièrement les enfants

Pour ce qui concerne le recrutement des patients en général, c'est le paragraphe 20 de la déclaration d'Helsinki qui est intégré :

> Les sujets se prêtant à des recherches médicales doivent être des volontaires informés des modalités de leur participation au projet de recherche.

Les paragraphes 22 et 24, cités plus haut, le sont également.

Pour les mineurs, la loi belge prévoit en outre des dispositions particulières dans son article 7.

Le consentement éclairé des deux parents ou, à défaut, du tuteur doit être obtenu. Cette disposition qui vise à garantir l'autorité parentale des deux parents est fréquemment difficile à satisfaire dans une société où les parents sont de plus en plus souvent séparés, avec parfois des conflits importants. Il arrive qu'un des deux parents soit en voyage, ou encore que des enfants étrangers, venus se faire faire soigner en Belgique, soient accompagnés d'un seul parent. Dans ces conditions, le consentement éclairé et écrit des deux parents est quasi impossible à obtenir. Une procédure prévoyant des exceptions devrait être mise en place.

La volonté du mineur, capable de se former une opinion, est examinée et respectée. Cette disposition intègre le paragraphe 25 de la déclaration d'Helsinki :

> Lorsque le sujet, bien que juridiquement incapable (un mineur par exemple), est cependant en mesure d'exprimer son accord à la participation à l'étude, l'investigateur doit obtenir que cet accord accompagne celui du représentant légal.

Dans les dossiers soumis aux CEH, cette disposition – destinée à ce que les mineurs en âge de « discernement » participent en connaissance de cause à la décision visant à les inclure dans un protocole de recherche – est fréquemment suivie plus formellement que dans son esprit. C'est ainsi que l'on trouve des lettres d'information dans lesquelles on s'est contenté de reproduire le texte destiné aux parents en caractères de taille plus grande, le vouvoiement étant remplacé par le tutoiement. Parfois aussi, en voulant utiliser des termes simplifiés, ces feuillets d'information introduisent des notions bizarres, par exemple elles remplacent l'indication des quantités de sang en ml par des quantités en termes de cuiller à café ou à soupe transformant ainsi en outre les prélèvements sanguins en matière consommable.

Autre bizarrerie, certains feuillets d'information s'adressant à de jeunes enfants ou à des adolescents font allusion aux moyens de contraception que ceux-ci devraient utiliser pour éviter une grossesse : ceci risque de heurter les parents, surtout s'ils sont issus de cultures moins « libres » que la nôtre. Cette question ne devrait probablement être abordée, s'il échait, qu'après concertation avec les parents et ne pas être incluse dans les feuillets d'informations destinés aux enfants. Enfin, la différence entre un **consentement** qui ne peut être donné que par une personne légalement responsable et un **assentiment** qui, en aucun cas, ne peut se substituer au consentement ne semble pas toujours claire pour les promoteurs et investigateurs.

L'âge du « discernement » est une notion qui n'est pas toujours facile à définir et qui peut être variable en fonction de l'expérimentation. C'est ainsi que si l'on peut s'attendre à ce qu'un enfant de 10 ans puisse comprendre les contraintes et les désagréments liés à un protocole, ainsi que son intérêt dans la plupart des cas, on imagine difficilement qu'il comprenne les implications de prélèvements d'études à visée génétique, qui seront inclus dans une banque de données et susceptibles d'être exploités de nombreuses années après l'expérimentation. Les feuillets d'information pour les enfants devraient être rédigés par des personnes habituées à communiquer avec des enfants, les investigateurs étant davantage impliqués dans leur rédaction.

L'expérimentation se rapporte directement à une condition clinique dont le mineur souffre ou est telle qu'elle ne puisse être conduite que sur des mineurs.

Ceci correspond au paragraphe 19 de la déclaration d'Helsinki :

> Une recherche médicale sur des êtres humains n'est légitime que si les populations au sein desquelles elle est menée ont des chances réelles de bénéficier des résultats obtenus.

La recherche chez l'enfant ne peut donc être menée que sur des mécanismes physiologiques ou des pathologies qui concernent la population pédiatrique, mais en outre chez des enfants qui ont des chances raisonnables de bénéficier des résultats de cette recherche. Dans le cadre de la loi belge, les comités d'éthique n'ont pas à se prononcer sur des recherches menées à l'étranger. Cependant, leur activité ne se limite pas au territoire national. En effet, en leur imposant un examen de la pertinence des essais, la loi leur enjoint d'éviter la répétition inutile d'études, ce qui suppose une information – hélas rarement disponible – sur les essais faits à l'étranger. De plus, il importe qu'ils soient attentifs à ce que, par le biais d'études multicentriques internationales, ils ne participent pas à des recherches et études de médicaments menées sur des populations dont il semble impossible qu'elles en bénéficient, voire qu'ils dénoncent de telles études.

L'expérimentation doit être essentielle pour valider des données obtenues lors d'essais cliniques chez des adultes, et des avantages directs résultant de l'expérimentation sont obtenus pour le groupe de patients. À l'exception des traitements qui ne concernent que la population pédiatrique, peu d'études de phase I sont menées chez les enfants, et la plupart des études phases II et III sont d'abord menées chez des adultes. Depuis l'adoption du règlement européen relatif aux médicaments à usage pédiatrique (6), un plan d'investigation pédiatrique (PIP) doit accompagner toute demande d'autorisation d'un nouveau médicament. Celui-ci visera à déterminer la pharmacocinétique, les dosages, les voies d'administration et les effets thérapeutiques ainsi que les effets secondaires dans les populations pédiatriques. Cependant ce plan d'investigation pédiatrique ne sera le plus souvent mis en œuvre qu'après que les études aient été réalisées chez l'adulte.

Les risques encourus ne peuvent pas être hors de proportion avec le bénéfice escompté. Ceci correspond aux paragraphes 16 et 17 de la déclaration d'Helsinki :

> Toute étude doit être précédée d'une évaluation soigneuse du rapport entre d'une part, les risques et les contraintes et d'autre part, les avantages prévisibles pour le sujet ou d'autres personnes. Cela n'empêche pas la participation à des recherches médicales de volontaires sains. Le plan de toutes les études doit être accessible.
>
> Un médecin ne doit entreprendre une étude que s'il estime que les risques sont correctement évalués et qu'ils peuvent être contrôlés de manière satisfaisante. Il doit être mis un terme à la recherche si les risques se révèlent l'emporter sur les bénéfices escomptés ou si des preuves consistantes de résultats positifs et bénéfiques sont apportées.

Ces exigences peuvent conduire les comités d'éthique à demander qu'une analyse intermédiaire des résultats et des éventuels effets secondaires soit opérée par le promoteur, et qu'ils en soient informés.

Les douleurs, les désagréments et la peur doivent être minimisés. Ceci implique que le comité d'éthique examine les mesures prises pour prévenir les désagréments et douleurs liés au protocole : utilisation préventive d'antidouleurs, approche psychologique des enfants par des investigateurs compétents dans la prise en charge des enfants.

Le CEH examine également si la méthodologie utilisée est adaptée aux enfants. Ainsi veille-t-il, par exemple, à ce que les prélèvements soient réduits au minimum, à ce que soient utilisées, lorsque c'est possible, des méthodes de pharmacocinétique de population qui permettent de réduire le nombre de prélèvements par patient en augmentant le nombre de patients.

Pour les essais, les orientations scientifiques correspondantes de l'agence européenne ont été suivies. Le retard pris dans la recherche sur le médicament pédiatrique est tel qu'il a semblé justifié, afin de ne pas gaspiller les forces disponibles, que des choix de priorités en termes de santé publique orientent les études cliniques.

6. Le comité d'éthique

Le protocole doit avoir reçu l'avis favorable d'un comité d'éthique comprenant au moins deux pédiatres ou ayant consulté au moins deux pédiatres. Cette disposition vise à garantir que toutes les dispositions particulières relatives aux mineurs sont rencontrées par les CEH chargés d'examiner un protocole pédiatrique. Devront être examinés tant l'intérêt de la recherche pour la population pédiatrique que les mesures d'adaptation des protocoles pour l'enfant ainsi que la protection de celui-ci. Cependant, les domaines de la pédiatrie sont devenus tellement variés, toutes les spécialités de la médecine y étant représentées, qu'on peut se demander si la consultation ou la présence de deux pédiatres ne pose pas un problème de compétence. En effet, il est difficile que le CEH réunisse toutes les compétences requises. Dès lors, l'examen du protocole ne bénéficie pas de l'approche multidisciplinaire qui serait nécessaire. Il serait probablement préférable que les dossiers pédiatriques soient examinés par des CEH pédiatriques spécifiques dans lesquels les différentes compétences pédiatriques seraient incluses, plutôt que par des comités d'éthique habitués à traiter des dossiers adultes et ayant consulté deux pédiatres.

Comme on a pu le voir, la loi belge relative à l'expérimentation sur la personne humaine intègre la plupart des principes contenus dans la déclaration d'Helsinki. On peut cependant regretter qu'elle n'intègre pas explicitementm l'article 30 qui stipule :

> Tous les patients ayant participé à une étude doivent être assurés de bénéficier à son terme des moyens diagnostiques, thérapeutiques et de prévention dont l'étude aura montré la supériorité.

On trouve rarement dans les protocoles une description des dispositions prises pour organiser cet accès. Il faut pourtant souligner que l'arrêté royal du 18 mai 2006 déterminant les mesures d'exécution de la loi du 7 mai 2004 relative aux expérimentations sur la personne humaine en ce qui concerne les essais cliniques de médicaments, précise que :

> Les essais cliniques sont menés dans le respect de la déclaration d'Helsinki sur les principes éthiques applicables aux recherches médicales sur des sujets humains, adoptée par l'assemblée générale de l'Association médicale mondiale, dans sa dernière édition disponible.

Cette disposition doit permettre aux comités d'éthique de demander aux promoteurs et investigateurs le respect des dispositions de la déclaration d'Helsinki au-delà de ce qui est exigé par la loi.

D'autre part, comme déjà abordé précédemment, deux dispositions de la loi ne favorisent pas un travail serein des CEH. La première de celles-ci est relative aux délais accordés aux CEH pour étudier les dossiers qui leur sont soumis. Là où la directive européenne accordait un délai maximum de 60 jours, le législateur belge demande que le dossier soit examiné dans un délai de 28 jours après réception par les CEH. Dans des dossiers complexes, ceci ne permet pas aux CEH de faire appel à des compétences qui ne se trouvent pas en leur sein. D'autre part, la plupart des CEH sont composés de personnes travaillant sur base volontaire et bénévole en supplément de leurs activités professionnelles et ils ne peuvent donc bénéficier de la participation de celles-ci que pendant un temps limité. Ce problème est encore plus aigu pour les CEH qui donnent un avis local : ils ne disposent que de 20 jours pour transmettre leurs remarques et questions au CEH chargé de remettre l'avis unique. Dans la pratique, on constate que bien souvent le dossier est remis aux CEH locaux après avoir été envoyé au CEH chargé d'émettre l'avis unique. Or, cette pratique est en contradiction avec l'article 11, 7°de la loi[7]. Pour les comités d'éthique « locaux », elle rend difficile le respect des délais que leur impose la loi et, pour le comité d'éthique chargé d'émettre l'avis unique, la difficulté est de prendre en compte les remarques des comités d'éthique « locaux ».

7. Dans le cas d'une expérimentation multicentrique, la demande d'avis favorable est introduite concomitamment auprès du comité d'éthique habilité à rendre l'avis unique et auprès des comités qui sont attachés aux sites sur lesquels se déroulerait l'expérimentation si elle avait lieu.

La deuxième disposition concerne le choix du CEH chargé de remettre l'avis unique par le promoteur de l'étude. Dans un système où le financement et la reconnaissance des CEH sont liés au nombre de dossiers étudiés, ceci établit une certaine concurrence entre les CEH. Cette concurrence, légitime sur le plan de l'efficacité et du respect des délais, deviendrait gênante si elle se fondait sur le degré d'exigence éthique des CEH dans l'examen des dossiers.

Conclusion

La loi belge relative à l'expérimentation sur la personne humaine représente un progrès pour la recherche médicale en la légitimant et en lui établissant un cadre. De plus, en énonçant des dispositions particulières à propos de la recherche chez les mineurs, elle légitime également celle-ci. Une porte s'ouvre ainsi pour l'évaluation des médicaments chez l'enfant qui, rappelons-le, ne bénéficiait pas auparavant des mêmes conditions dans l'évaluation des traitements que les adultes. Cette situation devrait s'améliorer grâce au règlement européen relatif au médicament pédiatrique. Enfin, comme on a pu le voir la loi belge, conformément à la directive européenne intègre les principes éthiques applicables aux recherches médicales sur des sujets humains, tels qu'on les trouve dans la déclaration d'Helsinki. On peut cependant considérer que la loi va au-delà de la directive européenne puisqu'elle se réfère à la déclaration d'Helsinki dans sa dernière version disponible, alors que la directive se réfère à la version de 1996 de la déclaration. La loi permettra donc aux comités d'éthique de suivre les évolutions de ce texte fondamental de l'éthique de la recherche.

Bibliographie

Loi du 7 mai 2004 relative aux expérimentations sur la personne humaine (version consolidée) : http://www.cass.be.

Directive 2001/20/CE du Parlement européen et du Conseil du 4 avril 2001 concernant le rapprochement des dispositions législatives, réglementaires et administratives des États membres relatives à l'application de bonnes pratiques cliniques dans la conduite d'essais cliniques de médicaments à usage humain. *Journal Officiel de l'Union européenne*, L. 121 du 1er mai 2001, 34-44.

Arrêté royal du 12 août 1994 modifiant l'arrêté royal du 23 octobre 1964 fixant les normes auxquelles les hôpitaux et leurs services doivent répondre; Loi coordonnée du 7 août 1987 sur les hôpitaux, article 70ter.

Code de déontologie médicale. Version de 1998, toujours présent dans la version actuelle: http://anw-soft.combell.net/web-Fr/deont_f.htm.

Règlement (CE) n° 1901/2006 du Parlement européen et du Conseil du 12 décembre 2006 relatif aux médicaments à usage pédiatrique, modifiant le règlement (CEE) n° 1768/92, les directives 2001/20/CE et 2001/83/CE ainsi que le règlement (CE) n° 726/2004; Règlement (CE) n° 1902/2006 du Parlement européen et du Conseil du 20 décembre 2006 modifiant le règlement (CE) n° 1901/2006 relatif aux médicaments utilisés en pédiatrie, *Journal Officiel de l'Union européenne*, L. 378 du 27 décembre 2006, 1-21.

Directive 2005/28/CE de la Commission du 8 avril 2005 fixant des principes et des lignes directrices détaillées relatifs à l'application de bonnes pratiques cliniques en ce qui concerne les médicaments expérimentaux à usage humain, ainsi que les exigences pour l'octroi de l'autorisation de fabriquer ou d'importer ces médicaments. *Journal Officiel de l'Union européenne*, L 091 du 9 avril 2005, 13-20.

Déclaration d'Helsinki de l'association médicale mondiale. Principes éthiques applicables aux recherches médicales sur des sujets humains: http://www.wma.net/f/policy/b3.htm.

Libres propos sur l'expérimentation médicale en pédiatrie

Point de vue d'une équipe de pédiatres de l'Hôpital de la Citadelle, Liège

Entrevue réalisée par Marie-Luce DELFOSSE
avec
Francis DAMAS, Marie-Françoise DRESSE, Claire HOYOUX,
Jacques LOMBET, Véronique SCHMITZ

Le point de départ de l'entretien est l'évaluation de la façon dont l'encadrement législatif des essais cliniques en pédiatrie au niveau belge et européen est perçu.

1. Conditions légales d'acceptation d'un protocole d'essai avec des enfants

Francis Damas (FD). Une expérimentation n'est acceptée que moyennant l'avis favorable d'un comité d'éthique. Lorsqu'il s'agit d'essais avec des enfants, celui-ci met en avant deux conditions, conformément à la loi belge relative aux expérimentations sur la personne humaine[1]. D'abord, l'avis favorable doit avoir été rendu par un comité d'éthique comprenant deux pédiatres au moins, ou par un comité qui a consulté deux pédiatres. Ensuite, le consentement éclairé des parents, ou à défaut du tuteur de l'enfant, doit être obtenu. La loi exige aussi explicitement que l'on demande l'avis de l'enfant et qu'on le respecte dans la mesure où il est capable de se

1. Pour une présentation de cette loi, voir Schamps (2009).

former une opinion et d'évaluer les informations. On a donc deux volets de consentement. Un pour les parents et tuteurs, l'autre pour l'enfant[2].

Jacques Lombet (**JL**). En pratique, les enfants décident quand ils sont en âge scolaire. Si les parents refusent, l'enfant ne dira pas spécialement qu'il accepte. Mais si les parents sont d'accord et que l'enfant ne veut pas, il le dira clairement. En fait, on a besoin d'un triple consentement : celui du père, celui de mère, celui de l'enfant. C'est donc une démarche beaucoup plus difficile que l'obtention du consentement dans une relation entre deux personnes.

Marie-Luce Delfosse (**MLD**). C'est aussi ce que prévoit la directive européenne[3]. Vous le faisiez avant ?

JL. Oui. On ne voit pas comment on aurait pu faire autrement.

2. Information

JL. Ce n'est pas tant la prise en considération de l'avis de l'enfant qui a progressé, mais l'apparition d'explications qui lui sont spécifiquement destinées, avec des outils de vulgarisation appropriés (dessins, bandes dessinées).

MLD. Elaborés par les firmes…

JL. Oui. Mais les moyens ne sont pas les mêmes pour toutes les études. Pour certaines, la firme élabore un commentaire adapté. Mais d'autres ne sont pas sponsorisées par une firme, notamment celles qui concernent des médicaments devenus orphelins. Le soutien dont on bénéficie est alors fort différent, et il n'est pas évident de disposer d'informations adaptées. Cependant, de telles études sont de plus en plus rares car il est difficile de suivre les recommandations de bonne pratique sans disposer d'un fonds spécifiquement prévu à cet effet. Dans ces situations, l'initiateur de la recherche fournit le médicament et recueille les données. Même si un document explicatif est fourni, il n'est pas nécessairement rédigé dans la langue adéquate pour les parents et les enfants.

MLD. Comment procédez-vous pour l'information des parents et des enfants ? Se fait-elle en réunissant les parents et l'enfant, ou en leur parlant séparément ?

2. Loi belge du 7 mai 2004, art. 7.
3. Directive 2001/20 CE.

Claire Hoyoux (CH). Cela dépend de l'âge de l'enfant. En général, je ne discute jamais avec les parents avant de le faire avec un adolescent. Les adolescents ne supportent pas qu'on parle d'eux derrière leur dos, alors qu'ils sont les premiers concernés. Ils participent toujours aux premiers entretiens. Pour moi, ils doivent pouvoir être actifs d'emblée. Sinon la confiance est ébranlée. Pour les petits, je vois d'abord les parents et puis, avec leur accord, l'enfant.

JL. Dans ma pratique pédiatrique, qui a lieu surtout en consultation, les situations sont évidemment différentes. Tout le monde est dans la même pièce, mais il n'y a souvent qu'un seul parent, le père ou la mère. En général, il y a une première approche et la remise du document explicatif. Puis les parents reviennent avec le document et des questions. L'enfant pose des questions en fonction de son âge et de l'implication que les parents lui laissent, ce qui est très variable. En ce qui concerne la partie néo-natale, on discute d'emblée avec les deux parents puisque les enfants sont hospitalisés. L'enfant n'a pas « droit au chapitre » puisqu'il n'est pas en âge de communiquer verbalement.

Véronique Schmitz (VS). Pour moi c'est la même chose pour les adolescents. Il faut leur assentiment sans quoi il n'y aura pas de compliance à l'égard du traitement. Pour les plus jeunes enfants, nous nous heurtons souvent à la difficulté de la révélation de leur séropositivité. Les parents mettent des freins importants à ce que le diagnostic « total » soit révélé à leurs enfants. Il faut souvent procéder par étapes successives dans le temps, en progressant du mot « virus » au mot « SIDA ».

MLD. La directive européenne parle de « personnel pédagogiquement qualifié ». Avez-vous vu des différences par rapport à la situation antérieure ?

CH. En pratique, le personnel, c'est nous.

3. Consentement

CH. La loi accepte-t-elle que les enfants qui n'en ont pas besoin subissent une prise de sang lors d'une expérimentation ?

FD. Oui dans le cadre d'un essai, si le protocole est précis, que cela a été bien expliqué, et si l'enfant donne son consentement. C'est précisé dans le formulaire de consentement.

CH. Mais quelle est la signification d'un vrai consentement chez un enfant? Cela dépend évidemment des enfants. L'enfant ne se sent-il pas poussé par ses parents? Beaucoup ne vont-ils pas adhérer à l'opinion des parents, se sentir obligés d'accepter? C'est ce que je rencontre dans mon expérience.

De toute façon, je pensais que les parents ne pouvaient pas donner de consentement pour des prises de sang sans intérêt diagnostique ou thérapeutique immédiat pour leur enfant. Et je pensais donc qu'on était dans une voie sans issue pour la recherche.

JL. Concernant les prises de sang, il n'y a pas que le caractère invasif de l'acte, mais aussi les utilisations ultérieures potentielles. Dans le passé, beaucoup d'études ont été faites sur base d'échantillons prélevés dans une population considérée comme normale, que l'on décongelait et sur lesquels on faisait un nouveau dosage, par exemple de vitamine D, sans devoir informer le patient. Aujourd'hui, c'est interdit.

MLD. Avez-vous rencontré des **oppositions**?

JL. Oui. J'ai rencontré des refus. Mais alors, il ne s'agissait plus d'enfants, mais d'adolescents de 13, 14, 15, ou 16 ans.

MLD. Les protocoles d'essais avec des adultes parlent de **randomisation,** de **placebo,** et je me demande souvent qui va accepter cela. Pourtant ces protocoles semblent recueillir le consentement des patients.

JL. Dans les situations normales, une personne sur cinq accepte l'étude. Quand les gens savent que d'autres traitements que celui qu'on propose existent, c'est un maximum. En effet, les patients savent que, dans l'étude, ils ne recevront peut-être rien pendant deux mois alors qu'un autre médicament est disponible à la pharmacie pour un prix modique. Lorsqu'il y une indication vitale, le taux de réponses positives est évidemment différent.

Marie-Françoise Dresse (**MFD**). Lors d'une étude à laquelle j'ai participé, j'ai rencontré plutôt une réaction positive, car en général les gens connaissaient déjà la molécule déjà disponible aux Etats-Unis et ils étaient très demandeurs car ils savaient qu'elle changerait leur qualité de vie.

MLD. On parle aussi de l'information et du consentement comme d'un processus impliquant le fait que les parents soient au courant de l'évolution de l'essai.

CH. Ils le sont toujours. Dans la situation où il y a deux bras à tirer au sort, on prend l'un ou l'autre sans expliquer la méthode du tirage au sort de façon détaillée. Cela ne servirait à rien. Les parents savent que leur enfant est impliqué dans l'un ou l'autre des bras proposés par des études internationales. Ils savent aussi que les dossiers sont analysés en permanence. Parfois la supériorité d'un bras est montrée. Quand on change de traitement, c'est donc pour choisir une voie thérapeutique qui semble plus appropriée. Les parents sont alors informés et il n'est pas difficile de leur faire comprendre les raisons de ce changement. De toute façon, il y a un retour constant du traitement sur l'enfant.

MLD. Comment se passe-t-il avec des gens d'**origine culturelle différente?**

VS. Il faut des interprètes notamment. Mais il a aussi des questions de compréhension, des sensibilités culturelles spécifiques.

CH. On rencontre ce problème en hématologie avec les témoins de Jéhovah. J'estime que toute particularité culturelle doit absolument être respectée tant qu'elle n'interfère pas avec la vie de l'enfant. Si on n'arrive pas à convaincre les parents, on a le droit de demander qu'ils soient déchus de leurs droits parentaux. Mais cela est toujours un échec. C'est pourquoi on essaie de trouver des compromis (par exemple, emballer le sang, faire la transfusion pendant la nuit), et c'est de plus en plus facile. Les parents demandent souvent eux-mêmes la déchéance pour se mettre à l'abri par rapport à leur groupe. Ils veulent que leur enfant vive, mais pas que le groupe des Témoins de Jéhovah soit au courant de la transfusion. Il y aussi les enfants qui ont été tellement endoctrinés qu'ils peuvent être physiquement malades à l'idée d'une transfusion alors que leurs parents l'acceptent.

MLD. Je pensais que la tolérance était plus grande par rapport à de tels refus, et qu'on disait que le médecin était dégagé de sa responsabilité…

CH. Un adulte peut refuser la transfusion et se laisser mourir. Mais pour les enfants, il n'en va pas de même. C'est le médecin qui est le dernier responsable de la vie de l'enfant. Si l'enfant n'est pas majeur et qu'il y a un risque vital, le médecin a l'obligation de demander que les parents soient déchus de leurs droits parentaux. L'expérience que nous faisons n'est pas celle d'une confrontation agressive avec les parents. C'est le groupe qui exerce une très forte pression sur la famille et les médecins, y compris en se postant pendant des heures devant la chambre des enfants.

VS. Une donnée que je rencontre, c'est l'influence des Églises, des croyances chez les Africains, parfois aussi la difficulté d'accepter un traitement parce que la solution viendra de Dieu. Mais je n'ai guère rencontré de difficultés de cet ordre dans le cadre des études avec les enfants. Avec les adultes c'est différent. Avec les femmes enceintes aussi, malgré le risque de transmission mère-enfant, mais cela se produit alors hors du cadre des études. En général, les enfants qui participent à des essais sont déjà en traitement, une démarche pour convaincre les parents a déjà été faite. Mais je ne fais pas d'essais auprès de femmes enceintes séropositives. En Afrique, il y en a encore toujours beaucoup pour trouver le moyen de prévention le plus efficace, et aussi pour voir quel traitement les femmes allaitantes pourraient prendre.

MLD. **Et le retrait de consentement** ? La directive rappelle que les parents peuvent retirer leur consentement à tout moment. Mais lorsqu'un enfant exprime explicitement le souhait d'être retiré d'un essai, sa demande doit être examinée par l'investigateur.

CH. Je n'ai jamais eu de retrait.

JL. C'est plutôt moi qui faisais le retrait parce qu'il y avait des complications, qu'un effet contraire au protocole apparaissait. Ou bien parce que les gens n'étaient plus intéressés, ne venaient pas au rendez-vous. De toute façon, le retrait de consentement me paraît assez théorique : si quelqu'un ne veut plus, je ne vois pas comment on peut l'obliger à continuer à participer…

4. Déroulement des essais

MLD. Quelle est la taille des groupes ?

MFD. Dans les essais en pédiatrie, les groupes sont souvent restreints, de 5 à 10 enfants maximum par centre.

JL. Mais cela diffère selon les pathologies. En pédiatrie, dans les pathologies, on a effectivement entre 5 et 10 patients en phase III. Mais en néonatalogie, sur 3 ans, on a eu 150 petits patients.

MLD. Quel est le **but des études** ?

JL. Il peut s'agir d'un médicament disponible commercialement et remboursé en Belgique, mais autorisé uniquement chez l'adulte. On peut donc le prescrire, mais sous la seule responsabilité du médecin, et du pharmacien qui souvent l'ignore. Il s'agit alors de permettre une modification de notice de façon à ce que le médicament puisse être prescrit par exemple en dessous de l'âge de 12 ans.

MFD. J'ai participé récemment à une étude en phase III, pour laquelle on disposait de beaucoup de données antérieures, avec des doses déjà définies qui ont été modifiées en fonction des résultats. Le but était de déterminer la tolérance et l'efficacité.

JL. Des essais sur les prématurés ont aussi été proposés par les firmes, mais ils paraissaient redondants par rapport à ce qui avait déjà été publié. Le but était plutôt de pouvoir introduire un dossier au ministère de façon à obtenir l'autorisation de mise sur le marché en Belgique. Mais les études avaient déjà été faites ailleurs.

CH. Si l'on sait que des études ont été faites dans d'autres pays, il est un peu triste qu'on nous demande de les refaire pour que le médicament soit accepté en Belgique. Il devrait y avoir une législation européenne.

MLD. La directive interdit pourtant clairement les **études à répétition**.

CH. Comment se fait-il alors que les médicaments essayés et acceptés en France ne soient pas enregistrés en Belgique ? Manifestement, on n'a pas accès aux mêmes médicaments.

MLD. Dans le cas des adultes, après des études en laboratoire et des essais sur l'animal, on procède d'abord avec des **volontaires sains,** sauf en oncologie. Avec des enfants, comment démarrez-vous ?

CH. La première étape est toujours réalisée sur des adultes, au moins pour vérifier la tolérance.

JL. Je pense à un cas de médicament qui n'a jamais été testé sur des adultes. Je suppose qu'il y a eu quelques tests préalables de tolérance sur des adultes. Personnellement, je n'ai pas fait d'études de phase I avec des volontaires sains. À ma connaissance, les seules qui peuvent avoir été faites sont des tests des vaccins que l'on doit essayer sur des personnes qui ne sont pas malades.

CH. Je ne fais jamais de phases I, ni de phases II. Je ne fais que des phases III.

VS. J'ai été contactée pour une phase II et j'ai été alors confrontée à la lourdeur des protocoles. Trouvez-vous qu'on est bien entourés, qu'on a un **staff infirmier suffisant** ?

CH. On n'a pas de soutien logistique.

VS. À l'occasion de cette demande de participation à une phase II, la firme m'a posé beaucoup de questions sur le soutien logistique dont on dispose : personnel infirmier, support de laboratoire, accès internet, personnel pour encoder les données…

JL. On ne dispose pas habituellement de ce soutien. Mais pour certaines études de phase II, la firme vient. Dans certains cas aussi, on a bénéficié de l'apport de gens rémunérés par des bourses scientifiques. Une grosse difficulté, c'est de recruter des volontaires sains pour déterminer les doses.

MLD. Qu'en est-il de **la randomisation** ?

CH. En oncologie, les enfants sont traités selon des protocoles internationaux. Il y a souvent des randomisations, c'est-à-dire qu'il y a deux options thérapeutiques tirées au sort par la centrale, options dont on ne sait pas au départ si l'une est plus efficace que l'autre. Les parents doivent donner leur autorisation avant le tirage au sort. Mais cette notion de tirage au sort est très difficile à leur faire admettre au moment où ils reçoivent aussi le diagnostic. En effet, ils la jugent négativement car ce qu'ils demandent, c'est le meilleur traitement pour leur enfant. Même si le tirage au sort est objectivement fort utile, le message est très difficile à faire passer, car son explication est trop compliquée et son application rigoureuse est jugée insupportable, ce qui fait qu'on noie un peu le poisson dans la présentation du protocole. Une fois, j'en ai parlé de façon tout-à-fait rigoureuse à une femme médecin dont l'enfant avait une leucémie. Elle avait accepté le tirage au sort. Et elle m'a dit que c'était insupportable, d'autant plus que l'enfant présentait des complications. Je pense qu'elle ne s'en est toujours pas remise.

Pourtant les essais randomisés sont la source des progrès réalisés actuellement en oncologie. Il y a des situations où la différence n'est pas connue, et je laisse alors tirer au sort. Mais il y a des randomisations auxquelles je ne crois pas. Alors je choisis moi-même, particulièrement dans les situations graves où il y un enjeu vital.

MLD. Participez-vous à des études **contre placebo** ?

CH. Je ne recours jamais au placebo. En oncologie, c'est impossible. Mais de toute façon, je ne saurais absolument pas. Je ne pourrais jamais adhérer à ce genre de procédure. J'ai été formée en pédiatrie dans l'idée qu'on ne peut prélever une goutte de sang sur un enfant quand ce n'est pas utile pour lui. Et je ne pourrais pas dépasser cette opinion-là.

MLD. Cette opinion concernant le placebo et-elle partagée?

JL. Oui et non. Il y a deux cas de figure. En néphrologie, on n'a pas la même pression : on est très souvent face à rien ou à quelque chose. On est donc bien obligé de procéder contre placebo ou contre un vieux traitement dont on sait qu'il n'est pas vraiment efficace.

CH. Psychologiquement, peux-tu faire cela? Moi je ne saurais pas.

JL. Le problème que j'ai rencontré deux fois ces derniers mois, c'est que je ne sais pas proposer le nouveau traitement parce qu'il est inaccessible au remboursement en Belgique. Le traitement existe mais on ne peut l'administrer en Belgique. Alors que si le patient habite Givet[4], il a droit au traitement et il est remboursé.

CH. Alors j'envoie les parents chercher le traitement à Givet.

JL. Mais les parents ne sont pas remboursés.

CH. Donc on est face à des situations intolérables.

JL. C'est souvent le cas. Ces derniers temps je me suis fréquemment trouvé face à cette alternative : faire une étude ou un truc parce qu'il faut bien faire quelque chose. Cela a parfois marché.

En néonatalogie, on ne dispose parfois de rien. Le placebo est alors justifié. Ainsi dans une étude sur un produit destiné à éviter certaines infections virales à d'anciens prématurés, soit l'enfant n'avait pas de protection contre l'infection, soit il en avait une. C'est-à-dire qu'un groupe ne recevait rien, et l'autre recevait le médicament à tester. Il a bien fallu prélever du sang chez des enfants car on devait savoir ce que l'on obtenait quand on donnait la dose. C'est une situation difficile.

Par contre, en général, dans d'autres études, je n'inclus que des gens qui ont besoin pour leur traitement de prises de sang ou d'échographies régulières, car autant qu'il y ait un plus dans leur traitement

4. Commune française, proche de la frontière.

CH. Parfois, on se rend compte que le bras placebo va beaucoup mieux que le bras actif parce qu'il y a une prise en charge.

JL. Effectivement, parfois le fait d'avoir reçu une information claire et précise sur ce qu'il fallait faire et ne pas faire et sur les complications liées à la maladie a pour conséquence que les patients qui ont participé au bras placebo font moins de complications que ceux qui n'ont pas participé à l'étude. C'est paradoxal, puisque cela diminue le bénéfice du médicament.

MLD. En ce qui concerne les enfants séropositifs, vous ne faites pas d'essais contre placebo…

VS. Non. Avec les médicaments antirétroviraux, le panel en pédiatrie est souvent moins important qu'avec les adultes On se trouve dans des situations où les enfants multitraités ont développé beaucoup de résistances, et où l'enjeu est l'accès à une nouvelle classe thérapeutique. En général, les parents et les enfants sont demandeurs, même si les études sont fort laborieuses. Les refus sont rares. Le problème ici, c'est la lourdeur de l'accès à un traitement qui n'est pas encore disponible.

CH. On m'avait proposé de participer à une telle étude contre placebo. Beaucoup d'arguments en faveur de l'hypothèse de l'étude avaient déjà été rassemblés. Mais pour moi, il était impossible de répondre favorablement.

MLD. Fait-on encore des essais contre placebo ailleurs, en Afrique par exemple ?

VS. Oui. Cette question est souvent soulevée dans des congrès. La plupart des médecins s'y opposent à l'heure actuelle. Pour moi, il n'est pas possible de faire de tels essais quand il y a un risque vital.

MLD. Globalement, pensez-vous qu'il y a **davantage de recherches, et de meilleure qualité,** consacrées aux enfants ?

CH. Elles sont plus centralisées.

JL. C'est difficile à dire car ce qui a changé, c'est que les firmes passent par des firmes sous-traitantes spécialisées, PPD notamment, mandatées pour réaliser les études. Une fois qu'on a travaillé avec elles, se produit un effet boule de neige, ou au contraire répulsif, suivant la façon dont l'étude précédente s'est déroulée. Alors, dire si on en fait plus ou moins, c'est très subjectif, au niveau pharmacologique en tout cas.

MLD. Ce qui me semble certain, c'est qu'on est attentif à trouver des formes – sirops ou suppositoires – mieux adaptées aux enfants. Beaucoup d'efforts sont menés dans ce sens.

JL. Par contre, on assiste à une diminution des études dont l'impact commercial est réduit, par exemple une étude concernant l'ensemble des prématurés de moins de 1500g qui naissent en Belgique chaque année. Personne ne peut dire si la situation est meilleure qu'il y a dix ou quinze ans. De telles études ne se font pas. Et comme il n'y a rien à vendre à ce propos, aucune firme ne va en lancer. Toutes les études sur ce sujet viennent de Suède ou de Finlande. Là, depuis quelques années, il y a une obligation de se représenter à la consultation, assortie d'incitations financières et, parfois, de sanctions (allocations familiales etc). Cela permet de se faire une idée grossière, certes, mais une idée quand même, et de constituer des banques de données.

CH. En France, l'oncologie pédiatrique est beaucoup mieux structurée qu'en Belgique. Il y existe une unité de pharmacologie en oncologie pédiatrique qui est très satisfaite de la nouvelle législation parce qu'elle permet de lancer une nouvelle série d'études. Tout part de cette unité qui coordonne les études réalisées dans les différents centres. Cependant, cela va de pair avec des aberrations. Par exemple, un enfant doit être randomisé pour avoir, soit un médicament exceptionnel, soit le médicament conventionnel, et le traitement ne peut être administré qu'à Paris. L'enfant est tiré au sort et, qu'il reçoive le médicament exceptionnel ou le médicament conventionnel, il devra être traité à Paris. Dans certains cas, il faudra donc faire de longs trajets pour recevoir le traitement normal. Il y a eu une révolte au niveau des centres car pour telle molécule nouvelle il fallait faire signer aux parents qu'ils acceptaient de parcourir 500 km pour recevoir une petite injection une fois par semaine.

5. Expérimentation avec des enfants handicapés

MLD. Existe-t-il des dispositions spécifiques pour les personnes présentant des handicaps mentaux ?

VS. À propos du consentement, je pense à un jeune adolescent séropositif, handicapé, de 18 ans qui était sous tutelle. Je voulais lui faire signer un formulaire de consentement. Son papa m'a fait comprendre que c'était inadéquat. Il s'agissait là d'une étude rétrospective d'observation clinique de patients séropositifs.

JL. Je distinguerais deux situations. L'une où le handicap ou la maladie n'a rien à voir avec le projet de l'étude : dans ce cas, il ne faut pas faire entrer les patients dans l'étude. L'autre où l'étude est ciblée sur le handicap : dans ce dernier cas, elle est indispensable, il faut que l'enfant puisse en bénéficier. Par contre, si l'enfant cumule les difficultés il faut se demander si cela vaut la peine de l'impliquer dans une étude. Les protocoles excluent rarement les handicaps mentaux chez l'enfant. Mais ils excluent toutes les situations où, dès le départ, il y a suspicion de quelque chose qui est susceptible de provoquer des complications. En effet, chaque fois qu'il y a un effet secondaire avec hospitalisation, les complications pourraient être considérées comme des effets secondaires du médicament testé et embrayer les frais d'assurance. À tel point qu'on se demande parfois à qui on pourra prescrire le médicament testé, si on ne peut le faire pour tous ceux qui sont exclus, pour allergie, altération des fonctions, etc !

6. Traitement différencié en fonction de l'origine ethnique ?

MLD. Je souhaite vous poser une question plus précise, suscitée par la polémique qui a eu lieu autour des essais de médicaments, réalisés notamment en Afrique, à propos de la transmission du virus HIV de la mère à l'enfant. Un argument avancé est que les différences génétiques entre « races » font en sorte que les médicaments n'auraient pas la même action. S'agit-il d'un présupposé idéologique ou les différences sont-elles réelles ?

JL. Entre les populations, il y a des différences de métabolisation. C'est un problème de pharmacogénétique. Quand vous étudiez un taux, c'est une moyenne. Mais cinq individus sur cent vont peut-être avoir des taux excessifs et se faire intoxiquer, et cinq vont avoir des taux inefficaces. De là à justifier un essai contre placebo… Ce qu'on peut imaginer, c'est que les doses recommandées chez nous ne soient pas adaptées ailleurs.

VS. Ce sont parfois des tropismes de médicaments qui sont en cause. Il s'agit d'éléments extrêmement précis qui font qu'on n'a pas encore une réponse totale parce que la pathologie est très complexe et que les découvertes sont constantes. Cela pourrait expliquer que certains médicaments n'aient pas été efficaces. Et peut-être, à un niveau mondial, se retrouver davantage dans une certaine population plutôt qu'une autre. Là, la notion génétique pourrait en partie influencer les réponses.

JL. On sait que les Noirs font plus facilement des complications rénales. On pourrait préférer faire certains essais avec des Blancs pour éviter les effets secondaires. Mais en général, on programme une dose et le résultat survient par hasard.

Dans le cas du HIV, on peut imaginer qu'une molécule soit beaucoup plus vite métabolisée et ait le même effet qu'un placebo dans un sous-groupe, et qu'elle soit parfaitement active dans un autre groupe. Il ne faut pas la « jeter aux orties » parce qu'elle a été testée dans le mauvais groupe. Ainsi j'ai participé à une étude dans laquelle la dose programmée était manifestement insuffisante et n'a donné aucun résultat. L'année suivante, une autre firme a démarré le même produit à peu près avec une dose légèrement supérieure, et elle a terminé son étude avant que la première firme n'ait le temps d'analyser la sienne. Les premiers résultats ont donc pu être jetés car le produit de la deuxième firme a été commercialisé avant.

MFD. En tout cas, dans le cadre des études, nous n'adaptons pas les traitements en fonction de l'appartenance ethnique alors que notre public est très diversifié.

VS. Pourtant il y a des médicaments dont on sait qu'il vaut mieux les éviter auprès des femmes enceintes par exemple parce qu'ils entraînent plus de réactions selon l'origine ethnique. De toute façon, pour les études, il y a le nombre de participants.

JL. En tout cas, selon mon expérience, en pédiatrie où le nombre de patients est limité, la variabilité est bien davantage fonction de la composition corporelle, qui n'est pas la même à six mois qu'à deux ans.

7. Relations avec les firmes

CH. Il y une grosse différence entre les recherches sponsorisées par les firmes pharmaceutiques et les choix de traitement. Je ne participe pas à des recherches sponsorisées.

MLD. En dehors du soutien que vous recevez de la firme, quelle est la différence ?

CH. Je n'ai pas d'expérience directe, mais j'ai reçu des propositions d'études sponsorisées par des firmes dans lesquelles la partie publicitaire prenait le pas sur l'intérêt scientifique.

FD. Ce sont alors des phases III et IV. Les phases IV sont plutôt des incitations à prescrire, elles visent surtout à faire connaître le produit au corps médical.

CH. Comme on manque de moyens financiers, pour beaucoup d'études thérapeutiques, par exemple les nouveaux protocoles de traitement des leucémies, on introduirait bien un nouveau médicament, uniquement pour bénéficier du sponsoring de la firme. On a assisté à des réunions d'investigateurs qui nous disaient : « Il faut utiliser ce médicament-là parce que les firmes nous donneront l'argent et c'est le seul moyen de recueillir les données ». C'est un contresens, une déviation.

Tous. Une perte de neutralité.

JL. Depuis 2000, j'ai deux impressions. D'abord, quand l'étude est sponsorisée par une firme, on subit quand même une pression, non pas pour avoir de bons résultats, mais pour y introduire des gens, et pour clôturer en temps et en heure. Il y a une pression commerciale parce que les études coûtent. Ensuite, les nouveaux médicaments et les nouvelles études sont ciblés sur le potentiel commercial futur – le nombre de patients – et non sur l'intérêt réel. Pour une maladie rare, même si le médicament est efficace et peu coûteux, s'il n'intéresse qu'un nombre réduit de patients, personne ne sponsorisera une étude. Tandis que si le nombre de patients potentiels est important, on fera une quantité d'études parce qu'il y a un marché en perspective. C'est la logique commerciale, normale pour une firme. Les firmes sont des fonds privés qui louent nos services.

Ceci dit, il y a quand même une évolution bénéfique. L'information donnée par les firmes, notamment sur les effets secondaires, s'est fortement améliorée. Avant, elle était vraiment élémentaire et nettement insuffisante. Aujourd'hui le médecin est bien informé, et le patient aussi.

CH. À la limite, l'information est aujourd'hui pléthorique et on ne sait plus distinguer l'essentiel de l'accessoire.

JL. Contrairement au passé, les protocoles donnent une description de plus en plus précise et détaillée des procédures, par exemple le nombre de prises de sang et la quantité à prélever, au point qu'ils deviennent illisibles.

FD. Il faut dire que ces précisions sont données davantage pour protéger la firme que pour informer le patient…

8. Disposez-vous parfois de financements publics pour des recherches ?

JL. Non. On a eu des demandes de médecins-vigie pour le pneumocoque, mais il s'agit alors de bénévolat. Les seules demandes financées par des fonds publics sont des études demandées parfois par le Centre Fédéral d'expertise des soins de santé – Federaal Kenniscentrum voor de Gezondheidszorg (KCE). Par exemple, celui-ci a conclu plusieurs contrats de recherche avec l'Institut de santé publique et de statistiques d'Anvers pour étudier la rentabilité de telle vaccination en Wallonie. Parfois aussi quelqu'un décide de faire quelque chose, et un service se débrouille pour trouver une personne qui puisse collecter les données pendant six mois ou un an. Mais c'est alors le fait d'un groupe de médecins, pas de fonds publics.

9. Évolution des conditions du fait de la législation belge et européenne

JL. Dans les années 1990, faire des essais était facile. Entre 1994 et 1998, la demande du consentement n'avait pas la même ampleur qu'aujourd'hui. Il suffisait de demander l'accord pour mettre le nom de l'enfant dans une base de données afin de pouvoir réaliser ultérieurement des analyses, et pour le reste je m'engageais à faire pour l'enfant ce que je croyais devoir faire.

MLD. Cela restait donc perçu par les parents comme une démarche thérapeutique ?

JL. Non. On pouvait faire des études. Par exemple, on en a fait une sur des grands prématurés (23 à 26 semaines) pour voir leur évolution à long terme (2 ans) et les problèmes qu'ils rencontraient. On devait demander le consentement des parents, c'est-à-dire avoir leur accord pour mettre le nom de l'enfant dans une base de données et pour leur envoyer un courrier tous les trois mois afin de faire le point sur l'évolution de l'enfant. Mais il n'y avait aucune obligation d'administrer tel ou tel traitement. Et le consentement ne consistait pas en un document à signer. L'esprit était totalement différent. Refaire une étude de ce genre aujourd'hui serait tellement lourd que je ne suis pas sûr que l'on obtiendrait le même recrutement. En effet, la part administrative a gonflé énormément.

CH. On a administré un nouvel anti-champignon à une enfant qui avait une leucémie et avait absolument besoin de ce médicament qui n'existait pas en Belgique mais seulement à l'extérieur du pays. Puisqu'il n'y avait pas d'autre solution, on l'a demandé à la firme et on a pu l'obtenir gratuitement assez rapidement. Mais deux ans après le décès de l'enfant, on nous réclamait encore des renseignements. Aujourd'hui, le poids de la paperasse est hallucinant, disproportionné, invivable pour le médecin de l'aveu même des secrétaires des firmes. Mais on est parfois obligé de passer par là pour avoir accès à certaines molécules qui ne sont pas sur le marché de façon officielle.

MLD. Vous mettez en avant une évolution générale. Quelle est l'incidence spécifique de la directive sur votre pratique ?

CH. Longtemps, la législation belge a bloqué toute l'ouverture des protocoles européens en raison de son imprécision au niveau de l'organisation des comités d'éthique, de la responsabilité et de l'assurance du protocole. En Belgique, pendant deux ans au moins, on n'a pu enregistrer aucun nouveau protocole thérapeutique alors que partout en Europe cela fonctionnait parfaitement. On ne savait plus qui pouvait faire quoi. C'était très compliqué. Le problème d'assurance constituait un frein considérable. Qui allait assurer l'étude en cas de difficulté ? Personne ne voulait se porter garant.

MFD. et **JL.** Effectivement, dans la loi belge, le nœud de la difficulté, c'est la question de l'assurance. Pour instaurer une étude, il faut trouver un promoteur qui assume les frais d'un contrat d'assurance valable couvrant le nombre déterminé de personnes incluses dans un protocole, et ce non seulement pour la durée de l'étude, mais pour la trentaine d'années pendant laquelle des effets secondaires peuvent se produire chez une de ces personnes.

MLD. D'où une préférence pour les études sponsorisées par les firmes ?

CH. Oui.

JL. Mais la lourdeur administrative est telle que les études de bonne volonté vont disparaître. Personne ne fera du bénévolat ou de la recherche publique.

CH. Le redémarrage est lent. Mais la lourdeur est telle actuellement qu'on préfère parfois suivre des protocoles sans enregistrer les enfants. Ce n'est possible que lorsque le médicament est disponible sur le marché. Il nous arrive de traiter des enfants de façon très précise selon des protocoles qui sont officiels, par exemple en France, mais sans enregistrer officiellement l'enfant parce qu'il n'est pas possible d'accéder à la base de données ou de remplir les conditions d'assurance.

Dans le passé, l'expérimentation consistait à entrer un enfant dans un protocole thérapeutique. Actuellement, en Belgique, on arrive à une situation où, même si les centres suivent les protocoles officiels, beaucoup moins d'enfants y sont enregistrés à cause de la lourdeur administrative. Les enfants sont traités selon les protocoles officiels, mais les données scientifiques ne sont plus centralisées et sont donc perdues parce que les centres n'en ont pas le temps et n'ont pas davantage les moyens d'assumer les contraintes en ce qui concerne le personnel, la logistique. C'est un énorme problème.

VS. Il faudrait financer des infirmières scientifiques.

CH. Il y a quelques années, la législation belge était beaucoup plus restrictive que la législation européenne. Or il faut correspondre à la législation européenne, mais aussi remplir les conditions belges. Alors que tous les pays européens participaient à des études internationales, la Belgique était coincée. Depuis, je suis persuadée que, dans tous les centres, moins d'enfants sont inclus dans les protocoles. On ne saurait pas le faire.

MLD. Sauf peut-être dans les centres universitaires ?

CH. Non. Nous sommes un centre universitaire. Et des hôpitaux spécialisés rencontrent eux aussi d'énormes problèmes logistiques.

10. Critères d'acceptabilité

MLD. Quels critères sont mis en avant pour l'acceptabilité des recherches avec des enfants ? Il y a les critères scientifiques. Quant aux critères éthiques, il y a, entre autres, la proportionnalité entre les risques qu'on craint et les bénéfices qu'on espère, et le consentement. D'autres éléments entrent-ils en ligne de compte? La Directive parle très peu des critères éthiques. Elle traite des incitants et des récompenses pour faire de la recherche sur les enfants. C'est très « marché »...

JL. C'est l'Europe... Cependant, les incitations et les récompenses pour les firmes ne sont pas choquantes pour deux raisons. La plupart des médicaments sont utilisés sans qu'il y ait eu des études spécifiques en fonction des tranches d'âge. De plus, on n'étudie jamais les associations médicamenteuses. On essaie de bien cibler et on introduit un nouveau médicament. Mais, bien qu'on fasse la liste de tout ce que prend l'enfant, l'étude où l'on n'a donné que ce seul médicament n'est peut-être pas représentative des effets secondaires qui se produiraient quand on donne quatre ou cinq médicaments.

Pour les firmes, le volume de molécules vendable n'est pas énorme au regard du temps et de l'argent qu'elles ont consacré à la recherche. C'est le volume prescrit aux enfants plus celui qui l'est aux adultes qui va permettre de rentabiliser celle-ci.

L'incitant financier est donc le seul moyen que les autorités européennes ont trouvé pour intéresser les firmes. Je pense que c'est une sécurité pour la pédiatrie.

CH. En effet, en termes de marché, les firmes n'ont rien à faire de la pédiatrie. Les quantités à prescrire sont trop faibles. Les firmes préfèrent donc ne pas enregistrer l'étude en pédiatrie. Spontanément, elles investissent ailleurs. Cet incitant est donc une bonne chose pour que les enfants puissent bénéficier de thérapeutiques adaptées.

MLD. Il semble que l'incidence spécifique de la directive européenne sur votre pratique n'est pas évidente...

CH. Il y a une complication administrative globale et la paperasserie du quotidien, dans laquelle elle s'inscrit...

JL. Une différence que nous ne voyons pas serait qu'à partir du moment où un médicament est labellisé dans toute l'Europe, il serait plus facile de mener les études en Pologne ou en Ukraine, par exemple, qu'en Belgique. Cela conditionnerait donc le fait que nous fassions encore des études ou pas...Il est paradoxalement beaucoup plus facile d'inclure des patients dans une étude où on propose quelque chose de relativement neuf ou de non disponible pour ces patients, que de leur faire accepter deux bras, en disant que c'est l'un ou l'autre. Accepter cette dernière proposition offre pourtant 50 % de chances d'être traité, mais aussi 100 % d'être suivi.

Les échos qui viennent de firmes qui ont fait des études internationales soulignent qu'outre l'accès possible à des participants, la fiabilité des données qu'on rassemble compte aussi. On se plaint ici de ne pas être aidés, mais là les conditions de travail et salaire ne garantissent pas cette fiabilité. La disponibilité d'un public et la rentabilité pour la société qui investit ne sont pas seules en compte.

Les réglementations belge et européenne relatives aux expérimentations sur la personne humaine et les mesures de protection des personnes vulnérables : les mineurs, les majeurs incapables et les personnes en situation d'urgence

Geneviève SCHAMPS

1. Cette contribution décrit la réglementation belge applicable aux expérimentations sur la personne humaine et, plus particulièrement, les mesures adoptées pour protéger les personnes vulnérables que sont les mineurs, les majeurs incapables et les personnes se trouvant en situation d'urgence. Cette réglementation a été établie conformément aux dispositions de l'Union européenne adoptées dans le domaine.

Après une présentation de l'état du droit belge antérieur et des textes européens applicables en la matière, une analyse est effectuée de la loi belge et de ses arrêtés royaux d'exécution, au regard des textes communautaires. Sont ainsi étudiées les mesures de protection spécifiques à chaque catégorie de population vulnérable. Les mesures générales de protection sont aussi examinées car elles peuvent s'appliquer également à ces personnes. Une attention est en outre accordée aux instances de veille et de contrôle, aux dispositions prises pour garantir l'indemnisation des participants en cas de dommage ainsi qu'aux banques de données et aux réseaux de chercheurs. Tout au long de cet examen, une comparaison est effectuée avec certains textes internationaux pertinents en la matière.

I. Le contexte de l'adoption de la réglementation belge

A. L'état antérieur du droit belge

2. Depuis longtemps, la Belgique est particulièrement active dans le domaine des expérimentations sur la personne humaine. Conscients de l'importance du progrès des sciences médicales et biologiques pour la santé de la population et l'amélioration de la qualité de vie, les praticiens et les instances concernées sont aussi soucieux de la protection de l'individu, notamment du respect de son intégrité physique et mentale ainsi que de sa dignité et de son identité.

Jusqu'à l'adoption de la loi du 7 mai 2004[1], les expérimentations sur la personne humaine n'étaient soumises à aucune réglementation spécifique[2]. La pratique s'est alors développée en prenant en considération les principes de base reposant sur la protection des droits de l'homme et de la dignité humaine, tels qu'énoncés dans le Code de Nuremberg, la Déclaration d'Helsinki[3] ou encore dans les Lignes directrices du Conseil des Organisations internationales des Sciences médicales (CIOMS), établies en collaboration avec l'Organisation mondiale de la Santé (OMS)[4]. Référence était aussi faite à la Convention sur les droits de l'homme et la biomédecine, même si celle-ci n'a pas été signée par la Belgique[5].

1. Loi du 7 mai 2004 relative aux expérimentations sur la personne humaine. Cette législation est entrée en vigueur le 1er mai 2004, date à laquelle les dispositions de la directive du 4 avril 2001 devaient être appliquées par les Etats membres (Directive 2001/20/CE du Parlement européen et du Conseil du 4 avril 2001 concernant le rapprochement des dispositions législatives, réglementaires et administratives des États membres relatives à l'application de bonnes pratiques cliniques dans la conduite d'essais cliniques de médicaments à usage humain).
2. Pour un aperçu de la situation existante à l'époque, cons. ter Heerdt 2000 723 p.
3. ASSOCIATION MEDICALE MONDIALE, dont l'intitulé actuel est *Principes éthiques applicables aux recherches médicales impliquant des êtres humains.*
4. *Lignes directrices internationales d'éthique pour la recherche biomédicale impliquant des sujets humains* (1993). Une version actualisée a été publiée en 2002 (Genève).
5. Convention pour la protection des droits de l'homme et de la dignité de l'être humain à l'égard des applications de la biologie et de la médecine, Oviedo, 4 avril 1997. Le Protocole additionnel à cette Convention, adopté le 25 janvier 2005, n'a pas non plus été signé par la Belgique.

Comme tels[6], ces textes[7] n'ont pas force obligatoire en droit belge, à la différence du Pacte international relatif aux droits civils et politiques du 16 décembre 1966 ou de la Convention européenne de sauvegarde des droits de l'homme et des libertés fondamentales du 4 novembre 1950. Les dispositions de ces deux textes doivent être respectées lors d'expérimentations, notamment celles qui concernent le droit à la vie, l'interdiction de la torture ou de traitements inhumains ou dégradants, le droit au respect de la vie privée ou familiale. La Convention internationale des droits de l'enfant du 20 novembre 1989 est également applicable, tout comme le Code pénal, ainsi ses dispositions relatives à l'interdiction de la torture et des mutilations, aux coups et blessures, ou à l'homicide volontaires ou involontaires, à l'administration volontaire ou involontaire de substances nuisibles ou encore à l'empoisonnement (art. 392 à 422).

La Charte des droits fondamentaux de l'Union européenne (2000)[8] peut également être mentionnée, ainsi ses dispositions concernant les droits à la dignité humaine (art. 1er), à la vie (art. 2), à l'intégrité de la personne, et notamment au consentement libre et éclairé dans le cadre de la médecine et de la biologie (art. 3), à l'interdiction de la torture et des traitements inhumains ou dégradants (art. 4), à la protection des données à caractère personnel (art. 8), et les droits de l'enfant.

Celui-ci a effet droit à la protection et aux soins nécessaires à son bien-être. Il peut exprimer son opinion librement. Celle-ci est prise en considération, en fonction de son âge et de sa maturité. Dans tous les actes qui le concernent, qu'ils soient accomplis par des autorités publiques ou des institutions privées, l'intérêt supérieur de l'enfant est une considération primordiale (art. 24 (1) et (2)).

3. Par ailleurs, même s'il n'existait pas de dispositions spécifiques régissant l'expérimentation sur la personne humaine, les protocoles de recherche

6. Par la suite, la directive du 4 avril 2001 (considérant n° 2) et l'arrêté royal du 30 juin 2004 déterminant des mesures d'exécution de la loi du 7 mai 2004 relative aux expérimentations sur la personne humaine en ce qui concerne les essais cliniques de médicaments à usage humain (cité *infra* « arrêté royal du 30 juin 2004 ») se sont référés à la Déclaration d'Helsinki à propos des bonnes pratiques cliniques, voy. le n° 16 de cette contribution.
7. Pour une présentation de ces textes, cons. notamment Delfosse et Bert (2009).
8. Les dispositions de la Charte s'adressent aux institutions et aux organes de l'Union européenne dans le respect du principe de subsidiarité, ainsi qu'aux États membres, uniquement lorsqu'ils mettent en œuvre le droit de l'Union. Ils respectent dès lors ces droits, observent les principes et en promeuvent l'application, conformément à leurs compétences respectives (art. 51).

étaient soumis à l'examen de comités d'éthique, légalement instaurés[9]. Il était tenu compte des textes précités, outre les dispositions du Code de déontologie médicale, les avis[10] du Conseil national de l'Ordre des médecins[11] et ceux du Comité consultatif de Bioéthique de Belgique[12]. Bien que particulièrement soucieux de la sécurité des participants à l'expérimentation, l'avis rendu par les comités d'éthique n'avait toutefois pas de valeur contraignante.

4. Dans ce contexte, tout en admettant la légitimité de l'expérimentation sur la personne humaine, eu égard à l'intérêt général que poursuivent les progrès de la médecine, le législateur fédéral belge était conscient de la nécessité d'offrir une protection suffisante à la personne sujette à l'expérimentation, dans le respect de la dignité humaine. Il était dès lors soucieux d'affirmer la licéité de l'expérimentation mais aussi d'instaurer des balises juridiques de protection du participant, afin de concilier l'intérêt collectif et l'intérêt de l'individu[13].

Il souhaitait également mettre fin à une situation d'insécurité : d'une part, l'expérimentation sur une personne humaine saine n'était pas juridiquement licite puisque elle n'était pas effectuée dans l'intérêt de cette personne et ne poursuivait pas un but préventif, diagnostic ou curatif, entendu au sens large, à son égard ; d'autre part, des tests préalables de contrôle de toxicité de nouvelles molécules médicamenteuses sur des volontaires sains était imposés pour obtenir l'autorisation de mise sur le marché de médicaments.

La Belgique était en outre tenue de respecter ses obligations communautaires en ce qui concerne les essais cliniques. Elle devait en effet transposer la

9. Voy. l'art. *70ter* de la loi sur les hôpitaux, coordonnée le 7 août 1987 et l'annexe à l'arrêté royal du 23 octobre 1964 portant fixation des normes auxquelles les hôpitaux et leurs services doivent répondre.
10. Le Code de déontologie médicale, les avis du Conseil national de l'Ordre des médecins ainsi que ceux du Comité consultatif de Bioéthique de Belgique n'ont pas de portée légale.
11. Voy. les articles 89 à 94 du Code de déontologie médicale (www.ordomedic.be) ; cons. aussi le n° 20 de cette contribution.
12. Cons. l'Avis n° 23 du 8 septembre 2003 relatif aux comités d'éthique en exécution de l'article *6bis*, § 2 de la loi du 25 mars 1964 sur les médicaments, modifié par la loi programme du 24 décembre 2002 et l'Avis n° 13 du 9 juillet 2001 relatif aux expérimentations sur l'homme. Voy. le site de ce comité : https://portal.health.fgov.be/portal/page ?_pageid=56,8546420&_dad=portal&_schema=PORTAL.
13. Exposé des motifs 2003-2004 p. 8.

directive 2001/20/CE du Parlement européen et du Conseil du 4 avril 2001 concernant le rapprochement des dispositions législatives, réglementaires et administratives des États membres relatives à l'application de bonnes pratiques cliniques dans la conduite d'essais cliniques de médicaments à usage humain.

À cette occasion, le législateur fédéral a choisi d'instaurer une réglementation plus générale, afin d'étendre à toute expérimentation la protection du participant, tout en respectant les règles de protection prévues par la directive. D'autres textes communautaires ont encore été adoptés par la suite et la Belgique a adapté sa réglementation en conséquence.

B. Les textes communautaires

§ 1er. La directive du 4 avril 2001

5. Dans son préambule, la directive du 4 avril 2001 souligne que les principes de base reconnus pour la conduite d'essais cliniques chez l'homme sont fondés sur la protection des droits de l'homme et de la dignité humaine à l'égard des applications de la biologie et de la médecine, telle qu'elle est évoquée, par exemple, dans la version de 1996 de la Déclaration d'Helsinki. Elle indique en outre que la protection des participants à un essai clinique est assurée par une évaluation des risques fondée sur les résultats des essais toxicologiques préalables à tout essai clinique, par le contrôle exercé par les comités d'éthique et par les autorités compétentes des États membres ainsi que par les règles de protection des données personnelles (considérant n° 2).

L'accent est entre autres mis sur la nécessité pour les Etats d'adopter des dispositions destinées à protéger les personnes qui ne sont pas en mesure de donner leur consentement légal pour participer aux essais cliniques, tels les enfants ou les personnes malades mentales ou soumises à un traitement psychiatrique. La directive a néanmoins indiqué qu'il était indispensable de réaliser des essais cliniques impliquant des enfants afin d'améliorer le traitement existant pour eux. Ils constituent, selon elle, une population vulnérable présentant des différences de développement physiologique et psychologique par rapport aux adultes, qui rendent importante la recherche liée à l'âge et au développement en leur faveur. Il convient dès lors de protéger les enfants de manière optimale, en définissant des critères de protection, pour la réalisation des essais cliniques indispensables aux médicaments qui leur sont destinés (considérants n° 3 et 4).

Au regard de la pratique belge existante, les innovations apportées par la directive du 4 avril 2001 concernent notamment les aspects suivants, outre les dispositions spécifiques de protection des mineurs et des personnes incapables : l'avis favorable d'un comité d'éthique est devenu obligatoire pour procéder à une expérimentation ; la directive énonce les critères d'appréciation que ce comité doit prendre en considération et les délais maxima dans lesquels l'avis doit être rendu ; un avis unique par Etat membre est imposé pour les essais multicentriques ; le comité d'éthique doit être informé du suivi des expérimentations ; le promoteur d'une expérimentation doit disposer d'une autorisation de l'autorité compétente.

La directive du 4 avril 2001 impose également le respect de principes de bonnes pratiques cliniques et de lignes directrices détaillées conformes à ceux-ci. Elle prévoit encore l'établissement d'exigences minimales pour l'octroi de l'autorisation de fabriquer ou d'importer des médicaments expérimentaux et la fixation de lignes directrices détaillées concernant la documentation se rapportant aux essais cliniques.

En droit belge, les dispositions de la directive du 4 avril 2001 ont été reprises dans la loi du 7 mai 2004 relative aux expérimentations sur la personne humaine ainsi que dans l'arrêté royal du 30 juin 2004 déterminant des mesures d'exécution de la loi du 7 mai 2004 relative aux expérimentations sur la personne humaine en ce qui concerne les essais cliniques de médicaments à usage humain.

§ 2. La directive du 8 avril 2005

6. Par la suite, une nouvelle directive, datée du 8 avril 2005[14], a énoncé, à propos des médicaments expérimentaux à usage humain, les principes de bonnes pratiques cliniques et les lignes directrices détaillées conformes à ceux-ci, pour la conception, la réalisation et l'enregistrement des essais cliniques de ces produits. Elle a également indiqué les conditions régissant l'octroi de l'autorisation de fabriquer ou d'importer ces produits ainsi que les

14. Directive 2005/28/CE de la Commission du 8 avril 2005 fixant des principes et des lignes directrices détaillées relatifs à l'application de bonnes pratiques cliniques en ce qui concerne les médicaments expérimentaux à usage humain, ainsi que les exigences pour l'octroi de l'autorisation de fabriquer ou d'importer ces médicaments.

lignes directrices détaillées concernant la documentation relative aux essais cliniques, l'archivage, les qualifications des inspecteurs et les procédures d'inspection. Cette directive tendait notamment à prévenir la réalisation d'essais cliniques superflus, afin de protéger le participant (considérant n° 4).

Les dispositions de la directive du 8 avril 2005 ont été transposées en droit belge par l'arrêté royal du 18 mai 2006 modifiant l'arrêté royal du 30 juin 2004 déterminant des mesures d'exécution de la loi du 7 mai 2004 relative aux expérimentations sur la personne humaine en ce qui concerne les essais cliniques de médicaments à usage humain.

§ 3. Le règlement du 12 décembre 2006

7. De plus, un règlement du Parlement européen et du Conseil a été adopté le 12 décembre 2006 afin de régir plus spécifiquement les médicaments à usage pédiatrique – notamment les procédures d'autorisation sur le marché et les exigences applicables après l'autorisation – ainsi que les études qui y ont trait[15]. Il a été modifié par le règlement du 20 décembre 2006[16].

Ce règlement tend notamment à faciliter le développement et l'accessibilité de médicaments à usage pédiatrique ainsi qu'à assurer qu'ils fassent l'objet de recherches éthiques d'une grande qualité et qu'ils soient dûment autorisés en vue d'un usage en pédiatrie. Il vise également l'amélioration des informations disponibles sur l'usage de médicaments au sein des diverses populations pédiatriques. Il souligne la nécessité d'atteindre ces objectifs sans soumettre la population pédiatrique à des essais cliniques inutiles et sans retarder l'autorisation de médicaments destinés à d'autres tranches d'âge de la population (considérant n° 4).

15. Règlement (CE) n° 1901/2006 du Parlement européen et du Conseil du 12 décembre 2006 relatif aux médicaments à usage pédiatrique, modifiant le règlement (CEE) n° 1768/92, les directives 2001/20/CE et 2001/83/CE ainsi que le règlement (CE) n° 726/2004. Voy. notamment le considérant n° 6 : « (...) Le présent règlement devrait s'appliquer à l'ensemble des médicaments dont la population pédiatrique a besoin, de sorte que son champ d'application devrait s'étendre aux produits en cours de développement et non encore autorisés, aux produits autorisés qui sont protégés par des droits de propriété intellectuelle et à ceux qui ne sont plus protégés par des droits de propriété intellectuelle » (considérant n° 6).

16. Règlement (CE) n° 1902/2006 du Parlement européen et du Conseil du 20 décembre 2006 modifiant le règlement (CE) n° 1901/2006 relatif aux médicaments utilisés en pédiatrie (Texte présentant de l'intérêt pour l'EEE).

Selon le préambule de ce règlement, cet objectif ne peut pas être réalisé de manière suffisante par les États membres, mais il peut l'être, de façon plus optimale au niveau communautaire, grâce à la possibilité de tirer parti du marché le plus vaste et d'éviter la dispersion de ressources limitées (considérant n° 38).

Un système associant obligations, récompenses et incitations a été ainsi organisé afin d'assurer au mieux ces objectifs. Le premier inventaire de ces récompenses et incitations proposées par la Communauté et les États membres en vue de favoriser la recherche sur les médicaments à usage pédiatrique, ainsi que leurs développement et disponibilité, a été rendu accessible au public et mis sur le site de la Commission européenne le 30 juillet 2008[17]. Il sera mis à jour régulièrement (art. 39(3) du règlement).

§ 4. Les recommandations du groupe de travail ad hoc concernant les essais cliniques réalisés sur des enfants

8. En 2008, un groupe de travail *ad hoc* (cité plus loin : « groupe de travail européen ») a établi une série de recommandations pour le développement de lignes directrices de la directive du 4 avril 2001[18], en ce qui concerne les aspects éthiques des essais cliniques réalisés sur des enfants, de la naissance à l'âge adulte. Elles tendent à faciliter l'harmonisation des essais cliniques dans l'Union européenne, à favoriser leur réalisation et à assurer la protection des enfants, étant donné la nécessité de les faire bénéficier des avantages de la recherche. L'intention est également de les faire connaître aux États tiers, particulièrement aux pays en voie de développement.

Ces recommandations sont adressées à toute personne impliquée dans chaque étape d'essai clinique, notamment les promoteurs, les investigateurs, les comités d'éthique, les autorités de contrôle, les firmes pharmaceutiques, les compagnies d'assurance, les représentants des enfants et leur famille. Elles sont émises sans préjudice des dispositions de la directive du 4 avril

17. Inventory of Community and Member State rewards and incentives to support research into, and the development and availability of, medicinal products for pædiatric use. Il est accessible sur le site de la Commission européenne, à l'adresse suivante : http://ec.europa.eu/enterprise/pharmaceuticals/paediatrics/medchild_key_en.htm.

18. *Ethical considerations for clinical trials on medicinal products conducted with the paediatric population, Recommendations of the ad hoc group for the development of implementing guidelines for Directive 2001/20/EC relating to good clinical practice in the conduct of clinical trials on medicinal products for human use* (2008).

2001 et des *guidelines* de l'Agence européenne des médicaments. Elles sont également destinées aux essais autres que cliniques, notamment aux essais non interventionnels.

Elles tendent à promouvoir la protection de la dignité, le bien-être et le respect des droits des enfants. Des considérations éthiques sont ainsi émises à propos notamment de leur consentement éventuel, de la composition des comités d'éthique, des qualifications des personnes procédant aux essais et des modalités de réalisation de ceux-ci. Une attention particulière est accordée au nouveau-né. Outre les principes éthiques repris dans les documents européens et les textes internationaux précités, le groupe de travail souligne encore le respect des personnes ainsi que des principes de bienfaisance (l'obligation de faire le bien et d'éviter le mal) et d'équité (une juste distribution des inconvénients et des bénéfices de la recherche) (p. 5 et 6).

II. Présentation générale de la réglementation applicable en Belgique

A. Les grandes lignes de la réglementation

9. Après avoir défini les termes qu'elle utilise, la loi du 7 mai 2004[19] énonce des dispositions générales pour la protection des participants aux expérimentations. Elle établit ensuite des mesures particulières pour la protection des mineurs et des majeurs incapables de donner leur consentement. Elle prévoit également la possibilité de procéder à une expérimentation dans une situation d'urgence et réglemente l'hypothèse où le consentement ne peut être recueilli pour cette raison.

La loi fixe ensuite les modalités de l'intervention du comité d'éthique et de l'autorisation du ministre de la Santé publique. Des dispositions régissent également la procédure de modifications dans la conduite d'une expérimentation et les cas de suspension ou d'interdiction de celle-ci. Des règles particulières concernent la fabrication, l'importation, la distribution et l'étiquetage des médicaments expérimentaux. Un contrôle de la

19. Cette législation a déjà été modifiée à plusieurs reprises. Pour un aperçu général de la loi lors de sa publication, voy. Callens et Goossens 2004 190-1201 ; Languenaken 2005 p. 465-476 ; Vijverman 2005-2006, p. 2-12.

conformité avec les bonnes pratiques cliniques et de la fabrication de ces médicaments est aussi organisé, tout comme une procédure de notification des événements indésirables et des effets indésirables graves.

Des dispositions particulières sont également adoptées pour la recherche universitaire, dite non commerciale. Certaines dispenses sont ainsi accordées, notamment en ce qui concerne l'introduction d'un dossier chimico-pharmaceutique lorsque le médicament est déjà enregistré, l'étiquetage des médicaments expérimentaux ou encore le paiement des redevances liées à l'introduction du dossier. Le législateur a enfin établi un régime spécifique de responsabilité civile et d'assurance ainsi que des sanctions pénales en cas de manquements à la loi.

10. Quant à l'arrêté royal du 30 juin 2004, tel que modifié par l'arrêté royal du 18 mai 2006, il fixe les mesures d'exécution de la loi du 7 mai 2004 en ce qui concerne les essais cliniques de médicaments à usage humain. Il contient ainsi des dispositions concernant la demande d'avis et d'autorisation pour la conduite de tels essais, les modifications du protocole et la fin de l'essai clinique, la communication des suspicions d'effets indésirables graves inattendus, les bonnes pratiques cliniques pour la conception et la réalisation de l'étude clinique ainsi que l'enregistrement et la communication des résultats des essais, les procédures d'inspection, l'autorisation de fabrication ou d'importation des médicaments expérimentaux et le dossier permanent de l'essai clinique.

B. Le champ d'application de la loi du 7 mai 2004

11. Comme indiqué plus avant, le législateur belge a choisi d'établir une réglementation générale des expérimentations sur la personne humaine. En effet, la directive du 4 avril 2001 concerne uniquement la conduite des essais cliniques, y compris les essais multicentriques, effectués sur des êtres humains et portant sur les médicaments définis à l'article 1er de la directive 65/65/CEE, en particulier en ce qui concerne l'application de bonnes pratiques cliniques. Elle ne s'applique pas aux essais non interventionnels[20].

20. Cette notion est définie par la directive comme suit : « étude dans le cadre duquel le ou les médicaments sont prescrits de la manière habituelle conformément aux conditions fixées dans l'autorisation de mise sur le marché. L'affectation du patient à une stratégie thérapeutique donnée n'est pas fixée à l'avance par un protocole d'essai, elle relève de la pratique courante et la décision de prescrire le médicament est clairement dissociée de celle d'inclure le patient

§ 1er La notion d'expérimentation

12. La loi belge du 7 mai 2004 a étendu les dispositions protectrices de la directive à toute expérimentation sur la personne humaine. Cette dernière étant définie comme la personne née vivante et viable, la législation ne s'applique donc pas aux expérimentations sur les embryons *in vitro*, ni à celles portant sur le matériel biologique humain ou sur les cadavres (art. 2, 23°). La recherche scientifique embryons *in vitro* est admise en droit belge et est réglementée par la loi du 11 mai 2003 relative à la recherche sur les embryons *in vitro*.

Par ailleurs, le législateur vient d'adopter, le 19 décembre 2008, une loi relative au don, au prélèvement, à l'obtention, au contrôle, au traitement, à la conservation, au stockage, à la distribution et à l'utilisation du matériel corporel destiné à des applications humaines ou à des fins de recherche scientifique. Cette législation entrera en vigueur à une date à fixer par arrêté royal. Elle devrait l'être au plus tard le 14 juillet 2009.

La définition de la notion d'expérimentation, retenue à l'origine par la loi du 7 mai 2004, a déjà été modifiée. Il s'agissait, à l'origine, de « tout essai, étude ou investigation menée chez la personne humaine en vue du développement des connaissances biologiques ou médicales ».

Les termes « étude ou investigation » ont néanmoins été annulés par la Cour d'arbitrage[21], dans un arrêt du 16 novembre 2005[22]. La Cour a en effet estimé que le législateur fédéral avait excédé ses compétences par rapport à celles des communautés et des régions, en raison du caractère large de la définition donnée à cette notion. Elle reconnaît, dans un premier temps, que les thérapies expérimentales propres à l'exercice de l'art de guérir visé à l'arrêté royal n° 78 du 10 novembre 1967 relèvent de la compétence du législateur fédéral. Néanmoins, selon la Cour, telle qu'elle était rédigée, la loi était censée s'appliquer également à des études et des investigations menées dans le cadre des soins de santé préventifs ou encore de la pratique sportive dans le respect des impératifs de santé. Or, celles-ci relèvent de la compétence des communautés. La loi avait aussi vocation à s'appliquer entre

---

dans l'étude. Aucune procédure supplémentaire de diagnostic ou de surveillance ne doit être appliquée aux patients et des méthodes épidémiologiques sont utilisées pour analyser les données recueillies » (art. 2. c) de la directive).

21. Dénommée « Cour constitutionnelle » depuis mai 2007.

22. Arrêt n° 164/2005, sur recours introduit par le Gouvernement flamand ; pour plus de développements concernant cet arrêt, cons. Gobert 2006-2007 p. 76-85.

autres à des études et des investigations réalisées dans le cadre de la protection de l'environnement, ce qui constitue une compétence régionale.

Afin de tenir compte de l'arrêt de la Cour d'arbitrage, le législateur a donné une nouvelle définition de la notion d'expérimentation[23]. Celle-ci vise dorénavant « tout essai, étude ou investigation menée sur la personne humaine qui a pour objectif le développement des connaissances propres à l'exercice des professions de soins de santé tel que visé à l'arrêté royal n° 78 du 10 novembre 1967 relatif à l'exercice des professions de soins de santé » (art. 2, 11°). La nouvelle définition tend à indiquer que la loi ne s'applique pas aux compétences des communautés ou des régions, ainsi les expérimentations effectuées dans le cadre de la médecine préventive ou sportive[24].

13. La loi du 7 mai 2004 s'applique ainsi aux essais cliniques[25] mais aussi à toute expérimentation exécutée avec d'autres moyens que les médicaments.

L'essai clinique constitue « toute investigation menée chez la personne humaine, afin de déterminer ou de confirmer les effets cliniques, pharmacologiques et/ou les autres effets pharmacodynamiques d'un ou de plusieurs médicaments expérimentaux et/ou de mettre en évidence tout effet indésirable d'un ou de plusieurs médicaments expérimentaux et/ou d'étudier l'absorption, la distribution, le métabolisme et l'élimination d'un ou de plusieurs médicaments expérimentaux dans le but de s'assurer de leur innocuité et/ou efficacité » (art. 2, 7°).

La loi s'applique aux expérimentations monocentriques[26] ou multicentriques[27]. Cette distinction a une incidence en ce qui concerne le comité

23. Article 117 de la loi du 27 décembre 2005 portant dispositions diverses.

24. Le Gouvernement flamand a ensuite introduit un nouveau recours en annulation. La Cour d'arbitrage l'a rejeté cette fois, sous réserve de ce que l'art. 2, 11° de la loi du 7 mai 2004 soit interprété comme ne visant pas les études ou investigations dans des matières qui relèvent de la compétence des communautés et des régions (arrêt n° 48/2007 du 21 mars 2007).

25. L'essai de phase I est défini expressément dans la loi mais non les phases II à IV. Il consiste en une « étude à objectifs non thérapeutiques, menée sur volontaires sains ou certains types de patients et couvrant un ou plusieurs des aspects suivants : évaluation initiale de la sécurité et tolérabilité, pharmacocinétique, pharmacodynamie, mesures initiales d'activité » (art. 2, 12°). Les articles de la loi qui sont spécifiques aux essais cliniques ne s'appliquent pas aux essais non interventionnels (art. 3).

26. Au sens d' « une expérimentation réalisée selon un seul protocole et sur un seul site » (art. 2, 13°).

27. Il s'agit d' « une expérimentation réalisée selon un même protocole mais sur des sites différents et donc par plusieurs investigateurs. Les sites d'expérimentation pouvant se trouver dans un

d'éthique compétent. Le promoteur est « une personne, une entreprise, une institution ou un organisme responsable du lancement, de la gestion et/ou du financement d'une expérimentation » (art. 2, 21°)[28]. Quant à l'investigateur, il s'agit d'un médecin ou de toute autre personne exerçant une profession visée par l'arrêté royal n° 78 du 10 novembre 1967 relatif à l'exercice des professions des soins de santé, qualifié(e) pour mener une expérimentation (art. 2, 17°). L'investigateur et le promoteur peuvent être une même personne (art. 14, § 2 de l'arrêté royal du 30 juin 2004).

13.*bis* Enfin, le législateur a précisé récemment que la loi relative aux expérimentations sur la personne humaine n'est pas applicable « à des études purement rétrospectives sur base de données du passé qui se trouvent dans les dossiers des patients, dans des dossiers médicaux ou dans des dossiers administratifs ou bases de données et pour autant que d'aucune façon qu'il ne soit pas acquis de nouvelles données relatives à ces patients[29] ».

§ 2. Les professions de soins de santé

14. Les professions de soins de santé visées concernant ainsi l'art médical et l'art pharmaceutique, la kinésithérapie, l'art infirmier, les professions de sage-femme, de secouriste-ambulancier et les professions paramédicales,

seul Etat membre de la Communauté européenne, dans plusieurs Etats membres et/ou dans des Etats membres et des pays tiers » (art. 2, 14°).

28. Constitue une expérimentation non commerciale, celle dont : « a) le promoteur est soit une université, soit un hôpital visé par l'article 4, alinéa 2, de la loi sur les hôpitaux coordonnée le 7 août 1987, (soit un hôpital visé par l'article 7, 2°, g), 1° de l'arrêté royal du 25 avril 2002 relatif à la fixation et à la liquidation du budget des moyens financiers des hôpitaux, soit un hôpital visé par l'article 7, 2°, g), 2° du même arrêté où sont effectuées à la fois des prestations chirurgicales et médicales exclusivement pour enfants ou en rapport avec les tumeurs), soit le Fonds national de la Recherche scientifique, soit le 'Fonds voor Wetenschappelijk Onderzoek' ou un fonds de recherche qui dépend d'un de ces deux organismes soit un service d'un hôpital qui est agréé à cette fin selon les modalités fixées par le Roi lorsque ce service est un centre d'excellence dans son domaine d'activité, soit un autre organisme agréé à cette fin en application des dispositions de l'article 31 de la présente loi ; b) le détenteur du brevet d'un médicament ou de la marque déposée d'un dispositif médical sur lesquels portent l'expérimentation n'est, ni directement, ni indirectement, le promoteur de l'expérimentation ; c) le promoteur exerce les droits de propriété intellectuelle sur la conception de l'expérimentation, sa réalisation et les données scientifiques qui en résultent » (art. 2, 15° de la loi du 7 mai 2004).

29. Art. 3, § 2 de la loi du 7 mai 2004, inséré par l'article 84 de la loi du 19 décembre 2008 portant des dispositions diverses en matière de santé.

visées à l'arrêté royal n° 78 du 10 novembre 1967 relatif à l'exercice des professions des soins de santé, qualifié(e) pour mener une expérimentation.

À cet égard, le Comité consultatif de Bioéthique a considéré qu'il n'était pas indiqué que la loi du 7 mai 2004 réglemente les recherches sur des personnes humaines entreprises par des chercheurs en sciences humaines[30], étant donné que cette législation désigne un investigateur principal issu d'une profession des soins de santé et qu'elle soumet ces recherches à l'approbation d'un comité d'éthique médicale[31]. Si une telle recherche était soumise à la loi, il serait adéquat, selon le comité, de prévoir un co-directeur de la recherche issu de la discipline concernée des sciences humaines, aux cotés de l'investigateur principal, issu des soins de santé.

Le Comité souhaite en effet éviter la mise sous tutelle par la médecine d'un ensemble de disciplines en sciences humaines. Interprétant la définition de l'article 2, 11° de la loi, il est d'avis que toute recherche organisée par un professionnel, appartenant ou non aux professions de soins de santé, dont l'objectif premier n'est pas d'enrichir les connaissances des professionnels des soins de santé ne devrait pas être soumise à la loi, même si les résultats escomptés peuvent enrichir leurs connaissances, ne fut-ce qu'en les sensibilisant à certaines matières[32].

30. Voy. aussi l'Avis n° 36 du 11 septembre 2006 du Comité consultatif de Bioéthique relatif à l'évaluation éthique des recherches dans certains domaines des sciences humaines.

31. En ce qui concerne les recherches en sciences humaines, le Comité consultatif de Bioéthique considère néanmoins que toutes les études (psychologiques, sociologiques, pédagogiques, épidémiologiques, économiques, etc.) portant sur des patients – au sens de personnes faisant l'objet d'un traitement ou d'un suivi médical préventif – devraient être soumises pour avis à un comité d'éthique médicale et être établies de préférence, le cas échéant exécutées, en collaboration avec un prestataire de soins de santé compétent. Cela devrait également être le cas lorsque, pendant l'étude ou l'interprétation des résultats, l'expertise spécifique d'un professionnel des soins de santé est requise. Le comité d'éthique médicale devrait déterminer si les protocoles qui lui ont été soumis portent sur des recherches qui sont concernées ou non par la loi du 7 mai 2004 relative aux expérimentations sur la personne humaine, c'est-à-dire si l'étude vise ou non l'enrichissement des connaissances d'une des professions de soins de santé. Selon le Comité consultatif de Bioéthique, une telle procédure permettrait de garantir la protection des participants à une expérimentation et confierait en outre la responsabilité de la délimitation du champ d'application de la loi du 7 mai 2004 aux comités d'éthique médicale (Avis n° 40 du Comité consultatif de Bioéthique concernant le champ d'application de la loi du 7 mai 2004 relative aux expérimentations sur la personne humaine, p. 8 et 9 (cité *infra*: Avis du 12 février 2007).

32. Avis du 12 février 2007 précité, p. 10 à 12.

III. Les mesures relatives à la protection des participants aux expérimentations

A. Les dispositions générales applicables à tout participant

§ 1er. La loi du 7 mai 2004 et ses arrêtés royaux d'exécution

15. La protection légale s'applique à toute personne participant à une expérimentation, qu'elle fasse partie du groupe expérimental ou du groupe témoin (art. 2, 20° de la loi du 7 mai 2004).

a. Le respect des bonnes pratiques cliniques

16. Une première mesure a trait au respect des bonnes pratiques cliniques. La loi indique en effet que « toutes les expérimentations, y compris les essais portant sur les études de biodisponibilité et de bioéquivalence, sont conçues, mises en œuvre et notifiées conformément aux exigences de qualité dans les domaines éthique et scientifique, reconnues au plan international comme devant être respectées lors de la planification, la mise en œuvre, l'enregistrement et la notification des expérimentations et plus particulièrement des essais[33] » (art. 4). Cette description reproduit celle de la directive du 4 avril 2001 (art. 2 a)).

Par la suite, la directive du 8 avril 2005 a précisé cette notion de bonnes pratiques cliniques[34]. La description qui en est faite a été ensuite insérée dans l'arrêté royal du 30 juin 2004 par l'arrêté royal du 18 mai 2006, comme déjà indiqué (art. 9 à 15).

---

33. Selon l'article 1er de la directive du 4 avril 2001, « Les bonnes pratiques cliniques constituent un ensemble d'exigences de qualité dans les domaines éthique et scientifique, reconnues au plan international, qui doivent être respectées lors de la planification, la mise en œuvre, l'enregistrement et la notification des essais cliniques auxquels des êtres humains participent. Le respect de ces bonnes pratiques garantit la protection des droits, de la sécurité et du bien-être des participants à des essais cliniques, ainsi que la crédibilité des résultats des essais cliniques » (art. 1.2). « Les principes des bonnes pratiques cliniques et les lignes directrices détaillées conformes à ces principes sont adoptés et, le cas échéant, révisés pour tenir compte des progrès scientifiques et techniques, conformément à la procédure visée à l'article 21, paragraphe 2. La Commission publie ces lignes directrices détaillées » (art. 1.3.).
34. Pour un relevé des *guidelines* pertinentes dans le domaine, cons. également la liste établie par le groupe de travail européen, p. 6 et 7.

Ainsi, les droits, la sécurité et le bien-être des participants de l'essai prévalent sur les intérêts de la science et de la société. Toute personne participant à la conduite d'un essai clinique doit avoir le niveau d'études, la formation et l'expérience appropriés pour accomplir les tâches qui lui incombent. Les essais cliniques doivent être scientifiquement fondés et guidés par les principes éthiques dans tous leurs aspects. Les procédures nécessaires pour assurer la qualité de chaque aspect des essais cliniques doivent être respectées. En outre, les informations cliniques et non cliniques disponibles sur le médicament expérimental doivent être appropriées à l'appui de l'essai clinique proposé.

Quant au protocole d'expérimentation, il doit comprendre la définition des critères d'inclusion et d'exclusion pour les participants à l'essai clinique ainsi que les règles concernant le suivi et la politique en matière de publication. L'investigateur et le promoteur doivent tenir compte de toutes les lignes directrices pertinentes en ce qui concerne le démarrage et la réalisation de l'essai clinique. Enfin, toutes les informations concernant cet essai sont consignées, traitées et archivées de manière à pouvoir être précisément rapportées, interprétées et vérifiées, tout en protégeant la confidentialité des dossiers des personnes qui y participent[35].

La directive du 8 avril 2005 indique encore que les essais cliniques sont menés dans le respect de la Déclaration d'Helsinki sur les principes éthiques applicables aux recherches médicales sur des sujets humains, adoptée en 1996 par l'assemblée générale de l'Association médicale mondiale[36]. La réglementation belge précise également que cette déclaration doit être respectée, dans sa dernière édition disponible[37].

b. Les autres mesures

17. Outre le respect des bonnes pratiques cliniques, une expérimentation ne peut être entreprise ou poursuivie que si un certain nombre de conditions

35. Voy. également les articles 13 à 15 de l'arrêté royal du 30 juin 2004 modifié (et les articles 6 à 8 de la directive du 8 avril 2005) ainsi que l'annexe, concernant les bonnes pratiques cliniques relatives au comité d'éthique, au promoteur et à l'investigateur ainsi qu'aux informations devant figurer dans la brochure de l'investigateur.
36. Cons. aussi la directive 2003/94/CE de la Commission du 8 octobre 2003 établissant les principes et lignes directrices de bonnes pratiques de fabrication concernant les médicaments à usage humain et les médicaments expérimentaux à usage humain.
37. Voy. la dernière édition d'octobre 2008 et ses développements.

sont remplies, ayant trait notamment à l'intérêt de l'expérimentation et à l'exigence du consentement libre et éclairé du participant ou de son représentant (art. 5 et 6 de la loi du 7 mai 2004).

1. L'utilité de l'expérimentation

18. Ainsi, l'expérimentation doit être scientifiquement justifiée et se fonder sur le dernier état des connaissances scientifiques et sur une expérimentation préclinique suffisante. Elle doit avoir pour objectif l'élargissement des connaissances de l'homme ou des moyens susceptibles d'améliorer sa condition. Il ne doit pas exister de méthode alternative d'efficacité comparable qui permette d'obtenir les résultats recherchés.

De plus, les risques et les inconvénients prévisibles (entre autres d'ordre physique, psychologique, social et économique) doivent avoir été évalués au regard du bénéfice attendu pour la personne participant à l'expérimentation et pour d'autres personnes, notamment quant à leur droit au respect de l'intégrité physique et mentale, de la vie privée et de la protection des données privées[38]. Il doit ressortir de cette évaluation que les bénéfices attendus sur le plan thérapeutique et en matière de santé publique justifient les risques. L'expérimentation ne peut se poursuivre que si le respect de cette exigence est constamment surveillé. Le protocole doit avoir reçu l'avis favorable d'un comité d'éthique et, pour les essais cliniques, d'une autorisation du ministre de la Santé publique.

Par ailleurs, les soins dispensés aux participants et les décisions prises à leur égard sont de la responsabilité d'un praticien dûment qualifié conformément aux dispositions de l'arrêté royal n° 78 du 10 novembre 1967 relatif à l'exercice des professions des soins de santé (art. 5, 8° de la loi du 7 mai 2004).

2. Le consentement libre et éclairé du participant

19. Enfin, l'obtention du consentement libre et éclairé de la personne participant à l'expérimentation ou de son représentant est exigée (art. 5, 7° et 6 de la loi du 7 mai 2004). Un point de contact doit aussi être mis à sa

38. Voy. aussi sur le sujet, la loi du 8 décembre 1992 relative à la protection de la vie privée à l'égard des traitements de données à caractère personnel.

disposition, auprès duquel elle (il) peut obtenir de plus amples informations (art. 5, 7° de la loi du 7 mai 2004).

En ce qui concerne la personne majeure capable, son consentement doit être donné par écrit. Si cette personne n'est pas en mesure d'écrire, elle peut donner son consentement oralement, en présence d'au moins un témoin majeur et indépendant à l'égard du promoteur et de l'investigateur (art. 6 § 1e de la loi du 7 mai 2004).

Les informations à communiquer doivent au minimum concerner la nature, la portée, les objectifs, les conséquences, les bénéfices escomptés, les risques de l'expérimentation, les circonstances dans lesquelles elle a lieu ainsi que l'identification et l'avis du comité d'éthique compétent. La personne doit également être informée de son droit de pouvoir, à tout moment, révoquer son consentement ou se retirer de l'expérimentation, sans encourir un quelconque préjudice de ce fait.

Ces informations doivent lui être fournies préalablement et par écrit, de manière claire et compréhensible. En outre, elle doit avoir eu la possibilité de s'entretenir avec l'investigateur ou un membre de l'équipe d'investigation à ce sujet (art. 6, §§ 2 et 3 de la loi du 7 mai 2004).

19*bis*. Néanmoins, le législateur a introduit tout récemment une importante modification en ce qui concerne la condition du consentement de la personne participant à certains types d'expérimentations (ou de son représentant) (art. 3, § 3 de la loi du 7 mai 2004, inséré par l'article 84, 3° de la loi du 19 décembre 2008 portant des dispositions diverses en matière de santé).

En effet, lorsqu'il s'agit d'expérimentations liées à la qualité des activités des personnes exerçant une profession visée à l'article 2, 17° de la loi du 17 mai 2004[39] et qui sont effectuées sans intervention et à l'initiative d'un service public fédéral, d'un organisme d'intérêt public ou d'un organe qui a été créé au sein de celui-ci par une loi ou un arrêté royal, certaines dispositions de la loi du 7 mai 2004 ne sont pas d'application.

Ainsi[40] en est-il de l'article 6 § 1er précité ayant trait à la nécessité d'obtenir le consentement libre et éclairé du participant[41]. Le consentement de

39. Voy. le n° 14 de cette contribution.
40. Il en est de même des articles 8, 2°, 9, 1°, 11, § 4, 7°, § 7 et § 8 de la loi du 7 mai 2004.
41. Voy. le n° 19 de cette contribution.

ce dernier est dorénavant considéré comme étant donné, pour autant que ce participant n'ait pas communiqué son refus à la personne concernée exerçant la profession précitée ou au médecin en chef de l'hôpital (art. 3, § 3, al. 2)[42].

La loi souligne en outre que le consentement éclairé des parents exerçant l'autorité légale sur le mineur ou, à défaut, du tuteur, ou encore celui du représentant du majeur incapable de donner son consentement est remplacé par la possibilité pour ces personnes de refuser la participation du mineur ou du majeur incapable à l'expérimentation (art. 3, § 3, al. 4).

§ 2. Le Code de déontologie médicale

20. Même s'il n'a pas valeur de loi, le Code de déontologie médicale énonce des dispositions qui doivent être respectées par les médecins, sous peine de sanctions d'ordre disciplinaire.

Ainsi, tout en reconnaissant que l'essai sur l'homme de nouvelles médications et de nouvelles techniques médicales est indispensable, ce Code souligne qu'il ne peut être pratiqué qu'après une expérimentation animale large et sérieuse (art. 89).

L'expérimentation sur l'homme bien portant n'est admissible que si le sujet est majeur, en situation de donner librement son consentement, ce qui n'est pas le cas d'un prisonnier, et dans des conditions de surveillance médicale de nature à faire face à toute complication (art. 90). Dans la pratique toutefois, des expérimentations sont effectuées sur des mineurs sains.

Les personnes malades ne peuvent, à aucun titre, être utilisées à des seules fins d'observation et de recherche. Elles ne peuvent être soumises sans leur consentement, ou si elles sont incapables, sans celui de leur répondant, à des interventions ou à des prélèvements qui pourraient leur occasionner le moindre inconvénient, sans leur être directement utiles (art. 91).

42. Le nouvel article 3, § 3, al. 3 de la loi du 7 mai 2004 indique encore que « Les hôpitaux et les personnes qui exercent une profession de santé concernés, communiquent de manière générale aux personnes qui peuvent participer à une expérimentation que leurs données peuvent être utilisées pour une expérimentation visée au présent paragraphe, qu'elles ont la possibilité de refuser telle que visée à l'alinéa précédant et à quel point de contact elles peuvent s'adresser afin de recevoir les renseignements visés à l'article 6, § 2 ».

En outre, l'essai de nouveaux traitements, et notamment la méthode de « double insu », ne peuvent délibérément priver le malade d'une thérapeutique reconnue valable. Les données scientifiques et l'expérimentation préalable sur l'animal doivent laisser espérer des chances raisonnables de succès (art. 92, § 1er).

Quant aux cas d'affections incurables dans l'état actuel des connaissances médicales et dans les stades terminaux de ces affections, l'essai de nouvelles thérapeutiques ou de nouvelles techniques chirurgicales doit présenter des chances raisonnables d'être utile et avant tout tenir compte du bien-être moral et physique du malade. Il ne peut jamais lui imposer des souffrances ou même un inconfort supplémentaires (art. 92, § 3).

Le médecin ou le groupe de médecins pratiquant une expérimentation ou un essai thérapeutique sur l'homme doit avoir une indépendance financière totale vis-à-vis de tout organisme ayant des intérêts commerciaux à promouvoir un nouveau traitement ou une nouvelle instrumentation (art. 93).

Enfin, le code de déontologie précise que l'éthique médicale interdit toutes recherches qui pourraient détériorer le psychisme ou la conscience morale du sujet, ou attenter à sa dignité (art. 94).

B. Les dispositions spécifiques à la protection des mineurs

21. La directive du 4 avril 2001 a souligné l'obligation pour les États membres qui ne l'avaient pas encore fait d'adopter des règles détaillées afin de protéger contre des abus les personnes incapables de donner leur consentement éclairé. Les prescriptions qu'elle énonce sont minimales et s'appliquent sans préjudice des règles nationales dont la protection est plus large, pour autant qu'elles soient conformes aux procédures et aux délais de la directive (art. 3.1.). Par ailleurs, elle a laissé le soin à chaque droit interne de déterminer la notion de représentant légal. Il peut s'agir, selon elle, d'une personne physique ou morale, d'une autorité ou encore d'un organe spécifique (considérant n° 5).

Ne disposant pas de réglementation particulière pour l'expérimentation sur les personnes humaines, qu'elles soient majeures, mineures ou incapables, la loi belge du 7 mai 2004 a reproduit intégralement les dispositions de la directive.

Des exigences sont ainsi posées pour la protection des mineurs en raison de leur vulnérabilité particulière. Elles concernent notamment la pertinence de l'expérimentation, ses bénéfices, les risques encourus et le consentement. La loi rappelle en outre que les mesures générales précitées (art. 5 et 6) doivent être également respectées dans le cadre d'expérimentations impliquant des mineurs.

§ 1er. La validation de données antérieures, les bénéfices directs et les risques

a. La validation des données antérieures et les bénéfices directs

22. L'expérimentation n'est admise sur les mineurs que si elle est essentielle pour *valider des données obtenues*, soit lors d'essais cliniques sur des sujets qui ont donné leur consentement, soit par d'autres méthodes d'investigation (art. 7, 3° de la loi du 7 mai 2004). Elle ne peut dès lors intervenir que dans un second temps.

23. En outre, des *avantages directs* résultant de l'expérimentation doivent pouvoir être obtenus pour « le groupe de patients » (art. 4, e) de la directive et art. 7, 3° de la loi du 7 mai 2004). Vu l'utilisation de cette dernière expression, la question a été posée, en Belgique, de savoir si seuls des mineurs atteints d'une pathologie déterminée pouvaient participer à une expérimentation ayant trait à celle-ci ou si des expérimentations pouvaient également être effectuées sur des *mineurs sains*[43].

Cette deuxième possibilité est admise. En effet, la directive et la loi belge ont en outre indiqué que l'expérimentation doit, soit *se rapporter directement à une condition clinique dont le mineur souffre*, soit être *telle qu'elle ne puisse être conduite que sur des mineurs* (art. 4, e) de la directive et art. 7, 2° de la loi du 7 mai 2004). La deuxième partie de cette phrase

43. Nys 2005 p. 468-469 qui considère également que l'expérimentation sur les mineurs sains est admise, au regard notamment des développements préparatoires à la directive.

ainsi que le considérant n° 3 de la directive[44] a permis de considérer que l'expérimentation sur des mineurs sains était aussi admissible[45].

De plus, le règlement du 12 décembre 2006 relatif aux médicaments à usage pédiatrique précité a trait aux essais précliniques et cliniques sur la « population pédiatrique » (voy. notamment le considérant n° 4).

Selon le groupe de travail européen toutefois, des enfants sains ne devraient en principe pas participer à des essais cliniques, étant donné qu'ils ne peuvent pas consentir et qu'ils constituent une population vulnérable. Des études ne devraient pas être effectuées sur eux lorsqu'elles peuvent être réalisées sur des adultes. Des exceptions pourraient être cependant admises, ainsi pour la participation à des tests gustatifs concernant un médicament présentant un nouveau parfum, ou encore à des essais de prévention ou des vaccins pédiatriques, incluant la population-cible susceptible d'en bénéficier. Si possible, ce sont les catégories d'enfants les plus âgés qui devraient participer aux recherches plutôt que les plus jeunes (p. 20)[46].

Quant à la Déclaration d'Helsinki, dans la version d'octobre 2000, elle comprenait une disposition spécifique concernant les mineurs. Ainsi, tout en admettant l'expérimentation sur les mineurs sains, elle considérait que ceux-ci, tout comme les personnes juridiquement incapables ou physiquement ou mentalement hors d'état de donner leur consentement, ne pouvaient

44. Les personnes qui ne sont pas en mesure de donner leur consentement légal pour participer à des essais cliniques « (...) ne peuvent pas être associées à des essais cliniques si les mêmes résultats peuvent être obtenus en recourant à des personnes capables de donner leur consentement. Normalement, ces personnes ne doivent participer à des essais cliniques que lorsqu'on peut espérer que l'administration du médicament procurerait au patient un bénéfice direct plus grand que les risques. Cependant, il est indispensable de réaliser des essais cliniques impliquant des enfants afin d'améliorer le traitement existant pour ceux-ci. Les enfants constituent une population vulnérable présentant des différences de développement physiologique et psychologique par rapport aux adultes, qui rendent importante la recherche liée à l'âge et au développement en leur faveur. Les médicaments destinés aux enfants, y compris les vaccins, doivent être scientifiquement testés avant d'être diffusés, ce qui ne peut être fait qu'en s'assurant que des médicaments susceptibles de revêtir une valeur clinique importante chez les enfants sont intégralement étudiés. Les essais cliniques indispensables à cet effet devraient être réalisés en protégeant les sujets de manière optimale. Il est donc nécessaire de définir des critères de protection des enfants lors des essais cliniques ».

45. Cons. aussi le rapport de Liese 2000 p. 22 et 23.

46. Les recommandations soulignent encore que « *Proof of concept should first be obtained in relevant animal models and/or in adults whenever possible. Studies such as pharmacokinetic studies, which cannot be performed in adults, should be done in the intended population as far as possible, i.e., the one affected by the disease, although it is recognised that data obtained in affected children may have increased variability* ».

être inclus dans une étude que si celle-ci était indispensable à l'amélioration de la santé de la population à laquelle ils appartiennent et ne pouvait être réalisée sur des personnes aptes à donner un consentement (art. 24).

La version d'octobre 2008 ne se réfère plus expressément aux mineurs. Elle indique, de manière générale, pour les personnes incapables, qu'« elles ne doivent pas être inclues dans une étude qui n'a aucune chance de leur être bénéfique sauf si cette étude vise à améliorer la santé de la population qu'elles représentent, qu'elle ne peut pas être réalisée avec des personnes capables et qu'elle ne comporte que des risques et des inconvénients minimes » (art. 27)[47].

24. La condition de *l'avantage direct* pour le mineur apparaît également dans la Convention sur les droits de l'homme et la biomédecine et son Protocole additionnel[48]. Ils prévoient ainsi qu'une recherche ne peut être entreprise sur une personne n'ayant pas la capacité d'y consentir que si, entre autres conditions, les résultats attendus de cette recherche comportent un bénéfice réel et direct pour sa santé et si elle ne peut s'effectuer avec une efficacité comparable sur des sujets capables d'y consentir (art. 17, 1., ii et iii de la Convention et art. 15, 1., i. et ii.).

Ils admettent néanmoins qu'à titre exceptionnel, une recherche dont les résultats attendus ne comportent pas de bénéfice direct pour la santé de la personne peut être autorisée. Ils énoncent toutefois des conditions plus détaillées que celles de la directive du 4 avril 2001 ou de la loi belge.

En effet, cette expérimentation ne peut avoir lieu que si elle a pour objet de contribuer – par une amélioration significative de la connaissance scientifique de l'état de la personne, de sa maladie ou de son trouble –, à l'obtention, à terme, de résultats permettant un bénéfice pour la personne concernée ou pour d'autres personnes situées dans la même catégorie d'âge

47. Par ailleurs, l'article 17 de la Déclaration d'Helsinki (version octobre 2008) prévoit que « La recherche médicale impliquant une population ou une communauté défavorisée ou vulnérable se justifie uniquement si la recherche répond aux besoins et priorités sanitaires de cette population ou communauté et si, selon toute vraisemblance, les résultats de la recherche seront bénéfiques à cette population ou communauté » ; voy. aussi l'article 9 : « Certaines populations faisant l'objet de recherches sont particulièrement vulnérables et ont besoin d'une protection spéciale. Celles-ci incluent les personnes qui, d'elles-mêmes, ne sont pas en mesure de donner ou de refuser leur consentement et celles qui peuvent être vulnérables à la coercition ou à des influences indues ».

48. Cons. aussi les développements du Rapport explicatif du Protocole additionnel.

ou souffrant de la même maladie ou trouble ou encore présentant les mêmes caractéristiques.

De plus, cette recherche ne peut présenter pour le participant qu'un risque minimal et une contrainte minimale[49]. Le Protocole additionnel ajoute encore qu'aucune considération relative à l'importance des bénéfices potentiels de la recherche ne peut être utilisée pour justifier un niveau accru du risque ou de la contrainte (art. 17, 2 de la Convention et art. 15.2. du Protocole additionnel).

En France, également, des recherches biomédicales peuvent être effectuées sur des mineurs se trouvant en bonne santé, pour autant que les risques prévisibles et les contraintes qui y sont liées ne présentent qu'un caractère minimal[50].

b. L'appréciation des risques

25. La loi belge requiert encore que les *risques* encourus par le mineur et qui sont prévisibles selon l'état actuel des connaissances scientifiques ne soient pas *hors de proportion* avec le bénéfice escompté pour lui (art. 7, 4°)[51]. À nouveau, référence est faite au mineur atteint d'une pathologie, vu la terminologie utilisée.

En outre, l'expérimentation doit être conçue pour *minimiser la douleur, les désagréments, la peur et tout autre risque prévisible* tenant compte de la maladie et du niveau de développement. *Le niveau de risque et le degré*

49. « 1. Aux fins du présent Protocole, une recherche est considérée comme présentant un risque minimal si, au regard de la nature et de la portée de l'intervention, on peut s'attendre à ce qu'elle entraîne, tout au plus, un impact négatif très faible et temporaire sur la santé de la personne concernée. 2. Une recherche est considérée comme présentant une contrainte minimale si l'on peut s'attendre à ce que les désagréments pouvant en résulter, soient tout au plus temporaires et très légers pour la personne concernée. Lors de l'évaluation individuelle de la contrainte, une personne jouissant d'une confiance particulière auprès de la personne concernée est, le cas échéant, appelée à évaluer la contrainte » (article 17 du Protocole additionnel).

50. Voy. l'article L. 1121-7 du Code de la santé publique : « Les mineurs ne peuvent être sollicités pour se prêter à des recherches biomédicales que si des recherches d'une efficacité comparable ne peuvent être effectuées sur des personnes majeures et dans les conditions suivantes : soit l'importance du bénéfice escompté pour ces personnes est de nature à justifier le risque prévisible encouru ; soit ces recherches se justifient au regard du bénéfice escompté pour d'autres mineurs. Dans ce cas, les risques prévisibles et les contraintes que comporte la recherche doivent présenter un caractère minimal ».

51. Voy. également les recommandations du groupe de travail européen et ses exemples d'évaluation des risques de mesures appliquées pour un essai clinique, p. 17 et suiv. et l'annexe 4.

d'inconfort doivent être expressément définis et revus périodiquement (art. 7,5°). En ce qui concerne les essais cliniques, les orientations scientifiques correspondantes de l'Agence européenne des médicaments doivent être suivies (art. 7, 7°).

§ 2. Le consentement éclairé du représentant légal

a. La directive du 4 avril 2001 et la réglementation belge

26. Une autre condition essentielle émise par la directive et la loi belge pour la licéité des expérimentations sur les mineurs consiste en l'obtention du *consentement éclairé* de son *représentant* légal.

Puisqu'il transposait la directive, le législateur belge n'a pas consacré dans ce domaine l'autonomie du mineur, alors qu'il l'a établie à propos des droits du patient. En effet, la loi du 22 août 2002 a innové véritablement en considérant que le mineur, qui peut être estimé apte à apprécier raisonnablement ses intérêts, peut exercer ses droits du patient de manière autonome. Ce n'est que s'il n'est pas apte à le faire que les parents exerçant l'autorité parentale ou, le cas échéant, le tuteur, le représentent. Le mineur est alors en tout cas associé à l'exercice de ses droits, suivant son âge et sa maturité (art. 12). Aucun critère n'est toutefois donné par la loi pour déterminer cette aptitude à apprécier raisonnablement ses intérêts[52].

En ce qui concerne les expérimentations, c'est donc le consentement libre et éclairé des parents exerçant l'autorité légale ou, à défaut, celui du tuteur qui doit être obtenu au préalable. L'influence de la loi relative aux droits du patient apparaît néanmoins, dans la mesure où la loi du 7 mai 2004 précise que le mineur est impliqué dans l'exercice du droit au consentement éclairé, en tenant compte de son âge et de son degré de maturité (art. 7, 1°). Il est également énoncé que le mineur doit recevoir, préalablement à l'expérimentation, les informations[53] adaptées à sa capacité de compréhension par un personnel pédagogiquement qualifié.

Il peut être toutefois souligné qu'en définitive, dans la loi belge, la volonté du mineur est considérée comme essentielle. En effet, il est précisé

52. La loi du 22 août 2002 relative aux droits du patient n'a pas introduit de critères permettant de déterminer cette aptitude.
53. Voy. aussi les articles 5 et 6 précités, auxquels se réfère l'article 7 de la loi du 7 mai 2004.

que la « volonté expresse du mineur est également 'examinée et respectée'[54] par l'investigateur, dans la mesure où le mineur est capable de se former une opinion et d'évaluer les informations quant à sa participation à une expérimentation, à son refus d'y participer ou encore à son désir d'en être retiré » (art. 7, 1°, al. 2). De plus, le consentement du représentant du mineur doit exprimer la volonté présumée de celui-ci (art. 7, 1°, al. 3)[55].

Dans sa version française, la directive indique uniquement que c'est le « souhait explicite » du mineur, capable de se former une opinion et d'évaluer ces informations, de refuser de participer à l'essai clinique ou d'en être retiré à tout moment, qui doit être « examiné » par l'investigateur ou, le cas échéant, par l'investigateur principal (art. 4, c). Des termes équivalents sont employés dans les versions anglaise, italienne et allemande. La version néerlandaise, quant à elle, indique, au contraire, que la volonté expresse du mineur doit être respectée.

27. Étonnamment, la loi belge n'a pas exigé que le consentement du représentant du mineur soit donné par écrit, alors qu'elle en requiert un pour le consentement du participant capable (art. 6 § 1er, al. 2 et art. 7, 1°). Il s'agit probablement d'un oubli, en raison de la transposition de l'article 4, a) de la directive. Or, même si celle-ci ne mentionne pas l'exigence d'un écrit dans cette disposition, elle la prévoit bien aux articles 3.2. d) (condition pour la réalisation d'un essai clinique) et 2, j) (définition du consentement éclairé).

Le représentant peut, à tout moment, révoquer ce consentement. Il doit être également informé, au préalable et par écrit, de son droit de pouvoir, à tout moment, retirer le mineur de l'expérimentation, sans que, dans ces deux hypothèses, le mineur puisse encourir un quelconque préjudice de ce fait. Les informations visées à l'article 6 § 1er doivent lui avoir été communiquées au préalable et par écrit, de manière claire et compréhensible. Il doit avoir en outre eu la possibilité de s'entretenir à leur sujet avec l'investigateur ou un membre de l'équipe d'investigation (art. 6, § 2, al. 1 et 2 et art. art. 7, 1°, al. 3).

Par ailleurs, aucun encouragement ni avantage financier ne peut être accordé au mineur ou à son représentant, hormis des compensations (art. 7,

54. Souligné par nous.
55. Voy. également l'article 4, a) de la directive.

7°). Cette interdiction n'est pas prévue pour les participants majeurs et capables.

27*bis*. Comme indiqué plus avant[56], une modification a été introduite récemment à propos de l'exigence du consentement, lorsqu'il s'agit d'expérimentations liées à la qualité des activités des personnes exerçant une profession visée à l'article 2, 17° de la loi du 17 mai 2004[57] et qui sont effectuées sans intervention et à l'initiative d'un service public fédéral, d'un organisme d'intérêt public ou d'un organe qui a été créé au sein de celui-ci par une loi ou un arrêté royal.

En pareil cas, le consentement éclairé des parents exerçant l'autorité légale sur le mineur ou, à défaut, du tuteur est remplacé par la possibilité pour ces personnes de refuser la participation du mineur à l'expérimentation (art. 3, § 3, al. 4).

b. Le groupe de travail européen

28. Le groupe de travail européen souligne, quant à lui, que lorsque cela est approprié, l'enfant devrait participer au processus d'obtention du consentement éclairé avec les parents ou le représentant. L'impliquer dans le processus et la décision respecte sa maturité émergente. Ce processus devrait être mené en prenant suffisamment de temps et devrait être effectué au même moment que celui de l'obtention du consentement éclairé des parents ou du représentant, afin que celui-ci reflète bien la volonté présumée du mineur. L'évaluation de la capacité de l'enfant à donner son accord ne devrait pas être uniquement fonction de son âge mais il conviendrait de prendre également en considération d'autres facteurs, tels que son état de développement, ses capacités intellectuelles, son expérience de la vie ou de la maladie, etc.[58].

Selon ce groupe de travail, la directive du 4 avril 2001 exige que « the minor's will[59] be 'considered' ». Même s'il n'y a pas d'exigence de la directive en ce sens, il recommande que l'investigateur obtienne l'accord du mineur, outre le consentement éclairé du représentant légal. Si ce n'est pas le cas,

56. Voy. le n° 19bis de cette contribution.
57. Voy. le n° 14 de cette contribution.
58. Voy. pour plus de développement les p. 11 et suiv. des recommandations de ce groupe de travail.
59. Le groupe de travail européen utilise également le terme « volonté ».

cette absence devrait être justifiée dans le formulaire de consentement signé par les parents ou le représentant légal et par l'investigateur.

Il conviendrait en outre d'utiliser des feuillets d'information distincts pour les adultes et les enfants. Les formulaires devraient procurer une information adaptée à l'âge ainsi qu'à la maturité psychologique et intellectuelle de l'enfant, dans une langue et une formulation adéquates par rapport à ces éléments[60].

29. Tant le consentement que l'accord devraient être obtenus de façon continue durant l'essai clinique, par exemple lors des différentes visites, dans un dialogue constant entre l'enfant, les parents et l'investigateur. Les objections émises par l'enfant devraient être examinées en tout temps. Sa volonté devrait être respectée et il ne devrait pas devoir fournir de raisons. L'enfant lui-même devrait être informé de la possibilité de se retirer de l'essai clinique, à tout moment et pour n'importe quel motif, sans qu'il puisse encourir un quelconque désavantage ou préjudice.

Le processus d'information de l'enfant et d'obtention de son accord devrait être clairement défini au préalable et consigné pour chacun. Si l'obtention d'un accord ne peut être possible pour toutes les catégories d'enfants, compte tenu de l'âge (par exemple, les nouveau-nés), ou dans toutes les conditions de l'essai (ainsi, en situation d'urgence), le processus d'information fournie à l'enfant et sa réponse éventuelle devraient être en tout cas consignés (p. 11). Le groupe de travail européen émet encore des considérations à ce sujet en distinguant trois catégories d'âge : les nouveau-nés jusqu'aux enfants âgés de trois ans ; ceux qui ont atteint cet âge et plus ; et, enfin, les adolescents (voy. les pages 12 et 13).

30. Il souligne aussi la nécessité de donner suffisamment d'informations au représentant du mineur pour apprécier les bénéfices et des risques de l'implication de l'enfant dans un essai clinique. Selon le groupe de travail, il est important de tenir compte de la crainte et de l'incertitude des parents, surtout lorsqu'ils ne sont pas familiarisés avec l'état de l'enfant. Une attention particulière doit aussi être accordée à la relation complexe qui peut exister entre les parents et le médecin en cas de maladies chroniques de l'enfant ou d'affections rares ou particulièrement graves, ou encore lorsque le niveau d'éducation des parents n'est pas élevé. Ils pourraient en effet

60. Voy. aussi les recommandations faites à l'annexe 3.

ressentir un sentiment d'obligations ou de subordination qui n'est pas nécessairement perçu par l'investigateur. Il convient également d'éviter toute pression sur le représentant. Une liste d'éléments à communiquer est ainsi proposée à l'annexe 2 des recommandations du groupe de travail européen (p. 9 et 10).

31. Ce groupe de travail propose encore d'avoir recours à un médiateur culturel, qui soit familiarisé avec la terminologie médicale et indépendant du promoteur et de l'investigateur. Cette personne devrait être au fait du langage, des habitudes sociales et culturelles, des traditions, religions et différences ethniques spécifiques du participant (p. 10).

c. Les textes internationaux et le droit français

32. Dans la version d'octobre 2000, la Déclaration d'Helsinki accordait également une attention particulière à la volonté du mineur, dans la mesure où elle considérait que « lorsque le sujet, bien que juridiquement incapable (un mineur par exemple), est cependant en mesure d'exprimer son accord à la participation à l'étude, l'investigateur doit obtenir que cet accord accompagne celui du représentant légal» (art. 25). La version d'octobre 2008 indique de manière générale que lorsqu'une « personne considérée comme incapable est en mesure de donner son assentiment concernant la participation à la recherche, le médecin doit solliciter son assentiment en complément du consentement de son représentant légal. Le refus de la personne pouvant potentiellement être impliquée dans la recherche devrait être respecté» (art. 28).

Quant à la Convention sur les droits de l'homme et la biomédecine, c'est l'absence de refus de la part de la personne incapable de consentir qui est posée comme une des conditions à l'expérimentation (art. 17, 1, iv). Le protocole additionnel à cette Convention reprend cette exigence et souligne que la personne habilitée à donner l'autorisation doit avoir pris en compte les souhaits ou les objections éventuels préalablement exprimés par la personne. Il considère aussi que l'avis du mineur est pris en considération comme un facteur de plus en plus déterminant, en fonction de son âge et de son degré de maturité (art. 15.1.iv.). À propos d'un nourrisson ou d'un jeune enfant, le rapport explicatif du Protocole additionnel souligne enfin qu'il conviendra de bien évaluer son attitude, compte tenu de son âge et de sa maturité[61].

La Déclaration universelle sur la bioéthique et les droits de l'homme du 19 octobre 2005 envisage la question pour toutes les personnes incapables d'exprimer leur consentement et considère que le refus de ces personnes de participer à la recherche devrait être respecté (art. 7, b).

33. En France, lorsque leur participation à une recherche biomédicale est envisagée, les mineurs non émancipés doivent recevoir une information[62] adaptée à leur capacité de compréhension, tant de la part de l'investigateur que des personnes, organes ou autorités chargés de les assister, de les représenter ou d'autoriser la recherche, ces personnes ayant été elles-mêmes informées par l'investigateur. Ces mineurs sont consultés dans la mesure où leur état le permet. Leur adhésion personnelle en vue de leur participation à la recherche biomédicale est recherchée. En toute hypothèse, il ne peut être passé outre à leur refus ou à la révocation de leur acceptation (article L. 1122-2, I du Code de la santé publique[63]).

C. Les dispositions spécifiques à la protection des majeurs incapables de donner leur consentement

34. En droit belge ou dans la directive du 4 avril 2001, aucune réglementation particulière n'a été prévue pour le mineur qui est atteint d'un handicap mental. Des dispositions spécifiques ont en revanche été adoptées pour les majeurs incapables de donner leur consentement. Elles limitent, encore davantage que pour les mineurs, les possibilités de réaliser une expérimentation sur leur personne. Ces mesures concernent aussi bien les personnes qui sont dans l'incapacité, temporaire ou non, de donner leur

61. Selon le rapport explicatif « La règle interdisant d'effectuer la recherche contre la volonté de la personne témoigne du souci de respecter, en matière de recherche, l'autonomie et la dignité de la personne en toutes circonstances, même si cette personne est jugée juridiquement incapable de consentir. Les objections peuvent être formulées par des moyens non-verbaux. L'avis de la personne qui s'occupe d'un malade, quand une telle personne existe, doit être pris en considération en vue de l'interprétation des souhaits des personnes n'ayant pas la capacité de s'exprimer. Cette disposition permet aussi de s'assurer que la contrainte de la recherche reste à tout moment acceptable pour la personne » (commentaire relatif à l'article 15.1 du Protocole).
62. Indiquée à l'article L. 1122-1 du Code de la Santé publique.
63. Voy. aussi l'article L. 1122-2, II, du Code de la santé publique mentionnant les personnes autorisées à donner le consentement et à quelles conditions.

consentement que celles qui présentent un handicap mental et qui ont fait ou non l'objet d'une intervention judiciaire.

§ 1er. La validation des données et le rapport direct avec l'état clinique du participant

35. L'expérimentation doit ainsi présenter un *rapport direct* avec l'état clinique dont souffre cette personne et qui constitue une *menace pour sa vie ou affaiblit sa santé.* De plus, elle doit être essentielle pour *valider les données* obtenues à la suite d'expérimentations effectuées sur des sujets capables de donner leur consentement ou à la suite d'autres méthodes d'investigation (art. 8, 2° de la loi du 7 mai 2004).

Néanmoins, comme indiqué plus avant[64], lorsqu'il s'agit d'une expérimentation liée à la qualité des activités des personnes exerçant une profession visée à l'article 2, 17° précité, qui est effectuée sans intervention et à l'initiative d'un service public fédéral, d'un organisme d'intérêt public ou d'un organe qui a été créé au sein de celui-ci par une loi ou un arrêté royal, ces exigences ne doivent pas être remplies.

36. La condition liée à la menace pour la vie ou l'affaiblissement de la santé du participant majeur incapable n'est pas mentionnée dans la Déclaration d'Helsinki.

Comme déjà souligné, la Déclaration d'Helsinki, dans la version d'octobre 2008, considère que les personnes incapables ne doivent pas être inclues dans une étude qui n'a aucune chance de leur être bénéfique, sauf si cette étude vise à améliorer la santé de la population qu'elles représentent, qu'elle ne peut pas être réalisée avec des personnes capables et qu'elle ne comporte que des risques et des inconvénients minimes (art. 27). Elle ajoute que la « recherche impliquant des personnes physiquement ou mentalement incapables de donner leur consentement, par exemple des patients inconscients, peut être menée uniquement si l'état physique ou mental empêchant de donner un consentement éclairé est une caractéristique nécessaire de la population sur laquelle porte cette recherche » (art. 29).

Ainsi qu'indiqué plus avant à propos des mineurs, la Convention sur les droits de l'homme et la biomédecine et son Protocole additionnel[65]

64. Voy. le n° 19*bis* de cette contribution.
65. Voy. aussi les développements du Rapport explicatif du Protocole additionnel.

soulignent, pour leur part, qu'une recherche ne peut être entreprise sur une personne n'ayant pas la capacité d'y consentir que si les résultats attendus comportent un bénéfice réel et direct pour sa santé et si elle ne peut s'effectuer avec une efficacité comparable sur des sujets capables d'y consentir (art. 17, 1., ii et iii de la Convention et art. 15, 1., i. et ii.). L'absence de bénéfice direct peut être admise à titre exceptionnel pour autant que la recherche ait pour objet de contribuer – par une amélioration significative de la connaissance scientifique de l'état de la personne, de sa maladie ou de son trouble –, à l'obtention, à terme, de résultats permettant un bénéfice pour la personne concernée ou pour d'autres personnes situées dans la même catégorie d'âge, souffrant de la même maladie ou du même trouble ou encore présentant les mêmes caractéristiques. En outre, la recherche ne peut présenter pour le participant qu'un risque minimal et une contrainte minimale[66].

Quant à la Déclaration universelle sur la bioéthique et les droits de l'homme, elle considère qu'une recherche ne devrait être menée qu'au bénéfice direct de la santé de la personne concernée, sous réserve des autorisations et des mesures de protection prescrites par la loi et s'il n'y a pas d'autre option de recherche d'efficacité comparable faisant appel à des participants capables d'exprimer leur consentement. Une recherche ne permettant pas d'escompter un bénéfice direct pour la santé ne devrait être entreprise qu'à titre exceptionnel, avec la plus grande retenue. Il faudrait veiller à n'exposer la personne qu'à un risque et une contrainte minima. En outre, cette recherche devrait être effectuée dans l'intérêt de la santé d'autres personnes appartenant à la même catégorie. Elle devrait être réalisée les conditions prévues par la loi et être compatible avec la protection des droits individuels de la personne concernée. Le refus de ces personnes de participer à la recherche devrait être respecté (art. 7,b).

37. En France, des personnes majeures faisant l'objet d'une mesure de protection légale ou hors d'état d'exprimer leur consentement peuvent être également sollicitées pour des recherches biomédicales si des études d'une efficacité comparable ne peuvent être effectuées sur une autre catégorie de la population. Les conditions suivantes doivent néanmoins être respectées : soit l'importance du bénéfice escompté pour ces personnes est de nature à justifier le risque prévisible encouru ; soit ces recherches se justifient au

66. Voy. la définition indiquée à la note 50.

regard du bénéfice escompté pour d'autres personnes placées dans la même situation. Dans ce cas, les risques prévisibles et les contraintes que comporte la recherche doivent présenter un caractère minimal (art. L. 1121-8 du Code de la santé publique).

§ 2. L'appréciation des risques, la déclaration anticipée du participant et le consentement libre et éclairé du représentant

38. Les autres mesures prévues par la loi belge pour la protection des majeurs incapables correspondent largement à celles indiquées pour les mineurs, ainsi en ce qui concerne l'évaluation des risques, la nécessité d'obtenir le consentement du représentant légal (art. 8, 1° de la loi du 7 mai 2004) ou encore l'interdiction d'accorder un encouragement ou un avantage financier, hormis des compensations (art. 8, 6° de la loi). Les dispositions générales relatives à la protection du participant majeur capable (art. 5 et 6 de la loi) doivent être également respectées.

a. L'évaluation des risques

39. L'expérimentation doit ainsi avoir été conçue pour *minimiser la douleur, les désagréments, la peur et tout autre risque prévisible* lié à la maladie et au niveau de développement. Les *degrés de risque et d'inconfort* doivent être expressément définis et revus périodiquement (art. 8, 3° de la loi). En outre, les risques encourus par le participant et qui sont prévisibles dans l'état actuel des connaissances scientifiques ne doivent *pas être hors de proportion* avec le bénéfice escompté pour lui (art. 8, 4° de la loi).

La directive précise, à propos des essais cliniques, qu'il doit y avoir un « espoir justifié que l'administration du médicament à tester offre un bénéfice plus grand que le risque pour le patient concerné ou ne présente aucun risque » (art. 5, i).

b. La déclaration anticipée du participant et le consentement éclairé du représentant légal

40. Tout comme pour les mineurs, le consentement libre et éclairé du représentant légal doit être obtenu pour pouvoir procéder à une expérimentation sur une personne incapable.

L'esprit de la loi du 22 août 2002 relative aux droits du patient transparaît particulièrement à propos de la déclaration anticipée (de volonté)[67] de la personne incapable et de la détermination de son représentant[68].

1. La déclaration anticipée du participant

41. Ainsi, il se peut qu'à un moment où il était encore capable, un majeur ait notifié par écrit son consentement éclairé à la participation à une expérimentation ou son refus d'y participer. La loi indique qu'en pareil cas, « cet élément doit être examiné et respecté par le représentant légal » (art. 8, 1°, al. 2 de la loi du 7 mai 2004). En d'autres termes, la volonté préalable de cette personne doit être respectée.

2. La détermination du représentant

42. Quant à la détermination du représentant, la loi relative aux expérimentations reprend les règles applicables aux droits du patient (art. 8, 1°, al. 5 à 8 de la loi du 7 mai 2004).

Ainsi, si la personne majeure a été placée sous statut de minorité prolongée ou déclarée interdite, ses représentants sont ses parents ou, le cas échéant, son tuteur. Dans les autres hypothèses, lorsque, par un contrat de mandat, écrit et spécifique, une personne majeure a désigné un représentant, alors qu'elle était encore en mesure d'exercer ses droits, c'est ce mandataire qui interviendra.

Si un tel mandat n'existe pas (ou, à notre avis, si le mandataire refuse d'intervenir, comme le prévoit la loi relative aux droits du patient), la représentation est exercée par l'époux cohabitant, le partenaire cohabitant légal ou le partenaire cohabitant effectif. À défaut, le représentant est, dans l'ordre suivant : un enfant majeur, les père ou mère, un frère ou une sœur

67. Le patient peut en effet rédiger à l'avance une déclaration reprenant ses volontés quant à une intervention déterminée, et notamment son refus d'y consentir (art. 8, § 4 de la loi du 22 août 2002 relative aux droits du patient). Cette déclaration anticipée ne doit pas être confondue avec la demande anticipée d'euthanasie, selon la loi du 28 mai 2002 relative à l'euthanasie, voy. sur le sujet Schamps, « L'incidence pour les proches des réglementations relatives aux droits du patient et à l'euthanasie en droit belge » 2006 p. 1375-1382 ; Schamps « La réglementation belge relative à la fin de vie : l'euthanasie – les soins palliatifs » 2006 p. 291-309.

68. Cons. l'article 14 de la loi du 22 août 2002 relative aux droits du patient ; voy. sur le sujet Schamps 2005, p. 32-44 ; Schamps 2003, p. 41-68.

majeur. En cas de conflit entre frères et sœurs majeurs[69], il est présumé ne pas y avoir eu de consentement.

Enfin, si le participant retrouve sa capacité à donner son consentement, l'investigateur doit immédiatement remplir les obligations prévues à l'article 6 à son égard[70], c'est-à-dire lui donner toutes les informations relatives à l'expérimentation et, notamment, l'informer de son droit de se retirer à tout moment (art. 8, 7° de la loi du 7 mai 2004).

3. Le consentement éclairé du représentant

43. Le consentement éclairé du représentant doit exprimer la volonté présumée de la personne majeure incapable (art. 8, 1°, al. 1er de la loi du 7 mai 2004). L'influence de la loi relative aux droits du patient transparaît encore lorsque la loi relative aux expérimentations prévoit que le majeur est associé à la prise de décision autant qu'il est possible et compte tenu de sa capacité de compréhension. Il reçoit en particulier des informations au sujet de l'expérimentation, des risques et des bénéfices (art. 8, 1°, al. 3 de la loi du 7 mai 2004).

Il est aussi ajouté, de la même façon que pour les mineurs, que le « 'souhait' explicite d'un sujet, capable de se former une opinion et d'évaluer ces informations, de refuser de participer à l'expérimentation ou d'en être retiré à tout moment est 'examiné et respecté' par l'investigateur ». Quant à la directive, dans ses différentes traductions, elle reprend les mêmes termes que ce qui a été indiqué, plus avant, à propos des mineurs[71].

44. Le consentement du représentant peut être retiré à tout moment (art. 8, 1°, al 1er de la loi du 7 mai 2004). Il doit être également informé, au préalable et par écrit, de son droit de pouvoir, à tout moment, retirer la personne incapable de l'expérimentation. Dans les deux cas, celle-ci ne peut encourir un quelconque préjudice de ce fait. Les informations, visées à l'article 6 § 1er de la loi du 7 mai 2004 doivent, lui avoir également été communiquées préalablement et par écrit, de manière claire et compréhensible. Le représentant doit avoir en outre eu la possibilité de

69. De façon étonnante, la loi relative aux expérimentations n'a pas repris la formulation de la loi relative aux droits du patient. Celle-ci est en effet plus générale et vise l'hypothèse où les représentants de même niveau sont en conflit, par exemple, plusieurs enfants entre eux (art. 14, § 2, al. 3 et 4).

70. Voy. le n° 19 de cette contribution.

71. Voy. le n° 26 de cette contribution.

s'entretenir avec l'investigateur ou un membre de l'équipe d'investigation à leur sujet[72].

44*bis*. Néanmoins, comme indiqué plus avant[73], le législateur a récemment modifié les exigences relatives au consentement lorsqu'il s'agit d'expérimentations liées à la qualité des activités des personnes exerçant une profession visée à l'article 2, 17° de la loi du 17 mai 2004[74] et qui sont effectuées sans intervention et à l'initiative d'un service public fédéral, d'un organisme d'intérêt public ou d'un organe qui a été créé au sein de celui-ci par une loi ou un arrêté royal.

Ainsi, l'exigence d'obtenir le consentement du représentant du majeur incapable est remplacée par la possibilité pour ce représentant de refuser la participation de cette personne à l'expérimentation (art. 3, § 3, al. 4).

45. Selon la Déclaration d'Helsinki, dans la version d'octobre 2008, lorsque la recherche implique des personnes incapables, le consentement éclairé du représentant légal doit être sollicité (art. 27). Comme indiqué plus avant, elle souligne aussi que lorsqu'une personne incapable est en mesure de donner son assentiment concernant la participation à la recherche, celui-ci doit être sollicité, en complément du consentement du représentant légal. Le refus de la personne pouvant potentiellement être impliquée dans la recherche devrait être respecté (art. 28).

Cette Déclaration (octobre 2008) prévoit toutefois qu'en l'absence d'un représentant légal et si la recherche ne peut pas être retardée, l'étude peut être lancée sans le consentement éclairé de celui-ci. En pareil cas, le protocole doit mentionner les raisons spécifiques d'impliquer des personnes dont l'état les rend incapables de donner leur consentement éclairé et l'étude doit être approuvée par un comité éthique de la recherche. La directive souligne néanmoins que le consentement pour maintenir la personne concernée dans la recherche devrait, dès que possible, être obtenu de la personne elle-même ou de son représentant légal (art. 29).

La Convention sur les droits de l'homme et la biomédecine (art. 6.3.) et le protocole additionnel à cette Convention reprennent cette exigence. Le Protocole énonce que la personne habilitée à donner l'autorisation doit avoir pris en compte les souhaits ou les objections éventuels préalablement

72. Voy. l'art. 6, § 2, al. 1 et 2 et l'art. 7, 1°, al. 3 de la loi du 7 mai 2004.
73. Voy. le n°19*bis* de cette contribution.
74. Voy. le n° 14 de cette contribution.

exprimés par la personne majeure incapable de consentir. Celle-ci doit être, dans la mesure du possible, associée à la procédure d'autorisation (art. 15.1.iv.).

La Déclaration universelle sur la bioéthique et les droits de l'homme considère également qu'en conformité avec le droit interne, une protection spéciale doit être accordée aux personnes qui sont incapables d'exprimer leur consentement. Dès lors, l'autorisation d'une recherche ou d'une pratique médicale devrait être obtenue conformément à l'intérêt supérieur de la personne concernée et au droit interne. Cette personne devrait être associée dans toute la mesure du possible au processus de décision conduisant au consentement ainsi qu'à celui conduisant à son retrait (art. 7, a).

46. En France, à l'instar des mineurs non émancipés, le Code de la santé publique prévoit que les majeurs protégés ou ceux qui sont hors d'état d'exprimer leur consentement et qui ne font pas l'objet d'une mesure de protection juridique reçoivent l'information prévue à l'article L. 1122-1 adaptée à leur capacité de compréhension, de la part de l'investigateur et des personnes, organes ou autorités chargés de les assister, de les représenter ou d'autoriser la recherche, et qui auront été eux-mêmes informés. Ils sont consultés dans la mesure où leur état le permet et leur adhésion personnelle en vue de leur participation à la recherche biomédicale est recherchée. En toute hypothèse, il ne peut être passé outre à leur refus ou à la révocation de leur acceptation (article L. 1122-2, I)[75].

D. Les dispositions particulières pour la protection des personnes dont le consentement ne peut être recueilli du fait de l'urgence

§ 1er. L'admissibilité des expérimentations en situation d'urgence

47. La directive du 4 avril 2001 n'a pas envisagé l'hypothèse de l'expérimentation réalisée en cas d'urgence. Cette situation a été ensuite prise en considération dans la directive du 8 avril 2005. Celle-ci souligne en effet que la sécurité et la protection des droits des participants doivent être assurées lors des essais cliniques de médicaments expérimentaux à usage humain.

75. Pour plus de développements, voy. également l'article L. 1122-2, II du Code de la santé publique.

Les règles détaillées adoptées par les États membres en vue de protéger des abus les personnes incapables de donner leur consentement éclairé, doivent inclure également celles qui sont temporairement incapables de le faire, notamment dans des situations d'urgence (considérant n° 10).

En 2004 déjà, le législateur belge a admis la possibilité de procéder à une expérimentation lorsque le consentement du participant ne peut être obtenu en raison de l'urgence et pour autant que les conditions indiquées ci-après soient remplies (art. 9, 1° à 6° de la loi du 7 mai 2004). Le législateur était en effet interpellé par la nécessité de pouvoir réaliser des expérimentations ayant trait à des traitements susceptibles d'être appliqués lors d'interventions en urgence, dans l'intérêt même du sujet atteint d'une affection.

Il a toutefois souligné que l'investigateur doit remplir les obligations prévues à l'article 6 de la loi à l'égard du participant – c'est-à-dire la communication des informations et l'obtention du consentement[76] – dès que celui-ci est capable de le donner. Il en est de même à l'égard du représentant du mineur ou de la personne majeure incapable, dès qu'il est possible de le contacter (art. 9, 6° de la loi du 7 mai 2004).

§ 2. Les conditions à respecter

48. À l'instar de la situation de la personne majeure incapable, une telle expérimentation ne peut avoir lieu que si elle présente un *rapport direct* avec l'état clinique dont souffre le participant. Cet état doit constituer une *menace pour la vie ou être susceptible d'induire des séquelles graves et définitives*. L'expérimentation doit être en outre essentielle pour *valider les données* obtenues à la suite d'expérimentations réalisées sur des personnes capables de donner leur consentement ou d'autres méthodes d'investigation (art. 9, 1° de la loi du 7 mai 2004).

48bis. Néanmoins, comme indiqué plus avant[77], lorsqu'il s'agit d'une expérimentation liée à la qualité des activités des personnes exerçant une profession visée à l'article 2, 17° précité, qui est effectuée sans intervention et à l'initiative d'un service public fédéral, d'un organisme d'intérêt public ou d'un organe qui a été créé au sein de celui-ci par une loi ou un arrêté royal, ces exigences ne doivent pas être respectées.

76. Voy. le n° 19 cette contribution.

77. Voy. le n° 19*bis* de cette contribution.

49. Les autres conditions correspondent à celles qui sont posées pour l'expérimentation sur les mineurs ou les personnes majeures incapables.

Ainsi, l'expérimentation doit avoir été conçue pour *minimiser la douleur, les désagréments, la peur ainsi que tout autre risque prévisible* tenant compte de la maladie et du niveau de développement[78]. Le *niveau de risque et le degré d'inconfort* doivent être expressément définis et revus périodiquement (art. 9, 2° de la loi du 7 mai 2004). Les risques encourus par le participant et qui sont prévisibles dans l'état actuel des connaissances scientifiques ne doivent *pas être hors de proportion* avec le bénéfice escompté pour cette personne (art. 9, 3° de la loi du 7 mai 2004). En outre, *aucun encouragement, ni avantage financier* ne peut être accordé, hormis des compensations (art. 9, 5° de la loi du 7 mai 2004).

50. Comme indiqué plus avant, l'article 29 de la Déclaration d'Helsinki (octobre 2008) laisse entendre qu'est admissible une expérimentation réalisée en situation d'urgence, lorsque le consentement éclairé du participant ou de son représentant légal ne peut pas être obtenu. En effet, selon cette disposition, en l'absence d'un représentant légal et si la recherche ne peut pas être retardée, l'étude peut être lancée sans le consentement éclairé de celui-ci. En pareil cas, le protocole doit mentionner les raisons spécifiques d'impliquer des personnes dont l'état les rend incapables de donner leur consentement éclairé et l'étude doit être approuvée par un comité éthique de la recherche. La Déclaration d'Helsinki souligne néanmoins que le consentement pour maintenir la personne concernée dans la recherche devrait, dès que possible, être obtenu de la personne elle-même ou de son représentant légal.

Le Protocole additionnel à la Convention sur les droits de l'homme et la biomédecine admet également, moyennant certaines conditions strictes, la recherche sur des personnes en situation d'urgence clinique (art. 19).

51. En France, il est également possible de procéder à des recherches biomédicales en situation d'urgence, où il n'est pas possible de recueillir le consentement préalable de la personne qui y sera soumise. En pareil cas, le protocole présenté à l'avis du comité de protection des personnes compétent[79] peut prévoir que le consentement de cette personne n'est pas recherché et que seul est sollicité celui des membres de sa famille ou celui

78. Voy. également les recommandations du groupe de travail européen, p. 16 et 17.
79. Voy. l'art. L. 1123-1 du Code de la santé publique.

de la personne de confiance[80], s'ils sont présents. L'intéressé est informé dès que possible et son consentement lui est demandé pour la poursuite éventuelle de cette recherche. Il peut également s'opposer à l'utilisation des données le concernant dans ce cadre (art. L. 1122-1-2 du Code de la santé publique).

IV. Les instances de veille ou de contrôle

52. Une expérimentation ne peut débuter que si le promoteur et l'investigateur ont reçu un avis favorable de la part du comité d'éthique compétent. Ce dernier exerce ainsi un rôle particulièrement important. Même si l'expérimentation projetée est multicentrique, l'avis ne doit être émis que par un seul comité d'éthique, quel que soit le nombre de sites sur lesquels cette expérimentation est prévue (art. 11, § 3 de la loi du 7 mai 2004)[81].

S'il s'agit d'un essai clinique, il convient en outre que le ministre de la Santé publique n'ait pas émis d'objections. Il en est de même lorsqu'il s'agit d'une expérimentation portant sur un dispositif médical (art. 10, 12 à 18 de la loi du 7 mai 2004).

53. Quant au Code de déontologie médicale, il impose à tout médecin participant à une recherche biomédicale impliquant des sujets humains de s'assurer que le protocole a été soumis au préalable à un comité d'éthique médicale agréé par le Conseil national de l'Ordre des médecins et de prendre connaissance de l'avis rendu (art. 92, § 2).

54. Les demandes d'avis du comité d'éthique et d'autorisation du ministre doivent être effectuées au départ du formulaire fixé dans les lignes directrices détaillées et publiées par la Commission européenne dans *La réglementation des médicaments dans l'Union européenne*, et en particulier, dans la ligne directrice détaillée intitulée *Detailed guidance for the request of a clinical trial on a medicinal product for human use to the competent authorities, notification of substantial amendments and declaration of the end of the trial*, dans la version la plus récente disponible.

80. Voy. l'art. L. 1111-6 du Code de la santé publique.
81. Sur la détermination du comité d'éthique compétent en cas d'expérimentation monocentrique ou multicentrique, voy. l'article 11 §§ 2 et 3 de la loi.

Au préalable, le demandeur doit avoir obtenu de l'Agence européenne des médicaments un numéro *Eudract*[82], identifiant le protocole du promoteur de l'essai clinique dans la banque de données gérée par l'Agence européenne des médicaments.

En juin 2008, la Commission européenne a publié une version révisée des formulaires de demande pour les essais cliniques, comprenant de nouveaux éléments, conformément au règlement du 12 décembre 2006. Cette nouvelle version ne sera applicable que lorsque la version 7 de la banque de données *EudraCT* sera sortie, probablement en 2009.

A. Le comité d'éthique

§ 1er. Une instance indépendante

55. Le comité d'éthique est une instance indépendante, qui peut être de deux types : soit, il s'agit du comité d'éthique établi au sein d'un hôpital ou fonctionnant dans le cadre d'une collaboration entre hôpitaux[83], soit il est rattaché à une faculté de médecine ou à la Société scientifique de médecine générale ou encore à la *Wetenschappelijke Vereniging voor Huisartsgeneeskunde* (art. 2, 4° de la loi du 7 mai 2004). Il est alors agréé par le ministre[84] et se compose de huit à quinze personnes, représentant les deux sexes, dont une majorité de médecins et au moins un juriste.

Des conditions sont imposées afin de garantir l'indépendance de ses membres[85]. En outre, l'existence d'une activité suffisante d'évaluation de

82. Voy. les n° 72 à 75 de cette contribution.
83. Au sens de l'article 70*ter* de la loi sur les hôpitaux, coordonnée le 7 août 1987. voy. néanmoins la nouvelle coordination de cette législation : loi relative aux hôpitaux et à d'autres établissements de soins, coordonnée le 10 juillet 2008 (et, particulièrement l'article 70).
84. Pour plus de précisions, voy. l'article 2, 4° de la loi du 7 mai 2004.
85. Par exemple, les membres du comité doivent adresser au ministre, au moment de leur désignation, une déclaration mentionnant leurs liens, directs ou indirects, avec les promoteurs de recherches, à l'exclusion des promoteurs d'expérimentations non commerciales. Cette déclaration est publiée et actualisée à leur initiative dès qu'une modification intervient concernant ces liens ou que de nouveaux liens sont noués. Ne peuvent valablement participer à une délibération, les personnes qui ne sont pas indépendantes du promoteur de la recherche examinée au vu de la déclaration susmentionnée (art. 2, 4°, al. 4 de la loi du 7 mai 2004). En outre, le membre d'un comité d'éthique qui participe à un titre quelconque à un protocole ne peut siéger comme membre lors de l'examen de celui-ci. Il peut toutefois être entendu au titre d'investigateur si le comité le juge nécessaire (art. 11, § 12).

protocoles est requise afin que le comité puisse faire preuve d'une certaine expérience dans le domaine[86].

§ 2. Les conditions particulières liées à la qualité des participants vulnérables

56. Des exigences spécifiques sont imposées au comité d'éthique lorsque le protocole d'expérimentation implique des mineurs, des personnes majeures incapables ou se trouvant en situation d'urgence, afin que leur vulnérabilité soit prise particulièrement en compte.

Ainsi, si les participants sont mineurs, le comité doit comprendre en son sein au moins deux pédiatres ou avoir consulté deux médecins de cette spécialité sur les problèmes cliniques, éthiques et psychosociaux du protocole liés à la pédiatrie (art. 7, 6° de la loi du 7 mai 2004).

Si les participants sont majeurs, un membre du comité doit être spécialisé dans la maladie ou la population concernée ou le comité doit consulter des personnes compétentes quant aux aspects cliniques, éthiques et psychosociaux liés à cette maladie et à la population visée (art. 8, 5° du 7 mai 2004). En effet, l'expérimentation impliquant de telles personnes doit présenter un rapport direct avec l'état clinique dont elles souffrent et qui constitue une menace pour leur vie ou affaiblit leur santé.

Enfin, en cas d'expérimentation pratiquée en urgence, le comité doit également être composé d'un membre doté de compétences concernant la maladie et la population concernées ou alors, il doit avoir consulté des personnes spécialisées dans les aspects cliniques, éthiques et psychosociaux liés à la maladie et à la population concernées.

Le comité d'éthique se prononce en outre expressément sur l'exception à l'obligation d'obtenir le consentement éclairé préalable à l'expérimentation (art. 9, 4°). Dans les discussions parlementaires, il a été toutefois regretté que le comité d'éthique ne doive se prononcer sur cette exception qu'au moment où le protocole d'expérimentation lui est soumis et non eu égard à la situation personnelle du patient. En effet, c'est uniquement l'investigateur qui apprécie si l'urgence est bien remplie dans le cas d'espèce[87].

---

86. Cons. la loi du 24 juillet 2008 portant des dispositions diverses (I), *Monit. B.*, 7 août 2008, qui modifie le nombre de protocoles requis et la durée de l'agréation ; cette modification entrera en vigueur à partir du 1er janvier 2009.
87. Rapport Pehlivan 2003-2004 p. 14 et 15.

§ 3. *Les éléments que le comité d'éthique doit prendre en considération*

57. Le comité d'éthique compétent est tenu de formuler son avis en prenant en considération divers aspects (art. 11 § 4 de la loi du 7 mai 2004). Il examine ainsi la pertinence de l'expérimentation et de sa conception, le caractère satisfaisant de l'évaluation des bénéfices et des risques attendus ainsi que le bien-fondé des conclusions, particulièrement sur le plan thérapeutique et en matière de santé publique. Il évalue également le protocole, la compétence de l'investigateur et de ses collaborateurs, la brochure qui lui est destinée et la qualité des installations.

Une attention particulière est accordée à l'adéquation et à l'exhaustivité des informations écrites ainsi qu'à la procédure à suivre pour obtenir le consentement éclairé. Il en est de même de la justification de la recherche sur des sujets incapables de donner leur consentement ou dont le consentement ne peut être recueilli du fait de l'urgence.

En outre, le comité d'éthique apprécie les dispositions prévues pour la réparation ou l'indemnisation du participant au cas où celui-ci subirait des dommages imputables à l'expérimentation ou s'il devait en décéder. Le comité vérifie encore si les assurances ou d'autres garanties couvrant la responsabilité de l'investigateur et du promoteur répondent aux conditions légales, indiquées plus loin[88].

Il examine enfin les modalités de recrutement des participants ainsi que les montants et les modes éventuels de rétribution, d'indemnisation et de compensation des investigateurs et des participants. Il analyse les éléments pertinents de chaque contrat conclu entre le promoteur et le site[89].

58. Les délais dans lesquels le comité d'éthique doit rendre son avis sont plus brefs[90] que ce que prévoit la directive[91]. Une copie de cet avis est adressée au ministre de la Santé publique.

Chaque comité doit également remettre annuellement au ministre un rapport contenant la liste des demandes d'avis qui lui ont été soumises ainsi que le relevé des réponses motivées qu'il a données (art. 30, § 7 de la loi).

88. Voy. les n° 67 et suiv. de cette contribution.
89. Voy. également les recommandations du groupe de travail européen, p. 13 à 16.
90. Voy. l'article 11, §§ 5 à 11 et l'article 3, § 3, al. 5 de la loi.
91. Art. 6, 5) à 7) de la directive du 4 avril 2001.

§ 4. Le suivi et la conservation des documents

59. C'est auprès du comité d'éthique et de la Direction générale Médicaments que toutes les suspicions d'effets indésirables graves inattendus d'un médicament expérimental doivent être communiquées, conformément aux lignes directrices détaillées, publiées par la Commission européenne dans *La réglementation des médicaments dans l'Union européenne*, et en particulier, dans la ligne directrice détaillée intitulée *Detailed guidance for the request of a clinical trial on a medicinal product for human use to the competent authorities, notification of substantial amendments and declaration of the end of the trial*, dans la version la plus récente disponible (art 6 de l'arrêté royal du 30 juin 2004).

Le comité d'éthique examine aussi les demandes de modifications substantielles au protocole, qui sont de nature à avoir des incidences sur la sécurité des participants ou à changer l'interprétation des pièces scientifiques qui viennent appuyer le déroulement de l'expérimentation, ou encore lorsqu'elles sont significatives de quelque autre point de vue (art. 19, §§ 1 et 2 de la loi du 7 mai 2004). Il est également informé de tout fait nouveau concernant le déroulement de l'expérimentation lorsqu'il est susceptible de porter atteinte à la sécurité des participants. Doivent également être portées à sa connaissance, les mesures urgentes de sécurité prises par le promoteur et l'investigateur afin de protéger les participants contre un danger immédiat en toutes circonstances (art. 20, § 2 de la loi du 7 mai 2004). Il est aussi averti de la fin de l'expérimentation (art. 21 de la loi du 7 mai 2004).

60. Le comité d'éthique, tout comme le promoteur et l'investigateur, doivent conserver les documents essentiels concernant un essai clinique pendant au moins vingt ans après l'achèvement de celui-ci (art. 13, § 2 de l'arrêté royal du 30 juin 2004). En effet, le délai de prescription de l'action civile extra contractuelle est de cinq ans à partir du jour qui suit celui où la personne lésée a eu connaissance du dommage ou de son aggravation et de l'identité de la personne responsable. La prescription est en tout cas acquise dans un délai de vingt ans à partir du jour qui suit celui où s'est produit le fait qui a provoqué le dommage (art. 2262*bis* du Code civil).

Quant aux dossiers médicaux des participants à l'essai clinique, ils sont conservés conformément à la loi du 22 août 2002 relative aux droits du patient, dans le respect du délai maximal autorisé par l'hôpital, l'institution ou le cabinet privé (art. 24 de l'arrêté royal du 30 juin 2004).

B. L'autorisation du ministre en cas d'essai clinique

61. Comme indiqué plus avant, lorsque l'expérimentation consiste en un essai clinique, le promoteur doit en demander l'autorisation au ministre de la Santé publique[92]. La Direction générale des Médicaments auprès du Service public Santé publique, Sécurité de la Chaîne alimentaire et Environnement est compétente sur l'ordre du ministre[93].

Un certain nombre de renseignements doivent être communiqués[94] : les informations relatives à la composition qualitative et quantitative complète du médicament, avec indication des principes actifs, un dossier chimico-pharmaceutique, une attestation certifiant que la fabrication du médicament concerné peut être réalisée dans le respect des principes et lignes directrices des bonnes pratiques de fabrication des médicaments[95], le protocole et la brochure destiné à (aux) investigateur(s) (art. 12 de la loi du 7 mai 2004).

Lors de l'examen de ce protocole et de cette brochure, le ministre ne se prononce que sur la qualité du médicament, les autres éléments étant examinés par le comité d'éthique compétent (art. 14 de la loi du 7 mai 2004)[96]. S'il adresse des objections motivées au promoteur, celui-ci ne peut modifier qu'une seule fois le contenu de sa demande (art. 16 de la loi du 7 mai 2004). Une autorisation écrite du ministre est nécessaire pour les essais de médicaments qui n'ont pas d'autorisation de mise sur le marché[97] ou pour ceux qui impliquent des médicaments de thérapie génique, de thérapie cellulaire somatique, y compris de thérapie cellulaire xéno-génique, ainsi que des médicaments contenant des organismes génétiquement modifiés.

92. Pour plus de développements, voy. les art. 12 à 18 de la loi du 7 mai 2004 et les dispositions de l'arrêté royal du 30 juin 2004.

93. Art. 1er de l'arrêté royal du 30 juin 2004.

94. Voy. aussi l'article 2, al. 3 de l'arrêté royal du 30 juin 2004.

95. Visés à l'annexe 2 de l'arrêté royal du 6 juin 1960 relatif à la fabrication, à la préparation et à la distribution en gros des médicaments et à leur dispensation.

96. Les délais d'examen sont indiqués à l'article 13 de la loi. Aucune limitation de la durée du délai n'est prévue pour la cellulothérapie xénogénique (art. 12, § 4).

97. Concernant les autorisations de mise sur le marché, cons. aussi l'arrêté royal du 14 décembre 2006 relatif aux médicaments à usage humain et vétérinaire – Partie 1 : Médicaments à usage humain (art. 1 à 140) et les annexes de l'arrêté royal du 14 décembre 2006 relatif aux médicaments à usage humain et vétérinaire – Partie 2 : Médicaments à usage vétérinaire (art. 141 à 285).

Aucun essai thérapeutique génique aboutissant à des modifications de l'identité génétique du participant ne peut être conduit : l'expérimentation ne peut être axée sur la sélection ou l'amplification de caractéristiques génétiques non pathologiques de l'espèce humaine (art. 17, al. 3 de la loi du 7 mai 2004).

62. Dans ce cadre, l'Agence fédérale des médicaments et des produits de santé est entre autres chargée de contrôler les risques auxquels la personne est soumise lors de la phase de développement d'un médicament ou d'un produit de santé : en évaluant les demandes d'autorisation pour la réalisation d'essais cliniques, y compris la coordination des inspections relatives aux bonnes pratiques cliniques ; en traitant les demandes d'essais cliniques ; en assurant leur suivi et leur contrôle ou encore en formulant des avis scientifiques au demandeur. Elle peut également proposer au ministre des réglementations concernant les expérimentations sur la personne humaine et veiller au suivi, à l'application, au contrôle de la loi du 7 mai 2004 et de ses arrêtés royaux d'exécution (art. 4, al. 3, 1° et 6° de la loi du 20 juillet 2006 relative à la création et au fonctionnement de l'Agence fédérale des médicaments et des produits de santé).

De manière générale, cette Agence a pour mission d'assurer, de leur conception jusqu'à leur utilisation, la qualité, la sécurité et l'efficacité des médicaments à usage humain, des médicaments à usage vétérinaire, en ce compris les médicaments homéopathiques et à base de plantes, des dispositifs médicaux et accessoires, des préparations magistrales, des préparations officinales et des matières premières destinées à la préparation et à la production des médicaments. Elle doit également assurer, de leur prélèvement jusqu'à leur utilisation, la qualité, la sécurité et l'efficacité de toutes les opérations effectuées avec le sang, les tissus et les cellules (art. 4, al. 1er, de la loi du 20 juillet 2006 précitée).

C. Les inspections

63. Des procédures d'inspection concernant le respect des bonnes pratiques cliniques sont organisées. Elles peuvent avoir lieu avant, pendant ou après la réalisation des essais cliniques. Elles peuvent aussi être exercées dans le cadre de la vérification des demandes d'autorisation de mise sur le marché ou lors du suivi de l'octroi de cette autorisation (voy. notamment les art. 30 et suiv. de l'arrêté royal du 30 juin 2004).

Des inspections peuvent être aussi demandées et coordonnées par l'Agence européenne des médicaments, notamment en ce qui concerne les essais cliniques liés aux demandes présentées conformément à la procédure établie par le règlement 726/2004[98]. Elles sont menées en respectant les guides des inspections mis au point pour faciliter la reconnaissance mutuelle des constats d'inspection au sein de l'Union européenne.

D. Le comité pédiatrique, institué au sein de l'Agence européenne des médicaments

64. Comme déjà indiqué, le règlement du 12 décembre 2006 du Parlement européen et du Conseil établit des règles relatives au développement de médicaments à usage humain en vue de répondre aux besoins thérapeutiques spécifiques de la population pédiatrique[99] et afin d'éviter de soumettre des enfants à des essais cliniques inutiles.

Ce règlement souligne que l'absence de médicaments adaptés à la population pédiatrique implique d'importants problèmes : entre autres, le manque d'informations concernant le dosage (augmentant les risques d'effets indésirables et notamment de décès), l'inefficacité du traitement due à un sous-dosage, le fait de priver la population pédiatrique du bénéfice des avancées thérapeutiques, de formulations et de modes de délivrance appropriés, ainsi que l'utilisation, en pédiatrie, de formulations magistrales ou officinales dont la qualité peut être médiocre (considérant n° 3).

65. Le règlement a ainsi prévu la création d'un comité pédiatrique au sein de l'Agence européenne des médicaments[100].

Celui-ci a notamment pour mission d'évaluer le contenu de tout plan d'investigation pédiatrique portant sur un médicament qui lui est soumis

---

98. Règlement n° 726/2004 du Parlement européen et du Conseil du 31 mars 2004 établissant des procédures communautaires pour l'autorisation et la surveillance en ce qui concerne les médicaments à usage humain et à usage vétérinaire, et instituant une Agence européenne des médicaments.
99. Soit de la naissance jusqu'à l'âge de dix-huit ans (art. 2, al. 2, 1) du règlement).
100. Voy. les art. 3 à 6 du règlement concernant la composition et les missions de ce comité ; la Décision de la Commission du 31 juillet 2008 portant nomination des membres du comité pédiatrique et de leurs suppléants chargés de représenter les professionnels de la santé et les associations de patients, *J.O.C.E.*, 7 août 2008, L 212/5 ; cons. également les développements sur le site de l'European Medicines Agency (EMEA) : http://www.emea.europa.eu/htms/general/contacts/PDCO/PDCO.html.

et d'émettre un avis à ce sujet. Il est également compétent pour apprécier, à la demande du comité des médicaments à usage humain, d'une autorité compétente ou du demandeur, la conformité d'une demande d'autorisation de mise sur le marché par rapport au plan d'investigation pédiatrique approuvé. Il peut rendre également un avis à ce sujet. En outre, il lui est possible d'examiner toute donnée recueillie conformément à un plan d'investigation pédiatrique approuvé et de prononcer un avis sur la qualité, la sécurité et l'efficacité du médicament destiné à la population (voy. l'art. 6 du règlement et les autres missions qui y sont énoncées).

Il peut dresser un inventaire spécifique des besoins en médicaments pédiatriques et en assurer la mise à jour régulière, notamment en vue de déterminer des priorités de recherche. Il peut ainsi conseiller l'Agence et la Commission quant à la communication des mesures disponibles pour la réalisation de recherches sur les médicaments pédiatriques (art. 6). L'Agence rendra l'inventaire des besoins thérapeutiques accessible au public au plus tôt le 26 janvier 2009 et au plus tard le 26 janvier 2010. Elle le mettra à jour régulièrement (art. 6 et 43, 1.).

Lors de l'établissement de cet inventaire, il doit être « tenu compte de la prévalence des affections dans la population pédiatrique, de la gravité des affections à traiter, de la disponibilité et de l'adéquation des traitements alternatifs des affections dans la population pédiatrique, y compris de l'efficacité et du profil des effets indésirables desdits traitements, ainsi que de toute question de sécurité propre à la pédiatrie, et des données émanant d'études réalisées dans des pays tiers » (art. 43.2.).

66. Un plan d'investigation pédiatrique est, par exemple, élaboré par celui qui a l'intention d'introduire une demande d'autorisation de mise sur le marché, en application de l'article 6 de la directive 2001/83/CE[101] et portant sur un médicament à usage humain qui n'est pas autorisé dans la Communauté[102]. Ce plan d'investigation pédiatrique est soumis à

101. Directive 2001/83/CE du Parlement européen et du Conseil du 6 novembre 2001 instituant un code communautaire relatif aux médicaments à usage humain.

102. L'article 7 du règlement, applicable depuis le 26 juillet 2008, énonce plusieurs éléments que la demande d'autorisation doit comprendre, notamment les résultats de toutes les études effectuées et les détails de toutes les données collectées conformément à un plan d'investigation pédiatrique approuvé ; cons. aussi l'article 8 du règlement qui indique que, dans le cas de médicaments autorisés couverts par un certificat complémentaire de protection, conformément au règlement (CEE) n° 1768/92, ou par un brevet pouvant donner lieu à l'octroi d'un certificat complémentaire de protection, l'article 7 du règlement est applicable aux demandes

l'Agence, accompagné d'une demande d'approbation. Il énonce le calendrier envisagé et les mesures prévues pour évaluer la qualité, la sécurité et l'efficacité du médicament dans tous les sous-ensembles de la population pédiatrique susceptibles d'être concernés. Il décrit en outre toute mesure qui sera éventuellement prise pour adapter la formulation du médicament de façon à rendre son utilisation plus acceptable, plus facile, plus sûre ou plus efficace pour différents sous-ensembles de la population pédiatrique (art. 15).

V. Les responsabilités et la couverture d'assurance

67. La directive du 4 avril 2001 a souligné qu'elle ne préjugeait pas des responsabilités civile et pénale du promoteur et de l'investigateur. Le premier, ou un représentant légal de celui-ci, doit être toutefois établi dans l'Union européenne (art. 19 de la loi du 7 mai 2004). La directive a également mentionné qu'un essai clinique ne pouvait être entrepris que s'il existait des dispositions relatives à l'assurance ou à l'indemnité couvrant la responsabilité de l'investigateur et du promoteur (art. 3, f) [103].

A. Les responsabilités

68. Afin de favoriser la protection des participants, le législateur belge a prévu des sanctions pénales en cas de non-respect des conditions émises pour les expérimentations (art. 33 de la loi du 7 mai 2004[104]).

d'autorisation de nouvelles indications, y compris d'indications pédiatriques, de nouvelles formes pharmaceutiques et de nouvelles voies d'administration. Cette disposition ne sera toutefois applicable partir du 26 janvier 2009 ; voy. aussi les articles 7 et suiv. du règlement concernant les conditions imposées pour les autorisations de mise sur le marché de médicaments et les art. 33 et suiv. quant aux exigences applicables après l'autorisation.

103. Voy. aussi la Communication de la Commission – Lignes directrices relatives au format et au contenu des demandes d'approbation ou de modification d'un plan d'investigation pédiatrique et des demandes de dérogation ou de report, à la mise en œuvre de la vérification de conformité, ainsi qu'aux critères d'évaluation concernant la pertinence des études menées 24 septembre 2008 ; Commission européenne, *Overview of comments on the public consultation on the Commission Guideline on the format and content of applications for agreement or modification of pædiatric investigation plan and requests for waivers or deferrals and concerning the operation of the compliance check and on the criteria for assessing significant studies*, 24 novembre 2008.

104. La loi du 24 juillet 2008 portant des dispositions diverses vient d'étendre le champ d'application des sanctions pénales.

Il a en outre institué un régime de responsabilité civile sévère pour le promoteur, qui consiste en une responsabilité dite objective : le promoteur est ainsi responsable – sans qu'il soit nécessaire de prouver une faute dans son chef – du dommage causé au participant ou à ses ayants droit, que ce dommage soit lié de manière directe ou indirecte à l'expérimentation. Il suffit que la personne lésée (ou l'ayant droit) établisse que le dommage résulte de sa participation (ou de celle du défunt) à l'expérimentation. Toute clause contractuelle tendant à restreindre cette responsabilité est nulle (art. 29, § 1er de la loi du 7 mai 2004)[105].

Le promoteur reste responsable de la conformité des essais cliniques et des données finales de ces essais, même s'il délègue une partie ou la totalité de ses fonctions à un particulier, une société, une institution ou un organisme (art. 14 de l'arrêté royal du 30 juin 2004).

Le régime de la responsabilité civile basé sur la preuve d'une faute reste applicable à l'investigateur[106]. Celui-ci est responsable de la conduite de l'expérimentation sur un site. Si celle-ci est réalisée par une équipe, l'investigateur est le directeur responsable de l'équipe et il peut être désigné comme investigateur principal (art. 2, 17° de la loi du 7 mai 2004).

B. La couverture d'assurance

69. Quant aux garanties d'indemnisation, le promoteur est tenu de contracter préalablement à l'expérimentation une assurance couvrant sa responsabilité ainsi que celle de tout intervenant à l'expérimentation, indépendamment de la nature des liens existants entre l'intervenant, le promoteur et le participant. À cette fin, le promoteur ou un représentant

105. Voy. sur le sujet Vansweevelt 2005-2006, p. 22-32. Pour un aperçu de la nouvelle législation introduisant un système d'indemnisation sans faute des dommages liés aux soins de santé, voy. *Evolution des droits du patient, indemnisation sans faute des dommages liés aux soins de santé : le droit médical en mouvement*, Schamps 2008 600 p. ; concernant des faits commis avant la loi du 7 mai 2004, une décision judiciaire a retenu la responsabilité civile à base de faute du promoteur, de l'investigateur et du comité d'éthique pour des dommages résultant d'une expérimentation, voy. Gand, 11 octobre 2004, *T. Gez. / Rev. Dr. Santé*, p. 210-224, 2004-2005, note Vansweevelt.

106. Sans préjudice de l'application, le cas échéant, des responsabilités du fait des choses et du commettant, au sens des articles 1384 al. 1er et 1384 al. 3 du Code civil, ou encore de la responsabilité semi-objective du fait des produits. Il s'agit de présomptions de responsabilité, l'existence d'une faute ne devant pas être établie ; voy. sur ces responsabilités, Schamps 1998, 1140 p.

légal de celui-ci doit être établi dans l'Union européenne (art. 29, § 2 de la loi du 7 mai 2004).

Une action directe est également accordée à la personne lésée : le participant ou ses ayants droit peuvent ainsi citer directement l'assureur en Belgique, soit devant le juge du lieu ou s'est produit le fait générateur du dommage, soit devant le juge de son propre domicile, soit devant le juge du siège de l'assureur. Aucune nullité, aucune exception ou déchéance dérivant de la loi ou du contrat d'assurance ne peut être opposée par l'assureur au participant ou à ses ayants droit, sauf dans les cas qui seraient admis par arrêté royal.

La possibilité a été néanmoins introduite, par une modification législative ultérieure[107], de fixer dans le contrat entre le promoteur et l'assureur, des montants maxima d'indemnisation du participant ou de ses ayants droit. Il en est de même de la possibilité de fixer une durée maximale de couverture du risque (art. 29, § 3, al. 2 de la loi du 7 mai 2004). Les montants non couverts par l'assurance doivent alors être supportés par le promoteur en raison de sa responsabilité objective.

70. Enfin, comme déjà indiqué, le comité d'éthique compétent doit vérifier l'existence de l'assurance et de la couverture de la responsabilité de l'investigateur et du promoteur (art. 5, 9° de la loi du 7 mai 2004).

VI. Les banques de données, le réseau européen de chercheurs

A. Le registre belge de recensement des volontaires sains

71. La loi du 7 mai 2004 prévoit la constitution d'un registre de recensement des volontaires sains qui se prêtent à des expérimentations humaines, et ce afin de garantir qu'une personne ne puisse se prêter simultanément à plusieurs recherches biomédicales de phase I. Ce registre n'est pas encore mis sur pied.

En outre, le protocole soumis au comité d'éthique doit déterminer une période d'exclusion, au cours de laquelle cette personne ne peut participer à une autre recherche de phase I. La durée de cette période est fonction de

107. Art. 101 de la loi-programme du 27 décembre 2004.

la nature de la recherche. S'il s'agit d'autres expérimentations, l'inclusion simultanée d'un même participant dans plus d'un protocole n'est permise qu'après l'avis favorable du comité d'éthique compétent pour le second protocole (art. 32).

B. Les bases européennes de données

§ 1er. La banque de données « EudraCT »

72. Par ailleurs, la directive du 4 avril 2001 a institué une base européenne de données dans laquelle les États membres, sur le territoire desquels l'essai clinique a lieu, introduisent des données extraites de la demande d'autorisation de l'essai clinique, les éventuelles modifications apportées à cette demande ou au protocole, l'avis favorable du comité d'éthique, la déclaration de fin de l'essai clinique et la mention des inspections réalisées quant à la conformité aux bonnes pratiques cliniques (art. 11). Il s'agit de la banque de données dite « *EudraCT* »[108].

Le règlement du 12 décembre 2006 relatif aux médicaments à usage pédiatrique prévoit que cette base européenne comprend également les essais cliniques réalisés dans des pays tiers figurant dans un plan d'investigation pédiatrique approuvé, outre les essais cliniques visés aux articles 1er et 2 de cette directive.

Par dérogation à l'article 11 de la directive, l'Agence européenne des médicaments rend accessible au public une partie des informations sur les essais cliniques pédiatriques introduites dans la base européenne de données (art. 41(1) du règlement). Cette mesure tend à éviter la répétition inutile d'essais cliniques sur des enfants.

Le groupe de travail européen recommande dès lors aux comités d'éthique de ne pas accepter de protocoles pédiatriques qui interdisent une publication indépendante de la part des investigateurs. En outre, la chronologie des publications devrait être spécifiée dans les différents protocoles[109].

Le règlement prévoit encore que les États membres collectent toutes les données disponibles concernant l'ensemble des utilisations existantes

108. http://eudract.emea.europa.eu.
109. Cons. également les recommandations du groupe de travail européen, p. 21 et 22.

de médicaments sur la population pédiatrique et qu'ils communiquent ces données à l'Agence au plus tard le 26 janvier 2009 (art. 42 al. 1er du règlement).

§ 2. La banque de données « EudraPharm »

73. Conformément aux articles 57(1) (l) et 57(2) du règlement nº 726/2004, l'Agence européenne des médicaments a établi une banque de données sur les médicaments autorisés dans la Communauté, accessible au public, dite « *EudraPharm* »[110]. Elle tend à être une source d'informations sur tous les produits médicaux à usage humain ou vétérinaire autorisés dans l'Union européenne et dans l'Espace économique européen.

Selon le règlement, il convenait de gérer une telle banque de données et d'assurer son actualisation de manière indépendante par rapport aux firmes pharmaceutiques. Cette banque permet la recherche d'informations qui sont déjà autorisées pour les notices et elle comprend une section relative aux médicaments autorisés pour le traitement des enfants (art. 57(1) (l)).

Elle comprend entre autres le résumé des caractéristiques du produit, la notice destinée au patient ou à l'utilisateur ainsi que les informations contenues dans l'étiquetage. Elle est développée par étapes et a trait en priorité aux médicaments autorisés en vertu du règlement ainsi qu'aux médicaments autorisés respectivement en vertu du titre III, chapitre 4, de la directive 2001/83/CE et du titre III, chapitre 4, de la directive 2001/82/CE[111]. Elle est étendue par la suite à tout médicament mis sur le marché dans la Communauté.

§ 3. Les communications entre ces deux banques de données

74. En outre, le règlement nº 726/2004 a prévu que, le cas échéant, la banque de données *EudraPharm* contienne aussi des éléments ayant trait aux données relatives aux essais cliniques en cours ou déjà réalisés, contenues dans *EudraCT* (art. 57(2) du règlement).

110. http://eudrapharm.eu/.

111. Directive 2001/82/CE du Parlement européen et du Conseil du 6 novembre 2001 instituant un code communautaire relatif aux médicaments vétérinaires.

75. Une Communication de la Commission vient d'être publiée à ce sujet le 3 juillet 2008[112]. La ligne directrice retenue a pour objet de désigner les éléments qui correspondent aux informations à introduire dans *Eudra-Pharm*, d'identifier les essais qui seront inclus et de fixer les critères de mise à jour de ces données. L'objectif global est de fournir au public des informations pertinentes dans l'intérêt de la santé publique.

La banque de données *EudraCT* inclut les essais cliniques de médicaments à usage humain, réalisés sur au moins un site situé dans la Communauté et ayant commencé dans au moins un État membre après la transposition de la directive du 4 avril 2001. Les essais cliniques ayant débuté avant cette transposition et ceux qui ne sont pas réalisés sur un site situé dans la Communauté n'y sont pas inclus. Ils ne peuvent donc être répertoriés dans *EudraPharm*, sauf les essais cliniques pédiatriques réalisés dans des pays tiers et qui font partie d'un plan d'investigation pédiatrique conformément au règlement du 12 décembre 2006.

Selon la Commission, de telles informations concernant les essais en cours et ceux déjà réalisés sont d'une utilité potentielle pour les patients, le personnel de soins et les professionnels de la santé. Il en est de même pour l'industrie pharmaceutique, les milieux universitaires et scientifiques, ainsi que les instances de réglementation. Une information plus transparente peut ainsi contribuer au développement de la recherche et garantir la conception d'essais de meilleure qualité, en exigeant la participation d'un nombre moindre de patients et en évitant tout double emploi inutile.

La Commission souligne encore que la plupart des types de données *d'EudraCT* sont conformes à des initiatives internationales en matière de registres d'essais cliniques, tels que le système d'enregistrement international des essais cliniques (ICTRP) de l'OMS et le Comité international des rédacteurs de revues médicales (ICMJE). Selon elle, cette convergence entre les informations à rendre publiques et celles contenues dans l'ICTRP de l'OMS facilite le travail des promoteurs et des chercheurs qui communiquent des informations à divers registres à des fins différentes, tout comme elle facilite l'accès des patients, des professionnels de la santé et de l'ensemble des citoyens à ces informations.

112. Communication de la Commission concernant la ligne directrice relative aux types de données contenus dans la base de données sur les essais cliniques, visée à l'article 11 de la directive 2001/20/CE, et destinés à être inclus dans la base de données sur les médicaments, visée à l'article 57 du règlement (CE) n° 726/2004.

La Commission prévoit par ailleurs l'adoption de lignes directrices distinctes pour la publication d'informations sur les essais cliniques pédiatriques.

C. Le réseau européen de chercheurs

76. Avec le concours scientifique du comité pédiatrique précité, l'Agence européenne des médicaments établit un réseau européen regroupant des réseaux, chercheurs et centres existant aux niveaux national et européen et possédant un savoir-faire spécifique dans la réalisation d'études sur la population pédiatrique.

Ce réseau européen a notamment pour objectif de coordonner les études relatives aux médicaments pédiatriques, de réunir les compétences scientifiques et administratives nécessaires au niveau européen ainsi que d'éviter la répétition inutile d'études et d'essais portant sur la population pédiatrique (art. 44 du règlement du 12 décembre 2006)[113].

Synthèse et considérations finales

77. Jusqu'en 2004, le droit belge ne connaissait pas de réglementation générale de la recherche biomédicale. Seule la recherche sur les embryons *in vitro* faisait l'objet d'une loi particulière, adoptée le 11 mai 2003. Une pratique importante s'est ainsi développée au regard des principes de base reposant sur la protection des droits de l'homme et de la dignité humaine, tels qu'ils apparaissent dans des textes internationaux à portée non obligatoire pour la Belgique ou dans des conventions internationales qui la lient. Le protocole d'expérimentation devait être en outre soumis à un comité d'éthique dont l'avis n'était pas contraignant.

Tout en admettant la légitimité de l'expérimentation sur la personne humaine, eu égard à l'intérêt général que poursuivent les progrès de la médecine, le législateur fédéral belge était conscient de la nécessité d'offrir

113. Voy. aussi les articles 41 à 46 du règlement en ce qui concerne les mesures de coordination et de communication ; sur le partenariat entre pays européens et en développement, cons. la Communication de la Commission au Parlement européen et au Conseil sur le rapport concernant l'avancement du programme « Partenariat des pays européens et en développement sur les essais cliniques », 30 octobre 2008, COM(2008) 688 final et le Document de travail des services de la Commission, qui l'accompagne.

une protection suffisante à la personne sujette à l'expérimentation. Il était dès lors désireux d'établir des balises juridiques de protection du participant, afin de concilier l'intérêt collectif et l'intérêt de l'individu.

78. À l'occasion de la transposition de la directive du 4 avril 2001, le législateur fédéral a choisi d'étendre la protection des participants à toute expérimentation et de ne pas la limiter aux essais cliniques, comme le fait cette directive. La nouvelle législation est ainsi applicable également aux études ou aux investigations qui n'impliquent pas de médicaments.

Outre les dispositions protégeant les personnes majeures, la réglementation belge a reproduit en droit interne les mesures de protection de la directive qui sont spécifiques aux populations vulnérables que sont les mineurs et les personnes majeures incapables de donner leur consentement. Elle a en outre admis la possibilité de procéder à des expérimentations sur toute personne se trouvant en situation d'urgence.

Toute expérimentation doit également respecter les conditions et les procédures imposées concernant l'obtention de l'avis favorable du comité d'éthique compétent, l'autorisation du ministre de la Santé publique, les modifications du protocole d'expérimentation ou encore le suivi des risques. Un système d'inspections est prévu et un régime sévère de sanctions pénales et de responsabilité civile sans faute a été introduit, outre l'exigence d'une couverture d'assurance pour les éventuels dommages subis par les participants.

79. Le droit belge se conforme également aux autres dispositions communautaires, telles la définition des bonnes pratiques cliniques énoncées dans la directive du 8 avril 2005 ou encore la communication avec les banques de données européennes *EudraCT* et *EudraPharm*, en collaboration avec l'Agence européenne des médicaments. Dans ce cadre, la Commission européenne projette d'adopter des lignes directrices spécifiques pour la publication d'informations sur les essais cliniques pédiatriques.

En ce qui concerne les mineurs plus particulièrement, un règlement du Parlement européen et du Conseil a été adopté le 12 décembre 2006 afin de régir plus spécifiquement les médicaments à usage pédiatrique – notamment les procédures d'autorisation sur le marché et les exigences applicables après l'autorisation – ainsi que les études qui y ont trait. Ce règlement tend à faciliter le développement et l'accessibilité de médicaments à usage pédiatrique et à assurer qu'ils fassent l'objet de recherches éthiques d'une grande qualité et qu'ils soient dûment autorisés en vue d'un usage en pédiatrie. Il vise également l'amélioration des informations disponibles sur l'usage de médicaments au sein des diverses populations pédiatriques. Il souligne en outre la nécessité d'éviter la répétition d'essais cliniques sur des enfants.

Dans ce contexte, un comité pédiatrique a été créé au sein de l'Agence européenne des médicaments. Il a entre autres missions celle d'évaluer le contenu de tout plan d'investigation pédiatrique portant sur un médicament qui lui est soumis et d'émettre un avis à ce sujet. Il peut aussi dresser un inventaire spécifique des besoins en médicaments pédiatriques, en vue de déterminer des priorités de recherche.

En 2008, un groupe de travail *ad hoc*, au niveau européen, a établi une série de recommandations pour le développement de lignes directrices de la directive du 4 avril 2001, en ce qui concerne les aspects éthiques des essais cliniques réalisés sur des enfants, de la naissance à l'âge adulte. Elles tendent à faciliter l'harmonisation des essais cliniques dans l'Union européenne, à favoriser leur réalisation et à assurer la protection des enfants, étant donné la nécessité de les faire bénéficier des avantages de la recherche. L'intention est également de les faire connaître aux Etats tiers, particulièrement aux pays en voie de développement.

80. Sous réserve de quelques variations spécifiques aux participants, les exigences émises par le droit belge pour la protection du mineur, de la personne majeure incapable et de celle qui se trouve en situation d'urgence ont trait entre autres aux aspects suivants : la conformité aux bonnes pratiques cliniques, l'obtention du consentement libre et éclairé du représentant – en associant le mineur ou la personne majeure incapable, voire en obtenant son accord ou en respectant son refus –, la pertinence de l'expérimentation, les éventuels bénéfices directs potentiels pour le participant ou le rapport direct avec son état clinique – sauf dérogation éventuelle pour le mineur – ou encore l'appréciation des risques.

Ces conditions se retrouvent également dans la Déclaration d'Helsinki, la Convention sur les droits de l'homme et la biomédecine, le Protocole additionnel à celle-ci et Déclaration universelle sur la bioéthique et les droits de l'homme. Ces textes prévoient parfois des exigences plus strictes ou plus détaillées.

Le Protocole additionnel à la Convention sur les droits de l'homme et la biomédecine (art. 18) et les Lignes directrices du CIOMS envisagent en outre une protection spécifique des personnes privées de liberté et de la femme enceinte. Le Protocole l'étend à la femme allaitante. Ces situations ne font, pour l'instant, pas l'objet d'une réglementation spécifique en droit belge.

Il serait pertinent que le législateur belge se penche sur la situation particulière de ces personnes. Il serait également adéquat qu'il spécifie davantage les mesures tendant à la protection des mineurs, notamment au regard des recommandations faites en 2008 par le groupe de travail européen, par exemple, en ce qui concerne l'information et le consentement du représentant mais aussi l'accord éventuel du mineur, les balises spécifiques en fonction de la catégorie d'âge de l'enfant, ou encore les types de risques admissibles.

S'il est nécessaire de réaliser des expérimentations, et particulièrement des essais cliniques, sur l'enfant afin d'améliorer les traitements dont il pourrait bénéficier un jour, il est également essentiel de veiller à une protection optimale de sa personne. Il convient en outre de respecter sa capacité d'autonomie, en fonction de sa maturité personnelle.

Bibliographie non exhaustive

Textes internationaux

ASSOCIATION MEDICALE MONDIALE, Principes éthiques applicables à la recherche médicale impliquant des êtres humains (Déclaration d'Helsinki, octobre 2008).

CODE DE NUREMBERG.

CONSEIL DES ORGANISATIONS INTERNATIONALES DES SCIENCES MEDICALES (CIOMS), établies en collaboration avec l'ORGANISATION MONDIALE DE LA SANTÉ (OMS), Lignes directrices internationales d'éthique pour la recherche biomédicale impliquant des sujets humains, Genève, 1993 et 2002.

ORGANISATION DES NATIONS UNIES, Déclaration universelle des Droits de l'Homme, Paris, 10 décembre 1948.

ORGANISATION DES NATIONS UNIES, Pacte international relatif aux droits civils et politiques, 16 décembre 1966.

ORGANISATION DES NATIONS UNIES, Convention internationale des droits de l'enfant, New York, 20 novembre 1989.

UNESCO, Déclaration universelle sur la bioéthique et les droits de l'homme, 19 octobre 2005.

Textes du Conseil de l'Europe

CONSEIL DE L'EUROPE, Convention européenne de sauvegarde des droits de l'homme et des libertés fondamentales, Rome, 4 novembre 1950.

CONSEIL DE L'EUROPE, Convention pour la protection des droits de l'homme et de la dignité de l'être humain à l'égard des applications de la biologie et de la médecine, Oviedo, 4 avril 1997.

CONSEIL DE L'EUROPE, Protocole additionnel à la Convention sur les Droits de l'Homme et la biomédecine, relatif à la recherche biomédicale, Strasbourg, 25 janvier 2005.

Textes communautaires

Charte des droits fondamentaux de l'Union européenne, 2000.

Directive 2001/20/CE du Parlement européen et du Conseil du 4 avril 2001 concernant le rapprochement des dispositions législatives, réglementaires et administratives des États membres relatives à l'application de bonnes pratiques cliniques dans la conduite d'essais cliniques de médicaments à usage humain.

Directive 2001/83/CE du Parlement européen et du Conseil du 6 novembre 2001 instituant un code communautaire relatif aux médicaments à usage humain.

Directive 2003/94/CE de la Commission du 8 octobre 2003 établissant les principes et lignes directrices de bonnes pratiques de fabrication concernant les médicaments à usage humain et les médicaments expérimentaux à usage humain.

Directive 2005/28/CE de la Commission du 8 avril 2005 fixant des principes et des lignes directrices détaillées relatifs à l'application de bonnes pratiques cliniques en ce qui concerne les médicaments expérimentaux à usage humain, ainsi que les exigences pour l'octroi de l'autorisation de fabriquer ou d'importer ces médicaments.

Règlement (CE) n° 726/2004 du Parlement européen et du Conseil du 31 mars 2004 établissant des procédures communautaires pour l'autorisation et la surveillance en ce qui concerne les médicaments à usage humain et à usage vétérinaire, et instituant une Agence européenne des médicaments.

Règlement (CE) n° 1901/2006 du Parlement européen et du Conseil du 12 décembre 2006 relatif aux médicaments à usage pédiatrique, modifiant le règlement (CEE) n° 1768/92, les directives 2001/20/CE et 2001/83/CE ainsi que le règlement (CE) n° 726/2004.

Règlement (CE) n° 1902/2006 du Parlement européen et du Conseil du 20 décembre 2006 modifiant le règlement (CE) n° 1901/2006 relatif aux médicaments utilisés en pédiatrie (Texte présentant de l'intérêt pour l'EEE).

Commission européenne, Inventory of Community and Member State rewards and incentives to support research into, and the development and availability of, medicinal products for paediatric use, 30 juillet 2008.

Commission européenne, Communication concernant la ligne directrice relative aux types de données contenus dans la base de données sur les essais cliniques, visée à l'article 11 de la directive 2001/20/CE, et destinés à être inclus dans la base de données sur les médicaments, visée à l'article 57 du règlement (CE) n° 726/2004, JO, 3 juillet 2008, 2008/C 168/02.

Commission européenne, Communication – Lignes directrices relatives au format et au contenu des demandes d'approbation ou de modification d'un plan d'investigation pédiatrique et des demandes de dérogation ou de report, à la mise en œuvre de la vérification de conformité, ainsi qu'aux critères d'évaluation concernant la pertinence des études menées, JO, 24 septembre 2008, 2008/C 243/01.

Commission européenne, – Lignes directrices sur les informations concernant les essais cliniques pédiatriques à introduire dans la base de données de l'UE sur les essais cliniques (EudraCT) et sur les informations à publier par l'Agence européenne des médicaments (EMEA) conformément à l'article 41 du règlement (CE) no 1901/2006, JO, 4 février 2009, 2009/ C 28/01.

Commission européenne, Overview of comments on the public consultation on the Commission Guideline on the format and content of applications for agreement or modification of paediatric investigation plan and requests for waivers or deferrals and concerning the operation of the compliance check and on the criteria for assessing significant studies, 24 novembre 2008.

Ethical considerations for clinical trials on medicinal products conducted with the paediatric population, Recommendations of the ad hoc group for the development of implementing guidelines for Directive 2001/20/EC relating to good clinical practice in the conduct of clinical trials on medicinal products for human use, 2008.

Results of public consultation in preparation of the "Communication from the Commission – Guideline on the format and content of applications for agreement or modification of a paediatric investigation plan and requests for waivers or deferrals and concerning the operation of the compliance check and on the criteria for assessing significant studies" ("PIP Guideline"), 25 novembre 2008.

Overview of comments on the public consultation on the Commission Guideline on the format and content of applications for agreement or modification of paediatric investigation plan and requests for waivers or deferrals and concerning the operation of the compliance check and on the criteria for assessing significant studies, 24 novembre 2008.

List of fields to be made public from EudraCT for pædiatric clinical trials in accordance with Article 41 of Regulation (EC) n° 1901/2006 and its implementing guideline 2009/C28/01, 4 février 2009.

List of fields contained in the "EudraCT" clinical trials database to be made public, in accordance with Article 57(2) of Regulation (EC) n° 726/2004 and its implementing guideline 2008/C168/02,μ, février 2009.

Rapport de P. LIESE, Recommandation pour la deuxième lecture, relative à la position commune du Conseil en vue de l'adoption de la directive du Parlement européen et du Conseil concernant le rapprochement des dispositions législatives, réglementaires et administratives des États membres relatives à l'application de bonnes pratiques cliniques dans la conduite d'essais cliniques de médicaments à usage humain (8878/1/2000 – C5-0424/2000 – 1997/0197(COD)), Commission de l'environnement, de la santé publique et de la politique des consommateurs, 22 novembre 2000, Final A5-0349/2000.

EudraLex, *The rules governing medicinal products in the European Union*, volume 10, *Clinical trials guidelines*.

Textes belges

Textes normatifs

Code pénal, art. 392 à 422.

Loi du 22 août 2002 relative aux droits du patient (version consolidée).

Loi du 7 mai 2004 relative aux expérimentations sur la personne humaine (version consolidée).

Arrêté royal du 30 juin 2004 déterminant des mesures d'exécution de la loi du 7 mai 2004 relative aux expérimentations sur la personne humaine en ce qui concerne les essais cliniques de médicaments à usage humain.

Arrêté royal du 18 mai 2006 modifiant l'arrêté royal du 30 juin 2004 déterminant des mesures d'exécution de la loi du 7 mai 2004 relative aux expérimentations sur la personne humaine en ce qui concerne les essais cliniques de médicaments à usage humain.

Arrêté royal du 14 décembre 2006 relatif aux médicaments à usage humain et vétérinaire – Partie 1 : Médicaments à usage humain (art. 1 à 140).

Arrêté royal du 14 décembre 2006 relatif aux médicaments à usage humain et vétérinaire – Partie 2 : Médicaments à usage vétérinaire (art. 141 à 285) et les annexes.

Texte disciplinaire

Code de déontologie médicale, art. 89 à 94.

Textes parlementaires

Exposé des motifs, *Projet de loi relatif aux expérimentations sur la personne humaine*, 10 février 2004, *Doc. parl. Chambre*, Session 2003-2004, n° 51-798/001, p. 8.

Discussion générale, *Rapport fait au nom de la Commission des Affaires sociales* par Pehlivan, F., *Doc. parl. Sénat*, Session 2003-2004, n°3- 585/3, p. 14 et 15.

Textes français

Code de la santé publique, articles L. 1121-1 à L. 1126-11.

Code de la santé publique, articles R. 1121-1 à R. 1125-13.

Doctrine belge

Ouvrages

Delfosse, Marie-Luce et Bert, Catherine. (2009). *Bioéthique, droits de l'homme et biodroit. Textes internationaux, régionaux, belges et français*, Coll. Codes thématiques Larcier, 2e édition revue et augmentée, Bruxelles, Larcier.

Nys, Herman. (2005). *Geneeskunde. Recht en medisch handelen*, Algemene Praktische Rechtsverzameling, Mechelen, E. Story-Scientia.

Schamps, Geneviève (Ed.). (2008). *Évolution des droits du patient, indemnisation sans faute des dommages liés aux soins de santé : le droit médical en mouvement*, Bruxelles, Bruylant, Paris, L.G.D.J.

Schamps, Geneviève. (1998). *La mise en danger : un concept fondateur d'un principe général de responsabilité. Analyse de droit comparé*, Bruxelles, Bruylant, Paris, L.G.D.J.

ter Heerdt, Joyce. (2000). *Het experiment beproefd. Een juridische analyse van medische experimenten met mensen*, Antwerpen-Apeldoorn, Maklu.

Articles

Callens, Stefaan, et M. Goossens, Mieke (2004). « Experimenten op mensen. Overzicht en reflecties bij de wet van 7 mei 2004 », *NjW*, 1190-1201.

Gobert, Marjorie (2006-2007). « La loi sur l'expérimentation humaine – L'impact de l'arrêt de la Cour d'arbitrage du 16/11/2005 supprimant une partie de la loi du 7 mai 2004 sur l'expérimentation humaine et les conséquences de la modification législative du 27 décembre 2005 », *T. Gez. / Rev. Dr. Santé*, 76-85.

Languenaken, Evelyne (2005). « Commentaires et réflexions à propos de la loi du 7 mai 2004 relative aux expérimentations sur la personne humaine », *J.T.*, 465-476.

Schamps, Geneviève (2003). « L'information et le consentement du patient au regard de la loi du 22 août 2002 relative aux droits du patient », dans : *Droits du patient et responsabilité médicale*, Diegem, Kluwer, 41-68.

Schamps, Geneviève (2005). « La nouvelle réglementation relative aux droits du patient et son incidence pour les proches », *Ethica Clinica*, 32-44.

Schamps, Geneviève (2006). « L'incidence pour les proches des réglementations relatives aux droits du patient et à l'euthanasie en droit belge », dans : *Actes du 16e Congrès mondial de droit médical, Toulouse, 7-11 août 2006*, Bordeaux, Les Etudes hospitalières, 1375-1382.

Schamps, Geneviève (2006). « La réglementation belge relative à la fin de vie : l'euthanasie – les soins palliatifs », *Revue générale de droit médical,* 291-309.

Vansweevelt, Thierry (2004-2005). « Het Isomeride-vonnis : fouten en aansprakelijkheid van opdrachtgever, onderzoeker en van het ethisch comité wegens het concept, de uitvoering van en de contrôle op medische experimenten », note sous Gand, 11 octobre 2004, *T. Gez. / Rev. Dr. Santé*, 210-224.

Vansweevelt, Thierry (2005-2006). « De wet experimenten op de menselijke persoon : objectieve aansprakelijkheid en verzekering », *T. Gez. / Rev. Dr. Santé*, 22-32.

Vijverman, An. (2005-2006). « Medische experimenten op mensen. De wet van 7 mei 2004 en haar toepassing in de praktijk : De krachtlijnen en het toepassingsgebied van de wet », *T. Gez. / Rev. Dr. Santé*, 2005-2006, 2-21.

Avis

Comité consultatif de Bioéthique de Belgique.

Avis n° 13 du 9 juillet 2001 relatif aux expérimentations sur l'homme.

Avis n° 23 du 8 septembre 2003 relatif aux comités d'éthique en exécution de l'article 6*bis*, § 2 de la loi du 25 mars 1964 sur les médicaments, modifié par la loi programme du 24 décembre 2002.

Avis n° 36 du 11 septembre 2006 du Comité consultatif de Bioéthique relatif à l'évaluation éthique des recherches dans certains domaines des sciences humaines.

Décisions belges

Cour d'arbitrage (dénommée, depuis mai 2007, « Cour constitutionnelle »).

Arrêt n° 164/2005 du 16 novembre 2005.

Arrêt n° 48/2007 du 21 mars 2007.

Gand, 11 octobre 2004, *T. Gez. / Rev. Dr. Santé*, p. 210-224.

La recherche avec les enfants en Belgique : contexte normatif et enjeux éthiques

Marie-Luce DELFOSSE

Que le Parlement européen et le Conseil définissent par la voie d'un règlement des conditions visant à promouvoir les essais de médicaments pédiatriques est un des signes du changement d'appréciation qui s'est opéré à l'égard de l'expérimentation humaine. Bien que la recherche sur les humains ait été depuis longtemps considérée par le monde médical comme nécessaire « pour le bien de l'humanité souffrante[1] », dès lors qu'il s'agissait de l'encadrer, elle a d'abord été approchée sous l'angle de ses risques potentiels pour les sujets humains. Cette protection se radicalisait à l'égard des catégories de personnes jugées « vulnérables » et consistait en grande partie à exclure ou à limiter drastiquement leur participation. Désormais, il est devenu beaucoup plus courant de parler des « bénéfices potentiels » de la recherche, ou de la non inclusion dans un essai comme « perte d'une chance ». Le principe de justice, qui requiert une répartition équitable des charges et des bénéfices de la recherche, a perdu dès lors la connotation défensive qui le caractérisait d'abord, pour s'entendre dorénavant, de manière positive, comme implication, sous conditions, dans des recherches visant à contribuer ou à répondre aux besoins sanitaires des sujets vulnérables[2]. Certes, on peut se demander chez qui ce changement s'est produit : est-ce chez les patients ou dans le monde médical ? Ou

1. Ainsi s'exprimaient les versions successives de la *Déclaration d'Helsinki* jusqu'en 1996. On ne retrouve plus cette expression dans les versions de 2000 et de 2008.
2. À cet égard il est intéressant de comparer la présentation du principe de justice faite dans les trois textes suivants : le *Rapport Belmont* (1978) et les deux versions des *Lignes directrices internationales d'éthique pour la recherche biomédicale impliquant des sujets humains* du Conseil des Organisations internationales des sciences médicales (CIOMS, 1993 et 2003).

s'agit-il de la part de ce dernier d'une tentative pour « rassurer le public[3] », pour induire chez lui une autre approche de la recherche clinique ? Plaide en faveur de cette dernière interprétation le fait, avancé par certains, que le public demeure méfiant, en Belgique en tout cas (Matthys & Bogaert, 2009). Quoiqu'il en soit, ce changement de perspective marque les normes éthiques et juridiques qui, actuellement, visent à définir simultanément les conditions de protection et d'implication de groupes de populations vulnérables dans la recherche.

Pour rendre compte de ce changement et de certains de ses enjeux éthiques en termes d'implication et de protection des enfants, je procéderai en trois temps. J'évoquerai d'abord les textes d'éthique médicale car ils me semblent constituer une des sources d'inspiration pour les législations européenne et belge actuelles : on retrouve effectivement dans ces dernières nombre de critères ou de principes posés par eux. Je retracerai succinctement certains aspects de leur évolution à propos de la recherche pédiatrique afin de montrer le cheminement qui a conduit aux positions actuelles. Celui-ci me semble très instructif car il indique comment a été progressivement traité le dilemme constitutif de toute recherche biomédicale avec des sujets humains, dilemme radicalisé lorsque ces sujets sont des mineurs (I). Je m'interrogerai ensuite sur la situation en Belgique. J'examinerai le dispositif normatif mis en place conformément à la législation de l'Union européenne, non pour l'exposer, ce que l'on trouvera ailleurs de manière plus circonstanciée, mais pour montrer comment il prend en compte certaines questions sensibles au regard de l'implication et de la protection des enfants (II). Enfin, j'aborderai un des aspects de l'articulation des critères d'éthique médicale et des textes juridiques européens et belges en examinant les références faites dans ces derniers à la *Déclaration d'Helsinki* et leurs incidences sur les exigences posées en matière de recherche pédiatrique (III).

3. « Rassurer le public » est une des missions confiées aux comités d'éthique par la Directive 2001/20/CE du Parlement européen et du Conseil du 4 avril 2001concernant le rapprochement des dispositions législatives, réglementaires et administratives des États membres relatives à l'application de bonnes pratiques cliniques dans la conduite d'essais cliniques de médicaments à usage humain (version consolidée), art. 2, k.

1. Une toile de fond : les normes éthiques encadrant la recherche avec des enfants

C'est surtout après la Seconde guerre mondiale qu'un encadrement éthique de la recherche réalisée avec des sujets humains se met progressivement en place. Fortement marqué au départ par le refus de voir se reproduire les atrocités commises dans les camps de concentration nazis, sa tonalité est alors surtout défensive.

Le *Code de Nuremberg* est révélateur de cette attitude protectrice, réactionnelle au contexte historique : celle-ci sous-tend l'ensemble des conditions qu'il met avant[4], notamment sa première – et absolue – exigence qui est le consentement volontaire du sujet légalement capable[5]. Toute recherche pédiatrique est donc exclue.

La *Déclaration d'Helsinki* de l'Association médicale mondiale (AMM – WMA) ne partage pas cette position radicale. D'emblée elle autorise, sous conditions, la recherche pédiatrique. Les versions successives du texte montrent comment la position de départ, attentive à la fois à la protection des sujets, aux besoins de la recherche et aux exigences légales, s'est affinée pour privilégier une approche de plus en plus attentive aux capacités de compréhension et de décision des mineurs, quoiqu'il en soit de leur capacité légale à consentir. En 1964, une des conditions autorisant la recherche avec des personnes légalement incapables, malades ou saines, est d'obtenir le consentement du représentant légal (II, 1, 2e al. et III, 3a). La recherche avec des malades doit toutefois être justifiée par le traitement de ceux-ci (II, 2). Quant à la recherche avec des mineurs sains, elle fait l'objet d'un traitement contradictoire : autorisée comme on vient de le voir, elle est aussi interdite puisque la *Déclaration* pose que le sujet sain doit être « en état physique, mental et légal d'exercer pleinement sa capacité de choix » (III, 3b). Cette contradiction révèle, à mon sens, la difficulté ressentie à l'égard de la question. En 1975, elle disparaît, les autres conditions à l'égard des mineurs, malades ou sains, étant maintenues. Une précision est également apportée : l'autorisation de la personne responsable du mineur « remplace » (*replaces*) celle du sujet, compte tenu des législations nationales (I, 11).

4. Pour une approche plus détaillée de ces conditions, voir Dubois, Bourgois et Sokal (2009).
5. Le *Code de Nuremberg* radicalise ainsi l'interdiction déjà formulée le 28 février 1931 par le Ministère de l'Intérieur du Reich allemand dans les *Directives concernant les nouveaux traitements médicaux et l'expérimentation scientifique sur l'être humain,* 12 c. Pour ce dernier texte : voir *Recueil international de législation sanitaire,* 31 (2), 1980, 464-467.

Et une exigence nouvelle s'ajoute: les protocoles de recherche doivent recueillir, avant leur mise en œuvre, l'avis d'un comité d'éthique indépendant (I, 2). Enfin, une attention particulière est donnée aux situations dans lesquelles la demande de consentement s'inscrit dans un contexte de dépendance ou de contrainte (I, 10). En 1983, le consentement de l'enfant mineur, capable de consentir, doit être obtenu en plus de celui de ses responsables légaux (I, 11). Cette position se maintient dans les versions suivantes. Cependant, depuis 2000, elle reçoit une formulation différente: c'est désormais d'accord (*assent*) du mineur qu'il s'agit. L'enfant capable de se prononcer sur sa participation à une étude doit donner un tel accord, et celui-ci doit accompagner le consentement du représentant légal (2000, § 25; 2008, § 28). La version 2008 précise en outre que le refus (*dissent*) du sujet susceptible d'être impliqué dans la recherche doit être respecté.

D'autres exigences s'ajoutent depuis 2000 et sont complétées en 2008. Une recherche ne peut être menée sur des sujets incapables de droit ou de fait qu'à trois conditions: viser l'amélioration de la santé de la population à laquelle appartiennent ces sujets, ne pouvoir être réalisée avec des personnes capables, ne comporter que des risques et des inconvénients minimes (2000, § 24; 2008, § 27)[6]. Avec des personnes physiquement ou mentalement incapables de donner leur consentement, seules sont admises les études qui portent sur cet état physique ou mental; le médecin devrait alors solliciter le consentement éclairé du représentant légal; si ce représentant ne peut être atteint et si la recherche ne peut être différée, elle peut être entreprise à condition que les raisons de l'inclusion de ce type de sujets aient été précisées dans le protocole approuvé par le comité d'éthique; le maintien de chaque sujet dans l'étude devrait faire l'objet, de la part du sujet lui-même ou de son représentant légal, d'un consentement obtenu le plus rapidement possible (2000, § 26; 2008, § 29)[7]. Quant aux comités d'éthique, ils voient leur mission considérablement précisée depuis 2000 (2000, § 13; 2008, § 15).

6. En 2000, la *Déclaration d'Helsinki* faisait explicitement référence à la population pédiatrique, ce qui n'est plus le cas en 2008: cette population semble désormais envisagée globalement au titre de sujets incapables. Quoiqu'il en soit, limiter la participation des sujets incapables aux études indispensables à l'amélioration de la santé de la population à laquelle ils appartiennent suscite une question: comment comprendre la notion de «population»? S'agit-il de la population pédiatrique dans son ensemble? Ou faut-il distinguer des catégories spécifiques au sein de celle-ci (selon la pathologie, le handicap, etc.). Au vu de l'ensemble de la *Déclaration*, il me semble que la 2e interprétation doit être privilégiée.
7. En 2008, le § 29 cite «pour exemple» les personnes inconscientes, et au sens strict il semble s'appliquer surtout à elles. Cependant, dans la mesure où ce type de sujets n'est donné qu'en

L'utilisation du placebo, évoquée explicitement pour la première fois en 1996 (II, 3), a fait l'objet en 2002 d'une note explicative qui faisait partie intégrante de la Déclaration de 2000 et dont la substance est désormais intégrée dans le texte de 2008 (§ 32)[8]. La publication des résultats des essais est, elle aussi, envisagée de manière plus détaillée que précédemment. De 1975 à 2000, l'accent était mis sur l'exactitude des résultats et la conformité des essais aux principes de la Déclaration. En 2000, il est spécifié que : « les résultats négatifs aussi bien que les résultats positifs doivent être publiés ou rendus accessibles » (§ 27). En 2008, les résultats non concluants (*inconclusive results*) doivent l'être, eux aussi (§ 30). Quant au financement, à l'appartenance à une ou des institutions et aux éventuels conflits d'intérêt, ils doivent être exposés dans les publications. Les comptes rendus d'études non conformes aux principes de la *Déclaration* ne peuvent être acceptés pour publication (2000, § 27 ; 2008, § 30). Enfin, désormais, « tout essai clinique doit être enregistré dans une banque de données accessible au public avant que ne soit recrutée la première personne impliquée dans la recherche » (2008, § 19).

Trois indications importantes sont encore données dans la dernière version de la *Déclaration*. La première prolonge et explicite les exigences formulées antérieurement : que le médecin ait de bonnes raisons de penser que la participation à l'étude ne portera pas atteinte à la santé des patients impliqués (§ 31). La deuxième est nouvelle et exprime le changement d'appréciation signalé plus haut : que les populations sous-représentées dans la recherche médicale puissent y participer, moyennant un accès approprié (§ 5). La troisième précise que la Déclaration doit être lue comme un tout, et que ses exigences ne peuvent être mises en œuvre séparément les unes des autres (§ 1, al. 2).

Entretemps, d'autres textes ont pris position. Ainsi, aux États-Unis, la Commission nationale pour la protection des sujets humains en recherche biomédicale et comportementale dégage-t-elle, dans le *Rapport Belmont* de 1978, les trois principes qui marqueront définitivement la bioéthique : le respect des personnes, la bienfaisance et la justice.

Le respect des personnes exige que les personnes soient traitées comme des agents autonomes, et que celles qui ne sont pas pleinement autonomes

exemple, on peut envisager que par certains aspects ce paragraphe s'applique également à certaines recherches pédiatriques.

8. Voir à ce propos, *infra :* III.

soient protégées[9]. Le *Rapport* insiste sur le caractère évolutif de l'autonomie qui se gagne au cours de la vie, mais peut aussi diminuer ou se perdre. C'est pourquoi il estime que l'appréciation sur le manque d'autonomie d'un individu devrait être revue périodiquement, et varier selon les circonstances. L'application de ce principe est le consentement éclairé, qui doit être vu comme un processus d'informations et d'échanges à propos de celles-ci entre le chercheur et le sujet. Outre l'étendue de l'information, le *Rapport* envisage aussi la question de la compréhension. Il pose qu'à l'égard de sujets dont la capacité de compréhension est sévèrement limitée – « *e.g.* des nourrissons et de jeunes enfants, (…) » – l'information devra être donnée en tenant compte de leur nature propre. « Même pour ces personnes, le respect exige de leur donner la possibilité de choisir, dans la mesure de leurs capacités, si elles participeront ou non à la recherche. ». Les objections de ces personnes devraient être respectées, « à moins que la recherche comporte une thérapie qu'elles ne peuvent se procurer ailleurs ». L'autorisation d'autres personnes choisies en fonction de leur capacité à comprendre la situation du sujet et à agir au mieux de ses intérêts est également requise afin de le protéger contre des préjudices. Ces personnes devraient aussi avoir la possibilité d'observer la recherche en cours afin de pouvoir en retirer le sujet si cela va dans le sens de son meilleur intérêt. Enfin, aucune forme de coercition ou d'influence indue ne peut entraver le caractère volontaire du consentement. On le verra, bon nombre de ces exigences seront reprises par le Conseil des Organisations internationales des Sciences médicales (CIOMS).

Le principe de bienfaisance exige de ne pas nuire et, autant que possible, de maximiser les avantages et de réduire les torts possibles. La recherche sur les enfants est donnée en exemple. Différents aspects sont envisagés. D'abord ceux qui sont dépourvus d'ambiguïtés. À cet égard, le *Rapport* souligne que la recherche pédiatrique est nécessaire pour traiter les maladies infantiles, et il l'admet même lorsque les enfants participants n'en sont pas les bénéficiaires immédiats ; il adopte ainsi une position plus ouverte que la *Déclaration d'Helsinki* de 1975. Il estime d'ailleurs que la recherche ne doit être axée uniquement sur la proclamation de découvertes nouvelles, mais qu'elle est aussi utile pour évaluer des pratiques connues mais non validées. Cependant, le rôle du principe de bienfaisance peut être plus ambigu. Ainsi

9. À travers ce deuxième aspect du respect des personnes, le *Rapport Belmont* semble mettre d'abord l'accent sur la diminution de l'autonomie. Toutefois, la suite du texte montre que la perspective est plus large puisqu'y sont envisagées les implications du principe à l'égard des personnes qui ne sont pas encore pleinement autonomes (immatures, incapables).

en est-il par exemple lorsque la recherche pédiatrique comporte de grands risques qui ne sont pas contrebalancés par des avantages immédiats pour les enfants impliqués. Le *Rapport* signale les positions contradictoires adoptées à ce propos : certains jugent ce type de recherche inadmissible, d'autres estiment que cette restriction nuirait aux recherches susceptibles d'être bénéfiques pour les enfants dans le futur. Cette constatation le conduit à formuler une remarque particulièrement intéressante car elle précise la manière de concevoir les principes et de s'y rapporter : les principes ne permettent pas de définir une ligne de conduite univoque, mais peuvent au contraire suggérer des orientations contradictoires ; dès lors, il faut tenir compte de l'ensemble des exigences qu'ils comportent chacun, et opérer une pondération – toujours difficile – entre celles-ci. L'application du principe de bienfaisance est l'exigence d'une évaluation systématique des risques et des bénéfices. Le *Rapport Belmont* fait une analyse de ces notions pour en montrer les diverses dimensions. Il formule ensuite plusieurs exigences. D'abord, la recherche avec des sujets humains doit toujours être rigoureusement justifiée, et davantage encore lorsqu'il s'agit de sujets vulnérables. Ensuite, les risques doivent être limités autant que possible et, lorsqu'ils sont importants, être particulièrement justifiés au regard des bénéfices possibles pour le sujet.

Quant au principe de justice il requiert l'« équité dans le partage » des charges et des bénéfices de la recherche, et cinq formules sont signalées à cette fin. L'application du principe de justice conduit à mettre en avant la sélection des personnes à impliquer dans les études. Le *Rapport* estime qu'un ordre de priorité doit être établi « *e.g.* les adultes avant les enfants, (…) ». De même, les personnes handicapées mentalement ou vivant en institution doivent être protégées d'une implication dans des études en raison de leur grande disponibilité et de la facilité que celle-ci constitue pour l'administration. Il est difficile de ne pas faire le lien entre ces exigences et la révélation, contemporaine des travaux de la Commission nationale, de la *Willowbrook State School Study*[10].

Outre les indications particulières qui viennent d'être rappelées, le *Rapport Belmont* présente aussi une conception des principes qui mérite de

10. Institution pour enfants handicapés mentaux, Willowbrook State School fut le lieu d'études très contestées qui consistaient à exposer délibérément des enfants au virus de l'hépatite, puis à surveiller leur évolution afin de mettre un vaccin au point. La situation fut largement connue en 1970. Elle fut un des points de départ de la création des Institutional Review Boards (IRB), les ancêtres de nos comités d'éthique.

retenir l'attention. Il faut d'abord remarquer que trois principes sont mis en avant sans pour autant qu'une hiérarchie soit établie entre eux. Le *Rapport* laisse ainsi entendre que toute appréciation d'un projet de recherche requiert une pondération entre ces trois principes, et entre leurs exigences respectives qui peuvent s'avérer contradictoires. Mais, on l'a vu, les principes sont, chacun, traversés par des contradictions internes. Une pondération entre leurs diverses exigences constitutives doit donc aussi être opérée. Concevoir la démarche dans ces termes, c'est, me semble-t-il, laisser entendre que les principes ne peuvent être compris comme des expressions exhaustives d'exigences à partir desquelles on pourrait déduire une ligne de conduite. Ils doivent bien plutôt être pensés comme des « idées régulatrices » avec la double dimension que Kant donne à celles-ci : l'impossible réduction à un concept intégralement défini, et corrélativement l'ouverture à un au-delà des précisions déjà données. Se dégage alors une conception de l'éthique toujours en marche, et plaçant sa démarche sous l'horizon des « idées » qui doivent venir la guider et qui constituent les points de vue à la lumière desquels envisager les questions.

La question de la recherche avec des enfants préoccupa aussi le Conseil des Organisations internationales des Sciences médicales (CIOMS). Avec l'Organisation mondiale de la santé (OMS), le CIOMS élabora un *Projet de lignes directrices internationales* en 1981. Ce texte, souvent appelé *Directives de Manille*, s'attache à indiquer comment les principes de la *Déclaration d'Helsinki* – particulièrement l'exigence du consentement éclairé, reconnu toutefois comme « sauvegarde imparfaite du sujet » (6), et celle de l'examen préalable du protocole par un comité d'éthique indépendant – peuvent être mis en œuvre dans des situations de vulnérabilité médicale ou sociale : femmes enceintes et allaitantes, enfants, personnes mentalement malades ou handicapées, sujets dans les pays en développement, recherches communautaires[11]. La recherche pédiatrique est encadrée par trois exigences exprimées aussi dans la *Déclaration d'Helsinki*, de façon de plus en plus claire au fil des versions. Les recherches avec des enfants doivent être limitées aux maladies de l'enfance et aux pathologies auxquelles les enfants sont particulièrement vulnérables. Si elles ne présentent aucun avantage potentiel pour ceux-ci, ils ne peuvent y être impliqués, à moins qu'elles ne portent sur l'élucidation

11. Aux catégories de populations vulnérables mentionnées ci-dessus, le *Projet de lignes directrices* du CIOMS ajoute : les personnes qui occupent un rang subordonné dans des groupes fortement hiérarchisés tels que les étudiants en médecine et en soins infirmiers, le personnel subalterne des laboratoires ou hôpitaux, les employés de l'industrie pharmaceutique, les militaires.

de conditions physiologiques ou pathologiques propres à l'enfance. La « coopération volontaire » de l'enfant, clairement et exhaustivement informé, doit être recherchée « dans la mesure du possible et en fonction de l'âge », le consentement éclairé que les enfants plus âgés sont en mesure de donner devant « de préférence » venir compléter le consentement des parents ou du tuteur légal (7, 8 et 9). Quant aux comités dits « d'appréciation éthique », ils doivent être composés de manière à permettre une évaluation des aspects scientifiques et éthiques du protocole de recherche (20 et 23). Et ils doivent imposer des conditions « particulièrement sévères » lorsque la recherche implique des populations vulnérables, notamment les enfants (24).

Le *Projet de Manille* conduisit en 1993 aux *International Ethical Guidelines for Biomedical Research Involving Human Subjects*, qui affirment la nécessité de la recherche pédiatrique et en définissent l'extension légitime (*Commentary on Guideline 5*). Le consentement éclairé individuel constitue la première exigence, le consentement substitué étant admis en cas d'incapacité du sujet (*Guideline 1*). Les deux dernières conditions du *Projet* de Manille qui viennent d'être évoquées sont précisées : 13 ans est posé comme l'âge auquel l'enfant est susceptible de donner un consentement éclairé, qui doit être complété par celui des parents ou du représentant légal (*Commentary on Guideline 5*). Outre le détail des points principaux de l'information, le consentement est présenté comme un processus, ce que suggérait déjà le *Rapport Belmont*. Ce processus prend du temps et doit être bilatéral : le sujet doit avoir l'opportunité de poser des questions, auxquelles il doit être répondu. Le langage utilisé doit être compréhensible par lui, l'investigateur devant d'ailleurs s'assurer de cette compréhension (*Commentary on Guideline 2 et Guideline 3*). Chaque changement important dans les procédures ou les conditions de la recherche doit faire l'objet d'un consentement éclairé renouvelé (*Guideline 3*).

Concernant la recherche pédiatrique, les trois conditions suivantes s'ajoutent à celles qui avaient déjà été déjà posées. Il faut toujours respecter le refus de participer de l'enfant, à moins que le protocole ne précise qu'il recevra une thérapie pour laquelle il n'y a pas d'alternative médicale acceptable : dans ce cas, les parents et les chercheurs peuvent passer outre ses objections, particulièrement s'il est très jeune ou immature. On retrouve ici l'exigence déjà formulée par le *Rapport Belmont*. Ensuite, le risque encouru dans des interventions sans bénéfice direct pour l'enfant doit être faible et proportionnel à l'importance de la connaissance recherchée. Les interventions visant un bénéfice thérapeutique doivent être en définitive aussi avantageuses pour l'enfant que les alternatives disponibles (*Guideline 5*). Un ordre de priorité est établi en outre : les enfants plus âgés et capables de consentir doivent être impliqués avant les plus jeunes, sauf si des raisons scientifiques importantes s'y opposent. Enfin, l'étude doit se dérouler dans un contexte susceptible d'offrir à l'enfant et à ses parents un support médical et psychologique adéquat. Le parent ou le représentant légal qui a donné le consentement doit avoir la possibilité d'observer le déroulement de l'étude de façon à pouvoir retirer l'enfant de la recherche s'il décide que ce retrait correspond aux meilleurs intérêts de celui-ci (*Commentary on Guideline 5*).

Quant aux comités d'éthique, ils voient leur mission et leur composition précisées. En ce qui concerne leur mission, un ordre est établi dans l'examen des protocoles : d'abord la pertinence scientifique du protocole ; puis la justification des risques connus ou possibles au regard des bénéfices espérés, et l'examen des méthodes prévues pour minimiser les dommages et maximiser les bénéfices ; ensuite le caractère satisfaisant des procédures proposées pour l'obtention du consentement, et le caractère équitable de celles qui concernent la sélection des sujets. Il est aussi précisé que chaque condition non satisfaite dispense d'examiner les suivantes. Lorsque des recherches impliquent des populations vulnérables, par exemple des enfants, le comité devrait examiner les avantages qu'apporterait la participation de personnes représentant ces groupes et être particulièrement attentif à ce que la sélection des sujets soit équitable et susceptible de minimiser les risques pour ceux-ci. (*Commentary on Guideline 14*).

En 2003, une nouvelle version des *International Ethical Guidelines* vient préciser certains points. Ainsi en est-il de la nécessaire distinction à établir entre l'attitude de rejet d'un nourrisson, l'objection délibérée d'un enfant mature et celle d'un enfant immature. Le consentement éclairé des parents ou du tuteur ne permet de passer outre l'objection d'un enfant très jeune ou immature que pour les raisons avancées dès 1993 : le besoin d'une thérapie qui n'existe qu'à l'état expérimental, le bénéfice thérapeutique potentiel de celle-ci, et l'absence d'alternative thérapeutique. Si l'objection est exprimée par un enfant plus âgé et « plus près d'être en mesure de donner un consentement éclairé indépendant » (*consent*), l'investigateur doit chercher à obtenir l'approbation expresse ou l'avis favorable d'un comité d'éthique pour entreprendre ou poursuivre le traitement expérimental. De l'enfant qui devient capable de consentir de façon indépendante et délibérée au cours de la recherche, il doit également chercher à obtenir le consentement à la poursuite de la recherche, et il doit respecter sa décision. Si l'enfant atteint d'une maladie vraisemblablement fatale s'oppose à la poursuite d'une intervention expérimentale lourde et éprouvante, celle-ci peut être maintenue à la demande des parents à condition que l'investigateur estime que cette intervention constitue la seule chance de sauver ou de prolonger la vie de l'enfant, et qu'il obtienne l'avis favorable d'un comité d'éthique[12]. Quant aux enfants placés en institution, ils ne peuvent être qu'exceptionnellement inclus dans des recherches. S'ils sont orphelins ou si les parents sont déchus de leurs droits, l'avis d'une « personne compétente, indépendante et spécialisée dans la protection des enfants placés en institution » est requis (Commentaire sur la Ligne directrice 14). Le CIOMS insiste enfin sur l'indépendance des membres des comités d'éthique et précise l'attention à donner aux conflits d'intérêt ainsi que l'attitude à adopter dans ces circonstances (Commentaire sur la Ligne directrice 2).

Évoquer ces différents textes et leurs évolutions respectives permet de se rendre compte du cheminement des questions à travers d'inévitables tâtonnements. Des lignes de force s'en dégagent toutefois, par exemple celle d'une attention toujours plus grande à l'enfant approché comme personne capable, sinon de consentir aux yeux de la loi, du moins d'exprimer une opinion dont il doit être tenu compte. La procédure du consentement substitué, formelle au départ, se voit, elle aussi, très rapidement orientée vers la prise en compte des intérêts de l'enfant. C'est également dans ces ressources éthiques que puisent des textes récents, tels la *Déclaration universelle sur la bioéthique et les droits de l'homme* de l'UNESCO de 2005. Outre les protections particulières à donner aux personnes incapables d'exprimer leur consentement (art. 7), ce texte a le mérite de poser la vulnérabilité humaine comme un principe de base qui devrait toujours être pris en compte, et qui requiert la protection des individus et des groupes « particulièrement vulnérables » (art. 8). Cet important travail d'élaboration des questions et des repères éthiques constitue en quelque sorte un terreau dans lequel les législations européenne et belge ont puisé. Que révèle leur examen ?

12. Le Commentaire de la Ligne directrice 14 (2003) fait aussi état des enfants « émancipés » précocement dans certains pays, notamment par le mariage, et des recherches portant sur des thèmes à propos desquels il est important de laisser aux adolescents toute liberté d'expression (sexualité, drogue...) : dans ces cas, le consentement des parents n'est pas requis.

2. En Belgique

Comme tout membre de l'Union européenne, la Belgique est tenue de suivre les règlements européens et de transposer les directives européennes dans la législation nationale. En matière d'essais cliniques pédiatriques, elle a donc à s'aligner sur trois textes législatifs européens – la Directive 2001/20/CE du 4 avril 2001 et les Règlements (CE) n° 1901/2006 et 1902/2006, respectivement du 12 et du 20 décembre 2006[13] – ainsi que sur les textes auxquels ces règlements et cette directive renvoient, notamment, la Directive 2001/83/CE instituant un code communautaire relatif aux médicaments à usage humain.

La Belgique a transposé la Directive 2001/20/CE dans le droit national par la loi du 7 mai 2004 relative aux expérimentations sur la personne humaine[14]. En se donnant une loi qui encadre les expérimentations humaines, elle a (enfin !) donné un statut licite aux essais cliniques réalisés sur son territoire. En effet, avant 2004, la situation était paradoxale et même problématique pour un Etat de droit : des essais étaient réalisés en grand nombre, le fait était bien connu, des comités d'éthique avaient été créés et leur mission d'évaluation des protocoles de recherche avait été définie par voie légale[15], et pourtant l'expérimentation sur les humains demeurait « hors la loi ». En effet, même si l'Arrêté royal n° 78 relatif à l'art de guérir qui définissait au départ celui-ci en termes d'activités curatives et préventives avait vu sa définition élargie aux aspects continus et palliatifs avec la loi du 14 juin 2002 relative aux soins palliatifs (art. 9)[16], les aspects expérimentaux n'ont été pris en compte que par la loi du 7 mai 2004 (art. 34 § 4). C'est donc cette loi qui a offert une sécurité juridique à ce vaste champ d'activité. Notons toutefois que son objet est plus large que celui de la directive : en effet, cette dernière porte sur les seuls essais cliniques de médicaments à usage humain, tandis que la loi belge couvre toutes les formes d'expérimentation humaine à visée cognitive (art. 2, 11°).

13. Pour la présentation de ces textes, voir Brasseur, Pons et Saint Raymond (2009) ainsi que Schamps (2009).
14. Voir Schamps (2009).
15. Arrêté royal du 12 août 1994 modifiant l'arrêté royal du 23 octobre 1964 fixant les normes auxquelles les hôpitaux et leurs services doivent répondre, *Moniteur belge*, 27 septembre 1994 ; Loi cordonnée sur les hôpitaux du 7 août 1987, art. 70 ter (version consolidée).
16. *Moniteur belge*, 26 octobre 2002.

Dès 2001, la Directive 2001/20/CE a prévu les essais cliniques de médicaments pédiatriques En effet, elle affirme dès son 3e considérant qu'il est « indispensable » que les enfants, dont le développement physiologique et psychologique diffère de celui des adultes, disposent de médicaments « scientifiquement testés avant d'être diffusés » de façon à s'assurer de leur valeur clinique. Elle fait ainsi écho au constat qui se dégage des contributions européennes et belges rassemblées dans ce livre : les médicaments pédiatriques sont les parents pauvres de la recherche, et les conséquences de cette situation sont loin d'être bénéfiques pour les petits et les jeunes patients. La préoccupation est donc de dépasser la situation actuelle caractérisée, aux dires des praticiens, par deux traits : d'abord, de façon générale, la carence de médicaments adaptés aux enfants, une catégorie de population à la fois relativement réduite et en même temps très diversifiée, donc peu intéressante financièrement ; ensuite, de façon plus pointue, les risques – notamment d'inefficacité thérapeutique – consécutifs au manque d'informations sur les dosages adaptés aux différents âges. Puisque l'enfant n'est pas un adulte en réduction et que les modèles alternatifs (animaux, tissulaires, cellulaires, informatiques...), si intéressants soient-ils demeurent insuffisants, il faut mener des recherches avec des enfants afin de pouvoir les soigner de façon optimale. Le Règlement (CE) n° 1901/2006 donne à cet égard une impulsion aux essais cliniques de médicaments pédiatriques, qui est jugée bénéfique par les médecins pratiquant les diverses spécialités pédiatriques.

Cependant, la population pédiatrique est vulnérable tant physiquement que psychiquement et intellectuellement, et doit être particulièrement protégée. C'est pourquoi trois des exigences, déjà avancées dans les textes éthiques, sont rappelées d'emblée dans la Directive 2001/20/CE. On ne peut faire avec les enfants des essais que l'on pourrait réaliser avec des adultes (considérant 3) ; plus précisément même, les essais cliniques pédiatriques ne sont admissibles que s'ils sont essentiels pour valider des données obtenues lors d'essais cliniques réalisés avec des adultes ou par d'autres méthodes (art. 4 e). Lorsqu'on implique des personnes vulnérables dans un essai, celui-ci doit présenter des avantages directs pour ces personnes ou pour le groupe auquel elles appartiennent (art. 4 e). Normalement, des enfants ne peuvent être impliqués dans un essai que si les bénéfices directs espérés sont plus grands que les risques possibles (considérant 3) ou, en tout cas, justifiés par les bénéfices espérés (art. 3, 2 a)[17]. Soucieux de faciliter le développement et l'accessibilité à des médicaments à usage pédiatrique rigoureusement et intégralement étudiés à cette fin, le dispositif législatif européen vise donc à la fois à favoriser la réalisation d'essais cliniques avec des enfants dans des conditions de protection suffisante, à intéresser l'industrie pharmaceutique à la population pédiatrique (notamment par le système des incitants/récompenses), et à assurer une circulation des informations relatives aux médicaments et aux essais dans l'espace européen, ainsi que l'exprime clairement le Règlement (CE) n° 1901/2006 dans les considérants 1 à 6. Plus précisément, ce Règlement est sous-tendu par le principe suivant : chaque nouveau produit doit être développé chez les enfants de tous âges et le programme d'études doit s'effectuer en bon accord avec les experts des autorités réglementaires[18].

La volonté de développer ainsi le pendant pédiatrique des produits mis au point pour les adultes va-t-elle de pair avec la définition de conditions suffisamment attentives aux enjeux éthiques de la recherche avec des enfants et suffisamment protectrices à leur égard ? Pour répondre à cette question générale, examinons comment les législations européenne et belge traitent différentes questions particulières. Peut-on mener des recherches avec les enfants en bonne santé ? Quels risques sont admissibles dans la recherche pédiatrique ? Peut-on utiliser un placebo comme comparateur lors des essais cliniques en pédiatrie ? À quelles conditions les comités d'éthique doivent-ils satisfaire lorsqu'ils ont à évaluer des projets de recherche pédiatrique ? Ces questions ne prétendent nullement épuiser la réflexion sur les enjeux éthiques et les normes relatives à la recherche pédiatrique et à la protection des enfants. Elles constituent bien plutôt des coups de sonde qui permet-

17. Ces exigences sont reprises dans la loi belge, art. 7, 2° à 5°. Notons toutefois un glissement et une différence. Lorsqu'il s'agit d'essais cliniques en pédiatrie, la directive évoque dans le considérant 3 la règle générale selon laquelle les enfants ne sont normalement impliqués dans des essais que lorsqu'on peut espérer une balance positive en faveur des bénéfices. Mais les articles n'évoquent plus cette dernière règle. L'article 3, 2 a. parle de risques justifiés par les bénéfices attendus sur le plan thérapeutique et en matière de santé publique ; l'article 4 ne dit rien à cet égard. Tous deux insistent toutefois sur la nécessité d'une surveillance continue : le premier, relativement à cette proportion (art. 3, 2 a) ; le second, relativement à la définition expresse du seuil de risque et du degré d'atteinte qui doivent être « constamment réexaminés » (art. 4 g). Pour sa part, la loi belge reprend cette dernière exigence et exprime la balance entre les risques et les bénéfices en ces termes : que les risques ne soient pas « hors de proportion avec le bénéfice escompté pour cette personne » (art. 7, 4° et 5°).

18. Voir Brasseur, Pons et Saint Raymond (2009).

tent d'apprécier le dispositif législatif et qui montrent en même temps la complexité de ce domaine et quelques-unes de ses spécificités.

2.1. Impliquer des enfants sains?

Exiger le respect d'une proportion entre les risques prévisibles et les bénéfices espérés suscite d'emblée une première question : peut-on réaliser des essais avec des mineurs sains[19]? Tant la Directive dans son article 4 e que la loi belge dans son article 7, 2° signalent que certains essais ne peuvent être conduits qu'avec des mineurs. Peut-on considérer pour autant que des mineurs sains peuvent être impliqués? Dans la mesure où de tels essais ne permettent pas d'obtenir des avantages directs pour les participants, et contreviennent ainsi à une des règles fondamentales en la matière, il est important de scruter la teneur de celles-ci.

Tel est assurément l'objectif des recommandations du groupe de travail européen concernant les essais cliniques de médicaments réalisés avec des enfants, « Ethical considerations for clinical trials on medicinal products conducted with the paediatric population »[20]. Ce texte, désigné désormais ici sous le titre abrégé de Considérations éthiques, vise en effet à assurer le développement des lignes directrices de la Directive 2001/20/CE en ce qui concerne les aspects éthiques des essais cliniques réalisés avec des enfants, de la naissance à l'âge adulte. Dans cette optique, il propose une synthèse des principes éthiques mis en avant dans différents textes dont il dresse la liste, notamment des déclarations, chartes ou conventions émanant des Nations-Unies et du Conseil de l'Europe, des lignes directrices formulées par l'*International Conference on Harmonisation of Technical Requirements for Registration of Pharmaceuticals for Human Use* (ICH), l'OMS et le CIOMS (p.5).

À propos de la question envisagée ici, les Considérations éthiques affirment qu'en principe les mineurs sains ne devraient pas être enrôlés dans des essais à titre de volontaires sains car en tant qu'enfants, ils ne peuvent consentir et ils sont vulnérables (p. 20). Plusieurs types d'essais peuvent cependant constituer des exceptions. Ainsi en est-il de ceux qui portent sur des aspects secondaires, tels les tests gustatifs effectués à propos d'un médicament présentant un nouveau parfum. Pour leur part, des essais préventifs

19. Sur cette question, voir aussi Schamps (2009).
20. Voir Saint Raymond (2009).

ou de vaccins pédiatriques doivent être réalisés avec des enfants en bonne santé en incluant la population-cible susceptible d'en bénéficier. Quant aux essais réalisés avec des enfants atteints de maladies intermittentes, ils peuvent, eux aussi, être réalisés en dehors des phases critiques puisque, même lorsqu'ils sont en bonne santé, les enfants sont atteints. Enfin, on peut mener avec des enfants des études de pharmacocinétique, impossibles à réaliser chez des adultes : même si de telles études doivent être réalisées autant que possible sur la population-cible – les enfants malades –, le document souligne laconiquement que les données recueillies auprès de ceux-ci peuvent être extrêmement variables. Le sous-entendu est-il que ces études peuvent alors être réalisées chez des enfants sains ? Il est vraisemblable de le supposer. Si c'est le cas, la condition selon laquelle on ne peut faire avec les enfants des essais que l'on pourrait réaliser avec des adultes doit être absolument respectée (Directive 2001/20/CE, considérant 3, et loi belge, art. 7, 2°), puisqu'on ne peut, à propos de l'implication d'enfants en bonne santé, prendre au pied de la lettre les deux autres conditions évoquées plus haut : la nécessaire obtention d'avantages directs pour les enfants impliqués dans l'essai ou le groupe auxquels ils appartiennent, la nécessaire proportion entre les risques prévisibles et les bénéfices escomptés pour le mineur (directive, art. 3, 2 a et 4 e ; loi belge art.7, 3° et 4°).

Le Conseil de l'Europe s'est également préoccupé de la recherche sur les humains dans la Convention sur les droits de l'homme et la biomédecine adoptée à Oviedo le 4 avril 1997 et dans le Protocole additionnel relatif à la recherche biomédicale adopté le 25 janvier 2005[21]. Bien que la Belgique n'ait pas signé ces textes, j'évoquerai les articles susceptibles d'éclairer la question de l'implication des enfants dans des essais, à titre de volontaires sains. On verra en effet que, tout en s'exprimant lui aussi en termes de proportion entre les risques et les bénéfices, le Conseil de l'Europe fait valoir en outre une approche en partie différente de celle de l'Union européenne et de la loi belge, qui permet de mettre celle-ci en perspective. Outre l'exigence du respect de l'ensemble des conditions définies tant par la loi que par les articles 6, 16 et 17,1 de la Convention, cette dernière pose que la recherche sans bénéfice direct pour la santé de la personne impliquée, incapable de consentir, ne peut être réalisée qu'à titre « exceptionnel », et moyennant le respect de deux conditions supplémentaires : qu'elle vise à contribuer à

21. Ces textes sont accessibles sur le site du Conseil de l'Europe : http://www.coe.int. Ils sont également reproduits dans Delfosse et Bert (2009).

l'obtention à terme d'un bénéfice pour la personne ou d'autres du même âge, atteintes de la même pathologie ou présentant les mêmes caractéristiques ; qu'elle « ne présente pour la personne qu'un risque minimal et une contrainte minimale » (art. 17, 2, i et ii). Le Protocole additionnel précise pour sa part qu'une telle recherche ne peut être entreprise que si elle « ne présente, pour ceux et celles qui y participent, aucun risque et aucune contrainte inacceptable » (art. 6, 2). Il précise également les notions de risque minimal et de contrainte minimale : le risque minimal est « un impact négatif très faible et temporaire sur la santé de la personne concernée » ; la contrainte minimale renvoie aux « désagréments » qui ne peuvent être que « tout au plus temporaires et très légers pour la personne concernée » (art. 17, 1 et 2). Le Protocole additionnel ajoute encore une précision importante : « aucune considération quant à l'importance des bénéfices potentiels de la recherche ne peut être utilisée pour justifier un niveau accru du risque ou de la contrainte » (art. 15, 2, ii).

La question du rapport entre les risques possibles et les bénéfices espérés est ainsi transformée dans la mesure où elle est posée, au moins en partie, dans d'autres termes que ceux de la Directive 2001/20/CE et de la loi belge. En effet, celles-ci l'envisagent principalement en termes de proportionnalité, tandis qu'en parlant de « risque minimal » la Convention et le Protocole additionnel sous-entendent aussi une échelle de niveaux de risque. Ceci conduit à se poser une deuxième question.

2.2. Quels risques sont admissibles ?

On l'a vu, les termes dans lesquels la Directive 2001/20/CE et la loi belge posent la question des risques et des bénéfices ne sont pas absolument identiques à ceux de la Convention du Conseil de l'Europe et le Protocole additionnel. La référence à une échelle de niveaux de risque n'est cependant pas totalement absente de la Directive 2001/20/CE et de la loi belge du 7 mai 2004 puisqu'elles précisent l'une et l'autre que le niveau de risque et le degré d'inconfort doivent être expressément définis et constamment réexaminés (directive, art. 4 g ; loi belge, art. 7, 5°). Dans ses Considérations éthiques, le groupe de travail européen combine les deux approches. En effet, après avoir rappelé le caractère primordial de la protection des enfants contre les risques de la recherche (p. 4), et le principe général selon lequel l'intérêt de l'enfant doit toujours l'emporter sur celui de la science et de la société

(p. 17), il propose d'abord une approche séparée des risques et des bénéfices, puis indique comment concevoir et établir un équilibre entre eux.

Envisageons l'approche séparée des risques et des bénéfices. Outre les différents aspects à prendre en considération pour apprécier les risques possibles (probabilité, ampleur et durée), différentes indications sont données, auxquelles il convient d'être particulièrement attentif lors de ce type d'évaluation. Leur variété permet de se rendre compte du caractère multiforme des risques. Le texte cite en effet : les effets indésirables qui peuvent apparaître spécifiquement chez les enfants, alors qu'ils n'ont pas été identifiés chez l'adulte ; le risque du médicament à l'essai, de la suspension du traitement actif dans certains cas, de la maladie elle-même, le côté invasif ou intrusif de la recherche, la sévérité et la gravité des dommages potentiels, la réversibilité des effets et réactions indésirables, et leur prévention possible ; le fait qu'une population soit sur-étudiée, et la multiplication des essais chez un même individu ; le caractère prématuré ou trop tardif de la recherche, en raison de son lien avec les informations obtenues par les essais précliniques et les essais sur les adultes ; le fait de ne pas disposer de formulations pédiatriques adaptées à l'âge ; la révélation d'une prédisposition à une maladie incurable suite à un test présymptomatique, qui peut entraîner une diminution des possibilités et de la liberté de choix ; la violation de la vie privée (p.17). Une échelle de risques (minimal, légèrement supérieur à minimal, plus que légèrement supérieur à minimal) est proposée[22].

Quant à la proportion des risques et des bénéfices, il est dit qu'elle doit d'abord prendre en considération la gravité de la maladie et les risques et bénéfices des traitements alternatifs. Elle est présentée de la manière suivante : risque minimal accompagné de bénéfice pour l'individu ou le groupe ; risque légèrement supérieur au risque minimal, avec bénéfice pour l'individu ou le groupe, la proportion risque/bénéfice étant en définitive aussi favorable que les approches alternatives disponibles ; risque plus que légèrement supérieur au risque minimal avec, pour l'individu, un bénéfice particulièrement favorable au regard des approches alternatives disponibles de la condition de santé de cet individu.

Par ailleurs, rappelons que la Directive 2001/20/CE, la loi belge et les Considérations éthiques (respectivement art. 4 g; art. 7, 5°; p. 16-17) précisent que les essais doivent être conçus pour prévenir et minimiser

22. Voir Saint Raymond (2009).

la douleur, la peur et la détresse des enfants au cours des essais. Celles-ci doivent faire l'objet d'une surveillance régulière et conduire à aménager le contexte, de façon, par exemple, à éviter de séparer l'enfant de ses parents lors des examens.

En attirant l'attention sur la diversité de nature des risques possibles – physiques mais aussi psychologiques, psycho-sociaux, et relevant de la vie privée –, le groupe de travail européen précise utilement la directive européenne et la loi belge. Il favorise ainsi la vigilance. Il fait apparaître en même temps la difficulté du prescrit légal : nécessairement lapidaire, celui-ci requiert des explicitations, sous peine d'être dénaturé et d'ouvrir la possibilité que soient initiées des activités qu'il interdit ou veut limiter par ailleurs. Dans une matière aussi complexe que la recherche médicale sur les humains, même lorsque seuls les essais cliniques de médicaments sont envisagés, ce risque est important. La tendance naturelle des esprits va en effet dans le sens de la simplification et non de la complexification. Or méconnaître certains types de risques, parce qu'ils n'apparaissent comme tels qu'aux yeux de l'observateur vigilant, constitue une réelle menace pour la qualité éthique des recherches, qui est pourtant l'un des objectifs du Règlement (CE) n° 1901/2006 (considérant 4). Par ailleurs, il faut aussi se rappeler que le risque est toujours dans une certaine mesure imprévisible (Matthys et Bogaert, 2009). Dès lors, son évaluation demeure *in fine* subjective, même si elle doit, autant que possible, se baser sur des données objectives.

Enfin, un dernier aspect lié à la question des risques doit être évoqué : l'exigence éthique, posée par la *Déclaration d'Helsinki* de 2000 et de 2008, de publier les résultats exacts de tous les essais, y compris les résultats négatifs et non concluants. Une telle exigence permet d'éviter la répétition d'essais déjà réalisés et protège donc les personnes des risques inhérents à ces derniers. Le Règlement (CE) n° 1901/2006 et la Directive 2001/20/CE renforcent d'ailleurs l'exigence de publicité[23]. En effet, la base européenne de données doit comprendre les essais cliniques réalisés dans le cadre d'un plan d'investigation pédiatrique (PIP) aussi bien dans l'espace européen qu'en dehors de celui-ci (Règlement (CE) n° 1901/2006, art. 41, 1 al.1 ; Directive 2001/20/CE, art. 11, 1, 2 et 3). En outre, les résultats détaillés de tous les essais doivent être communiqués sans délai à l'Agence européenne des médicaments (EMEA) (Règlement (CE) n° 1901/2006,

23. Ce que fait aussi la *Déclaration d'Helsinki* de 2008, dans le§ 19.

art. 41, 2). Enfin, celle-ci doit rendre accessible au public une partie de ces informations (Règlement (CE) n° 1901/2006, art. 41, 1 al. 2 ; Directive 2001/20/CE, art. 11, 4). Il est ainsi dérogé aux dispositions de l'article 11, 1 de la Directive 2001/20/CE qui limite l'accès à cette base de données aux autorités compétentes des États membres, à l'EMEA et à la Commission[24]. Reste ouverte la question des essais contraires à l'éthique dont, on l'a vu, la *Déclaration d'Helsinki* interdit la publication. Or il semble que la publicité de tels essais contribuerait non seulement à la protection des sujets impliqués, mais aussi à la sensibilisation éthique des chercheurs, à condition toutefois que les violations soient clairement indiquées (Saint Raymond 2009).

2.3. Un placebo comme comparateur ?

Connexe à ces deux premières questions, une troisième s'impose : peut-on utiliser un placebo comme comparateur lors des essais cliniques en pédiatrie ? Cette question du comparateur, toujours délicate, revêt une acuité particulière en pédiatrie puisque beaucoup de médicaments pédiatriques de référence n'ont pas encore été étudiés correctement, et qu'il est donc difficile de recourir à un comparateur actif. Ni la directive 2001/20/CE, ni la loi belge du 7 mai 2004 n'en parlent. Le groupe de travail européen est plus explicite. Il rappelle d'abord trois exigences fondamentales. L'usage du placebo dans un groupe contrôle doit être basé sur l'incertitude partagée de manière équilibrée dans la communauté scientifique quant aux traitements à comparer (equipoise), être approprié aux éléments interrogés dans l'essai, et scientifiquement justifié. En raison de la difficulté qu'ont les enfants d'apprécier les risques, il est plus limité chez les enfants que chez les adultes. Le groupe de travail précise ensuite les situations dans lesquelles l'envisager ou non : ne pas l'utiliser lorsqu'il signifie la suspension du traitement effectif, particulièrement dans les pathologies lourdes ou létales ; y recourir lorsqu'on ne dispose pas d'un traitement reconnu pour une affection, que le produit testé est le premier qui puisse modifier le cours de la maladie, ou lorsque le traitement habituellement utilisé pour l'affection en cause est d'une efficacité douteuse ou s'accompagne fréquemment d'effets indésirables et que les risques peuvent être significativement plus grands que les bénéfices. Les Considérations éthiques rappellent aussi cette règle

24. Sur ces différents aspects, voir Schamps (2009).

générale : plus l'évidence en faveur d'un traitement effectif croît, plus la justification éthique du recours au placebo décroît. Elles font également valoir les différentes mesures qui doivent accompagner l'emploi de celui-ci et qui visent à minimiser l'exposition aux risques et à éviter des dommages irréversibles, spécialement dans les pathologies lourdes ou à évolution rapide. Si nécessaire, des traitements de secours (*rescue treatment*) et des procédures de retrait (*escape procédures*) seront mis en place. Les Considérations éthiques rappellent que les essais contrôlés qui comparent le traitement à l'essai à un traitement actif peuvent être plus difficiles à interpréter que la comparaison contre placebo, mais peuvent fournir des informations utiles sur le rapport risques/bénéfices. De toutes manières, le recours au placebo ou le refus d'y recourir doivent être soigneusement examinés (p. 15-16).

Cette esquisse des principes et des recommandations relatifs à l'usage du placebo comme comparateur montre la difficulté de la question, plus qu'elle n'apporte à proprement parler de lignes directrices générales. Celles-ci sont de toute manière difficiles à formuler à propos d'une procédure qui requiert l'examen minutieux de chaque essai envisagé. En outre, la carence en médicaments pédiatriques de référence correctement étudiés, la conviction largement répandue dans la communauté scientifique que la comparaison contre placebo est la procédure la meilleure, de même que les difficultés suscitées par le paragraphe 29 de la *Déclaration d'Helsinki* de 2000 et qui ont conduit à l'ajout d'une note explicative en octobre 2002[25], en font une question tout à la fois décisive et délicate, particulièrement dans la recherche avec des enfants. On a déjà pu percevoir certaines des caractéristiques qui distinguent celle-ci de la recherche avec les adultes, d'autres apparaîtront encore. Pour l'instant, je voudrais simplement souligner qu'en raison de ces caractéristiques, on perçoit dans les contributions rassemblées ici une attention particulièrement vive à l'égard du bien-être des enfants. On peut donc espérer et augurer que cette préoccupation commande l'approche de la question du placebo, et permette de définir à chaque fois une ligne de conduite qui articule la rigueur de la démarche scientifique avec la prise en considération des meilleurs intérêts immédiats et à plus long terme des enfants impliqués[26]. Cependant, si ce renvoi aux qualités personnelles des investigateurs constitue assurément

25. Voir *infra* : III.
26. Voir notamment en ce sens Matthys et Bogaert (2009), Dubois, Bourgois et Sokal (2009), Damas et al. (2009) et Saint Raymond (2009).

une protection, il faut aussi reconnaître que celle-ci peut s'avérer fragile. Et ce d'autant plus que, comme le soulignent certaines contributions, le manque d'expérience en matière d'essais pédiatriques est incontestable, et des changements d'attitudes de la part des chercheurs sont requis. Cette fragilité éventuelle peut sans doute être compensée par l'ensemble des mesures de contrôle et d'évaluation mises en place à propos de la recherche pédiatrique. L'une de celles-ci est l'exigence d'une évaluation préalable du projet de recherche par un comité d'éthique, à propos de laquelle il convient maintenant de s'interroger.

2.4. À quelles conditions les comités d'éthique doivent-ils satisfaire lorsqu'ils ont à évaluer des projets de recherche pédiatrique?

Le comité d'éthique est l'une des instances de contrôle et de veille mises en place par les législations européenne et belge. En effet, son avis favorable doit être obtenu pour pouvoir commencer un essai clinique (directive) ou une expérimentation (loi belge) (directive, art.9, 1, al. 2; loi belge, art. 10, al. 1). Cet avis doit tenir compte d'un ensemble d'éléments précisés dans la directive et dans la loi belge (respectivement art. 6, 3 et art. 11, § 4). Je voudrais attirer particulièrement l'attention sur trois de ceux-ci: la pertinence de l'essai clinique (directive) ou de l'expérimentation (loi belge) et de sa conception; le caractère satisfaisant de l'évaluation des bénéfices et des risques attendus au regard des personnes impliquées ou en termes de santé publique; l'accord et le consentement des sujets (directive, art. 2 j, art. 4 a, b et c, art. 6, 3 a, b et c; loi belge, art. 7, 1 et art. 11, § 4, 1°, 2°, 3°). Auparavant, je voudrais toutefois m'attacher à trois questions qui ont une influence sur le travail réalisé par les comités: leur indépendance et leur composition, ainsi que les délais qui leur sont donnés pour l'évaluation des protocoles de recherche.

2.4.1. Indépendance et composition du comité d'éthique

L'indépendance des membres d'un comité d'éthique est primordiale: en effet, tant la Directive 2001/20/CE que la loi belge du 7 mai 2004 définissent d'emblée le comité par cette caractéristique (respectivement art. 2 k et art. 2, 4°). La loi belge impose des conditions pour la garantir. Au moment de leur désignation, les membres du comité d'éthique doivent déclarer au ministre qui a la Santé publique dans ses attributions leurs liens directs et indirects avec les promoteurs de recherches « à l'exclusion des promoteurs d'expérimentations non commerciales ». Ils doivent actualiser d'initiative cette déclaration à l'occasion de toute modification ou extension de ces liens. Seuls les membres indépendants à l'égard du promoteur de la recherche examinée peuvent valablement délibérer sur celle-ci (art. 2, 4°). C'est aussi en ce sens que s'exprime le Conseil de l'Europe dans la Convention sur les droits de l'homme et la biomédecine (art. 16, iii) et dans le Protocole additionnel relatif à la recherche biomédicale (art. 10, 1 et 2). Le Rapport explicatif du Protocole additionnel précise différents aspects :

> Un conflit survient lorsque le jugement d'une personne concernant un intérêt essentiel, tel que la connaissance scientifique, risque d'être indûment influencé par des intérêts secondaires, qui peuvent être le gain financier, la promotion personnelle, ou des intérêts personnels, familiaux, universitaires ou politiques. Le fait de se trouver dans une situation de conflit d'intérêts n'est pas en soi contraire à l'éthique ; ce qui est exigé dans ce cas, c'est de reconnaître cet état de fait et d'agir en conséquence. L'éventualité de conflits d'intérêts, de même que la perception de l'existence de tels conflits, peuvent être tout aussi importantes que les conflits réels, au point de pouvoir affecter la crédibilité de l'examen éthique. (44).

Les comités d'éthique doivent aussi être pluridisciplinaires. La directive 2001/20/CE précise en ces termes la composition qu'elle exige : des professionnels de la santé et des membres non médecins (art. 2 k). La loi belge est plus explicite : le comité doit compter de 8 à 15 membres des deux sexes, « dont une majorité de médecins, et au moins un juriste » (art. 2, 4°). Quelles que soient les latitudes ouvertes de part et d'autre, ces exigences ne permettent pas d'éviter que la composition du comité soit telle que s'y déploient surtout deux approches des protocoles, médicale et juridique. Le Protocole additionnel à la Convention du Conseil de l'Europe sur les droits de l'homme et la biomédecine, relatif à la recherche biomédicale requiert pour sa part l'équilibre entre les cultures, en plus de celui qui doit exister entre les sexes. Il pose en outre que : « L'évaluation de l'acceptabilité sur le plan éthique doit faire appel à un éventail approprié de compétences et d'expériences reflétant de façon adéquate les points de vue tant professionnel que non spécialisés. » (art. 9, 2). Le Rapport explicatif connecte les questions de l'indépendance et de la pluridisciplinarité :

> L'existence d'un comité d'éthique indépendant garantit la représentation des intérêts et des préoccupations de la collectivité, et la participation de non-spécialistes est importante pour permettre au public d'avoir confiance dans le système de surveillance de la recherche biomédicale. Ces non-spécialistes

> ne doivent pas être des professionnels du secteur de la santé et ne doivent jamais avoir effectué de recherches biomédicales. Le fait qu'une personne soit un expert dans un domaine n'ayant rien à voir avec la biomédecine, tels que l'ingénierie ou la comptabilité, ne lui interdit pas de pouvoir exprimer les vues d'un non-spécialiste au sens de cet article. (...) Par ailleurs, les instances en question devraient être créées en tenant compte de la nature des projets susceptibles de leur être soumis pour évaluation. Les comités d'éthique peuvent avoir besoin d'inviter des experts pour aider à évaluer un projet dans un domaine spécifique de la biomédecine. Les comités d'éthique pourraient également consulter des associations de patients spécialisées dans une maladie ou une situation particulière (41).

Il apparaît par là que l'indépendance n'est pas requise seulement au nom de l'intégrité professionnelle, mais aussi pour le motif, très pragmatique, de « rassurer le public » et de garder sa confiance. On peut noter en même temps que le Conseil de l'Europe fait appel à la participation de « laïcs » et, dans le large éventail de définitions possibles (Delfosse, 2000 et 2003), choisit de comprendre ces derniers, soit comme experts dans une discipline étrangère au secteur de la santé ou de la recherche biomédicale, soit comme membres d'associations de malades. Cette ouverture au public n'est pas envisagée explicitement dans la loi belge, bien que le Comité consultatif de bioéthique de Belgique (CCB) ait, dans son avis n° 23 du 8 septembre 2003, soulevé la question et invité les autorités à scruter attentivement les expériences étrangères afin de dégager une solution originale et adaptée aux besoins spécifiques du pays[27].

Lorsqu'il s'agit d'essais cliniques avec des enfants, le comité doit comprendre des membres compétents pour les questions scientifiques et éthiques propres à cette catégorie de population. La directive 2001/20/CE précise :

> le protocole a été adopté par un comité d'éthique doté de compétences en pédiatrie, ou, après consultation sur des problèmes cliniques, éthiques et psychosociaux liés à la pédiatrie (art. 4 h).

La loi belge du 7 mai 2004 reprend ces précisions et les complète en posant que le comité doit être composé de deux pédiatres ou avoir consulté deux pédiatres sur les types de problèmes qui viennent d'être signalés (art. 7, 6°). Les Considérations éthiques du groupe de travail européen précisent

27. Avis n° 23 du 8 septembre 2003 relatif aux comités d'éthique en exécution de l'article 6bis, § 2 de la loi du 25 mars 1964 sur les médicaments, modifié par la loi programme du 24 décembre 2002 (http://www. health.fgov.be/bioeth).

ce qu'il convient d'entendre par «expertise pédiatrique»: au-delà d'une activité professionnelle avec des enfants, il s'agit non seulement de formation, mais aussi d'exercice et d'expérience à l'égard des différents aspects du développement de l'enfant, de l'éthique et des aspects psychosociaux. C'est pourquoi, cette expertise renvoie à la fois à des médecins diplômés en pédiatrie, des éthiciens spécialisés dans les questions pédiatriques, des pharmacologues pédiatriques, des infirmières ou des psychologues spécialisés en pédiatrie. Il est recommandé que ces experts aient une expérience de plusieurs années en soins (*care*) des enfants et une expérience directe d'essais cliniques avec des enfants du même groupe d'âge que celui qui est visé par l'essai examiné. Dans la mesure où l'ensemble de ces caractéristiques ne se rencontre pas dans une seule personne, deux experts pédiatriques ou plus devraient contribuer à l'évaluation (p.13). Ces précisions sont bienvenues car elles montrent la diversité des compétences nécessaires pour approcher les questions soulevées par les essais cliniques envisagés avec des enfants. Elles concrétisent aussi les indications plus générales données par le Protocole additionnel à la Convention sur les droits de l'homme et la biomédecine, relatif à la recherche biomédicale (art. 9, 2).

Plusieurs questions et difficultés doivent toutefois être signalées. D'une part, la consultation occasionnelle d'experts peut-elle avoir une influence sur la manière dont un comité d'éthique aborde l'évaluation d'essais pédiatriques? L'existence ou la création de réseaux de centres pédiatriques au niveau national offre des perspectives à cet égard dans la mesure où elle permettrait non seulement de coordonner les études multicentriques, mais aussi d'en améliorer la qualité (Matthys et Bogaert, 2009). D'autre part, il semble pratiquement difficile pour les comités d'éthique européens de réunir les compétences demandées (Saint Raymond, 2009). Cette situation, qui ne manque pas de susciter quelque inquiétude, soulève deux questions. D'abord celle de la qualité de l'évaluation: la carence en personnes spécialisées permet-elle un examen rigoureux des protocoles d'essais cliniques en pédiatrie? Pour faire face à cette difficulté, il est proposé d'envisager la création de comités pédiatriques spécifiques (Groswasser, 2009). Accepter cette proposition conduirait à revoir le système actuel d'organisation des comités d'éthique en Belgique, qui est largement conçu sur une base locale. La carence en personnes spécialisées pose ensuite la question de l'indépendance: si le nombre des spécialistes est restreint est-il possible de garantir que leur appréciation des protocoles soit indépendante[28] ? On peut certes estimer que ces difficultés, locales ou régionales, peuvent être palliées au niveau du comité pédiatrique de l'EMEA avec lequel les promoteurs ont à travailler en étroite concertation. En effet, le Règlement (CE) n° 1901/2006 précise que ce comité doit couvrir

> les domaines scientifiques pertinents pour les médicaments pédiatriques, à savoir au moins le développement pharmaceutique, la médecine pédiatrique, les médecins généralistes, la pharmacie pédiatrique, la pharmacologie pédiatrique, la recherche pédiatrique, la pharmacovigilance, l'éthique et la santé publique (art. 4, 1, al. 3).

Cependant, on ne peut attendre d'un comité chargé de plusieurs missions, dont celle de centraliser les informations, de compenser les carences locales ou régionales.

2.4.2. Délais

La Directive 2001/20/CE accorde un délai de 60 jours maximum entre la date de réception de la demande et la communication de l'avis motivé du comité d'éthique au demandeur (art. 6, 5). La loi belge est beaucoup plus restrictive puisque ce délai est de 15 jours pour un essai monocentrique de phase I, et de 28 jours dans les autres cas (art. 11, § 5). La brièveté des délais accordés en Belgique redouble les difficultés qui viennent d'être évoquées (Groswasser, 2009).

2.4.3. Pertinence de l'essai et de sa conception

Le fait que la Directive 2001/20/CE et la loi belge du 7 mai 2004 placent l'examen de la pertinence de l'essai et de sa conception en tête de la liste des éléments qui doivent retenir l'attention du comité indique l'importance de cet aspect (respectivement art. 6, 3 a et art. 11, § 4, 1°). Cependant, ces deux textes ne donnent aucune précision à ce propos. Or, en Belgique, la question de la pertinence ne reçoit sans doute pas toute l'attention requise puisque peu de protocoles reçoivent un avis négatif

28. La question devient encore plus cruciale lorsque, dans la ligne de la *Déclaration d'Helsinki* 2008 (§ 26), on estime que, pour garantir la liberté du consentement, celui-ci doit être demandé par une personne « complètement indépendante » de la relation sujet-investigateur. On a vu cependant que certains estiment, à l'inverse, qu'en pédiatrie le consentement doit être demandé par le médecin responsable du traitement de l'enfant (Matthys et Bogaert, 2009).

(Matthys & Bogaert, 2009). Des précisions auraient donc été bienvenues. On en trouve quelques-unes, indirectes toutefois, dans la Convention du Conseil de l'Europe sur les droits de l'homme et la biomédecine, et dans le Protocole additionnel relatif à la recherche biomédicale. En effet, ces deux textes associent l'examen de la pertinence scientifique du projet de recherche à « l'évaluation de l'importance de l'objectif de la recherche » et à l'« examen pluridisciplinaire de son acceptabilité éthique » (respectivement art. 16 iii et art. 7)[29]. Il est important d'associer ces conditions car, comme le soulignent D. Matthys et M. Bogaert, « une étude qui, du point de vue médical et scientifique, n'est pas pertinente ne peut jamais être éthique », mais « un essai présentant un intérêt certain du point de vue scientifique n'est pas nécessairement acceptable du point de vue éthique ». Or l'acceptabilité éthique n'est mentionnée comme telle ni dans la directive européenne, ni dans la loi belge qui renvoit globalement à la pertinence de l'essai ou de l'expérimentation, sans en détailler les dimensions. Certes, la directive exige que soient garantis « le droit du participant au respect de son intégrité physique et mentale et (...) à la vie privée » (art. 3, 2 c), et la loi belge précise que

> les risques et inconvénients possibles et notamment d'ordre physique, psychologique, social et économique, ont été évalués au regard du bénéfice attendu pour la personne participant à l'expérimentation, ainsi que pour d'autres personnes, notamment quant à leur droit au respect de l'intégrité physique et mentale ainsi que quant à leur droit au respect de la vie privée et à la protection des données les concernant (art. 5, 4°).

C'est aussi dans ce sens que s'expriment les rapports explicatifs de la Convention du Conseil de l'Europe et du Protocole additionnel relatif à la recherche biomédicale qui soumettent l'un et l'autre la liberté de la recherche au respect des droits et libertés fondamentaux des personnes (respectivement 96 et 29). Or, assimiler les dimensions éthiques en jeu dans un essai clinique au respect de ces droits et libertés énumérés sans autres précisions est fort réducteur. En effet, l'approche éthique semble ainsi n'être qu'un examen de la conformité du protocole avec une liste de droits, ce qui peut s'avérer extrêmement formaliste. Quelle place est alors réservée à une réflexion éthique ouverte telle que celle qu'on peut discerner dans le *Rapport Belmont* évoqué plus haut ?

29. Le Rapport explicatif de la Convention étend cet examen au « plan juridique, social et économique » (100).

2.4.4. *Évaluation des risques et des bénéfices*

Le caractère satisfaisant de l'évaluation des risques et des bénéfices figure en deuxième place de la liste des éléments qui doivent retenir l'attention du comité d'éthique (directive, art. 6, 3 b ; loi belge, art. 11, § 4, 2°). Le groupe de travail européen souligne d'emblée que, d'un point de vue éthique, l'évaluation des risques est décisive et primordiale (Considérations éthiques, p. 4). On l'a vu, la directive et la loi belge exigent le respect d'une proportion entre les risques et les bénéfices (directive, art. 3, 2 a ; loi belge, art. 5, 5°) et, en ce qui concerne les mineurs, une définition expresse et un examen continu, ou à tout le moins périodique, du niveau ou du seuil de risque et du degré d'atteinte ou d'inconfort (directive, art. 4 g ; loi belge, art. 7, 5°)[30]. Ces conditions doivent être satisfaites pour qu'un essai clinique (directive) ou une expérimentation (loi belge) puisse débuter. J'ai montré plus haut la difficulté de cette évaluation, en raison notamment de la diversité des types de risques, mais aussi de deux caractéristiques propres à ceux-ci : leur relative imprévisibilité, quelles que soient les données dont on dispose au moment de l'essai, et le caractère finalement subjectif de leur évaluation, quelles que soient les données objectives sur lesquelles s'appuyer. Dans quelle mesure les comités d'éthique prennent-ils en compte ces caractéristiques de l'évaluation des risques et ses répercussions sur les questions étroitement liées de l'information et du consentement (Matthys et Bogaert, 2009) ? Actuellement, en Belgique, on ne dispose guère d'informations à ce propos.

2.4.5. *Accord et consentement*

Le consentement ne figure pas explicitement dans la liste des points qui doivent retenir l'attention du comité. Cependant, un essai clinique (directive) ou une expérimentation (loi belge) pédiatrique ne peut débuter que lorsque les parents ou le représentant légal ont donné un consentement exprimant la volonté présumée de l'enfant, et que ce dernier, en fonction de sa capacité de compréhension (directive) ou de son âge et de sa maturité (loi belge) a été associé à ce processus (directive, art. 4 a et b ; loi belge, art. 7, 1°, al. 1 et 3). La directive et la loi belge s'expriment différemment

30. La Directive et la loi belge ne s'expriment pas tout à fait dans les mêmes termes. Pour la Directive, « le seuil de risque et le degré d'atteinte doivent être expressément définis et constamment réexaminés ». Pour la loi belge, « le niveau de risque et le degré d'inconfort doivent être expressément définis et revus périodiquement ».

en ce qui concerne la prise en compte de la volonté de l'enfant : la première parle du « souhait explicite du mineur capable de se former une opinion et d'évaluer ces informations » (art. 4, c) ; la seconde, de la « volonté expresse du mineur » (art. 7, 1°, al. 2). La directive pose que ce souhait est « examiné par l'investigateur » quand il porte sur le refus de participation ou sur le retrait de l'essai clinique. La loi belge pose, elle, que la volonté expresse du mineur « quant à sa participation à une expérimentation, à son refus d'y participer ou encore à son désir d'en être retiré » doit être « examinée et respectée par l'investigateur ». La directive européenne est donc plus restrictive que la loi belge. Le groupe de travail européen préconise, lui aussi, le respect de la volonté de l'enfant, quelle qu'elle soit, et veut s'inscrire à cet égard dans la foulée de la *Déclaration d'Helsinki* (p.11 ; Saint Raymond, 2009). Enfin, le consentement peut être annulé à tout moment sans que l'enfant en pâtisse (directive, art. 4 a ; loi belge, art. 7, 1°, al. 3). Quoi qu'il en soit des expressions restrictives qui viennent d'être évoquées, on peut sans doute souligner qu'à travers les conditions posées en matière d'accord du mineur et de prise en compte de sa volonté s'exprime l'exigence d'une attention soutenue donnée à l'enfant qui se voit reconnaître comme sujet et partenaire, quoiqu'il en soit de sa capacité légale à consentir.

À travers les quelques questions qui viennent d'être examinées, il s'agissait d'interroger les dispositifs législatifs européens et belges mis en place à la fois pour stimuler la recherche pédiatrique et en garantir la qualité scientifique et éthique : dans quelle mesure ces dispositifs assurent-ils une prise en compte des questions éthiques posées par les essais cliniques en pédiatrie et assurent-ils une protection suffisante des enfants ? En indiquant leurs forces et leurs faiblesses à propos de différentes questions sensibles, ce sont aussi quelques spécificités de la recherche avec des enfants qui ont été mise en évidence. Ainsi, on a pu voir que la notion de risque est à comprendre dans un sens plus large encore qu'à l'égard des adultes. De même, parallèlement à la double et corrélative carence de traitements spécifiquement adaptés aux enfants et étudiés correctement, on a pu noter le manque, au moins relatif, d'expérience des investigateurs dans ce domaine. Dès lors, la question du placebo s'est avérée plus cruciale encore que lors des essais sur les adultes, et la nécessité d'une formation supplémentaire, notamment par la mise en réseau des centres d'études pédiatriques, est clairement apparue afin de permettre une meilleure conception des essais pédiatriques et d'offrir aux comités d'éthique l'expertise nécessaire pour évaluer les projets de recherche dans ce domaine. Confrontés à ces spécificités, les dispositifs législatifs européen et belge se révèlent comme des démarches en construction. L'éthique médicale peut-elle les soutenir à cet égard, en leur offrant non seulement des ressources dans lesquelles puiser, mais aussi un ensemble articulé d'exigences ? Telle est la question que je voudrais aborder maintenant en l'envisageant sous l'angle précis du sort qu'ils réservent à la *Déclaration d'Helsinki*.

3. Quelle référence à la *Déclaration d'Helsinki* ?

Avant tout, il importe de préciser les enjeux théoriques et pratiques de cette question. D'un point de vue théorique, celle-ci ne vise pas à poser ou restaurer une relation hiérarchique entre l'éthique et le droit. Concevant bien plutôt ces derniers comme des cercles partiellement sécants et donc relativement autonomes l'un par rapport à l'autre[31], elle interroge les effets qu'entraîne pour le droit la référence globale à un texte d'éthique médicale. Elle peut être formulée ainsi de manière plus précise : en se référant sans restriction à un tel texte, le droit ne se donne-t-il pas la possibilité d'encadrer des pratiques qu'il n'aborde pas explicitement, et dont le traitement l'obligerait à entrer dans des précisions techniques qui excèdent en quelque sorte sa propre logique et ses objectifs, certaines d'entre elles risquant en outre de devenir rapidement obsolètes ? Cet enjeu n'est pas négligeable dans des matières aussi complexes et évolutives que la recherche biomédicale. Il s'inscrit dans le droit fil de la façon dont le droit a traité bon nombre de questions biomédicales : posant un certain nombre de règles générales à respecter, ce dernier a souvent instauré en outre un système d'autorégulation de la profession médicale qui conduit à confier à celle-ci l'examen de certaines questions. Pourquoi n'en serait-il pas ainsi en matière d'essais cliniques ? Une difficulté tient évidemment au fait que cette question, axée sur la *Déclaration d'Helsinki*, semble supposer que celle-ci est parfaitement cohérente. Or de nombreuses critiques ont été formulées à cet égard (notamment Levine, 1999). Il reste que cette Déclaration est généralement perçue comme le texte de référence. C'est d'ailleurs la reconnaissance de ce statut privilégié qui commandait les renvois qui y étaient faits dans le droit européen antérieur à 2001. Quant aux enjeux pratiques, ils concernent directement la protection des personnes, surtout vulnérables, donc

31. Face à la question infiniment complexe des rapports entre l'éthique et le droit, la proposition qu'a formulée Ricœur (1986) à propos de l'articulation entre l'éthique, le politique et l'économique me semble particulièrement féconde.

notamment les enfants. C'est à eux que je m'attacherai particulièrement, tout en inscrivant la réflexion à leur propos sur l'arrière-fond de l'enjeu théorique qui vient d'être évoqué.

On a pu voir que les législations européenne et belge puisent abondamment dans les ressources qu'offrent la longue réflexion et la progressive élaboration opérées par l'éthique médicale en matière d'essais cliniques pédiatriques. Une question doit toutefois être posée : pourquoi, lorsqu'elle envisage « les principes de base reconnus pour la conduite d'essais cliniques (...) fondés sur la protection des droits de l'homme et de la dignité humaine », la directive 2001/20/CE renvoie-t-elle explicitement, à titre d'exemple, à « la version de 1996 de la déclaration d'Helsinki » (considérant 2) alors que la version de 2000 était disponible au moment de son adoption ? Cette question est d'autant plus préoccupante que, dans une directive antérieure – la Directive 91/507/CEE[32] –, il était exigé que les essais soient conformes « aux principes éthiques prévus par la version en vigueur de la déclaration d'Helsinki » (Annexe, 4e partie, B.1). Or, la différence entre les deux versions, 1996 et 2000, de la *Déclaration d'Helsinki* est fort importante : nombre de questions, notamment certaines de celles qui concernent les groupes de populations vulnérables, étaient peu ou pas envisagées en 1996. On peut certes considérer que certaines des exigences nouvelles posées en 2000 sont reprises dans les articles de la Directive 2001/20/CE, par exemple ne pas réaliser avec des mineurs des essais cliniques qui pourraient être menés avec des adultes, ou encore limiter les essais cliniques avec des enfants à ceux qui peuvent leur être utiles (Helsinki 2000, § 24 ; directive, art. 4 e). Cependant, on l'a vu, les exigences de la Directive 2001/20/CE en matière d'implication de l'enfant dans le processus d'information et d'accord sont plus restrictives que celles de la Déclaration de 2000 (directive, art. 4, b et c ; Helsinki 2000, § 25). On ne peut donc se contenter de l'hypothèse optimiste selon laquelle les exigences de cette dernière seraient reprises dans la directive, sans qu'il y soit explicitement fait référence. Dès lors, la question est bien à propos.

32. Directive 91/507/CEE de la Commission du 19 juillet 1991 modifiant l'annexe de la Directive 75/318/CE du Conseil du 20 mai 1975 relative au rapprochement des législations des Etats membres concernant les normes et protocoles analytiques, toxico-pharmacologiques et cliniques en matière d'essais de médicaments, *Journal officiel des Communautés européennes,* L 270 du 26 septembre 1991, 32–52.

3.1. La polémique relative à l'usage du placebo comme comparateur et ses implications

Pour mesurer la portée de cette question, il faut se souvenir que la *Déclaration d'Helsinki* 2000 s'est inscrite dans le contexte d'une vive polémique qu'elle n'a pas réussi à apaiser. Celle-ci portait sur la question du placebo comme comparateur dans des essais visant à prévenir la transmission verticale périnatale du virus HIV. À un double titre, il est intéressant d'en rappeler la teneur : d'une part, elle concerne des essais qui ont une répercussion sur des enfants à naître ou juste nés ; d'autre part, le Règlement (CE) n° 1901/2006 ne se limite pas à l'espace européen, mais implique aussi les essais réalisés en dehors de celui-ci.

Dès 1975, la *Déclaration d'Helsinki* avait posé que :

> Lors de toute étude clinique – avec ou sans groupe témoin – le malade devra disposer des meilleurs moyens diagnostiques et thérapeutiques disponibles (II, 3).

Cette recommandation avait été maintenue dans les versions ultérieures. Prise à la lettre, elle excluait l'usage du placebo dans les essais cliniques de médicaments, et favorisait au contraire la comparaison entre substances actives. Cette situation avait créé des difficultés liées notamment à ce qu'une comparaison entre substances actives donne une réponse moins tranchée et exige d'impliquer un nombre beaucoup plus important de personnes dans l'essai. Prenant acte de la difficulté, la Déclaration de 1996 compléta la recommandation des déclarations antérieures en ajoutant : « Ceci n'exclut pas l'usage d'un placebo inerte dans les études où il n'existe pas de diagnostic ni de méthodes thérapeutiques bien établies ».

Or, en 1997, le monde médical se divisa. Une thérapeutique visant à prévenir la transmission verticale périnatale du virus HIV avait été expérimentée avec succès aux États-Unis et en France en 1994. Mais elle était lourde et coûteuse, inaccessible en tout cas pour les populations des pays en développement. Des essais de thérapies plus légères avaient été conçus pour ces pays, mais nombre d'entre eux procédaient par comparaison avec un placebo. Vu la gravité du virus, certains médecins ont estimé que ces essais étaient contraires à l'éthique médicale, et ce d'autant plus qu'ils n'auraient eu aucune chance d'être acceptés par un comité d'éthique s'ils avaient dû se dérouler en Occident (Angell, 1997 ; Lurie & Wolfe, 1997)[33]. Aux États-Unis, les Instituts nationaux de santé (NIH) et le *Center for Disease Control* (CDC) soutenaient les essais contre placebo, estimant que ceux-ci étaient les seuls qui puissent garantir la qualité scientifique des essais (Varmus & Satcher, 1997), quelles que soient les critiques formulées à leur propos depuis plusieurs années (Rothman & Michels,1994; Freedman Weijer & Glass, 1996)[34].

La *Déclaration d'Helsinki* 2000 ne portait d'abord que faiblement la trace de ce conflit. Elle se contentait de reformuler la recommandation des déclarations antérieures en ces termes dans le paragraphe 29 :

> Les avantages, les risques, les contraintes et l'efficacité d'une nouvelle méthode doivent être évalués par comparaison avec les meilleures méthodes diagnostiques, thérapeutiques ou de prévention en usage. Cela n'exclut ni le recours au placebo, ni l'absence d'intervention dans les études pour lesquelles il n'existe pas de méthode diagnostique, thérapeutique ou de prévention éprouvée.

Or cette formulation ne mit pas fin à la polémique. En effet, certains individus ou groupes la critiquèrent vivement et prirent position en faveur du placebo[35], tandis que d'autres s'exprimèrent en sens inverse ou firent valoir l'obligation d'une appréciation fine et nuancée de la situation (NBAC 2001 ; *Nuffield Council*, 2002)[36]. Entretemps, des protocoles d'essais procédant

33. Pour un exposé synthétique d'une partie de la littérature consacrée à la polémique suscitée par ces essais contre placebo, voir Lie 2002. Voir aussi Delfosse 2007.
34. Un exemple significatif de cette opposition fut la situation de Marc Lallemant, chercheur à la *Harvard School of Public Health*, qui avait conçu pour la Thaïlande plusieurs types d'essais destinés à comparer le régime de traitement mis au point en Occident avec divers régimes plus courts. Sollicitant pour ce faire le soutien financier des NIH en 1994, il fut soumis ainsi que son institution à des pressions répétées afin de procéder par comparaison avec un placebo. Finalement, soutenu par son comité d'éthique, il obtint les financements demandés et, en 1997, les essais prévus initialement étaient en cours.
35. Ainsi, lors de la conférence organisée entre autres par l'AMM et l'*European Forum for Good Clinical Practice* (EFGCP) les 27 et 28 mars 2001 à Prétoria, G.Koski, directeur de l'*Office for Human Research Protections* (US *Department of Health and Human Services*), souligna le clivage entre les restrictions imposées par *Helsinki* 2000 au placebo et la procédure prévue dans le cadre des Bonnes pratiques cliniques par la Conférence internationale sur l'harmonisation (ICH 2000) qui est favorable au placebo sauf si des risques vitaux ou des dommages irréversibles peuvent en résulter. L'Agence européenne des médicaments (EMEA) prit position, elle aussi, le 28 juin 2001, en faveur du placebo pour des raisons de rigueur scientifique et de santé publique (EMEA 2001).
36. Signalons deux prises de position : aux Etats-Unis, les recommandations du *National Bioethics Advisory Council* (NBAC), (2001), *Questions d'éthique et de politique en recherche*

par comparaison entre substances actives avaient été conçus et risquaient de recevoir un avis négatif de la part des comités d'éthique, des NIH et de la *Food and Drug Administration* (FDA). Plusieurs études avaient d'ailleurs été interrompues, tandis que d'autres n'avaient pu être commencées. La « guerre » déclenchée au sein de l'éthique médicale de la recherche par le recours au placebo n'était donc pas terminée (Weijer & Anderson, 2001 ; GEE 2003)[37].

Elle l'était d'autant moins que le paragraphe 29 de la *Déclaration d'Helsinki* 2000 faisait intervenir une expression peu claire : qu'entendre par

---

internationale : essais cliniques dans les pays en voie de développement : http://www.bioethics.gov; au Royaume-Uni, le document du *Nuffield Council on Bioethics* (2002), *The Ethics of Research related to Healthcare in Developing Countries :* http://www.nuffieldbioethics.org. Le premier document précise que « le gouvernement des Etats-Unis ne doit pas parrainer ou conduire les essais cliniques qui ne fournissent pas, au minimum, les protections éthiques » qu'il énumère (1.1), et que : « La *Food and Drug Administration* (FDA) ne doit pas accepter des données obtenues d'essais cliniques ne fournissant pas les protections d'éthique » énumérées (1.2). Il prend nettement position contre les essais contre placebo : « Les chercheurs et les parrains doivent créer des conceptions d'essais cliniques qui fournissent aux membres d'un quelconque groupe témoin un traitement effectif établi, qu'un tel traitement soit ou non disponible dans le pays hôte. » (2.2) Il insiste également sur l'accès aux traitements dont les essais auront montré la supériorité (4.1). Dans le deuxième document, le *Nuffield Council on Bioethics* prend position pour un traitement différencié des malades inclus dans le groupe témoin d'un essai, à condition que la véritable raison de cette différence soit donnée. Il avance en ce sens la notion de « niveau de soin », et distingue le niveau de soin universel (le meilleur traitement disponible où que ce soit) et le niveau de soin non universel (le traitement disponible dans une région déterminée). Il estime que la décision relative au niveau de soins approprié doit tenir compte e.a. de la gravité de la maladie. Il souligne la difficulté de déterminer le niveau de soins le plus approprié et recommande qu'une étude soigneuse du contexte soit faite dans chaque cas, en concertation avec le personnel local. Le niveau de soins choisi doit alors faire l'objet d'une justification devant les comités d'éthique pertinents, c'est-à-dire aussi bien dans les pays commanditaires que dans les pays hôtes. Voir aussi : *The Ethics of Healthcare related to Research in Developing Countries : a Follow-up Discussion Paper* (2005).

37. L'article de Weijer et Anderson porte un titre suggestif : « The Ethics Wars. Disputes over International Research ». De plus, il débute par une phrase éclairante : « The effort to revise the Declaration of Helsinki and the CIOMS Guidelines has sparked a sometimes vitriolic debate centering on the use of placebo controls ». Dans son avis n° 17 du 4 février 2003, *Aspects éthiques de la recherche clinique dans les pays en développement,* http:// europa.eu.int/comm/europan_group_ethics, le Groupe européen d'éthique des sciences et des nouvelles technologies (GEE), laisse discerner la trace du conflit, sans vitriol cette fois. À côté de l'opinion majoritaire en faveur du placebo, une opinion divergente est présentée qui craint l'établissement d'un « double standard » conduisant à un cercle vicieux : la recherche réalisée dans les pays en développement permet la mise au point de nouveaux traitements qui seront brevetés dans les pays riches et dès lors inabordables pour les pays pauvres, la non-accessibilité des traitements dans les pays les plus pauvres est due en partie aux prix des brevets.

« meilleures méthodes (...) en usage » ? S'agit-il des méthodes locales ? Ou de la meilleure méthode en usage où que ce soit sur le globe ? Les méthodes locales sont souvent inexistantes dans les pays en développement. Selon certains, la comparaison contre placebo ne poserait alors aucun problème. D'autres par contre refusent cette compréhension descriptive, et considèrent qu'il faut recourir aux meilleures méthodes disponibles où que ce soit. Dans cette perspective, d'un point de vue éthique, la comparaison contre placebo est inadmissible lorsqu'il s'agit de pathologies graves.

On le voit, dans ces tensions et polémiques, se joue en définitive l'opposition entre les intérêts des pays riches et des pays en développement. À cet égard, la *Déclaration d'Helsinki* 2000 contenait aussi deux paragraphes applicables aux recherches sponsorisées par les pays occidentaux et réalisées dans les pays en développement. Selon le paragraphe 19 :

> Une recherche médicale sur des êtres humains n'est légitime que si les populations au sein desquelles elle est menée ont des chances réelles de bénéficier des résultats obtenus.

Quant au paragraphe 30, il posait que :

> Tous les patients ayant participé à une étude doivent être assurés de bénéficier à son terme des moyens diagnostiques, thérapeutiques et de prévention dont l'étude aura montré la supériorité.

On aurait pu espérer que ces paragraphes aident à clarifier la situation évoquée plus haut. Malheureusement, il n'en fut rien. En effet, respecter le paragraphe 30 aurait obligé les entreprises pharmaceutiques, au terme d'une étude, à faire bénéficier les participants à celle-ci du traitement dont l'étude aurait montré la supériorité. L'industrie pharmaceutique a estimé que cela ne serait pas financièrement réalisable. Par ailleurs, elle a argumenté que la supériorité d'un traitement ne peut être déterminée à la fin d'une étude, mais que des comparaisons ultérieures avec d'autres traitements sont encore nécessaires, ce qui prend un temps certain. Quant aux deux paragraphes réunis, il leur a été objecté qu'ils pouvaient en définitive légitimer la conduite, dans les pays en développement, d'essais inacceptables en Occident puisqu'ils favorisaient en quelque sorte ceux qui porteraient sur des thérapeutiques ou des traitements moins chers.

La mise en question de ces paragraphes conduisit l'AMM à proposer l'ajout de notes explicatives, ce qui fut fait en 2002 pour le paragraphe 29 et en 2004 pour le paragraphe 30. Moyennant un examen éthique et scientifique approfondi, la 1re note autorisait la comparaison contre placebo en l'absence de traitement éprouvé, et dans le cas inverse sous deux conditions : si « des raisons méthodologiques impérieuses et scientifiquement solides » l'imposent ; si, pour une affection bénigne, ce type de contrôle « n'expose pas à des risques supplémentaires de dommages significatifs ou durables ». Les commentateurs ont estimé que cette note était en contradiction avec l'économie générale du texte qui place les intérêts du sujet au-dessus de ceux de la science et de la société (Keating, 2004 p.124), et qu'elle vidait dès lors le paragraphe 29 de sa substance. Certains ont aussi considéré que les implications éthiques pour les pays en développement n'avaient pas assez retenu l'attention (De Roy, 2003 p.10). La 2e note précisait qu'

> il est important, pendant la phase de planification d'une étude, d'identifier l'accès après étude des patients impliqués aux traitements prophylactiques, diagnostiques et thérapeutiques, jugés comme bénéfiques au cours de l'étude ou bien à des soins adéquats. Le mode d'accès post-étude ou les autres soins doivent être décrits dans le protocole de l'étude afin que le comité d'éthique puisse étudier ces dispositions.

En mai 2007, un groupe de travail fut constitué afin de revoir la *Déclaration d'Helsinki*. Il regroupait les associations médicales d'Afrique du Sud, d'Allemagne, du Brésil, du Japon et de Suède, soit trois pays développés et deux pays émergents. Ces derniers sont précisément ceux qui sont parvenus par leur inventivité, leur ténacité, la fine connaissance des leviers juridiques pour le Brésil, l'appui d'ONG pour l'Afrique du Sud, à trouver les moyens de disposer d'antirétroviraux pour leurs populations. Les travaux de ce groupe, basés entre autres sur une large consultation, ont été discutés lors de l'Assemblée générale de l'AMM qui s'est tenue à Séoul en octobre 2008 et au cours de laquelle la dernière version de la Déclaration a été adoptée. Dans son paragraphe 32, celle-ci intègre la note relative au placebo, en la simplifiant. Le placebo est admis dans deux situations : en l'absence d'« intervention courante avérée », ou lorsque des raisons méthodologiques impérieuses et scientifiquement fondées l'imposent et que les sujets ne courent de ce fait aucun risque de préjudices graves ou irréversibles ; cette seconde possibilité requiert une grande attention afin d'éviter tout abus. Le paragraphe 14 qui précise les éléments constitutifs du protocole reprend pour sa part la 2e note. Outre d'autres restructurations du texte, un nouveau paragraphe 17 a été introduit, qui porte explicitement sur la recherche avec des populations ou des communautés désavantagées ou vulnérables : ce type de recherche doit répondre aux besoins et priorités sanitaires de ces populations ou communautés, et les résultats doivent « selon toute vraisemblance » être bénéfiques pour celles-ci[38].

2. En droit européen

En se référant à la version de 1996, la directive 2001/20/CE a affaibli considérablement la *Déclaration d'Helsinki* 2000 et les restrictions qu'elle adressait à l'industrie pharmaceutique. Telle était l'opinion de G. De Roy qui ajoutait :

> D'aucuns y voient la marque de puissants lobbies, car la directive ne concerne pas n'importe quelles expérimentations, mais bien les essais de médicaments. (De Roy, 2003 p. 11).

Si cette interprétation est exacte, force est de constater que l'intégration de normes éthiques dans le droit – dont on peut se réjouir – est fortement soumise au jeu des intérêts. En effet, la référence à une version périmée de la *Déclaration d'Helsinki* dans la Directive 2001/20/CE illustre la tension, voire même l'opposition entre une éthique professionnelle, des intérêts en définitive largement financiers, et un droit qui ne prend pas le risque de la protection de toutes les personnes. Les intérêts ont souvent été présentés d'abord comme scientifiques ; l'abondante littérature consacrée à la méthodologie des essais, et notamment aux essais controversés de traitement visant à prévenir la transmission périnatale du virus HIV de la mère à l'enfant, en témoigne. Mais ces arguments scientifiques, dont certains sont à prendre au sérieux, ne peuvent masquer qu'en définitive, c'est bien d'enjeux financiers qu'il s'agit, et à travers eux des rapports entre le Nord et le Sud. Que penser alors de cette frilosité du droit européen ?

On ne peut répondre qu'en se rappelant que la question des essais cliniques de médicaments ne peut être isolée de la question plus large de l'accès aux médicaments. En effet, entre la recherche mise en œuvre dans les essais et l'accès des pays du Sud aux médicaments conçus et développés par les firmes pharmaceutiques du Nord, le lien est étroit. Le Sida a été à cet égard un révélateur extrêmement puissant puisque les zones les plus touchées par la maladie sont aussi celles où l'accès aux thérapeutiques mises au point par la recherche a été longtemps le plus limité. La frilosité du droit européen dans le domaine limité des essais cliniques de médicaments apparaît alors

38. *Helsinki* 2008 précise ainsi le § 19 de la version 2000, et reprend l'idée avancée par les *Lignes directrices* du CIOMS en 1993 (Guideline 8) et en 2003 (Ligne directrice 10).

comme étant dans le droit fil de l'attitude de l'Union face à la question de l'accès aux médicaments. Il n'y a pas lieu de rentrer ici dans cette problématique complexe, ce qui obligerait à scruter l'Accord sur les aspects des droits de propriété intellectuelle qui touchent au commerce (ADPIC) de l'Organisation mondiale du Commerce (OMC). Rappelons seulement que la question de l'accès aux médicaments fit l'objet d'un pré-sommet de l'OMC à Genève à la fin du mois d'août 2003, destiné à répondre aux questions laissées ouvertes à Doha en novembre 2001 (Warêgne, 2001 p. 61-63). Une dérogation fut instaurée qui, sous la réserve que certaines conditions ou procédures soient respectées, levait les limitations visant les exportations de copies génériques fabriquées sous licence obligatoire vers des pays où la capacité de production de produits pharmaceutiques et insuffisante ou inexistante[39]. Certains, tels Jung Wook Lee, alors directeur général de l'OMS se sont réjouis de cet accord, tandis que d'autres, tels Oxfam ou MSF, l'ont jugé administrativement fort lourd, et inéquitable en ce qu'il instaurait « deux poids, deux mesures » (Warêgne, 2003 p.35; Mayne, 2003 p. 30-31). Certains ont aussi souligné que si l'importation de génériques par des pays pauvres était désormais facilitée, l'accès des pays en développement aux médicaments ne serait toutefois possible que si les législations nationales des pays dotés d'une capacité de production pharmaceutique étaient amendées (Sund, 2003 p. 28-29)[40]. Depuis le 6 décembre 2005, la dérogation de 2003 est transformée en un amendement permanent de l'Accord sur les ADPIC. Cette mesure y sera incorporée dès que les 2/3 des pays membres de l'OMC auront accepté la modification. Le délai initial de ratification, fixé au 1er décembre 2007, est désormais prolongé de deux ans[41]. L'Union européenne a marqué son acceptation le 19 novembre 2007. Entretemps, le 17 mai 2006, le Parlement européen et le Conseil ont adopté le Règlement (CE) n° 816/2006 concernant l'octroi de licences obligatoires pour des brevets visant la fabrication de produits pharmaceutiques destinés à l'exportation vers des pays connaissant des problèmes de santé publique[42]. Le 12 juillet 2007, le Parlement européen a également adopté une résolution sur l'accord ADPIC et l'accès aux

39. OMC, Conseil général, Mise en œuvre du paragraphe 6 de la Déclaration de Doha sur l'Accord sur les ADPIC et la santé publique, 30 août 2003: http:// www.wto.org/indexfr.htm.
40. Le Canada a ouvert la voie en ce sens.
41. En septembre 2007, seuls 11 pays avaient achevé le processus de ratification.
42. *Journal officiel de l'Union européenne,* L 157 du 9 juin 2006.

médicaments[43]. Celle-ci estime que la politique de l'Union devrait tendre à accroître la disponibilité des produits pharmaceutiques à des prix abordables pour les pays en développement et invite le Conseil à reconnaître que l'Union européenne doit prendre d'urgence des mesures supplémentaires afin de faciliter et d'accroître la production de produits pharmaceutiques par ces pays eux-mêmes. On peut donc se réjouir de l'évolution, tout en constatant une certaine lenteur.

Cette impression se confirme quand on observe la manière dont l'Union européenne remplit ses engagements à l'égard du Fonds mondial de lutte contre le sida, la tuberculose et le paludisme, créé en juillet 2001 lors du G8 à Gênes. Fin octobre 2008, elle n'a pas encore entrepris de payer les 146.142.884 $US qui constituent sa contribution pour cette année. Au cours des années précédentes, des lenteurs et des retards ont aussi été constatés (Cabasse, 2004 p. 71), même si les sommes promises ont finalement été versées.

3. En droit belge

La loi du 7 mai 2004 ne renvoie pas à la *Déclaration d'Helsinki*. C'est au niveau des arrêtés d'exécution que la question se joue. Ainsi, l'arrêté royal du 18 mai 2006[44] – qui porte sur les essais cliniques de médicaments – pose qu'un nouvel article 10 est inséré dans l'arrêté royal du 30 juin 2004, article dont le 2e alinéa est libellé comme suit :

> Les essais cliniques sont menés dans le respect de la déclaration d'Helsinki sur les principes éthiques applicables aux recherches médicales sur des sujets humains, adoptée par l'assemblée générale de l'Association médicale mondiale, dans sa dernière édition disponible.

La pratique montre que les comités d'éthique belges s'alignent sur cette disposition puisqu'ils se réfèrent à la « version en vigueur » de la *Déclaration d'Helsinki*.

43. P6 TA(2007)0353.

44. Arrêté royal du 18 mai 2006 modifiant l'arrêté royal du 30 juin 2004 déterminant des mesures d'exécution de la loi du 7 mai 2004 relative aux expérimentations sur la personne humaine en ce qui concerne les essais cliniques de médicaments à usage humain, *Moniteur belge*, 26 mai 2006.

Conclusion

En donnant une impulsion aux essais cliniques en pédiatrie, le Règlement européen (CE) n° 1901/2006 conduit à mettre en pleine lumière non seulement les questions relatives aux essais cliniques qui constituent son objet, mais aussi plus largement celles qui concernent la recherche pédiatrique dans son ensemble. La définition des exigences légales au niveau européen et belge, l'explicitation de ces exigences dans des textes non contraignants tels que ceux du Conseil de l'Europe ou du groupe de travail européen offrent d'utiles balises. L'expérience concrète conduira sans doute à les remettre en chantier pour les affiner. Dans ce difficile exercice d'articulation entre les exigences scientifiques et les exigences éthiques, exprimons deux espoirs : que la préoccupation de rendre disponibles des médicaments pédiatriques correctement et intégralement étudiés prenne en considération les besoins, non seulement des enfants occidentaux, mais aussi de ceux, très nombreux, qui vivent en dehors de l'espace européen ; que les spécificités de la recherche pédiatrique soient toujours davantage prises en compte de façon à conduire progressivement à une situation bénéfique à tous égards pour tous les enfants, comme le demande depuis 1989 la Convention relative aux droits de l'enfant de l'ONU.

Bibliographie

1. Textes officiels

1.1. Textes internationaux

Code de Nuremberg, 1947.

Association médicale mondiale, *Déclaration d'Helsinki*, 1964, 1975, 1983, 1989, 1996, 2000 et notes explicatives de 2002 et 2004, 2008 : http://www.wma.net.

Conseil des Organisations internationales des sciences médicales (CIOMS), en collaboration avec l'Organisation mondiale de la santé (OMS). « Lignes directrices internationales d'éthique pour la recherche biomédicale impliquant des sujets humains », Projet : 1983, 1993, 2003 : http//www.cioms.ch.

International Conference on Harmonisation of Technical Requirements for Registration of Pharmaceuticals for Human Use (ICH), (2000). « Choice of Control group and related Issues in Clinical Trials », Genève : http://www.ich.org.

ONU, Convention relative aux droits de l'enfant, 1989.

UNESCO, Déclaration universelle sur la bioéthique et les droits de l'homme, 2005.

1.2. Textes européens

Conseil de l'Europe

Convention pour la protection des droits de l'homme et la dignité de l'être humain à l'égard des applications de la biologie et de la médecine – Convention sur les droits de l'homme et la biomédecine, et Rapport explicatif, 1997.

Protocole additionnel à la Convention sur les droits de l'homme et la biomédecine, relatif à la recherche biomédicale, et Rapport explicatif, 2005.

Union européenne

Directive 2001/20/CE du Parlement européen et du Conseil concernant le rapprochement des dispositions législatives, réglementaires et administratives des États membres relatives à l'application des bonnes pratiques cliniques dans la conduite d'essais cliniques de médicaments à usage humain (version consolidée).

Règlement (CE) n° 1901/2006 du Parlement européen et du Conseil du 12 décembre 2006 relatif aux médicaments à usage pédiatrique, modifiant le règlement (CEE) n° 1768/92, les directives 2001/20/CE et 2001/83 ainsi que le règlement (CE) n° 726/2004.

Règlement (CE) n° 1902/2006 du Parlement européen et du Conseil du 20 décembre 2006 modifiant le règlement (CE) n° 1901/2006 relatif aux médicaments utilisés en pédiatrie.

Ethical considerations for clinical trials on medicinal products conducted with the paediatric population, -Recommendations of the ad hoc group for the development of implementing guidelines for Directive 2001/20/EC relating to good clinical practice in the conduct of clinical trials on medicinal products for human use, 2008 : http://ec.europa.eu/enterprise/pharmaceuticals/eudralex/vol-10/ethical_considerations.pdf.

EMEA/CPMP (2001), Position Statement on the Use of Placebo in Clinical Trials with regard to the Revised Declaration of Helsinki : http://www.emea.europa.eu.

Groupe européen d'éthique des sciences et des nouvelles technologies (GEE), (2003), Avis n° 17 du 4 février : Aspects éthiques de la recherche clinique dans les pays en développement : http:// europa.eu.int/comm/european_group_ethics.

1.3. Textes nationaux

Belgique

Loi du 7 mai 2004 relative aux expérimentations sur la personne humaine (version consolidée).

Arrêté royal du 18 mai 2006 modifiant l'arrêté royal du 30 juin 2004 déterminant des mesures d'exécution de la loi du 7 mai 2004 relative aux expérimentations sur la personne humaine en ce qui concerne les essais cliniques de médicaments à usage humain, Moniteur belge, 2 juillet 2006.

Comité consultatif de bioéthique, avis n° 23 du 8 septembre 2003 relatif aux comités d'éthique en exécution de l'article 6bis, § 2 de la loi du 25 mars 1964 sur les médicaments, modifié par la loi programme du 24 décembre 2002 : http:// www. health.fgov.be/bioeth.

États-Unis

National Commission for the Protection of Human Subjects of Biomedical and Behavioral Research. (1978). « The Belmont Report ».

National Bioethics Advisory Council (NBAC). (2001). « Questions d'éthique et de politique en recherche internationale : essais cliniques dans les pays en voie de développement » : http://www.bioethics.gov.

Royaume-Uni

Nuffield Council on Boethics, (2002). « The Ethics of Research related to Healthcare in Developing Countries, (résumé analytique, conclusions et recommandations en français) » : http://www.nuffieldbioethics.org.

2. Livres et articles

Angell, Marcia (1997). « The Ethics of Clinical Research in the Third World », The *New England Journal of Medicine*, vol. 337, 847-849.

Cabasse, Charlotte (2004). « Brevets : dix années sous la férule des laboratoires », Manière de voir. *Le Monde diplomatique*, n°73 « Apartheid médical », février-mars, 71.

Delfosse, Marie-Luce (2000). « La place du public dans les comités d'éthique de la recherche : perspectives européennes », *Éthique publique. Revue internationale d'éthique sociétale et gouvernementale*, vol. 2, n° 2, 73-81.

Delfosse, Marie-Luce (2003). « Some Thoughts on Ethics and the Role of philosophers in Ethics Committees », dans : Lebeer, Guy (ed.), *Ethical function in Hospital Ethics Committees*, Amsterdam, Berlin, Oxford, Tokyo, Washington D.C., IOS, Press, p. 151-159.

Delfosse, Marie-Luce (2007). « Réflexions sur l'utilisation du placebo dans la recherche internationale », *Journal international de bioéthique*, vol. 18, n° 4, 59-67.

Delfosse, Marie-Luce, et Bert, Catherine (2009). *Bioéthique, droits de l'homme et biodroit. Textes internationaux, régionaux, belges et français*, Coll. Codes commentés Larcier, Bruxelles, Larcier, 2e éd. revue et augmentée.

De Roy, G. (2003). « Helsinki et la Déclaration d'Helsinki », *Bulletin du Conseil national de l'Ordre des médecins*, n°102, décembre.

Freedman, Benjamin, Weijer, Charles, & Glass, Kathleen C. (1996). « Placebo Orthodoxy in Clinical Research I : Empirical and Methodological Myths » et « Placebo Orthodoxy in Clinical Research II : Ethical, Legal and Regulatory and Myths », *Journal of Law, Medicine and Ethics*, 24, 243-251 et 252-259.

Keating, Bernard (2004). « L'éthique de la recherche et l'usage du placebo : un état de la question au Canada », *Médecine/Sciences*, vol. 20, janvier, 118-125.

Levine, Robert J. (1999). « The Need to Revise the Declaration of Helsinki », *The New England Journal of Medicine*, 341 (7), 12 August, 531-534.

Lie, Reidar K. (2002). « The HIV Perinatal Transmission Studies and the Debate about the Revision of the Helsinki Declaration », dans : Lie, Reidar K. & Schotsmans, Paul (ed.), *Healthy Thoughts. European Perspectives on Health Care Ethics*, Leuven, Paris, Sterling (Virginia), Peeters.

Lurie, Peter & Wolfe, Sidney M. (1997). « Unethical Trials of Interventions to Reduce Perinatal Transmission of Human Immunodeficiency Virus in Developing Countries », *The New England Journal of Medicine*, 337, 853-856.

Mayne, Ruth (2003). « Le récent accord de l'OMC sur les brevets : un marché de dupes ? », *Le Courrier ACP-UE*, n°201, novembre-décembre, 30-31.

Ricœur, Paul (1986). « Éthique et politique », Esprit, 101 (1985), 1-11, reproduit dans *Du texte à l'action. Essais d'herméneutique*, II, Paris, Seuil, 393-406.

Rothman, Kenneth J. & Michels, Karin B. (1994). « The Continuing Unethical Use of Placebo Controls », *The New England Journal of Medicine*, 331, 394-398

Sund, Lena (2003). « L'accord de l'OMC sur les licences obligatoires permettra-t-il d'améliorer l'accès aux médicaments des populations frappées par la maladie ? », *Le Courrier ACP-UE*, n°201, novembre-décembre, 28-29.

Varmus, Harold, et Satcher, David (1997). « Ethical Complexities of Conducting Research in Developing Countries », *The New England Journal of Medicine*, 337, 1003-1005.

Warêgne, Jean-Marie (2001). « La Conférence ministérielle de l'OMC à Doha. Le cycle du développement », *Courrier hebdomadaire du CRISP*, n° 1739-1740.

Warêgne, Jean-Marie (2003). « L'OMC et la santé publique. L'après Doha », *Courrier hebdomadaire du CRISP*, n°1810.

Weijer, Charles, et Anderson, James A. (2001). « The Ethics Wars. Disputes over International Research », *The Hastings Center Report*, mai-juin, 18-20.

Troisième partie

La recherche biomédicale et les enfants en France

La spécificité du modèle français de la recherche biomédicale avec les enfants, perspectives historiques et contemporaines

Jean-Paul AMANN

Introduction

L'approche éthico-juridique de la recherche biomédicale en France s'est voulue très protectrice à l'égard des sujets qui s'y prêtent, tout particulièrement s'agissant des enfants. Les Français rappellent volontiers qu'ils furent les premiers à se doter d'un comité national d'éthique permanent (en 1983) et d'une loi de protection des sujets de la recherche (en 1988). Ils soulignent aussi le rôle actif de leurs représentants dans l'élaboration de la réglementation européenne, notamment sur l'évaluation des médicaments (Directive 2001/20/CE), sur les médicaments orphelins (Règlement CE n° 141/2000) et tout récemment sur les médicaments pédiatriques (Règlement CE n° 1901/2006). Toutefois, cette approche fut marquée par des tâtonnements qui montrent la difficulté à concilier les contraintes de la médecine expérimentale moderne avec le droit des personnes et l'éthique médicale traditionnelle. Cela est d'autant plus vrai de la recherche pédiatrique. Dans un article de 1991, Hubert Doucet rapportait que lors du Colloque international de bioéthique qui se tint à Ottawa en avril 1987, et qui réunissait des délégués des sept pays les plus industrialisés, la délégation française se dissocia de l'opinion majoritaire en refusant l'idée de l'acceptabilité éthique de toute recherche auprès des enfants qui n'aurait pas de finalité thérapeutique directe pour les sujets qui y sont soumis (Doucet, 1991). Pourtant, l'année suivante le Parlement français adoptait la *loi de protection des personnes se prêtant à des recherches biomédicales* (dite loi Huriet-Sérusclat[1]) qui autorisait et encadrait de telles recherches.

Dans cette partie de l'ouvrage, Chantal Aubert-Fourmy et Jean-Louis Bernard présentent de façon exhaustive la réglementation en vigueur actuellement dans notre pays au sujet de la recherche auprès des enfants. Ils montrent qu'elle résulte à la fois des réglementations européennes et du droit national. Cependant, pour parvenir à ce point d'équilibre entre son droit interne et celui de l'Europe, la France aura dû légiférer deux fois (en 1988 et en 2004) et modifier un article important de son Code civil. Ce faisant, elle a profondément évolué dans sa façon d'envisager la recherche sur les sujets humains. Ceci donna lieu, on va le voir, à des polémiques intenses. Il se pourrait d'ailleurs que cette évolution ne soit pas terminée. En effet, à l'heure où ces lignes sont écrites, l'Assemblée nationale a adopté en première lecture une modification de l'article premier de la partie du Code de la santé publique consacrée à la recherche sur la personne ; cette modification dispose que : « Le développement de la recherche sur la personne constitue une priorité nationale[2]. » Si cette nouvelle priorité politique française était confirmée, elle viendrait s'ajouter aux incitations économiques européennes entrées en vigueur en 2007 avec le Règlement sur les médicaments pédiatriques[3], qui oblige les industriels du médicament à fournir un « plan de développement pédiatrique » (PIP) pour tout nouveau produit soumis à une autorisation de mise sur le marché européenne (AMM) (en échange d'extensions de la durée du monopole de commercialisation). On serait alors passé en une vingtaine d'années, dans notre pays, d'un cadre *d'autorisation*, assez strictement protecteur, à un cadre fortement *incitatif*.

Cette évolution était prévisible, puisqu'elle ne fait que suivre un mouvement international qui débuta aux États-Unis avec l'adoption en 1997 de la *Pediatric Rule*[4], dont la réglementation européenne que je viens de citer constitue un équivalent. D'un point de vue éthique, il ne manque

1. Du nom des deux sénateurs porteur du projet de loi : Claude Huriet, sénateur centriste et professeur de médecine ; et Franck Sérusclat, sénateur socialiste et pharmacien.
2. Voir le texte consultable sur Internet <www.assemblee-nationale.fr/13/ta/ta0229.asp. Pour que cette modification prenne force de loi, il faudra encore qu'elle soit adoptée dans des termes identiques par le Sénat.
3. Règlement (CE) n° 1901/2006 du Parlement Européen et du Conseil du 12 décembre 2006 ; modifié par le Règlement n° 1902/2006 du 20 décembre 2006.
4. Voir, Ross, 2006, p. 24-26, pour un résumé et une évaluation de la réglementation américaine actuelle.

pas d'arguments pour justifier le développement de la recherche auprès des enfants. Physiologiquement, les enfants ne sont pas des adultes en réduction. Ils sont affectés par des maladies qui leurs sont propres, parfois sans équivalent chez les adultes, et leurs réactions aux traitements peuvent être extrêmement différentes. Cette « différence pédiatrique » est à la base de la nécessité d'une recherche qui leur soit spécifiquement dédiée. Les médecins, comme les associations de parents, le soulignent régulièrement (CCNE, 1992). Pourtant, dès les années 1960 le pharmacologue américain Harry Shirkey inventa l'expression *therapeutic orphans* pour attirer l'attention sur la stagnation dramatique de cette recherche et ses conséquences sur la disponibilité des traitements adaptés aux enfants (Shirkey, 1968). En Europe, au début des années 2000, l'éditorial du *Lancet* qui accompagnait la publication de l'essai du stiripentol par Catherine Chiron et son équipe remarquait encore que « les essais contrôlés randomisés auprès des enfants sont rares[5] ». Quand on sait que depuis 1975 de tels essais sont une obligation réglementaire pour l'autorisation de mise sur le marché des nouveaux médicaments en Europe, cela témoigne de la continuation de cette stagnation. Pour la France, un rapport de l'Inspection générale des affaires sociales sur les essais cliniques chez l'enfant dans notre pays note que les essais pédiatriques représentent 11 % de la totalité des essais alors que les mineurs de moins de 18 ans représentent 22 % de la population totale (IGAS, 2003). Il en résulte que, dans beaucoup de pathologies, les enfants sont « les oubliés du médicament[6] ». En outre, dans les soins courants, il est extrêmement fréquent qu'on leur prescrive « hors AMM » des médicaments qui n'ont jamais été testés dans des conditions pédiatriques, à des doses qui n'ont pas été définies dans des conditions scientifiques rigoureuses. Selon une étude récente, c'est le cas de 60 % des prescriptions pédiatriques en général, et de 90 % des prescriptions chez les nouveau-nés (Baciocchi, 2003).

Pourtant, ces arguments ne peuvent pas faire oublier qu'il existe un consensus pour considérer que les enfants sont une population

5. « How best to serve children », Éditorial, *The Lancet* 356 (9242), p. 1619.
6. Les actes du colloque organisé à Paris en octobre 2000 par le Groupe de réflexion associant des association de patients, des syndicats de médecins et de pharmaciens et l'industrie pharmaceutique ont été publiés sous le titre *Les enfants sont-ils les oubliés du médicament?* (Collectif 2000). Ces actes présentent un catalogue impressionnant de pathologies pédiatriques orphelines de traitements et de recherches, présentées par les associations de parents des enfants atteints.

particulièrement vulnérable, du fait de leur dépendance et de leur incapacité à consentir, et qu'ils doivent à ce titre bénéficier d'une protection spéciale. Dans cette partie, Dominique Davous, Hélène Chappuy et François Doz évoquent à leur tour la responsabilité qui pèse sur les parents et les médecins dans les essais de phase I en cancérologie. Daniel Oppenheim, en psychiatre et psychanalyste exerçant dans un service de cancérologie de l'enfant, montre la profondeur et la gravité des conflits conscients et inconscients qui doivent être surmontés pour que l'information et le consentement à de tels essais ne soient pas simplement conformes à la réglementation, mais réellement éclairés. Une lecture critique des documents remis aux parents et éventuellement aux enfants le conduit à mesurer les progrès encore nécessaires. Ce que ces auteurs appellent « alliance thérapeutique[7] » est une réponse au statut « d'orphelin thérapeutique » qui pèse encore sur les enfants, mais nullement une incitation à abaisser le niveau de protection qui leur est dû. En outre, l'éthique ne s'exprime pas seulement dans l'information ou le consentement. Catherine Chiron, Gérard Pons et Olivier Dulac montrent plus loin que le souci de faire une recherche éthique nécessite que les médecins et les chercheurs inventent de nouvelles stratégies de développement des médicaments pour réduire le nombre des enfants soumis aux aléas de la situation expérimentale et pour minimiser, le plus qu'il est possible, les risques, les inconvénients et les inconforts liés à certaines de ces recherches.

Or, il est maintenant devenu possible d'évaluer les premiers résultats des mesures d'incitation américaines. On peut ainsi commencer à porter un œil critique sur l'évolution en cours. Le bilan est mitigé. Les incitations étaient économiques et l'industrie pharmaceutique a su s'en saisir (Li *et al.*, 2007). Le volume de la recherche a effectivement augmenté, *mais pas toujours dans les domaines les plus utiles aux enfants*. Certaines voix se sont donc élevées pour demander la suppression de ces incitations ou, du moins, qu'elles soient assorties d'un contrôle sur l'intérêt clinique des recherches ainsi primées (Angel, 2004). En France, les experts indépendants de l'association qui publie la revue *Prescrire*[8] demandent que la réglementation européenne aille clairement dans le sens d'un tel contrôle (La Revue Prescrire, 2007).

7. Une idée proche avait été défendue dans les années 1990 par Robert Veatch aux États-Unis (voir Veatch 1987).
8. La revue *Prescrire* est publiée par une association de praticiens et de pharmacologues français depuis 1980. Elle jouit d'une grande réputation de rigueur scientifique et d'indépendance à l'égard des institutions de santé et de l'industrie (http://www.prescrire.org/).

Le nouveau Comité pédiatrique (PDCO) mis en place depuis juillet 2007 par l'Agence européenne du médicament (EMEA), chargé de l'évaluation des PIP, a commencé à œuvrer dans ce sens en publiant une liste des besoins et des priorités dans le domaine des médicaments non couverts par un brevet[9]. Le PDCO est également chargé de délivrer les dérogations aux études pédiatriques dans les cas où l'affection visée par la demande d'AMM ne concerne pas les enfants, ou quand le médicament ne présente pas de « bénéfices thérapeutiques importants » par rapport aux traitements existants (Règlement CE n° 1901/2006). C'est donc l'occasion de redire qu'une condition essentielle pour qu'une recherche soit conforme à l'éthique est qu'elle soit véritablement *utile* d'un point de vue *clinique* (Sutcliffe, 2003 ; Ross, 2006). Dans leur chapitre, Gilles Vassal et Birgit Geoerger rappellent que la recherche en oncologie pédiatrique ne doit pas devenir un champ d'expérimentation pour des traitements dont la finalité serait plus commerciale que thérapeutique. *A contrario,* Catherine Chiron et Gérard Pons donnent un exemple réussi de développement d'un nouveau médicament pour une pathologie orpheline, en partenariat public/privé, bien avant les mesures incitatives, dans lequel les chercheurs académiques ont joué un rôle moteur, et qui pourrait jouer le rôle d'un *modèle de recherche orientée selon les besoins des enfants.* Ces exemples ont une valeur générale. Augmenter le volume des recherches faites auprès des enfants ne garantit pas que leurs besoins de santé seront mieux satisfaits, ni que ces recherches sont réalisées dans les conditions éthiques et méthodologiques optimales.

Dans ce qui suit, je vais d'abord rappeler un certain nombre de spécificités de l'approche française, et plus particulièrement, les conditions dans lesquelles un cadre juridique de l'expérimentation humaine a été mis en place à partir de 1988. Dans le même temps, je donnerai des éléments de critique, au regard des exigences de l'éthique de la recherche auprès des enfants. Pour ce faire, je m'appuierai sur les réflexions des auteurs français du présent chapitre ainsi que sur des enquêtes récentes qui donnent une idée d'ensemble de la recherche pédiatrique telle qu'elle se pratique aujourd'hui en France.

9. Disponible sur Internet : http://www.emea.europa.eu/pdfs/human/paediatrics/22698308en.pdf (consulté le 01/09/2008).

1. Le cadre juridique français et son évolution : de la clandestinité à la légalisation

La toute première spécificité française est d'avoir choisi de *légiférer* sur l'expérimentation humaine, alors que d'autres pays comparables ont emprunté la voie simplement réglementaire. Cela fut fait en 1988 par la loi Huriet-Sérusclat qui dut cependant être profondément remaniée en 2004. On peut estimer que cette spécificité découle de notre tradition nationale de droit écrit. Mais au-delà de cette préférence française pour la normativité de la loi en matière de bioéthique (Amann, 2003), il y avait une autre raison de le faire : un principe fondamental du droit français des personnes rendait illicite toute expérimentation sur l'être humain, *non directement thérapeutique* pour la personne qui s'y prête. La loi pénale en effet réprime les atteintes au corps humain. C'est le principe de l'inviolabilité du corps (ou de la personne). La seule façon de déroger à ce principe – c'est-à-dire de porter légalement atteinte au corps d'autrui – étant d'obtenir son consentement. Mais en outre, en droit français, selon une jurisprudence ancienne et constamment réaffirmée, ce consentement n'était valide que dans les cas où il y avait une *nécessité thérapeutique* (Gromb, 1992) C'est d'ailleurs ce qui fondait la licéité des interventions invasives que les membres du corps médical sont autorisés à pratiquer dans l'intérêt thérapeutique de leurs patients. En revanche, les médecins eux-mêmes pouvaient être poursuivis (et certains l'avaient été en effet) pour des atteintes *non curatives* pratiquées à la demande ou avec le consentement de patients (la loi était appliquée notamment dans des cas de stérilisation de convenance). Cette interprétation paternaliste du principe d'inviolabilité exprime le droit que se reconnaît l'État d'interdire certaines atteintes au corps des personnes, quel que soit leur consentement et en dehors de toute allégation de dommages par ces personnes[10]. D'un point de vue pénal, ces atteintes constituent en elles-mêmes un trouble à l'ordre public.

En vertu de ces trois principes – inviolabilité du corps, consentement, nécessité thérapeutique – les recherches sur des malades qui peuvent être présentées comme constituant *en même temps des actes de soin*, sont licites. En revanche – avant la loi Huriet-Sérusclat – les recherches sur les « volontaires sains », où l'on ne peut exciper d'aucun bénéfice individuel thérapeutique direct, tombaient virtuellement sous le coup de l'incrimination pénale de

10. Pour une critique très vive de cet ordre public des corps, voir Baud 1993.

coups et blessures, violences ou administration de substances nuisibles à la santé. Il était notoire que de telles recherches étaient néanmoins réalisées en France, notamment auprès des étudiants en médecine ou en pharmacie. Mais elles l'étaient dans un état de quasi-clandestinité qui bien souvent n'offrait aucune garantie scientifique ou assurantielle, pour ne pas parler d'éthique. Or, on le sait, elles peuvent avoir un grand intérêt médical – et certaines d'entre elles sans présenter de dangers – telles les études destinées à établir des constantes physiologiques, par exemple. En outre – et ce fut le point décisif – internationalement, depuis les années 1960, les essais sur des volontaires sains étaient en train de devenir un passage obligé dans les études destinées à obtenir l'AMM des nouveaux médicaments. Les premiers à l'avoir imposé de façon réglementaire sont les États-Unis, en 1962, à la suite du drame de la thalidomide. En 1975, l'Europe suivit et une Directive[11], immédiatement relayée en France par un arrêté ministériel, demanda des tests d'innocuité sur des personnes non malades pour toute nouvelle AMM.

La Directive européenne de 1975, et l'arrêté ministériel de la même année, qui la transposait dans la réglementation interne, ouvrirent une crise au sein du droit français. Ils installaient une contradiction latente entre des normes réglementaires nouvelles et des normes juridiques anciennes ; à savoir entre la réglementation de l'AMM et une jurisprudence qui aboutissait à rendre condamnables certaines des pratiques rendues pourtant obligatoires par cette dernière. Il fallut plus de dix ans pour dénouer cette crise et, selon l'expression employée dans un avis du Comité national d'éthique, pour « faire sortir la recherche française de sa clandestinité » (CCNE, 1998). La loi Huriet-Sérusclat vint en 1988 trancher cette contradiction. Elle le fit en se présentant dès son titre comme une loi de *protection* des sujets de la recherche ; mais aussi dès son premier article comme une loi *d'autorisation* de la recherche médicale, y compris sans finalité thérapeutique directe. Cette notion d'autorisation est importante et doit être soulignée parce qu'elle fait ressortir la spécificité de l'approche française. La loi Huriet ne supprime pas le principe de l'inviolabilité du corps. Elle *autorise* à y déroger dans des conditions qu'elle définit strictement : information, consentement écrit, consultation d'un comité de protection des personnes (CPP), assurance

11. Directive 75/318/CEE du Conseil, du 20 mai 1975 relative au rapprochement des législations des États membres concernant les normes et protocoles analytiques, toxico-pharmacologiques et cliniques en matière d'essais de spécialités pharmaceutiques (Parlement européen 1975).

spéciale, balance bénéfices/risques positive pour le sujet ; et dans certains cas comme on va le préciser, absence de risque sérieux prévisible pour la personne, centres spécifiquement agréés, déclaration sur un fichier national, consentement des tuteurs légaux (les parents dans le cas des enfants). Le vote en 1994 par le Parlement des lois dites « de bioéthique[12] » donna d'ailleurs l'occasion au législateur de réaffirmer le principe de nécessité thérapeutique, et même de le faire passer du statut de règle de jurisprudence à celui d'article du Code civil : « Art. 16-3. – Il ne peut être porté atteinte à l'intégrité du corps humain qu'en cas de nécessité thérapeutique pour la personne [13]. » Or, il est remarquable que ce même article dût par la suite être modifié quand les juristes s'avisèrent qu'il était contradictoire avec les termes de la loi de 1988 qui, on vient de le voir, autorisait expressément les recherches sans finalité thérapeutique pour la personne. Pour cette modification il fallut s'y reprendre à deux fois. En 1999, l'adjectif « médicale » remplaça « thérapeutique », donnant la rédaction suivante : « Il ne peut être porté atteinte à l'intégrité du corps humain qu'en cas de nécessité *médicale* pour la personne[14]. » Bien que cette formulation soit plus large que la précédente, son orientation vers la personne individuelle empêchait pourtant qu'elle serve à justifier ou autoriser des atteintes au corps sans finalité médicale pour elle. Il fallut attendre 2004 et la modification de la loi Huriet pour que l'article du Code civil soit rédigé ainsi : « Il ne peut être porté atteinte à l'intégrité du corps humain qu'en cas de nécessité médicale pour la personne *ou à titre exceptionnel dans l'intérêt thérapeutique d'autrui*[15]. » Ouvrant clairement la voie à des recherches dont les bénéficiaires ne seraient pas les sujets qui y étaient soumis, mais de futurs patients.

Ces modifications successives du droit français donnèrent lieu à des critiques publiques dont certaines concernaient spécialement la recherche

---

12. Originairement, on nomma ainsi un ensemble de trois lois. La première est relative au traitement des données nominatives ayant pour fin la recherche dans le domaine de la santé (loi n°s 94-548 du 1er juillet 1994, *JORF* du 2 juillet 1994) ; la seconde au respect du corps humain (loi n° 94-653 du 29 juillet 1994, *JORF* du 30 juillet 1994) ; la troisième au don et à l'utilisation des éléments et produits du corps humain, à l'assistance médicale à la procréation et au diagnostic prénatal (loi n° 94-654 du 29 juillet 1994, *JORF* du 30 juillet 1994). Significativement, à l'origine, elles sont indépendantes de la loi Huriet-Sérusclat, même si toutes sont aujourd'hui intégrées au nouveau Code de la santé publique.
13. Loi n° 94-653 du 29 juillet 1994 relative au respect du corps humain. Chapitre II (*JORF* n° 175 du 30 juillet 1994, p. 11056).
14. Loi n° 99-641 du 27 juillet 1999, art. 70 (*JORF* n° 172 du 28 juillet 1999). Je souligne.
15. Loi n° 2004-800 du 6 août 2004, art. 9 A (*JORF* n° 182 du 7 août 2004). Je souligne.

pédiatrique. Ces critiques vinrent d'abord des juristes. Ils critiquèrent l'origine européenne de ces nouvelles normes, y voyant un recul d'une spécificité importante du droit français devant les intérêts de l'industrie relayés par les autorités de la Communauté :

> la demande des industriels a rejoint celle des chercheurs pour légaliser l'expérimentation sur l'homme sain et sur le malade, qu'il en retire ou non un bénéfice thérapeutique direct, et il n'est pas surprenant non plus qu'ils aient fondé, notamment, leur demande sur un directive communautaire (20 mai 1975) qui exigeait que, parmi les essais précédant l'AMM, des essais à caractère non thérapeutique devaient impérativement être réalisés (disposition reprise dans un arrêté du 16 décembre 1975). À ceux qui s'étonneraient que la réalisation du marché commun commande de s'intéresser aux… expérimentations sur l'homme, on rappellera qu'un médicament est une marchandise (Edelman, 1991).

D'autres, y virent l'intrusion inquiétante des normes scientifiques dans l'ordre juridique : « L'entrée dans le droit de représentations scientifiques investies par l'opinion de la puissance de la vérité n'est pas d'aujourd'hui ; (…) Mais aujourd'hui, entre les modèles scientifiques et les modèles juridiques les rapports sont plus étroits et les oppositions plus fréquentes et plus graves » (Labrusse-Riou, 1991b). Et surtout, parce que la loi de 1988 autorisait la recherche sans finalité thérapeutique sur les mineurs (sous réserve du consentement des tuteurs légaux), on y vit le danger d'une logique sacrificielle : « Est-il licite (ou illicite) d'expérimenter sur des incapables mineurs ou majeurs sans reconstituer des formes modernes de sacrifice humain ? » (Labrusse-Riou 1991a)[16]. De leur côté, des médecins chercheurs jugèrent que la loi, utile pour légaliser la situation des volontaires sains, introduisait des contraintes injustifiées pour les recherches accompagnées de soins qui auraient pu continuer à relever de la déontologie médicale traditionnelle et des recommandations de la Déclaration d'Helsinki de l'Association médicale mondiale (Flamant, 1994) Des oncologues pédiatres s'élevèrent aussi contre l'obligation du recueil du consentement écrit parental avant l'inclusion des enfants dans un protocole de recherche, qui allait obliger les médecins à révéler aux parents en même temps, c'est-à-dire brutalement, le diagnostic d'une maladie mortelle, les risques liés au traitement et son caractère expérimental :

16. Madame Labrusse-Riou était alors professeur de droit à la Sorbonne ; elle a été membre du CCNE de 1983 à 1990.

> Si au bout de cet entretien du premier jour, il fallait tendre une feuille aux gens en leur disant : « Vous signez que vous êtes d'accord, et ensuite on traitera », ce n'est pas un « accord à la participation à une recherche biomédicale » que ces parents auraient le sentiment de signer, c'est l'ordonnance du traitement de leur enfant, d'un traitement comportant des risques mortels pour cet enfant atteint d'une maladie mortelle. Et cela serait une agression sauvage que l'on ferait ainsi subir à ces parents (Ordre des médecins, 1992).

Ces arguments n'emportèrent pas la conviction. On jugea impossible de continuer à faire peser sur les chercheurs la menace de poursuites pénales pour des actes reconnus ailleurs qu'en France comme licites et nécessaires à l'évaluation des nouveaux traitements. On jugea également contraire à la protection des sujets la quasi-clandestinité régnante (Conseil d'État, 1988). Malgré le souhait de certains chercheurs le choix du législateur fut de ne pas disjoindre le cas des volontaires sains et de doter la France d'une loi générale de protection des sujets de la recherche. Ainsi, entre 1988 et 1991, c'est-à-dire le temps que paraissent les décrets d'application et que se mettent en place les comités de protection des personnes prévus par la nouvelle législation, la recherche médicale passa dans notre pays de la clandestinité à la légalité. Il ne s'agissait pourtant que d'un premier pas.

2. Du modèle du bénéfice individuel direct au modèle du niveau de risque

La deuxième spécificité française fut en effet d'avoir adopté deux modèles successifs de régulation. Selon le premier modèle, qui anime la version de 1988 de la loi, la recherche qui accompagne un soin est considérée *a priori* comme licite parce qu'elle est conforme au principe de nécessité thérapeutique. Dans l'esprit de la loi, ce genre de recherche ne fait que prolonger la mission curative traditionnelle de la médecine et elle lui emprunte sa légitimité. En revanche, toute autre forme de recherche est dérogatoire et sera accompagnée de précautions supplémentaires, même si elle ne comporte que peu de risques. On va voir maintenant comment la France fut amenée à renoncer à ce premier modèle pour adopter à partir de 2004 une régulation basée sur le niveau des risques encourus par les sujets.

En modifiant son droit interne pour légaliser la recherche médicale sur son sol, la France s'était engagée à son tour dans un débat dont les termes et la vivacité rappelaient ceux du débat américain des années 1970. En 1962, le Congrès des États-Unis réagissant à l'affaire de la thalidomide, avait chargé la *Food and Drug Administration* (FDA) de rendre obligatoire la méthodologie moderne des essais contrôlés randomisés (*i.e.* avec comparaison et tirage au sort) pour toute demande d'AMM. La décennie qui suivit fut marquée par les révélations successives d'abus et de scandales touchant la recherche sur l'homme. En 1966, l'article d'un médecin réanimateur de Harvard, Henry K. Beecher, intitulé « Éthique et recherche clinique » (Beecher, 1966), ouvrait une crise majeure en montrant qu'un grand nombre de recherches, régulièrement publiées dans la presse scientifique, n'étaient pas conformes aux recommandations de l'Association médicale mondiale concernant le consentement ou l'obligation de faire passer l'intérêt des sujets avant celui de la recherche ou de la société (Helsinki, 1964). L'un des cas relevés par Beecher, la recherche menée sur les pensionnaires d'une institution pour enfants retardés mentalement, la *Willowbrook State School*, allait très vite devenir un des plus grands scandales de la recherche pédiatrique aux États-Unis. À la faveur d'une étude visant à déterminer la période d'infectivité de l'hépatite, des médecins infectèrent volontairement des enfants sains (Rothman, 2005). En 1970, paraissait *The Patient as Person,* dans lequel le théologien Paul Ramsey assénait sa « proverbiale gifle[17] » à la communauté des chercheurs en affirmant à propos de cet exemple : « Expérimenter sur des enfants dans un but qui est sans relation avec eux en tant que patients est une forme sanitaire de barbarie » (Ramsey, 1970). Le Congrès réagit cette fois en créant la *Commission nationale pour la protection des sujets humains de la recherche biomédicale et comportementale*, et en la chargeant de lui faire des propositions pour une réglementation fédérale destinée à protéger les sujets de la recherche. Faut-il, pour protéger les sujets humains de la recherche, distinguer entre recherche à finalité thérapeutique et non thérapeutique pour la personne ? Est-il licite d'expérimenter sur les mineurs (et les sujets incapables de consentir en général), même en l'absence de bénéfice immédiat pour eux ? Ces questions, qui étaient au centre des débats français autour de la loi Huriet, avaient donc été débattues entre 1974 et 1978 par la Commission, dont les recommandations avaient effectivement inspiré la réglementation américaine (Ross, 2006).

17. L'expression est due à Karen Lebacqz, un des membres de la Commission américaine (*National Commission* 1977 *Appendix*).

La Commission américaine, après quatre ans de discussions approfondies, avait fini par répondre non à la première question et oui à la seconde. La loi française, dans un premier temps (c'est-à-dire en 1988), répondit à ces deux questions de façon positive. *Liant ainsi la protection des mineurs dans la recherche non pas d'abord à la mesure des risques encourus, mais à la nature de cette recherche.* Elle autorisa certes la recherche sans finalité thérapeutique. Mais à cause sans doute du poids du principe de « nécessité thérapeutique » dans son dispositif de protection de la personne, elle introduisit une distinction tranchée entre deux types de recherches : *avec bénéfice individuel direct* (c'est-à-dire constituant également un soin pour la personne) ; *sans bénéfice individuel direct* (ne constituant pas un soin). Assortissant les recherches sans bénéfice individuel de restrictions supplémentaires : absence de risques sérieux prévisibles pour les sujets ; obligation d'effectuer ces recherches dans des centres spécialement agréés par l'administration ; enregistrement sur un fichier national ; interdiction de se prêter à plusieurs recherches simultanément ; plafonnement strict de l'indemnisation[18] des sujets ; assurance spéciale du promoteur (responsabilité sans faute). Elle autorisa également ce type de recherches sur les mineurs aux trois conditions spéciales suivantes (outre les conditions générales déjà énumérées) :

> ne présenter aucun risque sérieux prévisible pour leur santé ; être utiles à des personnes présentant les mêmes caractéristiques d'âge, de maladie ou de handicap ; ne pouvoir être réalisées autrement ». À quoi il faut ajouter l'interdiction dans ce cas de toute indemnité et surtout, la condition du consentement des parents ou tuteurs légaux *et* celui du mineur en âge et apte à l'exprimer, selon les dispositions suivantes : « le consentement doit être donné (...) par les titulaires de l'exercice de l'autorité parentale pour les mineurs non émancipés. Pour les mineurs ou les majeurs protégés par la loi, le consentement est donné par le représentant légal pour les recherches avec bénéfice individuel direct ne présentant aucun risque prévisible sérieux et, dans les autres cas, par le représentant légal autorisé par le conseil de famille ou le juge des tutelles ; le consentement du mineur ou du majeur protégé par la loi doit également être recherché lorsqu'il est apte à exprimer sa volonté. Il ne peut être passé outre à son refus ou à la révocation de son consentement (Art. L 209-10).

18. En France, il n'y a pas de rémunération des sujets de la recherche. Elle est même explicitement interdite par un article du Code civil introduit par la loi dite « de bioéthique » n° 94-654 du 29 juillet 1994. Seule l'indemnisation des frais occasionnés peut être pratiquée, et elle est plafonnée. En cas de recherche sur un mineur, toute indemnité est interdite.

On va bientôt revenir sur cette question du consentement dans les recherches auprès des mineurs.

L'architecture générale de la loi – et aux yeux de ses rédacteurs une grande partie de son rôle protecteur – reposait donc sur la distinction entre deux types de recherches. On le voit au fait que la loi prévoyait un niveau de protection général pour les recherches accompagnant un soin (avec bénéfice individuel) et augmentait significativement ce niveau dès qu'une recherche pouvait être qualifiée de « sans bénéfice individuel ». En elle-même, cette distinction n'est pas d'origine française, puisqu'elle était présente dans les diverses versions de la Déclaration d'Helsinki de l'Association médicale mondiale, avant son abandon à partir de la révision de 2000. Elle était également présente dans les premières recommandations de la Commission nationale américaine. Mais elle fut écartée au cours de ses travaux, parce qu'ils convainquirent ses membres que *lorsque le but est de protéger les sujets, ce n'est pas cette distinction qui doit être prioritaire, mais bien plutôt le niveau des risques encourus* (Levine, 1982). Le raisonnement peut être reconstruit comme suit. En dehors du consentement (qui protège surtout les droits des sujets) le critère à prendre en compte de façon prioritaire, dans l'optique de la protection de leur santé et de leur bien-être, n'est pas la finalité de la recherche, mais *le niveau de risque* auquel sont exposés ces sujets (et bien sûr la qualité scientifique de son évaluation, ainsi que la compétence et l'indépendance des comités chargés de cette tâche). Il est clair en effet que des sujets expérimentaux doivent être protégés des risques indus, déraisonnables ou injustifiés qu'on pourrait leur faire courir, *que ce soit au nom du soin ou au nom de la recherche pure.*

De fait, en s'organisant autour de cette distinction contestée, la loi Huriet produisit des paradoxes, s'averra difficile à appliquer par les comités de protection des personnes et encouragea la *therapeutic misconception* chez les sujets (Appelbaum, 1987). D'une part, la loi prévoyait une évaluation des risques considérés comme acceptables, différente selon la nature de la recherche. Dans le cas général (en fait la recherche combinée aux soins) la règle était la suivante : « Art. L. 209-2. Aucune recherche biomédicale ne peut être effectuée sur l'être humain (…) si le risque prévisible encouru par les personnes qui se prêtent à la recherche est hors de proportion avec le bénéfice escompté pour ces personnes ou l'intérêt de cette recherche ». Le niveau de risque devait donc être *proportionné* aux bénéfices espérés. Ce qui est un principe dérivé de l'éthique traditionnelle du soin. En revanche, dans les recherches sans bénéfice individuel direct, le niveau de risque était fixé de façon *absolue*: «Art. L. 209-14. Les recherches biomédicales sans bénéfice individuel direct ne doivent comporter aucun risque prévisible sérieux pour la santé des personnes qui s'y prêtent». La raison d'être de cette dissymétrie étant que, dans ce dernier cas, les bénéfices attendus sont uniquement pour la société (les futurs patients), alors que les risques sont pour le sujet. Mais une fois ces niveaux fixés, la loi entourait d'un luxe de précautions (centres régionaux agréés, fichier national, assurances spéciales, etc.) des recherches dont les risques étaient par définition minimes. Or, on s'attendrait plutôt à ce que le niveau de protection s'élève avec le niveau de risque. Cette façon d'envisager les risques et la protection des sujets montra rapidement des effets paradoxaux. Cela aboutissait par exemple à rendre difficiles, voire irréalisables, des recherches utiles et comportant peu de risques. Ainsi, un rapport sur la loi au Premier ministre relevait-il que:

> La recherche sans bénéfice individuel direct, par exemple celle qui ne nécessite qu'une simple prise de sang (constitution de bases d'ADN en génétique), voire l'utilisation de «fonds de tubes», se trouve fortement dissuadée par la lourdeur de la procédure réglementaire en vigueur aujourd'hui, ou rendue impossible par l'obligation d'être réalisée dans des lieux agréés. En pédiatrie, par exemple, des mesures non invasives telles que la température des enfants pendant leur sommeil, à leur domicile, ou la prise de la pression artérielle de nouveau-nés dans les crèches ne peuvent être réalisés (Lemaire, 2002).

Ensuite, dans l'application, les comités de protection chargés de vérifier la conformité des protocoles avec la loi, s'aperçurent bien vite et avec perplexité que l'essai d'un médicament nouveau (recherche qu'ils devaient considérer comme comportant un bénéfice direct) pouvait bénéficier au patient, mais *dans certains cas seulement* et à une double condition: que le médicament testé s'avère plus efficace que le placebo ou le médicament de référence auquel on compare le produit à l'étude (ce qu'on ne peut bien évidemment pas savoir à l'avance); et que le tirage au sort ait affecté le patient dans le groupe qui reçoit ce produit. La confusion était à son comble dans les protocoles en double insu contre placebo, cas où l'investigateur devait proposer au patient de participer à une recherche avec bénéfice individuel direct en lui expliquant que nul ne devait savoir s'il recevrait le médicament à l'essai ou un produit inerte! Il est important de noter que, d'un point de vue éthique, une telle confusion pouvait jeter un doute sur le caractère réellement éclairé du consentement des sujets.

C'est largement pour changer cette architecture générale devenue très contestée, qu'un remaniement de la loi fut mis en chantier au début des années 2000. L'occasion en fut fournie une nouvelle fois par la nécessité d'harmoniser le droit interne avec le droit européen et de transposer la Directive 2001/20/CE concernant « le rapprochement des dispositions législatives, réglementaires et administratives des États membres relatives à l'application des bonnes pratiques cliniques dans la conduite d'essais cliniques de médicaments à usage humain ». Ce texte, à l'élaboration duquel avaient d'ailleurs participé des experts français, et qui est désormais au centre de toute la réglementation européenne des essais de médicaments, ne hiérarchise pas les recherches selon leur finalité, mais selon l'évaluation du niveau des risques encourus, et entoure en outre les populations vulnérables (dont les mineurs) de protections supplémentaires. La loi française fut donc modifiée dans ce sens en 2004, après consultation du Comité national d'éthique (CCNE, 2003), qui s'y montra favorable. Cette modification révéla des divisions chez les médecins, puisque le concepteur de la loi, Claude Huriet, lui-même professeur de médecine, ne cacha pas son opposition (Huriet, 2005) ; alors que François Lemaire, chef d'un service de réanimation et chargé du rapport sur la transposition au Premier ministre la soutint (Lemaire, 2002). Au terme de cette modification, une grande partie du dispositif de protection différencié disparaît. Ainsi, le régime de responsabilité en cas de préjudice est-il homogénéisé au profit de la « responsabilité présumée » du promoteur. Autre unification, le nouveau texte ne prévoit l'autorisation des lieux de recherche pour les essais que dans les cas où ils sont effectués ailleurs que dans des lieux de soins[19], ou lorsque la recherche fait appel à des actes non usuellement pratiqués dans le lieu de soins concerné. La possibilité d'indemnisation est étendue aux personnes malades, à condition qu'elles ne soient pas hospitalisées pour d'autres raisons que la recherche, ouvrant ainsi la possibilité de remboursement des frais des patients atteints de maladies chroniques, suivis en ambulatoires et qui donnent de leur temps à la recherche médicale. L'inscription sur un registre national n'est plus réservée aux seuls volontaires sains, mais peut concerner aussi les malades si le comité de protection des personnes juge que le niveau de risque le justifie.

S'agissant des mineurs la loi était reformulée de la façon suivante :

19. Il existe désormais en France des centres privés qui enrôlent des volontaires sains. Mais contrairement aux États-Unis, ils sont seulement autorisés à leur verser une indemnité plafonnée par le ministre de la santé.

Art. 1121-7. Les mineurs ne peuvent être sollicités pour se prêter à des recherches biomédicales que si des recherches d'une efficacité comparable ne peuvent être effectuées sur des personnes majeures et dans les conditions suivantes: – soit l'importance du bénéfice escompté pour ces personnes est de nature à justifier le risque prévisible encouru; – soit ces recherches se justifient au regard du bénéfice escompté pour d'autres mineurs. Dans ce cas, les risques prévisibles et les contraintes que comporte la recherche doivent présenter un caractère minimal.

Comme on le voit, le premier cas est celui de la recherche associée à un soin: la balance bénéfices/risques doit être *positive pour le sujet*. Le deuxième cas est celui d'une recherche où les bénéfices escomptés sont pour d'autres enfants et dans ce cas un niveau absolu est posé: les risques et les contraintes supportés par le sujet sont définis comme *minimaux*. Comme l'exemple des mineurs le montre bien, il n'est pas exact de dire, comme on le fait parfois, que le modèle de la loi (et celui de la directive européenne) est le principe de la balance bénéfices/risques. En effet, pris à la lettre, un tel principe signifierait: à bénéfice nul, risque nul; ce qui reviendrait à interdire les recherches menées sur des enfants au profit de futurs enfants malades. De telles recherches sont bien permises par la loi de 2004, comme elles l'étaient par la loi de 1988. Mais le seuil des risques tolérés est fixé de façon absolue: il doit être « minimal[20] ». Au total, ce seuil reste très semblable à celui qui était fixé dans la version de 1988 de la loi: « ne présenter aucun risque sérieux prévisible pour leur santé ». On notera que la loi française (comme la Directive européenne, d'ailleurs) est plus restrictive que la réglementation américaine, puisqu'elle ne prévoit pas de possibilité de dépasser ce seuil[21].

20. Cette notion n'est pas autrement précisée dans la loi française. Le guide pédiatrique de la Conférence nationale des comités de protection des personnes (CNCP) se réfère à la réglementation européenne (voir dans ce chapitre les éclaircissements de Chantal Aubert-Fourmy et Jean-Louis Bernard). Pour une discussion très complète de cette norme du « risque minimal », voir Kopelman 2004.

21. Sur ce point, voir Ross, 2006 chapitres 14 et 15. La réglementation américaine interdit en principe de dépasser le risque minimal dans des recherches qui ne comportent pas de bénéfices escomptés pour l'enfant. Mais elle prévoit aussi la possibilité de dépasser ce seuil (des risques légèrement supérieurs aux risques minimes) – y compris pour des enfants malades – à condition d'avoir obtenu l'accord d'une commission nationale spéciale, qui se prononce sur les aspects éthiques et scientifiques du protocole.

3. La question du consentement : du modèle de l'autonomie au modèle de la protection

La troisième spécificité française concerne la difficile question du consentement dans les recherches menées auprès des mineurs. Sur ce point, la loi française, dès 1988 se rangea comme l'avaient fait les autres pays comparables à la solution de l'autorisation des parents (ou tuteurs légaux). Mais elle marqua une originalité qu'elle a gardée et qui s'exprima dans la version de 1988 de la loi dans les termes suivants : « Art. L. 209-10. (...) le consentement du mineur ou du majeur protégé par la loi doit également être recherché lorsqu'il est apte à exprimer sa volonté. *Il ne peut être passé outre à son refus ou à la révocation de son consentement* » (je souligne). Chantal Aubert-Fourmy et Jean-Louis Bernard font remarquer que la France est probablement le seul pays à donner une valeur légale au refus de l'enfant et à faire primer ce refus sur la volonté des parents. Si la loi n'a pas varié sur ce principe, en revanche elle a varié dans son vocabulaire : en 2004 elle a rejoint les réglementations américaines et européennes en distinguant – ce qu'elle ne faisait pas en 1988 – le *consentement*, qui est un acte qui suppose précisément la capacité juridique qui fait défaut aux mineurs, et *l'acceptation* de l'enfant qui est loin d'avoir la même portée. La formulation actuelle est la suivante :

> Art. L. 1122-2 (...) Ils sont consultés dans la mesure où leur état le permet. Leur *adhésion personnelle* en vue de leur participation à la recherche biomédicale est recherchée. En toute hypothèse, il ne peut être passé outre à leur refus ou à la révocation de leur *acceptation* (je souligne).

Dans le contexte de la recherche pédiatrique, la question du consentement est difficile à la fois sur le plan éthique et sur le plan juridique. Sur le plan juridique, parce que dans la plupart des pays occidentaux, il existe un statut de protection des mineurs qui les considère comme incapables juridiquement de consentir (Carbonnier, 1977), ou qui du moins limite fortement cette capacité et la confie à leurs représentants légaux (dans le cas général les parents). En outre, il est généralement reconnu que ce pouvoir de tutelle ne peut s'exercer que dans l'intérêt de l'enfant et ne comporte pas la possibilité de lui faire courir des risques qui ne sont pas justifiés par ses besoins éducatifs, moraux ou sanitaires. Sur le plan éthique, on considère que le « consentement volontaire » (Code de Nuremberg) ou « consentement éclairé » (Déclaration d'Helsinki) est la condition de la moralité de la recherche. Il est alors problématique d'y enrôler des sujets qui ne peuvent consentir. C'est sur cet arrière-plan que se sont déroulés dans la plupart des pays occidentaux les débats autour de la participation des mineurs à la recherche médicale. La « différence pédiatrique » et la nécessité de ne pas laisser les enfants à l'écart des progrès de la médecine se heurtaient directement au statut éthique et juridique des enfants dans ces sociétés. Aux États-Unis, Paul Ramsey avait exprimé par ses écrits d'abord, puis au cours des auditions de la Commission nationale, l'opposition la plus absolue. Se fondant notamment sur le Code de Nuremberg et sur le principe kantien d'autonomie, il affirma que toute recherche auprès des enfants qui n'était pas en même temps un soin était immorale, même si elle ne comportait aucun risque. Selon ses termes, participer à l'aventure de la recherche peut être un choix d'adulte, mais un tel choix ne doit jamais être présumé chez les enfants puisqu'ils ne peuvent pas l'exprimer, c'est-à-dire consentir ou refuser (Ramsey, 1976). Il ne fut pas suivi par la Commission, qui se rangea aux arguments opposés du théologien Richard McCormick et du philosophe Tristan Engelhardt selon qui, partir du consentement (impossible) de l'enfant est une erreur qui consiste à partir du modèle de la recherche auprès des adultes. En réalité, s'il n'est pas autonome, l'enfant est un être social et à ce titre il est amené à partager les buts sociaux et moraux de sa communauté ; en conséquence, le choix social (et moral) de participer à une recherche, même sans bénéfice thérapeutique pour lui-même, peut valablement être délégué aux parents, *pourvu que les risques soient minimes* (McCormick, 1976 ; Engelhardt, 1979). Cela conduisit la Commission à résoudre le problème du consentement en prônant le modèle de l'autorisation des tuteurs légaux et de l'évaluation du niveau de risque (National Commission, 1977).

Pour ce qui est de la France, dans la version initiale de la loi, la solution retenue était confuse, au moins dans son expression. Dans cette version, le mot consentement avait trois sens très différents, dont un au moins était un vrai contresens juridique. Dans l'extrait de l'article. L. 209-10 de la loi de 1988 que j'ai cité plus haut, l'expression « consentement du mineur » est tout à fait contradictoire avec l'état d'incapacité juridique des enfants, – incapacité qui précisément fonde la nécessité de demander l'autorisation des tuteurs légaux. En réalité, dans la loi française, le mot consentement confondait à l'époque : 1) l'acte juridique de consentir pour soi-même (cas de l'adulte consentant à se prêter à une recherche) ; 2) l'acte de « consentir pour autrui » (cas des parents autorisant une recherche sur leur propre enfant) ; et 3) l'acte d'exprimer son accord ou son désaccord pour un mineur hors d'état de consentir légalement. S'agissant d'un concept aussi notoirement problématique que celui de consentement à la recherche biomédicale, c'était beaucoup de confusions. Au contraire, dans ses recommandations concernant les enfants, la Commission américaine avait distingué conceptuellement le consentement pour soi-même (*consent*), l'autorisation que donnent des parents (*permission*) et l'assentiment du mineur (*assent*) ; et cette distinction se retrouve dans les textes fédéraux (National Commission, 1977 ; Levine, 1982). En 1998, le CCNE dans un Avis consacré au consentement éclairé et à l'information des personnes qui se prêtent à des actes de soin ou de recherche, relevait cette incohérence et attirait l'attention sur la distinction entre « consentir » et « autoriser » (CCNE, 1998). Sur ce point, la nouvelle version de la loi française est maintenant clarifiée, puisqu'elle distingue le « consentement » proprement dit, « l'adhésion personnelle » ou « l'acceptation » du mineur, et « l'autorisation des titulaires de l'autorité parentale » (cf. Art. L.1122-2, cité par Aubert-Fourmy et Bernard). On reconnaît la triade *consent, assent* et *permission.* Il ne s'agit pas d'une simple question de vocabulaire. La confusion de notions différentes sous un même vocable empêche souvent de poser des problèmes qui devraient l'être. En remplaçant les notions trompeuses de « consentement des tuteurs », ou de « consentement du mineur » par les notions d'« autorisation » et d'« acceptation », la loi française permet de voir que le concept éthique sous-jacent de la recherche pédiatrique n'est pas celui de l'*autonomie*, mais bien celui de la *protection*. En choisissant néanmoins de faire droit au refus de l'enfant, elle adoptait une approche nuancée qui fait place à l'autonomie naissante du grand enfant. Non pas que le refus soit le signe de l'autonomie, mais parce que la loi, en posant le principe du recueil de l'acceptation, institutionnalise ainsi le dialogue avec le mineur. Une enquête de l'IGAS sur la prise en charge des enfants dans les services d'oncopédiatrie en région parisienne montra d'ailleurs que le législateur était en avance sur les habitudes et les pratiques des équipes de médecins chercheurs. Du fait qu'aucune signature du mineur n'était exigible aux termes de la loi, l'enquête releva que, dans les dossiers soumis aux CPP, on ne trouvait nulle trace de la procédure d'information et de recueil de l'acceptation des mineurs (IGAS, 2002). On verra dans la contribution de Chantal Aubert-Fourmy et Jean-Louis Bernard que les dispositions actuelles prévoient que les investigateurs doivent être en mesure d'attester que le mineur a été informé et son acceptation recherchée, ou bien que cette démarche était impossible en raison de son âge ou de son état clinique.

Conclusion : Protection de l'enfance et protection de l'enfant

Née en 1988 avec la loi Huriet-Sérusclat, la régulation moderne de la recherche en France a eu vingt ans en 2008. En 2003, l'IGAS publiait un rapport sur les essais cliniques auprès des enfants en France qui peut servir d'état des lieux, au moment où cette régulation semble aborder un nouveau tournant. De ce bilan nuancé, il ressort que les essais cliniques de médicaments chez les enfants sont en légère progression sur dix ans (augmentation de 7 %), dans un contexte où ils ont régressé de 25 % chez l'adulte. À titre d'exemple, en 2002, sur un total de 2 081 essais, 222 ont été menés chez les mineurs : 126 essais de produits ou dispositifs médicaux et 96 essais cognitifs. La même année, la proportion respective des promoteurs industriels et institutionnels s'établit de la façon suivante : 84 essais cognitifs sont d'origine institutionnelle, pour 12 essais d'origine industrielle. La proportion s'inverse pour les médicaments et les cosmétiques : 89 essais sont développés par l'industrie, et 28 essais par la recherche publique. Ces chiffres cachent des disparités importantes, puisque dans certaines pathologies, tels le cancer et l'hématologie, la recherche publique est nettement majoritaire. Toutefois, la part totale de la recherche pédiatrique dans la recherche publique reste faible puisqu'elle est de 8,6 %. J'ai rappelé plus haut que les essais pédiatriques représentent 11 % du total des essais menés en France (pour 22 % de la population ayant moins de 18 ans) ; ce chiffre est à rapprocher de ceux de pays européens comparables : 4 % en Allemagne, en Italie et en Suède. Le rapport nous apprend en outre que :

> les pertes en ligne des ECE [essais cliniques sur les enfants] sont considérables. Environ un tiers de essais ne sont pas lancés, ne sont pas terminés ou sont effectués dans des délais qui dépassent largement ceux annoncés (jusqu'à 8 à 10 ans). Dans un autre tiers des cas, et bien que l'essai ait été terminé, les résultats ne sont pas exploités ou ne donnent pas lieu à publication, notamment quand le résultat est négatif (IGAS 2003).

Autrement dit, sur les 126 essais de produits ou dispositifs médicaux lancés en 2002, les deux tiers, d'une façon ou d'une autre, n'aboutiront pas. Pourtant, entre 20 000 et 80 000 enfants auront participé à ces essais.

Les exemples de réussite existent pourtant. Le rapport cite les résultats extrêmement encourageants de l'oncopédiatrie où le taux de guérison est passé de 25 % à 30 % dans les années 1970, à 75 % en l'an 2000. On estime que 95 % des enfants et des adolescents atteints de leucémie sont inclus dans des études au sens large (interventionnelles ou non). Selon le rapport, ces résultats ont été obtenus en grande partie grâce à des essais multicentriques qui ont permis de mieux utiliser les molécules existantes. Les oncopédiatres, dit le rapport, qui se montraient dans les années 1990 farouchement hostiles à l'application de la loi Huriet, sont devenus ses plus zélés défenseurs, et l'oncopédiatrie un modèle à suivre. Les moyens importants de la cancérologie, où la recherche publique est majoritaire, ont donc été mis au service de stratégies rationnelles et efficaces. Autre exemple, mais cette fois dans une maladie rare et orpheline, on lira dans la partie de Catherine Chiron et Gérard Pons, l'exemple du stiripentol dans l'indication du syndrome de Dravet qui pourrait être un modèle de recherche translationnelle, puisque 50 % des maladies rares frappent les enfants.

En France, disais-je en introduction, l'approche éthico-juridique de la recherche auprès des enfants s'est voulue protectrice. Elle n'autorise par exemple aucun dépassement du seuil du risque minimal pour le sujet quand les bénéfices escomptés sont pour de futurs enfants, et ce contrairement aux États-Unis qui ont inclus dans leur réglementation une clause d'exception pour ne pas interdire *a priori* des recherche d'un grand intérêt pour la santé des enfants. Mais d'autres pays comparables, comme l'Allemagne, ont une réglementation bien plus restrictive que la nôtre. Visiblement, la régulation française est à la recherche d'un point d'équilibre entre la protection de la santé des enfants en tant que population et classe d'âge et de celle de l'enfant individuel qui participe aux essais, ainsi que de ses droits. Des choix qui avaient été faits en 1988, certains se sont révélés robustes, d'autres ont dû être révisés. L'architecture initiale de la loi s'est montrée inadaptée au but poursuivi ; mais le choix d'associer l'autorisation parentale et le respect du refus du mineur s'est montré original et n'a guère été contesté jusqu'à présent. Surtout, la décision initiale de réguler par la loi, si elle s'est montrée lourde à mettre en œuvre, a conduit à débattre dans l'espace public les nouvelles questions qui se posaient à la société. De ce point de vue, l'approche française s'est révélée à la hauteur des défis de la nouvelle médecine expérimentale.

Bibliographie

Lois, réglementations, rapports, avis et recommandations

France

Lois

Assistance Publique-Hôpitaux de Paris (1995). Guide pratique: loi du 20 décembre 1988 modifiée sur la protection des personnes qui se prêtent aux recherches biomédicales. Paris: Doin/AP-HP.

Loi n° 88-1138 du 20 décembre 1988 (*J.O.* du 22 décembre 1988) relative à la protection des personnes se prêtant à des recherches biomédicales — dite «loi Huriet» ou «Huriet-Sérusclat», du nom de ses rapporteurs —, modifiée par la loi n° 90-86 du 23 janvier 1990 (*J.O.* du 25 janvier 1990), la loi n° 90-549 du 2 juillet 1990 (*J.O.* du 5 juillet 1990), la loi n° 91-73 du 18 janvier 1991 (*J.O.* du 20 janvier 1991), la loi n° 92-1336 du 16 décembre 1992 (*J.O.* du 23 décembre 1992), la loi n° 93-5 du 4 janvier 1993 (*J.O.* du 5 janvier 1993), la loi n° 94-89 du 1er février 1994 (*J.O.* du 2 février 1994), la loi n° 94-630 du 25 juillet 1994 (*J.O.* du 26 juillet 1994), la loi n° 96-452 du 28 mai 1996 (*J.O.* du 29 mai 1996), la loi n° 98-535 du 1er juillet 1998 (*J.O.* du 2 juillet 1998), la loi n°2002-303 du 4 mars 2002 (*J.O.* du 5 mars 2002), la loi n° 2004-806 du 9 août 2004 (*J.O.* du 11 août 2004); codifiée pour former les articles L 1121-1 à 1126-7 du nouveau Code de la santé publique.

Avis du Comité national consultatif d'éthique pour les sciences de la vie et de la santé

CCNE (1984), Avis n° 2. Les essais de nouveaux traitements chez l'homme. Réflexions et propositions. (tous les avis sont consultables sur Internet): <http://www.ccne-ethique.fr/francais/start.htm, consulté le 20/06/2008.

(2001), Avis n° 70. Consentement en faveur d'un tiers.

(2002), Avis n° 73. Les essais de phase I en cancérologie.

(2003), Avis n° 79. Transposition en droit français de la directive européenne relative aux essais cliniques de médicaments: un nouveau cadre éthique pour la recherche sur l'homme.

(1987), *Recherche biomédicale et respect de la personne humaine: explication d'une démarche.* Préface du Pr Jean Bernard, Paris: La Documentation Française.

(1990), *Éthique et connaissance. Une réflexion sur l'éthique de la recherche biomédicale.* Paris: La Documentation française.

(1992), *Éthique et pédiatrie. Rapport et Annexes.* Paris: La Documentation française.

(1998), Rapport n° 58 et recommandations: Consentement éclairé et information des personnes qui se prêtent à des actes de soin ou de recherche, *Cahiers du CCNE*, 17 :3-22.

Ordre des médecins

Ordre des médecins (1992), *Troisième congrès international d'éthique médicale: les actes.* Paris: Ordre national des médecins.

(1996), *Code de déontologie médicale.* Version de 1995, introduite et commentée par le Dr Louis René, préfacée par Paul Ricœur, Paris: Seuil.

Conseil d'État

Conseil d'État (1988). *Sciences de la vie: de l'éthique au droit.* 2e éd. Paris: La Documentation française (coll. « Notes et études documentaires »).

(1991). *Statut et protection de l'enfant*, Rapport adopté en mai 1990. Paris: La Documentation française (coll. « Les études du Conseil d'État »).

Inspection générale des affaires sociales

Inspection générale des affaires sociales (1992). *Rapport sur l'hormone de croissance et la maladie de Creutzfeldt-Jakob*, 2 volumes, Rapport n° 1992-145.

(2002). *Rapport sur la prise en charge sanitaire et les recherches biomédicales dans les services ayant une activité d'oncologie pédiatrique en région parisienne.* Rapport n° 2001-146: http://lesrapports.ladocumentationfrancaise.fr/BRP/024000166/0000.pdf. consulté le 20/06/2008.

(2003). *Les essais cliniques chez l'enfant en France.* Rapport n° 2003-26: http://www.ladocfrancaise.gouv.fr/brp/notices/044000002.shtml. consulté le 20/06/2008.

(2005). La transformation des comités consultatifs de protection des personnes en matière de recherche biomédicale (CCPPRB) en comités de protection des personnes (CPP) en application de la loi du 9 août 2004. Rapport n° 2005-125: http://lesrapports.ladocumentationfrancaise.fr/BRP/054000623/0000.pdf. consulté le 20/06/2008.

Conférence nationale des comités de protection des personnes

Conférence nationale des comités de protection des personnes. Commission de pédiatrie (2008), Recommandations pour l'examen par un Comité de Protection des Personnes d'un protocole de recherche concernant les mineurs (v 1.8): www.cncpp-pediatrie.fr. consulté le 20/06/2008.

Europe

European Commission (2006), *Ethical considerations for clinical trials performed in children*. Recommendations of the Ad hoc group for the development of implementing guidelines for Directive 2001/20/EC relating to good clinical practice in the conduct of clinical trials on medicinal products for human use : http://ec.europa.eu/enterprise/pharmaceuticals/paediatrics/docs/paeds_ethics_consultation20060929.pdf. consulté le 20/06/2008.

European Medicines Agency (EMA). Committee for Medicinal Products for Human Use (CHMP) (2005), *Guidelines on Conduct of Pharmacovigilance for Medicines Used by the Pediatric Population* (draft) :

http://www.emea.eu.int/pdfs/human/phvwp/23591005en.pdf. consulté le 20/06/2008.

European Medicines Agency (EMA). Committee for Medicinal Products for Human Use (CHMP) (2005), *Guidelines on the Role of Pharmacokinetics in the Development of Medicinal Products in the Pediatric Population* : http://www.emea.eu.int/pdfs/human/ewp/14701304en.pdf. consulté le 20/06/2008.

Parlement Européen et Conseil de l'Union Européenne (1975), Directive 75/318/CEE du Conseil, du 20 mai 1975 relative au rapprochement des législations des États membres concernant les normes et protocoles analytiques, toxico-pharmacologiques et cliniques en matière d'essais de spécialités pharmaceutiques. *Journal Officiel des Communautés Européennes* n° L 147 du 06/06/1975, p. 0001-0012.

(2000), Règlement (CE) n° 141/2000 du Parlement européen et du Conseil, du 16 décembre 1999, concernant les médicaments orphelins. *Journal officiel des Communautés européennes*, 22. 01. 2000, L 18/1-5.

(2001), Directive 2001/20/CE concernant le rapprochement des dispositions législatives, réglementaires et administratives des États membres relatives à l'application des bonnes pratiques cliniques dans la conduite d'essais cliniques de médicaments à usage humain, *Journal officiel des Communautés européennes*, 1/05/2001, L 121/34-44.

(2006), Règlement (CE) n° 1901/2006 du Parlement Européen et du Conseil du 12 décembre 2006 relatif aux médicaments à usage pédiatrique, modifiant le règlement (CEE) n° 1768/92, les directives 2001/20/CE et 2001/83/CE ainsi que le règlement (CE) n° 726/2004, *Journal officiel des Communautés européennes*, 27/12/2006, L 378/1.

États-Unis

Food and Drug Administration (FDA), Department of Health and Human Services (DHHS) (2002). « Additional Safeguards for Children in Clinical Investigations », *Code of Federal Regulations*, Title 21, Pt. 50. Subpt. D:

http://www.accessdata.fda.gov/scripts/cdrh/cfdocs/cfCFR/CFRSearch.cfm ?CFRPart=50&showFR=1&subpartNode=21 :1.0.1.1.19.4, consulté le 20/06/2008.

National Commission for the Protection of Human Subjects of Biomedical and Behavioral Research (1977), *Research Involving Children. Report and Recommendations.* Washington D.C. : U.S. Govt. Printing Office (DHEW OS 1977-0004). *Appendix to Recommendations.* Washington D.C. : U.S. Govt. Printing Office (DHEW OS 1977-0005).

(1979). *The Belmont Report : Ethical Principles and Guidelines for the Protection of Human Subjects of Research.* Washington D.C. : U.S. Govt. Printing Office (DHEW OS 1978-0012). Appendix I (DHEW OS 1978-0013). Appendix II (DHEW OS 1978-0014).

Internationales

Déclaration d'Helsinki : World Medical Association Declaration of Helsinki : Ethical Principles for Medical Research Involving Human Subjects. Adopted by the 18th WMA General Assembly, Helsinki, Finland, June 1964, and amended by the 29th WMA General Assembly, Tokyo, Japan, October 1975 ; 35th WMA General Assembly, Venice, Italy, October 1983 ; 41st WMA General Assembly, Hong Kong, September 1989 ; 48th WMA General Assembly, Somerset West, Republic of South Africa, October 1996 ; and the 52nd WMA General Assembly, Edinburgh, Scotland, October 2000 ; Note of Clarification on Paragraph 29 added by the WMA General Assembly, Washington 2002 : http://www.wma.net/e/policy/b3.htm. consulté le 20/06/2008.

United Nations High Commissioner for Human Rights : Convention on the Rights of the Child (20/11/1989) : http://www.ohchr.org/english/law/pdf/crc.pdf. consulté le 20/06/2008.

International Conference on Harmonisation of Technical Requirements for Registration of Pharmaceuticals for Human Use (2000), ICH E11. Clinical investigation of medicinal products in the paediatric population. CPMP/ICH/2711/99 : http://www.emea.europa.eu/pdfs/human/ich/271199EN.pdf. consulté le 20/06/2008.

Organisation des Nations Unies (1989), Convention internationale des droits de l'enfant : http://www.ohchr.org/french/law/crc.htm. consulté le 20/06/2008.

Ouvrages et articles

Amann, J-P., Chiron, C., Dulac, O. & Fagot-Largeault, A.,(dir.). (2006). *Épilepsie, connaissance du cerveau et société,* Québec : Les Presses de l'Université Laval.

Amann, Jean-Paul (2003). « Bioéthique et philosophie en France. Y a-t-il une bioéthique à la française ? » *The Tocqueville Review* 24 (2) : 113-119.

(2004). « La recherche médicale en pédiatrie : aspects éthiques », *Thérapie*, 2004, 59 (3) : 413-420.

(2007a). *Problèmes éthiques de la recherché médicale auprès des enfants : l'exemple d'un essai contrôlé randomise consacré au syndrome de Dravet.* Thèse de philosophie : Université Paris-1 Sorbonne.

(2007b). « Expérimentation humaine », *Dictionnaire du corps.* Paris : PUF.

Amiel, P., Mathieu, S., Fagot-Largeault, A. (2001). « Acculturating Human Experimentation : an Empirical Survey in France », *Journal of Medicine and Philosophy* 26 (3) : 285-298.

Angell, Marcia, (2004) *The Truth about the Drug Companies : How they deceive us and what to do about it,* New York : Random House. Trad. Ph. Even. *La vérité sur les compagnies pharmaceutiques. Comment elles nous trompent et comment les contrecarrer.* Montbello (Québec) : Les Éditions le mieux-être, 2005.

Appelbaum, Paul S. (1987). « False Hopes and Best Data : Consent to Research and the Therapeutic Misconception », *The Hastings Center Report* 17 (2) : 20-4.

Aubert-Fourmy, Chantal (1999), « Information, consentement et refus de l'enfant dans la recherche biomédicale », *Journal international de bioéthique* 10 (1-2) : 125-134.

Baciocchi, Kristelle (2003). *Les prescriptions pédiatriques hors AMM et essais cliniques : paradoxes éthiques.* MSBM d'éthique, déontologie et responsabilité médicale. Paris : Université René Descartes.

Baud, Jean-Pierre (1993). *L'affaire de la main volée. Une histoire juridique du corps.* Paris. : Seuil.

Beauchamp, Tom L. et Childress, James F. (2001). *Principles of Biomedical Ethics.* 5th ed. Oxford/New York : Oxford University Press. Éd. origin., 1979.

Becchi, Egle, Julia Dominique, éd. (1998). *Histoire de l'enfance en Occident. 1. De l'Antiquité au XVIIe siècle. 2. Du XVIIIe siècle jusqu'à nos jours.* Paris : Seuil (coll. « Univers historique »), 2 vols. Éd. origin. *Storia dell'infanzia. 1. Dall'antichità al Seicento. 2. Dal Settecento a oggi.* Rome-Bari : Laterza, 1996.

Beecher, Henry K. (1966). « Ethics and Clinical Research », *New England Journal of Medicine,* 16 June, 274 (24) : 1354-60.

Bonah, Christian (2007). *L'expérimentation humaine. Discours et pratiques en France : 1900-1940.* Préface de Susan Lederer. Paris : Les Belles Lettres.

Bonah, Christian, Lepicard, Étienne et Roelcke, Volker, (dir.). (2003). *La médecine expérimentale au tribunal. Implications éthiques de quelques procès médicaux du XXe siècle européen.* Paris : Éditions des Archives contemporaines.

Canguilhem, Georges (1970). « Thérapeutique, expérimentation, responsabilité », dans *Études d'histoire et de philosophie des sciences,* Paris : Vrin, p. 383-391.

Carbonnier, Jean (1977). *Droit civil.* Tome 1 : *Les personnes ;* Tome 2 : *La famille, les incapacités.* Paris : PUF.

Casanova, Sophie (2001). *Réglementation et autres mesures en faveur des médicaments orphelins, des maladies rares et des médicaments pédiatriques en Europe: Application en France.* Mémoire pour l'obtention du diplôme de Pharmacien inspecteur de santé publique. Paris: École Nationale de la Santé Publique.

Chamayou, Grégoire (2008). *Les corps vils. Expérimenter sur les êtres humains aux XVIIIe et XIXe siècles.* Paris: La Découverte.

Collectif (2000). *Les enfants sont-ils les oubliés du médicament*? Colloque sur les médicaments pédiatriques organisé à l'Hôpital Européen Georges Pompidou. Paris: John Libbey Euro-text.

Curran, William J. et Beecher, Henry K. (1969). « Experimentation in Children. A Reexamination of Legal Ethical Principles », *Journal of the American Medical Association*, 10 (1): 77-83.

Doucet, Hubert (1991). « L'expérimentation sur les enfants », in Durand G. & Perrotin C. (éds.), *Contribution à la réflexion bioéthique. Dialogue France-Québec.* Montréal: Fides, 119-132.

(2002). *L'éthique de la recherche.* Montréal: Les Presses de l'Université de Montréal.

Dulac, Olivier (1992). « Les essais chez l'enfant », in *Troisième congrès international d'éthique médicale: les actes.* Paris: Ordre national des médecins, 71-73.

(1994) « Méthodologie des essais cliniques des antiépileptiques chez l'enfant », dans Pons, G., Dulac, O. et Ben-Ari, Y. (dir.), *Les médicaments antiépileptiques chez l'enfant*, Paris: Springer, 155-166.

Edelman, Bernard (1999). « Expérimentation sur l'homme: une loi sacrificielle », dans *La personne en danger*, Paris: P.U.F., p. 323-340.

Engelhardt, H. Tristram (1979). « Basic Principles in the Conduct of Biomedical and Behavioral Research Involving Human Subjects », dans *National Commission*, p. 8/1-8/45.

Fagot-Largeault, Anne (1985). *L'homme bio-éthique. Pour une déontologie de la recherche sur le vivant*, Paris: Maloine.

Field, Marylin J., Behrman, Richard E., (dir.), (2004). *Ethical Conduct of Clinical Research Involving Children.* Washington: The National Academies Press.

Flamant, Robert (1994). *Malade ou cobaye. Plaidoyer pour les essais thérapeutiques.* Paris: Albin Michel.

Gaylin, W., et Macklin, R. (dir.), (1982). *Who Speaks for the Child: The Problem of Proxy Consent.* New York/London: Plenum Press.

Goodman, J., McElligott A. et Marks, L., (dir.), (2003). *Useful Bodies: Humans in the Service of Medical Science in the Twentieth Century.* Baltimore (MD)/London: The Johns Hopkins University Press.

Grodin, Michael A. et Glantz, Leonard H., (dir.), (1994). *Children as Research Subjects. Science, Ethics and Law.* New York/Oxford: Oxford University Press.

Gromb, Sophie (1992). *Le droit de l'expérimentation sur l'homme.* Paris: Litec.

Hare, Richard M. (1985). « Little Human Guinea-Pigs ? » dans Lockwood, M. (dir.), *Moral Dilemmas in Modern Medicine*, Oxford (UK) : Oxford University Press, p. 76-91.

(1986). « The Ethics of Clinical Experimentation on Human Children », dans Marcus RB. *et al.* (dir.), *Logic, Methodology, and Philosophy of Science*, VII, Amsterdam/New York : North-Holland, p. 681-689.

(1993). *Essays on Bioethics*. Oxford/New York : Oxford University Press. Rep. 2002.

Hirsch, E., Ferlender, P., (dir.), (2001). *Droits de l'homme et pratiques soignantes. Textes de référence : 1948-2001.* Paris : Doin/Assistance publique hôpitaux de Paris.

Huriet, Claude (2005). « La directive européenne sur la recherche clinique et la nouvelle législation française », *Bulletin du Cancer* 92 (1) : 108-10.

Jonsen, Albert R. (2006). « Nontherapeutic Research with Children : The Ramsey versus McCormick Debate », *The Journal of Pediatrics* 419 (1) : S12-S14.

Kopelman, Loretta M.(1989). « When is the Risk Minimal Enough for Children to be Research Subjects ? », dans Kopelman L. M. et Moskop J. C. (dir.), *Children and Health Care : Moral and social Issues*. Dordrecht : Kluwer Academic Publishers, 89-99.

(2000). « Children as Research Subjects : A Dilemma », *Journal of Medicine and Philosophy* 25 (6) : 745-764.

(2004). « Minimal Risk as an International Ethical Standard in Research », *Journal of Medicine and Philosophy* 29 (3) : 351-78.

Labrusse-Riou, Catherine (1991a). « L'enjeu des qualifications : la survie juridique de la personne », *Droits. Revue française de théorie juridique* (13) : 19-30.

(1991b). « La maîtrise du vivant : matière à procès », *Pouvoirs. Revue française d'études constitutionnelles et politiques* (56) : 87-107.

Lacombe, Pierre et Dufour, Loïc (2002). *Enfants cobayes. Cancer de l'enfant : enquête sur les dérives d'un système.* Paris : Michalon.

Lebacqz, Karen (1980). « Ramsey on Research : Conceptual Confusion », *IRB. A Review of Human Subjects Research* 2 (10) : 10-11.

Lemaire, François (2002). *La protection des personnes qui se prêtent à la recherche médicale : de la Loi Huriet à la Directive Européenne.* Rapport remis au Ministre de la santé, http: //www.institutmauricerapin.org/s2/IMG/pdf/loiexperimentation.pdf.

(2003). « Évaluation et suivi de la recherche clinique », dans Hervé, C., Knoppers, BM., et Molinari, P. A. (dir.), *Les pratiques de recherche biomédicale visitées par la bioéthique*, Paris : Dalloz, 44-49.

(2004). « La recherche avec bénéfice individuel direct existe-t-elle ? », *Médecine/Sciences* 20 (2) : 244-247.

(2005), « La mission des Comités de protection des personnes en France : ni éthique ni scientifique ? », *Médecine/Sciences* 10 (21) : 876-879.

Lemaire, François, Fagot-Largeault A. et Ghanassia, J-P., (dir.), (1994). *Consentement éclairé et recherche clinique.* Paris : Médecine-Sciences/Flammarion.

Lellouch, Joseph et Schwartz, Daniel, (1971). « L'essai thérapeutique : éthique individuelle ou éthique collective ? », *Revue de l'Institut international de statistique* 39 (2) : 127-136.

Levine, Robert J. (1982). « Clarifier les concepts de l'éthique de la recherche », *Médecine et expérimentation. Cahiers de bioéthique,* 4 : 251-266.

Li, Jennifer S. et al. (2007). « Economic Return of Clinical Trials Performed Under the Pediatric Exclusivity Program », *Journal of the American Medical Association* 297 (5) : 480-88.

McCormick, Richard A.(1974). « Proxy Consent in the Experimentation Situation », *Perspectives in Biology and Medicine,* 18 (1) : 2-20. Rééd. révisée in McCormick, RA. (1981).

(1976). « Experimentation in Children : Sharing in Sociality », *The Hastings Center Report,* 6 (6) : 41-46. Rééd. in McCormick R. A. (1981).

(1981). *How Brave A New World? Dilemmas in Bioethics.* New York : Doubleday.

Melton, Gary B., Koocher, Gerald P. et Saks, Michael J. (1983). *Children's Competence to Consent.* New York/London : Plenum Press.

Miller, Richard B. (2003). *Children, Ethics and the Modern Medicine.* Bloomington (IN) : Indiana University Press.

Moreno, Jonathan D. (2001). « Good Bye to All That : The End of Moderate Protectionism in Human Subjects Research », *The Hastings Center Report,* 31 (3) : 9-17.

Morsch, Anke (2000). « L'autorisation d'expériences biomédicales du point de vue de la recherche menée sur les personnes mineures », dans Furkel, F. *et al.* (dir.), *Bioéthique. Les enjeux du progrès scientifique – France, Allemagne.* Bruxelles : Bruylant, 109-116.

Nicholson, Richard H., (dir.), (1986). *Medical Research with Children : Ethics, Law, and Practice.* The report of an Institute of Medical Ethics working group on the ethics of clinical research investigations on children. New York/Oxford : Oxford University Press.

Nicolle, Charles (1934). *L'expérimentation en médecine. Leçons du Collège de France.* Paris : Librairie Félix Alcan.

Pappworth, Maurice H. (1969). *Human Guinea Pigs. Experimentation on Man.* 2nd ed. Harmondsworth (UK) : Penguin Books. Origin. ed., Routledge & Kegan Paul, 1967.

Piaget, Jean (1985). *Le jugement moral chez l'enfant.* 6e éd., Paris : P.U.F., (coll. « Bibliothèque de Philosophie contemporaine »). Édition originale, Paris : Alcan, 1932.

Prescrire (2007). « Règlement européen sur les médicaments pédiatriques : surveiller son application », *Revue Prescrire,* 27, (289) : 858-62.

Ramsey, Paul (1970). *The Patient as Person*. New Haven/London : Yale University Press. Rééd. 2002.

(1976a). « The Enforcement of Morals : Nontherapeutic Research on Children », *The Hastings Center Report*, 6 (4) : 21-30.

(1976b). « Some Rejoinders », *Journal of Religious Ethics*, 4 (2) : 185-237.

(1977). « Children as Research Subjects : A Reply », *The Hastings Center Report*, 7 (2) : 40-42.

(1978). « Ethical Dimension of Research on Children », dans : Jan, Van Eys (dir.), *Research on Children : Medical Imperatives, Ethical Quandaries, and Legal Constraints*, Baltimore/London : University Park Press.

(1980). « 'Unconsented Touching' and the Autonomy-Absolute », *IRB. A Review of Human Subjects Research*, 2 (10) : 9-10.

Renaut, Alain (2002). « L'enfant dans la dynamique de la modernité », *Le Débat* (121) : 167-175.

Richard, Aline et Veyret, Sophie, (1988). *Cobayes humains : les secrets de l'expérimentation médicale*. Paris : La Découverte.

Ross, Lainie Friedman (1998). *Children, families, and health care decision-making*. Oxford/New York : Oxford University Press.

(2006). *Children in medical research. Access versus protection*. Oxford/New York : Oxford University Press.

Rothman, D., Rothman, SM. (2005). *The Willowbrook Wars : Bringing the Mentally Disabled into the Community*. New Brunswick (NJ)/London : Aldine Transaction. éd. originale, Harper & Row, 1984.

Royer, Pierre, (1979). « Éthique des essais thérapeutiques et des recherches scientifiques poursuivis chez les mineurs », *Archives françaises de pédiatrie*, 36 (4) : 333-338.

Royer, Pierre et Guignard Jacques, (dir.), (1982). *Éthique et pédiatrie*. Paris : Flammarion/Médecine-Sciences.

Schwartz, Daniel, Flamant Robert & Lellouch Joseph (1985). *L'essai thérapeutique chez l'homme*. 2e éd., Paris : Flammarion/Médecine-Sciences. Éd. origin., Flammarion, 1970.

Schwartz, D., Flamant, R., Lellouch, J., Rouquette, C. (1960). *Les essais thérapeutiques cliniques. Méthode scientifique d'appréciation d'un traitement. Rapport interprétatif de la conférence organisée par le Conseil des Organisations Internationales des Sciences Médicales* (préface du Pr. Robert Debré). Paris : Masson.

Sereni, F., Assael, Boroukh M., Van Lierde, A. (1978). « Drug Testing in Infants and Children : An International Problem », in Mirkin Bernard L. (dir.), *Clinical Pharmacology and Therapeutics : A Pediatric Perspective*, Chicago/London : Year Book Medical Publishers, 319-329.

Shirkey, Harry (1968). « Editorial Comment : Therapeutic Orphans », *The Journal of Pediatrics*, 72 (1) : 119-120.

(1970). « Therapeutic Orphan : Who Speaks for the Children ? », *Southern Medical Journal*, 63 (11) : 1361-1363.

(1971). « The Package Insert Dilemma », *The Journal of Pediatrics*, 79 (4) : 691-93.

(1972). « Clinical Pharmacology in Pediatrics », *Clinical Pharmacology and Therapeutics*, 13 (5) : 827-830.

Sutcliffe, Alastair G. (2003). « Testing New Pharmaceutical Products in Children : A Positive Step, but Ethical Concerns Remain », *British Medical Journal*, 326 : 64-65.

Tauer, Carol (2003). « Children as Research Subjects : Guinea Pigs or Therapeutic Orphans ? », *Bioethics Examiner : A Publication Exploring Issues in Bioethics*, 7 (2) : 2-5.

Tubiana, M., Sommelet, D., Unwin P. (2005). « Cancer de l'enfant : qu'est-ce qu'un essai thérapeutique ? », *Le Monde*, 7 février.

Veatch, Robert M. (1987). *The Patient as Partner. A theory of Human Experimentation Ethics*. Bloomington : Indiana University Press.

Youf, Dominique (1997). *Introduction à la philosophie des droits de l'enfant*. Villeneuve d'Ascq : Presses universitaires du Septentrion.

Youf, Dominique (2002). *Penser les droits de l'enfant*. Paris : P.U.F.

Les recommandations de la Commission de pédiatrie de la CNCPP[1] concernant les recherches biomédicales incluant des mineurs

Chantal AUBERT-FOURMY et Jean-Louis BERNARD

Introduction

La Commission de pédiatrie de la Conférence Nationale des Comités de Protection des Personnes est composée de membres de plusieurs Comités de Protection des Personnes français (CPP) appartenant aux deux collèges, scientifique et social, riches d'expériences professionnelles variées (médecins, juristes, psychologues, puéricultrices, anthropologue...) Elle a élaboré un document d'aide à l'examen par les CPP des protocoles concernant les mineurs, en raison :

- de la complexité de la réglementation française issue des textes législatifs du mois d'août 2004 ;
- de la mise en œuvre en 2007 du dispositif européen relatif aux plans d'investigation pédiatriques et de la publication de recommandations éthiques spécifiques en janvier 2008 ;
- du besoin ressenti de récapituler et de préciser les exigences légales et réglementaires relatives à la participation des mineurs dans un programme de recherche, pour faciliter une homogénéité d'analyse

1. Conférence nationale des Comités de Protection des Personnes. Les Comités de Protection des Personnes (CPP), qui sont l'équivalent français des comités d'éthiques européens pour la recherche biomédicale.

entre les CPP, que leur expertise soit interne ou externe par recours à un expert extérieur.

Dans un souci de transparence, ces recommandations sont à la disposition des promoteurs, des investigateurs et du grand public sur le site www.cncpp-pediatrie.fr. Elles s'appuient en premier lieu sur les dispositions légales et réglementaires qui s'appliquent spécifiquement en France aux recherches concernant les mineurs, mais sont également issues des textes de référence européens et de la réflexion du groupe. Seules les spécificités pédiatriques sont traitées ici, sans préjudice de l'ensemble des dispositions et des règles généralement mises en œuvre par les Comités pour l'analyse des protocoles.

Le présent travail se propose d'en dégager les points principaux, soit en termes de priorité éthique, soit en raison de la richesse du débat suscité par certains aspects.

Des sujets comme l'usage du placebo, les situations d'urgence, la néonatologie, les jumeaux, l'information des parents et de l'enfant, ou encore la formalisation du consentement de l'enfant par sa signature éventuelle, ont été autant d'occasions de riches échanges qui ont toujours abouti à un consensus.

1. Le protocole de recherche biomédicale

Dès la conception du protocole, des enjeux éthiques vont être associés au projet scientifique, la plupart du temps de manière convergente, car « ce qui n'est pas scientifique, n'est pas éthique[2] ». Science et éthique vont guider le promoteur tout au long de la construction du protocole de recherche, avec une rigueur toute particulière quand des enfants, les plus vulnérables d'entre nous, doivent être inclus.

Il faudra répondre à la double exigence de promouvoir des recherches biomédicales pertinentes chez l'enfant afin que ses pairs puissent bénéficier de soins d'une qualité équivalente à celle des adultes et de le protéger de tout protocole inutile ou non respectueux de son intégrité et de ses droits.

2. Cette formule souvent citée trouve son origine dans la Déclaration de Manille de l'OMS/CIOMS : « une expérimentation sur l'homme qui est sans valeur scientifique est *ipso facto* contraire à l'éthique… » (art. 20, trad. fr. dans Hirsch E. et Ferlender P., (dir.), (2001), *Droits de l'homme et pratiques soignantes. Textes de référence : 1948-2001.* Paris : Doin/Assistance publique hôpitaux de Paris, p. 312-313).

1.1. Le plan expérimental

1.1.1. Respect des conditions légales requises pour l'inclusion de mineurs

La vulnérabilité de l'enfant est reconnue dans la loi qui définit expressément les conditions requises pour qu'un mineur (émancipé ou non) puisse être inclus dans une recherche biomédicale :

Art. L.1121-7 du Code de la santé publique :

> Les mineurs ne peuvent être sollicités pour se prêter à des recherches biomédicales que si des recherches d'une efficacité comparable ne peuvent être effectuées sur des personnes majeures et dans les conditions suivantes :
>
> soit l'importance du bénéfice escompté pour ces personnes est de nature à justifier le risque prévisible encouru ;
>
> soit ces recherches se justifient au regard du bénéfice escompté pour d'autres mineurs.

Dans ce cas, les risques prévisibles et les contraintes que comporte la recherche doivent présenter un caractère minimal.

Le fait que l'une et l'autre des options de la seconde condition soient remplies ne dispense pas de l'existence nécessaire de la première condition : même en cas de risque minime et de balance bénéfices/risques favorable, les mineurs ne peuvent pas être inclus si leur participation n'est pas susceptible d'apporter une connaissance spécifique pour cette tranche d'âge. Cette exigence s'applique de la même manière dans les protocoles mixtes incluant à la fois des majeurs et des mineurs.

En pratique, la pertinence de l'inclusion des mineurs doit toujours être argumentée et la méthodologie (effectifs, analyse spécifique des résultats) doit permettre de répondre aux questions pour cette catégorie de sujets.

1.1.2. Justification de la limite inférieure d'âge pour l'inclusion

L'enfant est d'autant plus vulnérable qu'il est plus jeune. De ce fait, après avoir vérifié que l'inclusion de mineurs est justifiée, il est nécessaire d'apprécier si le choix de l'âge minimum d'inclusion est pertinent : celui-ci doit être l'âge le plus élevé permettant de répondre à l'objectif principal (EEC : *European Ethical Considerations*[3], document publié en janvier 2008).

EEC -1 – Because of the special protection they deserve, children should not be used on behalf of adults ; research that can be done in less vulnerable subjects (adults) should not be done in more vulnerable subjects. If research in children proves necessary, the least vulnerable among them must be included (i.e. older children).

1.1.3. Études précliniques réalisées chez le jeune animal

L'impact sur le développement représente l'un des risques spécifiques dans les recherches portant sur des produits expérimentaux réalisées chez le mineur. Il est recommandé de s'assurer que les études précliniques ont inclus des animaux nouveau-nés et en période de croissance.

1.1.4. Études cliniques préalables chez l'adulte dans les protocoles de recherche en thérapeutique

La connaissance clinique préalable nécessaire pour justifier la réalisation d'une recherche biomédicale dans le domaine thérapeutique concernant le mineur représente un point essentiel. Celle-ci est variable en fonction du type de recherche et de la spécificité de la pathologie étudiée.

On retiendra comme base d'analyse les recommandations professionnelles élaborées par la Confédération Européenne des Spécialistes en Pédiatrie (CESP). Elles peuvent être résumées ainsi :

- Maladie sans aucune correspondance en médecine adulte
  - *Pas de nécessité d'étude préalable chez l'adulte ; après démonstration de la sécurité dans les études précliniques :*

    Phase I pédiatrique d'emblée
- Maladie affectant essentiellement les enfants *ou* particulièrement graves chez l'enfant *ou* ayant une histoire naturelle différente
  - *après démonstration de la sécurité dans les études précliniques et démonstration d'efficacité chez l'adulte :*

    Phase I ou II pédiatrique

3. Ethical considerations for clinical trials on medicinal products conducted with the paediatric population : Recommendations of the ad hoc group for the development of implementing guidelines for Directive 2001/20/EC relating to good clinical practice in the conduct of clinical trials on medicinal products for human use :
ec.europa.eu/enterprise/pharmaceuticals/eudralex/vol-10/ethical_considerations.pdf.

- Maladie affectant les enfants et les adultes, sans traitement connu ou dont les traitements connus sont peu efficaces
  - *après démonstration de la sécurité dans les études précliniques et démonstration d'efficacité chez l'adulte :*

    Phase I ou II pédiatrique
- Maladie affectant les enfants et les adultes avec des traitements établis
  - *Démonstration d'efficacité (phase III) chez l'adulte requise*

    Phase I, II ou III pédiatrique

D'après GILL, *European Journal of Pediatrics*, 2004, 163 : 53–7 (2)

1.1.5. Plan d'Investigation Pédiatrique européen et avis des CPP

La mise en place début 2007 par l'Agence européenne du médicament (EMEA) des Plans d'Investigation Pédiatrique (PIP) soulève la question de leur signification et de leur valeur au regard de la mission des comités d'éthique pour la recherche (CPP en France) quand un protocole ainsi labellisé leur est soumis.

La soumission d'un PIP s'impose désormais à tout industriel pharmaceutique qui envisage de demander une AMM[4] chez l'enfant ou une modification d'AMM existante (extension d'indication thérapeutique, nouvelle forme pharmaceutique ou nouvelle voie d'administration).

Ce PIP détaille entre autres le programme de développement envisagé (notamment les essais cliniques) et le plan de pharmacovigilance et de gestion des risques. S'il est agréé, ce PIP procure au laboratoire pharmaceutique le bénéfice d'une prolongation de la durée de protection industrielle.

Pour le comité qui examine un protocole de recherche intégré dans un PIP, ceci signifie que ce protocole s'inscrit dans une démarche de développement du médicament expérimental validée par l'EMEA. Par contre, l'EMEA ne se prononce pas sur le bien-fondé, les objectifs et la méthodologie de chacun des protocoles relevant d'un PIP ; ce label n'a donc aucune signification ni valeur particulière au regard de tous les autres points sur lesquels le comité doit fonder son avis.

4. Autorisation de mise sur le marché : label permettant la commercialisation d'un médicament en France

1.1.6. Méthodologie appropriée

Au plan méthodologique, l'élaboration d'un *plan expérimental* est requise. Des stratégies d'évaluation des médicaments appropriées à l'enfant et tout particulièrement à l'enfant en bas âge ont été développées par des groupes d'experts[5].

Le contrôle des biais est essentiel : le plan expérimental utilisé dans les cas de maladies rares doit en principe être de même nature que celui des essais usuels ; toute exception doit être justifiée.

L'usage du *placebo* est par principe limité aux situations dans lesquelles (EEC 9.2) : il est indispensable pour contrôler un biais et il ne prive pas l'enfant d'un traitement connu pour lui être utile ; le cas échéant, les mesures d'arrêt individuel et la mise en œuvre d'un traitement de secours doivent être très précisément définies.

EEC 9.2 : Use of Placebo

Placebo use in children is more restricted than in adults, because children cannot consent. Placebo must not be used when it means withholding effective treatment, particularly for serious and life-threatening conditions. However, the use of placebo is often needed for scientific reasons, including in paediatric trials. Placebo may be warranted in children like in adults when evidence is lacking. As the level of evidence increases, the ethical need for placebo decreases. Placebo use is not equivalent to absence of treatment, for example placebo should be used on top of standard care. In all cases, its use should be assorted with measures to minimise exposure and avoid irreversible harm, especially in serious or rapidly evolving diseases. As appropriate, rescue treatment and escape procedures for example should be set up. Other trial designs should be considered if appropriate. Active-control trials may be more difficult to interpret than placebo controlled ones but may provide useful information on comparative benefit/risk balance. Reference is made to the ICH guideline E6, and other relevant guidelines. The CPMP statement[6] on placebo-controlled trials in relation to the revised Declaration of Helsinki can also be consulted. Therefore it is as important to discuss the exclusion of placebo as it is to discuss its inclusion for paediatric clinical trials.

L'usage d'un *comparateur actif ne disposant pas d'ADMM* fait aussi l'objet d'une réglementation particulière. En effet, l'usage de médicaments ne bénéficiant pas d'une autorisation de mise sur le marché est une situation

5. Groupe Enfants et Médicaments de la Société Française de Pédiatrie. (www.sfpediatrie.com) ; b. European Society for Developmental Perinatal and Paediatric Pharmacology (http://www.nppg.scot.nhs.uk/esdp/ESDPPP.htm).
6. http://www.emea.eu.int/pdfs/human/press/pos/1742401en.pdf.

fréquente en pédiatrie, en particulier dans les maladies graves et rares. Leur validité comme comparateurs d'un médicament à l'étude peut être reconnue, sur la base d'une argumentation précise (EEC 9.2).

EEC 9.2: « Controlled trials using reference medicinal products devoid of marketing authorisation in children as most medicines used in children have not been properly assessed and authorised, the choice of active control products should be discussed thoroughly.

En ce qui a trait aux *procédures*, le nombre des gestes invasifs ou contraignants doit être limité au strict minimum en couplant autant que possible les prélèvements de la recherche et ceux nécessités par les soins. Les actes de diagnostic et de soin doivent être réalisés avec du matériel adapté à l'âge et par du personnel entraîné.

- Le volume de chaque prélèvement doit être minimal (microméthode).
- Le volume total des prélèvements spécifiques pour la recherche doit être évalué, et ajouté au volume des prélèvements nécessaires pour les soins ; les volumes sanguins prélevés (unitaires, lors de chaque prélèvement, et total, sur la durée de la recherche) doivent rester dans des limites raisonnables, tout particulièrement chez le nouveau-né, sachant que son volume sanguin est de 80 ml/kg de poids.

Les jumeaux et les fratries sont des cas particuliers. Quand des enfants d'une même fratrie sont susceptibles d'être sollicités au même moment pour être inclus dans le même protocole de recherche avec randomisation, le Comité doit apprécier s'il est acceptable que chacun soit soumis individuellement au tirage au sort, ce qui implique la possibilité que chaque enfant soit traité de façon différente pour la même affection, ce qui n'est pas sans conséquence psychologique pour les parents, particulièrement en cas d'évolution différente ou de dommage. Il existe une méthodologie adaptée permettant d'inclure ces enfants dans le même bras.

1.1.7. Aspects galéniques

Le caractère approprié de la présentation en fonction de l'âge et de la voie d'administration (systèmes doseurs adaptés, ...) de l'ensemble des médicaments utilisés dans le cadre de la recherche doit être assuré.

1.1.8. Risques prévisibles

Ils doivent être clairement identifiés et énoncés, avec une argumentation obligatoire sur le risque de conséquence à long terme. Les risques liés à l'utilisation de chaque médicament expérimental doivent être appréciés selon quatre critères : la gravité, la fréquence, la réversibilité et la chronologie.

Cette évaluation doit se faire en tenant compte du fait que l'enfant est un être en développement et un adulte en devenir. Chaque risque identifié doit faire l'objet, chaque fois que possible, de mesures préventives pour en limiter l'apparition et la gravité.

1.1.9. Événements indésirables graves et comité de surveillance

Dans le cas d'un protocole de recherche mixte incluant à la fois des adultes et des enfants, il est recommandé :

- d'exiger que soit prévu dans le protocole une analyse spécifique de la population pédiatrique dans le rapport annuel de sécurité ;
- de considérer l'intérêt de définir des règles d'arrêt spécifiques pour les enfants.

Pour tout protocole, le promoteur doit argumenter l'absence d'un comité de surveillance indépendant. Dans un protocole pédiatrique, cette argumentation doit être appréciée avec la plus grande attention ; en cas de constitution d'un tel comité, il est prudent de s'assurer que le protocole prévoit qu'il soit conforme aux bonnes pratiques européennes[7].

1.2. Compétence des investigateurs

Comme pour toute recherche biomédicale, « la qualification du ou des investigateurs », tant lors de l'examen initial du protocole que lors de tout changement éventuel apporté ultérieurement, devra être adaptée à la population cible et à la nature de la recherche (art. 1123-7, 8e alinéa, du code de la santé publique).

Art. L.1123-7, 8 e alinéa :

> Le comité rend son avis sur les conditions de validité de la recherche, notamment au regard de : la qualification du ou des investigateurs ;...

7. Guideline on data monitoring committees, EMEA, 2005 : (http://www.emea.eu.int/pdfs/human/ewp/587203en.pdf).

Au-delà de la qualification au sens ordinal du terme, c'est la compétence de chaque investigateur pour conduire la recherche projetée qui doit être évaluée : outre l'aptitude à « diriger et surveiller la recherche », la compétence proprement pédiatrique (expérience des soins à l'enfant) et la compétence technique pour la pathologie considérée.

L'aptitude de l'investigateur à informer l'enfant est une condition requise dans la directive européenne de 2001 : « Le mineur a reçu des informations (...) de la part d'un personnel pédagogiquement qualifié ». Bien que n'ayant pas été explicitement reprise dans la transposition en droit national, cette compétence de l'investigateur est indispensable.

1.3. Lieux de recherche

Il est nécessaire de veiller à la qualité des lieux de recherche et de l'environnement des soins qu'ils offriront à l'enfant, pour satisfaire aux conditions spécifiques de sécurité, d'efficacité et de confort. La qualité des infrastructures et l'expérience pédiatrique des équipes sur lesquelles l'investigateur pourra s'appuyer, le cas échéant, sont des critères essentiels : personnel paramédical, social, éducatif, accueil des parents, hébergement.

1.4. Balance bénéfices/risques

La loi précise que, lorsqu'il n'existe pas de bénéfice individuel direct pour l'enfant, « les risques prévisibles et les contraintes que comporte la recherche doivent présenter un caractère minimal. » (art. L.1121-7 du CSP – annexe 2).

Art. L.1121-7 :

> Les mineurs ne peuvent être sollicités pour se prêter à des recherches biomédicales que si des recherches d'une efficacité comparable ne peuvent être effectuées sur des personnes majeures et dans les conditions suivantes :
>
> – soit l'importance du bénéfice escompté pour ces personnes est de nature à justifier le risque prévisible encouru ;
>
> – soit ces recherches se justifient au regard du bénéfice escompté pour d'autres mineurs. Dans ce cas, les risques prévisibles et les contraintes que comporte la recherche doivent présenter un caractère minimal.

La notion de risque minimal n'est pas précisée dans la loi française ; elle est par contre ainsi définie dans les recommandations européennes : « probabilité de préjudice ou d'inconfort égale ou inférieure à celle rencontrée dans la vie courante ou lors des examens et des explorations physiques et psychologiques de routine» (EEC 11.1).

En sus des divers déterminants de la balance bénéfices/risques détaillés dans les paragraphes précédents sont évalués les points suivants (EEC 8.1.2) :

- la qualité de la revue critique de la littérature : justification de l'hypothèse, évaluation des risques et argumentation des bénéfices escomptés ;
- l'absence de reconduction d'une étude clinique antérieure si elle a été réalisée selon une méthodologie correcte ;
- la modalité de mise à disposition du médicament expérimental après la fin de participation du mineur si ce traitement expérimental a été bénéfique à titre individuel, le cas échéant ;
- en cas d'étude randomisée, en particulier contre placebo : au début de l'étude, il doit exister une authentique incertitude, aucun participant ne devant recevoir de traitement connu pour être moins efficace que le traitement usuel.

1.5. Gratification

La loi interdit toute attribution d'indemnité en compensation pour contraintes subies quand le participant est un mineur (art. L.1121-11).

Le protocole peut prévoir la remise à l'enfant d'une gratification de faible valeur (peluche, BD), ce cadeau étant une surprise, non annoncée et attribuée à chaque participant sans distinction. La commission de pédiatrie est cependant réservée sur la pertinence d'une gratification individuelle.

Art. L.1121-11 :

> La recherche biomédicale ne donne lieu à aucune contrepartie financière directe ou indirecte pour les personnes qui s'y prêtent, hormis le remboursement des frais exposés et, le cas échéant, l'indemnité en compensation des contraintes subies versée par le promoteur. Le montant total des indemnités qu'une personne peut percevoir au cours d'une même année est limité à un maximum fixé par le ministre chargé de la santé.
>
> Le versement d'une telle indemnité est interdit dans le cas des recherches biomédicales effectuées sur des mineurs, des personnes qui font l'objet d'une mesure de protection légale, des personnes majeures hors d'état d'exprimer

leur consentement, des personnes privées de liberté, des personnes hospitalisées sans leur consentement et des personnes admises dans un établissement sanitaire et social à d'autres fins que la recherche.

2. Information et consentement

Par principe, toute personne qui est amenée à consentir, à autoriser ou à s'opposer doit avoir reçu au préalable une information dont un résumé écrit lui a été remis (art. L.1122-1, dernier alinéa du CSP).

Art. L.1122-1, dernier alinéa du CSP :

> Les informations communiquées sont résumées dans un document écrit remis à la personne dont le consentement est sollicité.

La Déclaration d'Helsinki (1964) est le premier texte qui reconnaît aux enfants le droit de « donner leur assentiment » à leur participation à une recherche biomédicale. En France, la loi Huriet-Sérusclat de 1988 va plus loin en parlant d'un « consentement » et d'un « refus » qui peut s'opposer au consentement des parents. « Le consentement du mineur doit être recherché lorsqu'il est apte à exprimer sa volonté. Il ne peut être passé outre à son refus ou à la révocation de son consentement ». Cette formulation a été retenue dans la transposition française en 2006 de la directive européenne de 2001, alors que celle-ci est beaucoup plus réservée quant au droit de refus des enfants de participer à une recherche biomédicale. En Europe, le refus de l'enfant doit être « pris en compte » et non impérativement respecté comme dans le droit français : l'article 4 de la directive stipule :

> *In addition to any other relevant restriction, a clinical trial on minors may be undertaken only if: (a) the informed consent of the parents or legal representative has been obtained; consent must represent the minor's presumed will and may be revoked at any time, without detriment to the minor; (b) the minor has received information according to its capacity of understanding, from staff of experience with minors, regarding the trial, the risks and the benefits; (c) the explicit wish of a minor who is capable of forming an opinion and assessing this information to refuse participation or to be withdrawn from the clinical trial at any time is considered by the investigator or where appropriate the principle investigator;*

Les EEC précisent :

> *Whenever appropriate, the child should participate in the (informed) consent process together with the parents (...) The evaluation of whether or not a child can give assent should not solely be based on chronological age, but should also depend on other factors such as developmental stage, intellectual capacities (especially in*

children with special needs and/or learning difficulties), life / disease experience. (...) Separate information sheets for adults and children, and separate consent and assent forms should be used in order to provide age appropriate information, in language and wording appropriate to age, psychological and intellectual maturity... As discussed above, assent, like consent, is a continuous process and should be sought during the trial as well, e.g. during repeat trial visits. Objections raised by a child at any time during a trial should be considered. The child's will should be respected. The child should not be forced to provide reasons. The child should be informed of the possibility to freely withdraw from the trial, at any time for any reason, without any disadvantage or prejudice(...)The processes for informing the child and seeking assent should be clearly defined in advance of the research and documented for each child. Assent according to age groups and level of maturity

Children from 3 years of age:

Within this age group there is the emergent capacity to agree. Where the child has some capacity of understanding (pre-school children), age- and maturity-appropriate information is still needed even if after giving information, assent is evaluated not to be obtainable.

Research on cognition shows that younger children have significant ability to provide assent. It is recognized that children from the age of 3-4 years can understand some expression of altruism. From the age of 9, children may be able to understand benefits and risks of research ...In any case, it is of major importance to inform the child and obtain assent as described above, preferably in writing, when the child is of 'school age' (about 6 or 7 years old), i.e. able to read and write, and to then keep track of such assent (...).

Difference of opinion between the child and the parents / legal representative

Every effort should be made to understand and respect differences of opinion between the child and his/her parents or legal representative. Strong and definitive objections from the child should be respected.

En anglais le mot *consent* est réservé aux titulaires de l'autorité parentale, les enfants ne pouvant exprimer que leur *assent*. Tout en reconnaissant les capacités de l'enfant, même très jeune, à comprendre les enjeux de la proposition de recherche biomédicale à l'aide d'une information adaptée à son âge, les recommandations européennes précisent que seules les « objections fortes et définitives (de l'enfant) devraient être respectées ». Au conditionnel...

Depuis plus de quarante ans, le respect de la volonté de l'enfant est de mieux en mieux protégé par les différents textes de Loi. Toutefois, la France depuis 1988 et encore aujourd'hui, est le seul pays à donner une valeur légale au refus de l'enfant primant sur l'autorisation des parents.

La procédure d'information des parents et de l'enfant et de recueil des consentements doit être explicite dans le protocole, les documents écrits d'information et de consentement ne sauraient suffire!

L'investigateur est responsable de l'information des parents et du recueil du consentement. Les délégations éventuelles doivent être prévues dans le protocole, justifiées et appréciées par le Comité. L'information de l'enfant doit être réalisée par l'investigateur et par les titulaires de l'autorité parentale (Art. L.1122-2 du CSP – Annexe 2), de façon concertée.

Art. L.1122-2:

> I. – Les mineurs non émancipés, les majeurs protégés ou les majeurs hors d'état d'exprimer leur consentement et qui ne font pas l'objet d'une mesure de protection juridique reçoivent, lorsque leur participation à une recherche biomédicale est envisagée, l'information prévue à l'article L. 1122-1 adaptée à leur capacité de compréhension, tant de la part de l'investigateur que des personnes, organes ou autorités chargés de les assister, de les représenter ou d'autoriser la recherche, eux-mêmes informés par l'investigateur.

Ils sont consultés dans la mesure où leur état le permet. Leur adhésion personnelle en vue de leur participation à la recherche biomédicale est recherchée. En toute hypothèse, il ne peut être passé outre à leur refus ou à la révocation de leur acceptation.

2.1. Qui est informé et quand?

Règle générale: chaque titulaire de l'autorité parentale doit recevoir directement de l'investigateur la même information, orale et écrite. Cette information est délivrée si possible simultanément aux deux parents.

Cette information, et l'accord de principe des responsables légaux est un préalable à toute information de l'enfant, puisque l'absence de consentement de l'un des titulaires de l'autorité parentale interdit l'inclusion de l'enfant, quel que soit son avis personnel. Si l'enfant peut refuser de participer à une étude malgré l'accord de ses parents, l'inverse n'est pas possible.

L'information de l'enfant est de règle; toute dérogation ou possibilité de dérogation occasionnelle doit être explicite et justifiée (âge, état clinique).

Le mineur devenant majeur pendant sa participation à une recherche doit bénéficier, le moment venu, d'une nouvelle information et du recueil de son consentement formel ; en pratique, cette disposition doit être prévue dans le protocole chaque fois que :

(âge maximum d'inclusion) + (durée de participation) > 18.

Exception : cas particulier dans lequel l'information et le consentement d'un seul parent peut suffire dans un premier temps

Dans les cas prévus à l'article L.1122-2-II, l'information peut n'être délivrée qu'au titulaire de l'autorité parentale présent, à charge pour l'investigateur d'informer l'autre parent aussi tôt que possible (voir plus bas).

L.1122-2-II. – Lorsqu'une recherche biomédicale est effectuée sur un mineur non émancipé, l'autorisation est donnée par les titulaires de l'exercice de l'autorité parentale. Toutefois, cette autorisation peut être donnée par le seul titulaire de l'exercice de l'autorité parentale présent, sous réserve du respect des conditions suivantes :

- la recherche ne comporte que des risques et des contraintes négligeables et n'a aucune influence sur la prise en charge médicale du mineur qui s'y prête ;
- la recherche est réalisée à l'occasion d'actes de soins ;
- l'autre titulaire de l'exercice de l'autorité parentale ne peut donner son autorisation dans des délais compatibles avec les exigences méthodologiques propres à la réalisation de la recherche au regard de ses finalités.

2.2. Cas particulier des recherches en situation d'urgence

Les dispositions spécifiques du code de la santé publique relatives aux recherches en situation d'urgence (l'article L.1122-1-2) ne s'appliquent pas directement quand la personne est un mineur non émancipé.

L.1122-1-2. :

> En cas de recherches biomédicales à mettre en oeuvre dans des situations d'urgence qui ne permettent pas de recueillir le consentement préalable de la personne qui y sera soumise, le protocole présenté à l'avis du comité mentionné à l'article L. 1123-1 peut prévoir que le consentement de cette personne n'est pas recherché et que seul est sollicité celui des membres de sa famille ou celui de la personne de confiance mentionnée à l'article L. 1111-6 dans les conditions prévues à l'article L. 1122-1-1, s'ils sont présents. L'intéressé est informé dès que possible et son consentement lui est demandé pour la poursuite éventuelle de cette recherche. Il peut

également s'opposer à l'utilisation des données le concernant dans le cadre de cette recherche.

En effet, il n'est pas question dans ces cas de substituer aux représentants légaux de l'enfant un autre membre de la famille, ou une personne de confiance (statut qui n'existe pas pour le mineur) ; la mention « s'ils sont présents » ne concerne donc dans ces cas que les représentants légaux.

2.2.1. Dans le cas où un seul des deux parents est présent

La question se pose de la validité du consentement du seul représentant légal éventuellement présent, en l'absence du second et quand cette recherche en urgence ne remplit pas la première condition citée dans l'article L.1122-2-II (2e alinéa) ; dans la mesure où la loi autorise dans cette situation d'urgence que le sujet puisse être inclus sans information et consentement préalable personnel ou d'autrui (absence de membre de la famille), l'information et le consentement du seul représentant légal présent est acceptable dans ces situations, en différant l'information et le consentement du second représentant légal et sous réserve de l'avis ultérieur éventuel de l'enfant lui-même. Les modalités de l'information et du consentement différés du représentant légal absent, doivent figurer dans le protocole, avec les supports correspondants.

2.2.2. Dans le cas où aucun des deux parents n'est présent

L'enfant peut être inclus en différant l'information et le consentement des deux représentants légaux et sous réserve de l'avis ultérieur éventuel de l'enfant lui-même. Les modalités de l'information et du consentement différés des deux représentants légaux doivent figurer dans le protocole, avec les supports correspondants.

2.2.3. Dans tous les cas

Les modalités de l'information différée du mineur et du recueil *a posteriori* de son absence de refus ou de révocation doivent figurer dans le protocole, avec les supports correspondants.

- Cas particulier des recherches devant débuter rapidement après la naissance et pour lesquelles l'inclusion peut être prévue avant la naissance.

Ce cas particulier n'est pas expressément prévu dans les textes en vigueur ; la difficulté tient au fait que les parents ne peuvent pas légalement donner d'autorisation avant la naissance (le fœtus n'ayant pas de personnalité juridique) et que d'autre part la période postnatale immédiate n'est assurément pas propice à une information et à un consentement éclairé.

Il est recommandé de prévoir :

- une information anticipée des parents avant la naissance, avec remise des documents d'information et recueil d'un accord informel ;
- une mise en œuvre de la recherche chez le nouveau-né dans le délai prévu dans le protocole, si possible après le recueil de l'autorisation formelle de l'un des parents ; en cas d'impossibilité, l'enfant pouvant être néanmoins inclus en invoquant les dispositions relatives aux situations d'urgence (art. L. 1122-1-2 du CSP) ;
- le recueil dans le meilleur délai de l'autorisation formelle rétroactive de l'autre parent (ou des deux parents) ;
- l'interruption de participation (exclusion) de l'enfant en cas d'opposition de l'un des parents, les données déjà collectées ne pouvant alors être ni utilisées ni conservées.

Cette procédure étant clairement expliquée dans la lettre d'information, le formulaire de consentement mentionnant expressément le caractère anticipé prénatal de l'information (date).

2.3. Consentement – autorisation des représentants légaux

Le mineur de moins de 18 ans est en situation d'incapacité juridique, sauf s'il est émancipé (à partir de 16 ans) ; ses deux parents exercent généralement en commun l'autorité parentale (art. 371-1 et 372, 1er alinéa du CC). Il existe cependant diverses situations dans lesquelles l'autorité parentale n'est exercée que par un parent (orphelin, reconnaissance par un seul parent, décision judiciaire).

Art. 371-1 du Code civil :

> L'autorité parentale est un ensemble de droits et de devoirs ayant pour finalité l'intérêt de l'enfant.
>
> Elle appartient aux père et mère jusqu'à la majorité ou l'émancipation de l'enfant pour le protéger dans sa sécurité, sa santé et sa moralité, pour

assurer son éducation et permettre son développement, dans le respect dû à sa personne.

Les parents associent l'enfant aux décisions qui le concernent, selon son âge et son degré de maturité.

Art. 372 :

Les père et mères exercent en commun l'autorité parentale.

Toutefois, lorsque la filiation est établie à l'égard de l'un d'entre eux plus d'un an après la naissance d'un enfant dont la filiation est déjà établie à l'égard de l'autre, celui-ci reste seul investi de l'exercice de l'autorité parentale. Il en est de même lorsque la filiation est judiciairement déclarée à l'égard du second parent de l'enfant.

L'autorité parentale pourra néanmoins être exercée en commun en cas de déclaration conjointe des père et mères devant le greffier en chef du tribunal de grande instance ou sur décision du juge aux affaires familiales.

Art. 372-2 :

À l'égard des tiers de bonne foi, chacun des parents est réputé agir avec l'accord de l'autre, quand il fait seul un acte usuel de l'autorité parentale relativement à la personne de l'enfant.

Le mineur ne pouvant consentir, il est substitué par ses représentants légaux pour les actes de la vie civile.

La participation d'un enfant à une recherche biomédicale ne constitue pas un acte usuel de l'autorité parentale (art. 372-2 du CC) ; de ce fait, le consentement (appelé autorisation dans ce cas) doit être donné par chacun des titulaires de l'autorité parentale, sauf exception prévue par la loi (art. L.1122-2-II). De façon symétrique, chacun peut retirer indépendamment son autorisation et entraîner l'interruption de la participation de l'enfant à la recherche.

Ce régime est différent et ne doit pas être confondu avec celui réglant les autorisations de soins où l'article 372-2 peut s'appliquer.

Quand un protocole prévoit la mise en œuvre de la dérogation au principe de la double autorisation parentale, le comité doit s'assurer :

- que les conditions restrictives énoncées dans l'article L.1122-2-II sont réunies ;
- que la procédure subséquente d'information et de recueil de consentement de l'autre parent est explicite dans le protocole et mentionnée dans la lettre d'information aux parents.

Le CPP doit veiller à ce que la qualité de titulaire de l'autorité parentale ne soit pas confondue avec la qualité de parent, notamment en vérifiant la façon dont est rédigé le formulaire de consentement.

Début 2009, le parlement français a remis en cause ce principe de la double autorisation, et des discussions sont en cours visant à ce que l'autorisation d'un seul des deux parents soit suffisante pour débuter certaines catégories de recherche biomédicale chez un mineur. La commission de pédiatrie émet les plus vives réserves quant à ce projet de réforme.

2.4. Documents d'information

L'information écrite destinée aux parents doit expliquer :

- la nécessité d'informer l'enfant, après qu'ils aient donné leur accord de principe sur sa participation ;
- la façon dont cette information lui sera donnée oralement, de façon concertée, par l'investigateur et les parents, et mentionner le document d'information qui lui sera remis ;
- l'obligation de respecter le refus de l'enfant, le cas échéant ;
- le droit de chaque parent de retirer de façon indépendante son consentement en cours de recherche, sans avoir à se justifier et sans conséquence sur la suite de la prise en charge médicale.

Il est recommandé de prévoir deux exemplaires de la lettre d'information ayant le même contenu mais destinés l'un à la mère et l'autre au père ; ceci permet de souligner la nécessaire implication des deux parents dans la décision, de prendre en compte la situation des couples séparés et de respecter l'exigence légale d'une information écrite au préalable délivrée à toute personne qui consent (art. L.1122-1, dernier alinéa du CSP).

L'information écrite destinée à l'enfant doit être adaptée aux différentes classes d'âge concernées ; le contenu, le langage et la forme (utilisation éventuelle de dessins) doivent être adaptés aux niveaux cognitifs.

Il est usuel de distinguer les enfants scolarisés en primaire (6-10 ans), les collégiens (11-14 ans) et les adolescents encore mineurs (15-18 ans). En cas de supports multiples, c'est à l'investigateur de choisir celui qui est le plus approprié à la capacité de chaque enfant, quel que soit son âge.

2.5. Le droit de l'enfant de refuser et de changer d'avis doit être mentionné

Il est recommandé que le formulaire prévoie explicitement :

- la mention de l'identité exacte du mineur (nom, prénom, date de naissance) ; en cas de participation de nouveau-nés, l'identité doit être complétée par le sexe et l'heure de la naissance pour pallier l'absence éventuelle de prénom et en cas de jumeaux, un formulaire distinct doit être renseigné pour chaque enfant.
- la mention de l'identité et de la qualité exacte de chaque signataire, qui atteste par sa signature être titulaire de l'autorité parentale.
- le cas où cette autorité est exercée par une seule personne, qui doit alors attester qu'elle est la seule à avoir cette qualité.
- de délivrer un exemplaire original à chaque titulaire de l'autorité parentale.

D'autre part, les signataires (investigateur et titulaires de l'autorité parentale) doivent attester de la démarche qu'ils ont conduite conjointement en direction de l'enfant :

- soit que celui-ci a été informé et que son adhésion a été obtenue ou qu'il n'a pas exprimé de refus ;
- soit qu'il n'a pas été informé ni sollicité, et dans ce cas le motif doit en être précisé (âge, situation clinique, etc.)

Quand l'enfant a été informé, dans la mesure où la loi précise à l'article L.1122-2.I que le refus du mineur fait obstacle à la recherche, il est recommandé de proposer au mineur de signer, soit sur le même formulaire que ses parents pour les plus jeunes, soit sur un formulaire indépendant pour les adolescents. Si le mineur souhaite signer, sa signature constitue ainsi un témoignage de son adhésion personnelle. Si le mineur ne souhaite pas signer, il est utile d'inscrire dans son dossier, avec son accord, qu'il est d'accord pour participer à la recherche proposée.

3. Douleur, désagréments, peur et tout autre inconvénient prévisible

La recherche biomédicale doit « être conçue de telle façon que soient réduits au minimum la douleur, les désagréments, la peur et tout autre inconvénient prévisible liés à la maladie ou à la recherche, en tenant compte particulièrement du degré de maturité pour les mineurs» (art. 1121-2 du CSP). Sont concernés les méthodes d'exploration et de soins, les mesures de prévention prévues, l'environnement des soins et les contraintes.

Toute méthode invasive est génératrice chez l'enfant de stress, de douleur et de désagrément. Quand de telles méthodes sont prévues pour les besoins propres de la recherche, elles doivent être justifiées; elles sont aussi nécessairement prises en compte dans l'analyse de la balance entre les bénéfices et les risques.

Une stratégie de prévention et de prise en charge de la douleur conforme aux bonnes pratiques pédiatriques doit être prévue pour l'ensemble des événements susceptibles de survenir pendant la participation à la recherche, que cette douleur soit le fait des actes propres de la recherche ou non.

La qualité de l'hébergement en cas d'hospitalisation (hospitalisation mère-enfant), la limitation au minimum des séjours hospitaliers et des venues à l'hôpital, l'impact sur la scolarité et les moyens mis en œuvre pour y pallier, la disponibilité si nécessaire d'un soutien psychologique, éducatif et social, sont appréciés par le comité.

Les lettres d'information aux parents et à l'enfant mentionnent toujours ces points.

Art. L.1121-2:

Aucune recherche biomédicale ne peut être effectuée sur l'être humain:

- si elle ne se fonde pas sur le dernier état des connaissances scientifiques et sur une expérimentation préclinique suffisante;
- si le risque prévisible encouru par les personnes qui se prêtent à la recherche est hors de proportion avec le bénéfice escompté pour ces personnes ou l'intérêt de cette recherche;
- si elle ne vise pas à étendre la connaissance scientifique de l'être humain et les moyens susceptibles d'améliorer sa condition;
- si la recherche biomédicale n'a pas été conçue de telle façon que soient réduits au minimum la douleur, les désagréments, la peur et tout autre inconvénient prévisible lié à la maladie ou à la recherche, en tenant compte particulièrement du degré de maturité pour les mineurs et de la capacité de compréhension pour les majeurs hors d'état d'exprimer leur consentement.

L'intérêt des personnes qui se prêtent à une recherche biomédicale prime toujours les seuls intérêts de la science et de la société. La recherche biomédicale ne peut débuter que si l'ensemble de ces conditions sont remplies.

4. Compétence pédiatrique du CPP

Pour l'examen d'un protocole portant sur des personnes mineures de moins de 16 ans, une compétence pédiatrique est légalement nécessaire au sein du CPP (art. R.1123-14).

Art. R.1123-14 :

> Lorsque le projet de recherche porte sur des personnes mineures de moins de seize ans, le comité s'adjoint la compétence d'un pédiatre si le comité ne comprend pas en son sein un tel spécialiste. De même, lorsque le projet de recherche porte sur des personnes majeures hors d'état d'exprimer leur consentement, le comité s'adjoint une personne qualifiée au regard de la spécificité de la maladie et de la population concernées si le comité ne comprend pas en son sein un tel spécialiste.
>
> Ces spécialistes participent aux séances du comité pour les besoins de la recherche considérée et prennent part aux délibérations relatives à cette recherche.

Sur ce point la loi française n'a pas incorporé le niveau d'exigence qui figure dans la directive européenne de 2001 (art. 4 h et i), laquelle n'introduit pas de nuance pour la catégorie des enfants de 16-18 ans et fait référence à la compétence du Comité sur les « problèmes cliniques, éthiques et psychosociaux liés à la pédiatrie » ;

- 4 h) le protocole a été adopté par un comité d'éthique doté de compétences en pédiatrie, ou après consultation sur des problèmes cliniques, éthiques et psychosociaux liés à la pédiatrie ; et (4 i) les intérêts du patient priment toujours ceux de la science et de la société.
- Les recommandations éthiques européennes précisent la compétence pédiatrique souhaitable (EEC 8.1.1).

> *EEC 8.1.1. Examples of Paediatric Expertise :*
>
> *Paediatric expertise goes beyond having dealt with children and could be defined on the basis of education and experience on the various aspects of child development, ethics and psychosocial aspects. Therefore, this would include i) physicians with paediatric qualification ; ii) paediatric ethicist ; iii) qualified paediatric nurse or psychologist, etc. In addition to qualification, it is recommended that the experts demonstrate at least some years of experience in paediatric care, and*

direct experience of clinical trials, for example as investigator in several trials performed in children of similar age groups.

If this cannot be found in one individual, two or more experts could combine the expertise needed.

Expertise used should be documented and recorded by the Ethics Committee.

En France, cette compétence pédiatrique s'entend au sens de la qualification ordinale en pédiatrie et n'est pas nécessaire pour les enfants de 16-18 ans.

Le pédiatre peut être soit un membre titulaire ou suppléant du CPP, soit un spécialiste extérieur qui devient un membre supplémentaire occasionnel du CPP pour le protocole considéré. Ce pédiatre élabore un rapport qui porte sur tous les aspects de la recherche sur lesquels le CPP doit fonder son avis. Il participe à l'examen en séance du protocole avec voix délibérative. Il est astreint à l'obligation de déclaration préalable et publique de conflit d'intérêts.

5. Communication des résultats globaux de la recherche aux participants et publication

Le droit de communication des résultats globaux de la recherche (art. L.1122-1, dernier alinéa du CSP) est exercé par les titulaires de l'autorité parentale.

Cependant, quand l'enfant ayant participé à une recherche est devenu majeur au moment où ces résultats sont disponibles, il a capacité à demander personnellement ces résultats et à en être destinataire, que ces résultats soient demandés par ses parents ou par lui-même.

En conséquence, il est recommandé :

- que cette capacité future du mineur soit annoncée dans la lettre d'information des parents et mentionnée dans la lettre destinée aux grands enfants ;
- que le protocole prévoie de délivrer cette information au participant devenu majeur, sur sa demande propre ou à l'occasion d'une demande émanant de ses anciens représentants légaux.

Art. L1122-1, dernier alinéa :

Les informations communiquées sont résumées dans un document écrit remis à la personne dont le consentement est sollicité. À l'issue de la recherche, la personne qui s'y est prêtée a le droit d'être informée des résultats globaux de cette recherche, selon les modalités qui lui seront précisées dans le document d'information.

5.1. Publication des résultats

Le fondement éthique de l'utilisation d'une personne humaine dans un but de recherche est l'amélioration de la connaissance médicale dont bénéficie la société. La publication des résultats devrait donc être l'aboutissement de toute recherche. En outre, l'absence de reconduction injustifiée d'essais cliniques (donc, l'absence de prise de risques inutiles) et la validité des méta-analyses repose sur la publication des résultats de chaque recherche. Ceci vaut pour toute recherche biomédicale chez l'être humain, et tout particulièrement quand les participants sont des personnes vulnérables particulièrement protégées.

La loi française ne prescrit pas cette publication, mais les recommandations éthiques européennes pour les essais cliniques chez l'enfant retiennent la nécessité de prévoir dans le protocole la publication systématique indépendante des résultats, dans un délai raisonnable, même si ceux-ci sont défavorables (EEC 8.1.2 et 19.1).

EEC 8.1.2: There are provisions in the protocol for systematic independent publications of results, within a reasonable timeframe, including when results are unfavourable.

EEC 19.1 : Ethics committees should not accept paediatric protocols that prevent independent publication by investigators, and the timeline for publication should be specified in the respective protocols.

Les comités français sont invités à veiller à ce que cet engagement soit explicite dans le protocole.

6. Assurance

Il n'existe pas de spécificité légale ou réglementaire concernant l'obligation d'assurance pour les recherches biomédicales chez le mineur. Or :

- d'une part, l'une des caractéristiques des dommages susceptibles de survenir chez un mineur est leur caractère parfois tardif, à long et très long terme.
- d'autre part, la loi prévoit un créneau d'engagement de la garantie, la réclamation de la victime présumée devant être présentée entre

le début de la recherche et l'expiration d'un délai qui ne peut être inférieur à dix ans courant à partir de la fin de celle-ci (art. L.1121-10, 4ème alinéa).

Art. L.1121-10, 4e alinéa :

La garantie d'assurance de responsabilité visée à l'alinéa précédent couvre les conséquences pécuniaires des sinistres trouvant leur cause génératrice dans une recherche biomédicale, dès lors que la première réclamation est adressée à l'assuré ou à son assureur entre le début de cette recherche et l'expiration d'un délai qui ne peut être inférieur à dix ans courant à partir de la fin de celle-ci.

Art. R.1121-5 :

Les contrats d'assurance garantissant, dans les conditions prévues à l'article L. 1121-10, les conséquences pécuniaires de la responsabilité civile du promoteur et celle de tout intervenant ne peuvent pas déroger aux dispositions définies à la présente section, sauf dans un sens plus favorable à l'intérêt des victimes ou de leurs ayants droit.

Ainsi, quand le comité identifie l'existence de risques dont la révélation peut être potentiellement différée de plus de 10 ans (toxicité viscérale, croissance, apprentissage), il devrait pouvoir demander une prolongation appropriée de la durée de recevabilité des réclamations figurant dans le contrat puisque ce délai de 10 ans est un minimum légal et que ce contrat peut déroger « dans un sens plus favorable à l'intérêt des victimes ou de leurs ayants droit » (art. R.1121-5 du CSP). Cependant, la seule pièce que le promoteur est tenu de verser au dossier qui est soumis au CPP pour avis est une attestation d'assurance, dont le contenu est réglementairement défini (art. R.1121-10 du CSP), sans mention de ce délai.

Dans cette situation actuelle qui n'est pas satisfaisante au regard de la protection des personnes mineures et qui devrait faire l'objet d'un réexamen par les instances habilitées, les comités sont invités à être particulièrement vigilants quant à l'adéquation entre la durée de garantie et les risques potentiels de la recherche.

Art. R.1121-10 :

La souscription des contrats mentionnés à l'article R. 1121-5 est justifiée par la production d'une attestation délivrée par l'assureur qui vaut présomption de garantie.

Cette attestation comporte les mentions suivantes :

1° Les références aux dispositions législatives et réglementaires applicables ;

2° La raison sociale de l'entreprise d'assurance;

3° Le numéro du contrat d'assurance;

4° La dénomination et l'adresse du souscripteur du contrat;

5° La dénomination précise de la recherche couverte par l'assurance telle que prévue dans la demande d'autorisation.

7. Utilisation d'éléments et de produits du corps humain

La loi précise que les représentants légaux sont habilités à exprimer leur opposition; indirectement, ils doivent donc aussi avoir été au préalable les destinataires de l'information (art. L.1211-2, 2e alinéa du CSP – annexe 2). L'information du mineur et le recueil de l'absence d'opposition de sa part ne sont pas explicites; par analogie avec les autres types de recherches, il est recommandé ici aussi de prévoir la consultation du mineur, mais son opposition ne saurait légalement constituer un motif d'abstention si les parents y sont favorables.

Art. L.1211-2:

> Le prélèvement d'éléments du corps humain et la collecte de ses produits ne peuvent être pratiqués sans le consentement préalable du donneur. Ce consentement est révocable à tout moment.
>
> L'utilisation d'éléments et de produits du corps humain à une fin médicale ou scientifique autre que celle pour laquelle ils ont été prélevés ou collectés est possible, sauf opposition exprimée par la personne sur laquelle a été opéré ce prélèvement ou cette collecte, dûment informée au préalable de cette autre fin. Lorsque cette personne est un mineur ou un majeur sous tutelle, l'opposition est exercée par les titulaires de l'autorité parentale ou le tuteur. Il peut être dérogé à l'obligation d'information lorsque celle-ci se heurte à l'impossibilité de retrouver la personne concernée, ou lorsqu'un des comités consultatifs de protection des personnes mentionnés à l'article L.1123-1, consulté par le responsable de la recherche, n'estime pas cette information nécessaire.

Une collection est souvent constituée pour une longue durée, éventuellement non définie. Ceci soulève la question du renouvellement de l'information et de la non opposition chez l'ancien mineur devenu adulte lorsque les échantillons n'auront pas été anonymisés (rupture du lien échantillon-sujet rendant impossible de remonter à l'identité du sujet). En l'absence de directive réglementaire, les comités sont invités à solliciter de l'organisme demandeur la procédure qu'il entend mettre en œuvre pour permettre au nouvel adulte d'exercer ses droits.

Conclusion

Ce travail met en évidence à quel point la collaboration respectueuse entre investigateur, parents et enfant était indispensable. Cette relation triangulaire de confiance est une condition importante pour une recherche biomédicale satisfaisante tant sur le plan scientifique qu'éthique. La rigueur scientifique et la méthodologie irréprochable en sont les autres aspects indispensables.

Lois, réglementations et déclarations internationales de consensus garantissent le respect de droits des enfants, alors que certaines notions font encore débat, la place de l'enfant n'étant pas la même dans tous les pays, même au sein de l'Europe. De nombreux groupes continuent leur réflexion afin de progresser sans cesse et de faire évoluer la recherche dans le respect de chacun pour le bénéfice de tous. Les comités spécifiques mis en place en France dès 1988, dans toute l'Europe depuis 2001 ainsi que sur d'autres continents, veillent à la conformité des protocoles de recherche afin de protéger les personnes qui s'y prêtent, et parmi eux, les enfants bénéficient d'une attention toute particulière.

Bibliographie

Dispositions législatives et réglementaires en vigueur en France

Directive européenne n°2001/20/ce du 4 avril 2001 relating to good practice in the condict of clinical trials on medicinal products for human use.

Loi n°2004/806 du 9 août 2004 parue au *Journal Officiel de la République Française* le 11 août 2004.

Ethical considerations for clinical trials on medicinal products conducted with the paediatric population. Recommendations of the ad hoc group for the development of implementing guidelines for Directive 2001/20/ce.

Livres, articles et autres publications

Additional Protocol to the Convention on Human Rights and Biomedicine, Concerning Biomedical Research (Strasbourg 2005) http://conventions.coe.int/treaty/en/treaties/html/195.htm

Allmark, P., Mason, S., Gil,l AB., Megone, C. (2001). « Is it in a neonate's best interest to enter a randomised controlled trial ? », *Journal of Medical Ethics*, 27 : 110-113.

Allmark, P., Mason, S., Gill, AB., Megone, C. (2003). « Obtaining consent for neonatal research », *Archives of Diseases in Children, Fetal and Neonatal Edition*, 88 : F166-F167.

American Academy of Pediatrics. Committee on Drugs. (1995). « Guidelines for the ethical conduct of studies to evaluate drugs in pediatric populations » *Pediatrics*, 95 : 286-294.

Braunholtz, DA., Edwards, SJ., Lilford, RJ. (2001). « Are randomized clinical trials good for us (in the short term) ? Evidence of a "trial effect" », *Journal of Clinical Epidemiology*, 54 : 217-224

Charter of Fundamental Rights of the European Union (2000) : http://www.europarl.europa.eu/charter/default_en.htm.

Clinical investigation of medicinal products in the paediatric population. ICH E11. CPMP/ICH/2711/99 : http://www.emea.europa.eu/pdfs/human/ich/271199EN.pdf.

Convention for the Protection of Human Rights and Dignity of the Human Being with regard to the Application of Biology and Medicine : Convention on Human Rights and Biomedicine. European Treaty Series – No. 164, Oviedo, 4 IV (1997).

Dalla-Vorgia, P., Mason, S., Megone, C., Allmark, P., Bratlid, D., Gill, AB., Morrogh, P., Plomer, A., Reiter-Theil, S. (2001). « Overview of European legislation on informed consent for neonatal research », *Archives of Diseases in Children, Fetal Neonatal Edition*, 84 : F70-F73.

De Lourdes Levy, M., Larcher, V., Kurz, R. (2003). « Informed consent/assent in children. Statement of the Ethics Working Group of the Confederation of European Specialists in Paediatrics (CESP) », *European Journal of Pediatrics*, 162 : 629-633.

EMEA/CPMP Position statement on the use of placebo in clinical trials with regard to the revised Declaration of Helsinki, EMEA/17424/01, 2001 : http://www.emea.europa.eu/pdfs/human/press/pos/1742401en.pdf.

EuroSOCAP-Project (2006). *European Guidance for Healthcare Professional on Confidentiality and Privacy in Healthcare* : http://www.eurosocap.org/Downloads/European-Guidance-for-Healthcare-Professionals-on-Confidentiality-and-Privacy-in-Healthcare.pdf.

FDA (1998). Regulations requiring manufacturers to assess the safety and effectiveness of new drugs and biologicals products in pediatric patients, Federal Registrar, 63 : 66631-66672.

FDA (2001). Additional safeguards for children in clinical investigation of FDA-regulated products (21 CFR 50.53). Federal Register, 66 : 20589-20600.

Field, MJ., Behrman, R. (dir.), (2004). *Ethical conduct of clinical research involving children. Institute of Medicine.* The National Academies Press : http://www.nap.edu/catalog/10958.html.

Freedman, B. (1987). « Equipoise and the ethics of clinical research », *New England Journal of Medicine*, 317 : 141-145

Gill, D. (2004). « Ethical principles and operational guidelines for good clinical practice in paediatric research. Recommendations of the Ethics Working Group of the Confederation of European Specialists in Paediatrics (CESP) », *European Journal of Pediatrics*, 163 : 53-57.

Glantz, LH. (1998). « Research with children », *American Journal of Law*, 24 : 213-244.

Harth, SC., Thong, YH. (1995). « Parental perceptions and attitudes about informed consent in clinical research involving children », *Social Science and Medicine*, 41 : 1647-1651.

Health Canada Therapeutic Products Directorate. *Draft Guideline on "Inclusion of pediatric subjects in clinical trials"*: http://www.hc-sc.gc.ca.

Hirsch, E. et Ferlender, P. (dir.), (2001). *Droits de l'homme et pratiques soignantes. Textes de référence : 1948-2001.* Paris : Doin/Assistance publique hôpitaux de Paris, p. 312-313

Kopelman, L. (2002). « Pediatric research regulations under legal scrutiny », *Law and Medical Ethics*, 30 : 38-49.

March, J., Kratochvil, C., Clarke, G., Beardslee, W., Derivan, A., Emslie, G., *et al.* (2002), *Journal of the American Academy of Child and Adolescent Psychiatry.*

Mason, S., Megone, C. (2001). *European Neonatal Research : Consent, Ethics Committees, and Law.* Ashgate, Aldershot.

MRC Ethics Guide (2004). *Medical research involving children* : http://www.mrc.ac.uk/Utilities/Documentrecord/index.htm ?d=MRC002430.

Phillips, B. (2004). « Towards evidence based medicine for paediatricians », *Archives of Diseases in Children*, 89 : 286-290.

Research Forum : Placebo and alternatives to placebo in randomized controlled trials in pediatric psychopharmacology, *Journal of the American Academy of Child and Adolescent Psychiatry*, 43 : 1046-1056.

Rossi, WC., Reynolds, W., Nelson, RM. (2003). « Child assent and parental permission in pediatric research », *Theory Med Bioeth*, 24 : 131-148.

Rothmier JD., Lasley MV., Shapiro GG. (2003). « Factors influencing parental consent in pediatric clinical research », *Pediatrics*, 111 : 1037-1041.

Royal College of Paediatrics and Child Health : Ethics Advisory Committee (2000). « Guidelines for the ethical conduct of medical research involving children », *Archives of Diseases in Children*, 82 : 177-182.

Schmidt, B., Gillie, P., Cano, C., Roberts, J., Roberts, R. (1999). « Do sick newborn infants benefit from participation in a randomized clinical trial ? », *Journal of Pediatrics*, 134 : 130-131.

Schreiner, M. (2003). « Paediatric clinical trials : redressing the imbalance », *Nature Reviews*, 2 : 949-961.

Shirkey, HC. (1968). « Therapeutic orphans », *Journal of Pediatrics*, 72 : 119-120.

Singhal, N., Oberle, K., Burgess, E., Huber-Okrainec, J. (2002). « Parents' perception of research with newborns », *Journal of Perinatology*, 22 : 57-63.

Smyth RL., Weindling, AM. (1999). « Research in children : ethical and scientific aspects », *Lancet*, 354 S2 : 2124.

Susman, EJ., Dorn, LD., Fletcher, JC. (1992). « Participation in biomedical research : the consent process as viewed by children, adolescents, young adults, and physicians », *Journal of Pediatrics*, 121 : 547-552.

Steinbrook, R. (2002). « Testing medications in children », *New England Journal of Medicine*, 347 : 1462-1470.

Stenson, BJ., Becher, JC., McIntosh, N. (2004). « Neonatal research : the parental perspective », *Archives of Diseases in Children. Fetal Neonatal Edition*, 89 : F321 – F324.

Tait, AR., Voepel-Lewis, T., Malviya, S. (2004). « Factors that influence parents' assessments of the risks and benefits of research involving their children », *Pediatrics*, 113 : 727-732.

UNESCO (2005). Universal Declaration on Bioethics and Human Rights : ttp ://portal.unesco.org/en/ev.phpURL_ID=31058&URL_DO=DO_TOPIC&URL_SECTION=201.html.

United Nations High Commissioner for Human Rights : Convention on the Rights of the Child (20/11/1989) : ttp ://www.ohchr.org/english/law/pdf/crc.pdf.

Van Stuijvenberg, M., Suur, MH., de Vos, S. *et al.* (1998). « Informed consent, parental awareness and reasons for participating in a randomised controlled study », *Archives of Diseases in Children*, 79 : 120-125.

Weithorn, LA., Scherer, DG. (1994). « Children involevement in research participation decisions : Psychological considerations », dans Grodin, MA., Glanz, LH. (dir.) *Children as research subjects : Science Ethics and Law*, New York : Oxford University Press. 133-179.

Weithorn, LA. (1983). « Children's capacities to decide about participation in research » *IRB*, 5 : 1-5.

Wendler, D., Forster, H. (2004). « Why we need legal standards for pediatric research », *Journal of Pediatrics*, 150-153.

World Medical Association (2004). Declaration of Helsinki : Ethical Principles for Medical Research Involving Human Subjects : http://www.wma.net/e/policy/b3.htm.

Zupancic, JA., Gillie, P., Streiner, DL., Watts, JL., Schmidt, B. (1997). « Determinants of parental authorization for involvement of newborn infants in clinical trials », *Pediatrics*, 99 : E6.

La recherche thérapeutique en épileptologie pédiatrique : le médicament

Catherine CHIRON et Gérard PONS

Introduction

L'épileptologie est un bon modèle pour étudier la recherche thérapeutique chez l'enfant. D'abord nous traiterons des difficultés spécifiques posées par la recherche en épileptologie pédiatrique et y montrerons le rôle respectif joué par l'industrie, les médecins, le juridique et les instances réglementaires d'enregistrement du médicament en France et en Europe durant ces 15 dernières années. Ensuite nous proposerons, pour tenter de résoudre quelques unes de ces difficultés, une stratégie nouvelle de développement des médicaments antiépileptiques en pédiatrie. Enfin, nous illustrerons des problèmes éthiques particuliers que nous rencontrons dans la recherche thérapeutique en épileptologie chez l'enfant, à l'aide de l'exemple récent du stiripentol.

1. Les spécificités de la recherche thérapeutique en épileptologie pédiatrique

Il n'existe pas *une* mais *des* épilepsies chez l'enfant, de fréquence et de gravité différentes, et dont la réponse aux médicaments n'est pas homogène. Il semble exister pour les médicaments antiépileptiques (MAE) un spectre non seulement d'efficacité, mais aussi d'aggravation des épilepsies de l'enfant qui dépend du type d'épilepsie, appelé « syndrome épileptique ». Le préalable d'une classification des syndromes épileptiques et d'un diagnostic syndromique objectivement possible pour chaque enfant est donc indispensable.

C'est une approche qui a été soigneusement développée depuis 25 ans en épileptologie infantile de même que la recherche de consensus de Sociétés Savantes sur les critères diagnostiques des différents syndromes, de sorte que l'on peut considérer que les cohortes de patients candidats pour les essais thérapeutiques sont actuellement homogènes pour le diagnostic syndromique avancé, au moins en Europe.

Les épilepsies de l'enfant présentent des différences notables par rapport aux épilepsies de l'adulte, en partie liées au fait qu'elles touchent un cerveau encore en développement : elles sont plus fréquentes, leur incidence est quatre fois plus élevée avant l'âge de 2 ans qu'entre 20 et 60 ans (Hauser, 1996) ; leur retentissement cognitif est plus sévère, avec 30 % de risque de retard mental et 50 % de difficultés scolaires ; leur résistance aux médicaments est aussi plus grande, surtout pour celles qui débutent dans les toutes premières années de la vie (Berg, 1996). De plus, plus de la moitié des syndromes épileptiques n'existent pas chez l'adulte et parmi ceux-ci les deux tiers sont des épilepsies particulièrement graves car elles induisent une dégradation intellectuelle, ce sont les *encéphalopathies épileptiques*. Dans le domaine de l'épileptologie, l'enfant n'a donc rien d'un *adulte en miniature* et on ne peut pas envisager d'extrapoler les données des essais thérapeutiques des adultes aux enfants.

Même si les épilepsies de l'enfant sont une maladie fréquente (c'est la première des maladies neurologiques pédiatriques), la majorité des épilepsies graves spécifiquement pédiatriques sont des maladies rares. Elles ne peuvent donc faire l'objet des mêmes types d'essais thérapeutiques que ceux habituellement réalisés chez les adultes, qui réunissent plusieurs centaines de patients. Il est nécessaire de leur adapter ou de développer pour elles des méthodologies innovantes dédiées aux petits effectifs, afin de ne pas diminuer la valeur démonstrative des essais qui leur seront consacrés.

Ces difficultés propres à l'épileptologie pédiatrique ont contribué à tenir les enfants épileptiques à l'écart du développement des nouveaux médicaments par l'industrie pharmaceutique : trop coûteux et trop peu de *retour sur investissement*. Ce n'est qu'en 1993 que le premier essai randomisé contrôlé (ERC) a été initié chez l'enfant (*The Felbamate Study Group in Lennox-Gastaut Syndrome*, 1993). Puis cinq ERC, multicentriques et internationaux (Europe et Amérique du Nord et du Sud) ont été réalisés entre 1999 et 2006 dans les épilepsies partielles (le seul syndrome épileptique qui soit vraiment similaire chez l'adulte et l'enfant), mais un seul ERC par médicament contre trois au minimum pour les adultes, et toujours avec un délai de 5 à 10 ans après les premiers essais chez l'adulte, conduisant à un retard du même ordre pour l'obtention de l'autorisation de mise sur le marché (AMM) pédiatrique[1]. Parallèlement, trois ERC ont été menés dans le syndrome de Lennox-Gastaut (la seule encéphalopathie épileptique qui existe à la fois chez l'enfant et chez l'adulte), mais avec des populations pédiatriques et adultes mélangées de sorte qu'il est difficile d'extraire des études les résultats propres aux enfants[2]. Pendant ce temps, tous les autres syndromes épileptiques de l'enfant restaient « orphelins thérapeutiques » (Trevathan, 2003).

Ce sont les médecins du milieu académique qui ont été à l'initiative des premiers ERC dans les encéphalopathies épileptiques spécifiquement pédiatriques, soutenus bientôt par de petites firmes pharmaceutiques, les grandes firmes restant en dehors du processus (Chiron, Dumas, Jambaque, Mumford et Dulac, 1997 ; Chiron, Marchand, Tran *et al.*, 2000). La mise en place en 2000, par l'Agence Européenne du Médicament (EMEA), des mesures incitatives pour le développement des médicaments orphelins, a constitué le premier pas réglementaire significatif, permettant l'AMM de deux nouveaux médicaments (le stiripentol et le rufinamide) et la désignation (l'étape préalable à l'AMM) de trois autres, tous destinés à des encéphalopathies épileptiques.

La *Réglementation européenne sur les médicaments pédiatriques*, qui oblige les firmes à fournir un plan de développement pédiatrique pour tout nouveau produit, est venue en janvier 2007 compléter l'arsenal juridique. Elle est tombée à point nommé pour les épilepsies partielles : la situation tendait à se dégrader, les deux antiépileptiques (le pregabalin et la zonisamide) mis sur le marché pour l'adulte dans les cinq dernières années n'avaient toujours pas le moindre développement pédiatrique. Il est encore trop tôt pour juger de son retentissement sur le développement des médicaments pour les différentes encéphalopathies épileptiques de l'enfant. Quoi qu'il en soit, la stratégie précise du plan de développement (quels syndromes épileptiques et à quel moment du développement du médicament chez

1. Voir : Duchowny, Pellock, Graf *et al.*, 1999 ; Elterman, Galuser, Wyllie, Reife, Wu et Pledger, 1999 ; Appleton, Fichtner, LaMoreaux *et al* 1999 ; Glauser, Nigro, Sachdeo *et al.*, 2000 ; Glauser, Ayala, Elterman *et al.*, 2006.
2. Voir : The Felbamate Study Group in Lennox-Gastaut Syndrome 1993 ; Sachdeo, Glauser, Ritter, Reife, Lim et Pledger, 1999 ; Motte, Trevathan, Arvidsson, Barrera, Mullens et Manasco, 1997.

l'adulte) ne sont pas fixées par la loi mais par des *recommandations* émises par les organismes d'enregistrement des médicaments (EMEA, FDA), dites « *guidelines* », qui à cette heure préconisent un développement pédiatrique dans les indications déjà validées chez l'adulte. Ces recommandations sont pour l'instant muettes sur les indications spécifiquement pédiatriques, ces maladies qui n'existent pas chez les adultes et dont les encéphalopathies épileptiques sont un exemple.

2. Une stratégie nouvelle de développement des médicaments antiépileptiques chez l'enfant

Dans le contexte actuel de la *Réglementation européenne sur les médicaments pédiatriques*, on comprend bien que ce sont les Recommandations (*guidelines)* qui font *loi* auprès des industriels du médicament lorsqu'ils établissent leur stratégie de développement d'un nouvel antiépileptique. Elles comprennent pourtant de nombreux points positifs pour les populations pédiatriques : d'une part l'obligation d'un développement préclinique chez l'animal juvénile, d'un développement pédiatrique par classe d'âge (nouveau-né, nourrisson, enfant, adolescent), d'études de pharmacocinétique, d'efficacité et de sécurité spécifiques par classe d'âge, d'une attention particulière à l'effet éventuel sur le développement cognitif, d'études de suivi à long terme sur la croissance et la maturation sexuelle, d'autre part un constant souci de ne pas imposer aux enfants des études inutiles, en extrapolant le maximum de données possible des études faites chez l'adulte et en proscrivant les études inutiles ou inadaptées selon les classes d'âges. Néanmoins, des modifications des Recommandations sont nécessaires, qui inciteraient les industriels à prendre en compte certaines spécificités pédiatriques qui posent autant de questions d'ordre éthique (Chiron, Dulac et Pons, 2008).

La première spécificité est propre à l'épileptologie. Actuellement, les Recommandations ne prennent en compte que les épilepsies de l'adulte, le choix des populations et des critères d'évaluation des essais pédiatriques sont obligatoirement calqués sur les essais adultes.

Pour les populations, cela conduit à limiter les essais randomisés contrôlés (ERC) aux épilepsies pédiatriques qui existent aussi chez l'adulte (les épilepsies partielles, les épilepsies généralisées idiopathiques, le syndrome de Lennox-Gastaut) et à occulter les autres (environ la moitié des épilepsies sévères et pharmacorésistantes de l'enfant). Les impératifs et la lourdeur du développement pédiatrique dans les premières sont tels qu'en fin de processus, après 5 ans minimum et un coût énorme, les firmes se refusent à faire un développement supplémentaire dans les secondes, d'autant plus que ces dernières sont des *niches* et qu'il n'existe aucun signal d'efficacité préalable orientant pour une molécule donnée vers un syndrome plutôt qu'un autre : il est vrai que tout investissement à ce stade profitera moins à la firme qu'aux éventuels fabricants de produits *génériques* qui pourront commercialiser la molécule à la fin de la période d'exclusivité. Voilà pourquoi ces patients risquent de toujours rester *orphelins thérapeutiques*. Notre suggestion est d'inclure l'évaluation des épilepsies propres aux enfants très en amont dans le processus de développement, dès la phase II, sous forme d'un essai pilote en ouvert sur une large population incluant tous les types de syndromes épileptiques pédiatriques résistants aux traitements disponibles, qui permettrait de dégager le ou les syndromes qui donnent un *signal d'efficacité* comme futurs candidats aux ERC de phase III, et de délaisser les autres, à juste titre cette fois.

Les critères d'évaluation des essais adultes ne sont souvent pas adaptés non plus à ces populations d'encéphalopathies épileptiques : par exemple la durée réglementaire de 3 mois de double aveugle devrait être raccourcie dans les syndromes avec crises fréquentes et dégradation cognitive rapide, le niveau mental devrait être considéré comme critère d'efficacité principal au lieu du nombre de crises dans les syndromes avec peu de crises mais avec détérioration cognitive au premier plan.

La seconde question touche toutes les pathologies pédiatriques. Comment faire des essais valides dans les maladies rares ? Pour les méthodologies classiques d'essais thérapeutiques, la grandeur de l'échantillon est un critère de qualité : plus il est grand, plus la variabilité de la réponse sera atténuée. La fréquence des maladies rares graves en pédiatrie est un formidable moteur pour faire progresser l'usage de la méthodologie des essais *de petits effectifs*. Les autorités d'enregistrement des médicaments commencent à en accepter la validité dans les dossiers de demande d'AMM. La recherche clinique en épileptologie pédiatrique a déjà amorcé ce processus : il s'agit par exemple d'essais ciblés sur des populations restreintes mais homogènes (voir l'exemple du stiripentol en 3) (Chiron, Marchand, Tran *et al.*, 2000) ; d'essais d'*enrichissement en répondeurs puis randomisation à l'arrêt,* où seuls les répondeurs au traitement à l'étude « en ouvert » sont tirés au sort entre poursuite du traitement ou mise sous placebo (Chiron, Dulac et Gram, 1996 ; Pina-Garza, Levisohn, Gucuyener et *al.*, 2007) ; de méta-analyses regroupant plusieurs essais de petits effectifs (Kassai, Chiron, Augier et *al.*, 2008) ; d'analyses séquentielles pour n'inclure que le nombre minimum de patients nécessaire à la démonstration d'un effet ; de modélisations mathématiques par exemple en pharmacocinétique pour extrapoler la dose optimale de l'adulte à l'enfant sans refaire d'étude pédiatrique ; voire d'utilisation de données observationnelles épidémiologiques de la *vraie vie* pour éviter des essais inutiles et mieux connaître l'effet du produit dans la pratique réelle. Il est probable que les industriels utiliseront de plus en plus ces méthodologies innovantes pour les essais thérapeutiques, à condition qu'elles soient prises en compte dans les Recommandations et dans l'examen des dossiers en vue de l'AMM.

3. L'exemple du stiripentol

Le stiripentol (STP) est un de ces rares médicaments antiépileptiques qui ont été développés en un constant partenariat public/privé, les médecins ayant en permanence joué un rôle de premier plan dans la direction prise par le développement du produit. Il a en particulier fait l'objet d'une large étude pilote dès le début, qui a permis de déceler un signal d'efficacité dans une épilepsie rare propre à l'enfant. Il a très tôt fait l'objet de plusieurs ERC sur des échantillons restreints, ce qui est encore exceptionnel en épileptologie pédiatrique, et il a été le premier médicament antiépileptique désigné comme médicament orphelin. Il rencontre néanmoins des difficultés majeures dans la poursuite de son développement qui posent autant de questions éthiques fort illustratives. Nous les aborderons les unes après les autres, au fil de l'histoire de ce produit.

La firme était sur le point d'abandonner le STP en raison de résultats négatifs dans les épilepsies partielles de l'adulte lorsque le premier essai pilote a été concluant chez l'enfant : il s'agissait d'une large étude ouverte en adjonction sur plus de 200 patients pharmacorésistants, tous syndromes épileptiques et tous âges (1 mois à 18 ans) confondus, qui montrait une réponse globale (50 % de diminution de la fréquence des crises) chez 49 % des enfants sous STP et deux syndromes épileptiques spécifiquement améliorés, les épilepsies partielles, en adjonction avec la carbamazepine, et le syndrome de Dravet, en adjonction avec le valproate (VPA) et le clobazam (CLB) (20 patients, 10 répondeurs) (Perez, Chiron, Musial *et al.*, 1999). Ces deux *signaux* d'efficacité ont constitué la *preuve de concept* justifiant deux ERC pour confirmation de ces résultats dans ces deux syndromes : l'ERC dans les épilepsies partielles s'avéra négatif, celui dans le syndrome de Dravet fut positif, nous y reviendrons. Mais d'ores et déjà, le STP obtint en 2000 sa désignation comme *médicament orphelin* dans le syndrome de Dravet: c'était le premier antiépileptique a avoir ce statut. Notons néanmoins que la niche était doublement contraignante, une indication limitée d'une part, une comédication imposée (VPA et CLB) d'autre part.

Le syndrome de Dravet est une *maladie rare* et une encéphalopathie épileptique. C'est une épilepsie qui commence avant l'âge d'un an, chez des enfants initialement normaux mais qui se détériorent rapidement sur le plan cognitif pour devenir sévèrement retardés dès l'âge de 3 ans. On suspecte que les crises longues (états de mal épileptiques) qu'ils présentent dès le début de leur épilepsie jouent un rôle dans cette détérioration. Aucun des médicaments antiépileptiques disponibles ne contrôle cette épilepsie; des études ouvertes ont suggéré que deux nouveaux médicaments (le topiramate et le lévétiracétam) et un ancien (le bromure) pouvaient être utiles mais ils n'ont fait l'objet d'aucun ERC[3].

L'ERC dédié au syndrome de Dravet était donc le premier réalisé dans cette encéphalopathie épileptique. Sans le large essai pilote préalable, on n'aurait jamais soupçonné que ce syndrome pût être un *candidat* potentiel pour ce produit. L'essai pilote avait aussi fourni des indications précieuses sur la dose optimale de STP et les principaux effets indésirables attendus. On donna à l'ERC un plan expérimental classique: deux bras parallèles, un bras STP, un bras placebo, on fixa l'âge minimal d'inclusion à 3 ans pour n'inclure que des patients avec des crises en nombre suffisant (avant 3 ans, les crises sont plus longues mais moins fréquentes) et un diagnostic certain (il faut une forte expertise pour faire un diagnostic plus précoce), et on inclut tous les patients sous VPA et CLB répondant aux critères stricts de diagnostic de syndrome de Dravet dans 15 centres français. La supériorité du STP sur le placebo fut très nette, ($p=2.10^{-5}$) pour le nombre de répondeurs et ($p=2.10^{-3}$) pour la diminution de la fréquence des crises, malgré le nombre restreint de patients inclus, 21 dans le bras STP, 20 dans le bras placebo (Chiron, Marchand Tran et *al.*, 2000). Ces résultats montraient également l'intérêt de faire des essais dédiés à un syndrome spécifique, l'homogénéité de la population permettant de faire la différence entre les deux groupes de traitement sur un petit nombre de patients. La même étude avec le même

3. Voir: Coppola, Capovilla, Montagnini *et al.*, 2002; Striano, Coppola, Pezella *et al.*, 2007; Tanabe, Awaya, Matsuhishi *et al.*, 2008.

plan expérimental fut reproduite de façon indépendante deux ans plus tard en Italie, avec des résultats aussi nets en faveur du STP et seulement 11 patients inclus dans chaque bras. D'ailleurs une analyse rétrospective du premier essai par une méthode séquentielle (test triangulaire) a montré que 25 patients (au lieu de 41) et 1,5 an de durée d'essai (au lieu de 2,5 ans) auraient suffi pour montrer une différence significative entre le STP et le placebo (données personnelles).

Sur la base de ces deux ERC indépendants, le STP obtint en 2006 une AMM européenne comme médicament orphelin (Diacomit®, laboratoires Biocodex) pour le traitement du syndrome de Dravet en adjonction à l'association VPA et CLB. Depuis la désignation, le processus avait déjà duré 6 ans. Mais, en raison des interactions entre le STP et les comédications (le STP, inhibiteur enzymatique, augmente les concentrations plasmatiques de VPA et de CLB), l'AMM délivrée fut *conditionnelle :* l'EMEA a requis un *nouvel essai d'efficacité* pour démontrer la supériorité du STP (associé au VPA et CLB) sur le CLB (associé au VPA) prescrit à la dose maximale tolérée, dans le syndrome de Dravet : en d'autres termes, pour démontrer que le STP a bien un effet antiépileptique *per se* et n'agit pas seulement par le biais d'une interaction avec les médicaments associés. Dans un délai maximum de 3 ans, le dossier doit être soumis de nouveau.

Sans mettre en cause le bien-fondé de cette requête, on peut la discuter sur le plan éthique. En effet, le traitement STP + VPA + CLB a fait la preuve de son efficacité dans le syndrome de Dravet. Le nouvel essai a pour but de montrer *comment* l'association thérapeutique fonctionne. Les deux premiers essais étaient *pragmatiques*, celui-ci sera *explicatif.* Il ne nous semble guère éthique d'exposer de nouveaux enfants à l'alea de la situation d'essai randomisé avec un objectif purement cognitif. D'un autre côté, comme c'est la condition fixée par les autorités d'enregistrement pour la *survie* du produit, on se trouve quasiment dans une situation d'otage. En outre depuis cette requête, sont parues de nouvelles données expérimentales à l'appui d'un effet antiépileptique propre du STP (Quilichini, Chiron, Ben-Ari et Gozlan, 2006 ; Fisher, 2008), un modèle animal transgénique de syndrome de Dravet qui pourrait répondre à ce type de question, avant tout pharmacologique, a été mis au point (Yu, Mantegazza, Westenbroek et *al.*, 2006), et le nombre des patients exposés avec une bonne sécurité atteint maintenant plus de 2000, ce qui rend très faible le risque d'une toxicité potentielle (en tout cas ne le met pas à un niveau supérieur à celui de tous les antiépileptiques précédents au moment de leur autorisation de mise sur le marché).

Le plan de ce nouvel essai a donc essayé de prendre en compte ces *réserves* éthiques. Pour tenter de répondre à la question posée, on a prévu, en association au VPA et au CLB aux doses usuelles chez des enfants avec le syndrome de Dravet, de tirer au sort soit le STP soit le CLB, additionnel, en aveugle, jusqu'à la dose maximum tolérée, et aussi d'ajouter un troisième bras avec un autre médicament potentiellement utile dans le syndrome de Dravet (d'après des données d'essais ouverts), mais qui n'a jamais fait l'objet d'un ERC, qui a l'AMM dans deux autres indications d'épilepsies et que la firme refuse de tester dans cette indication. Il s'agit donc d'un essai académique, avec un partenariat industriel pour le STP uniquement. Cette démarche a été acceptée par l'EMEA, le processus a pris une année supplémentaire.

Néanmoins, cet essai soulève des difficultés majeures. La première concerne le recrutement. Le troisième bras a augmenté le nombre de patients à inclure pour démontrer une différence, il en faut désormais 30 par bras, même si une démonstration de non infériorité des trois traitements les uns par rapport aux autres sera considérée comme suffisante. L'essai a donc été étendu de 2 à 9 pays européens. Mais, depuis les résultats des premiers essais, de plus en plus de patients avec le syndrome de Dravet sont traités par le STP ou le TPM, d'autant plus que les deux produits ont l'AMM, il sera donc difficile de trouver le nombre patients atteints de syndrome de Dravet avéré mais naïfs des deux médicaments comme le réclame le protocole requis pour cette étude. Finalement les candidats pour l'essai seront surtout des patients nouvellement diagnostiqués, c'est-à-dire des nourrissons (puisque la maladie commence toujours avant un an). À ce stade de l'épilepsie, les crises sont surtout longues (1 heure, 2 heures) mais peu fréquentes (1 par mois ou tous les 2 mois) alors que le protocole exige au moins deux crises par mois pour qu'un patient soit inclus ; diminuer le nombre de crises requises nécessiterait de prolonger la durée du protocole et donc le maintien de *l'aveugle* en proportion, ce qui est impossible à cet âge et avec des crises si sévères. Même si nous n'avons pas à ce jour de preuve formelle que les crises longues de la phase précoce de la maladie sont responsables de la dégradation cognitive rapide de ces patients, des données sont en faveur de leur participation au processus de détérioration ; le risque de l'épilepsie par elle-même vient donc augmenter encore le rapport bénéfice / risque du stiripentol. Comment justifier auprès des familles l'inclusion dans ce protocole autrement que par « *nous n'avons pas le choix* » ?

Paradoxalement, la demande de participation à l'essai est forte hors de l'Europe : il s'agit en effet de pays non concernés par l'AMM et qui n'ont pas eu jusque-là accès au STP. Au Japon, en Australie, aux États-Unis existent des populations d'enfants avec le syndrome de Dravet qui remplissent les critères d'inclusion dans l'étude. La communauté internationale des épileptologues a en effet des liens forts et anciens qui débordent largement l'Europe. Néanmoins, comme le processus réglementaire de l'AMM du STP émane de l'Agence européenne, il nous a été refusé d'étendre les inclusions hors de l'Union Européenne. C'est notre seconde difficulté.

La troisième difficulté est d'ordre technique, concernant le façonnage des produits pour un tel essai. Les granules du commerce doivent être refaçonnées pour avoir toutes le même aspect extérieur afin de conserver *l'aveugle*. Elle doivent aussi avoir le même aspect de leur contenu intérieur car elles devront être ouvertes pour être administrées aux enfants les plus jeunes du protocole ; or le STP, le TPM et le CLB se présentent de façon différente, poudre et micro-granules, blanc et gris ; il faut donc dans chaque granule un mélange du produit actif et du placebo des deux autres, or mélanger de la poudre et des micro-granules est très inhabituel dans le domaine du médicament. Un seul façonneur s'est déclaré compétent lors de l'appel d'offre européen. Le processus a pris un an supplémentaire et a augmenté de 30 % le coût de l'essai.

Enfin, l'inquiétude des familles grandit de penser que le produit puisse ne pas être maintenu sur le marché à l'issue de la période *conditionnelle* de 3 ans fixée réglementairement par l'EMEA, non pas tant dans l'hypothèse d'un résultat négatif de l'essai (STP considéré comme inférieur au CLB ou au topiramate), puisque alors se dégagera une alternative thérapeutique, mais surtout dans l'hypothèse d'un essai non achevé, en raison des difficultés détaillées précédemment.

Conclusion

En conclusion de cette approche critique de la recherche thérapeutique sur le médicament antiépileptique chez l'enfant, quatre constatations principales se dégagent : le développement des nouveaux médicaments souffre encore aujourd'hui de graves lacunes qui conduisent à laisser une grande partie des enfants qui en ont besoin à l'écart du processus ; toutefois, la communauté des épileptologues pédiatres a maintenant une véritable marge de manœuvre pour combler ces lacunes et tenter de convaincre les autorités d'enregistrement des médicaments du bien-fondé de règles spécifiques pour ces populations orphelines de traitement de qualité ; ce n'est qu'en restant préoccupés avant tout des questions éthiques qui se posent chez ces enfants avec ces pathologies que nous trouverons l'équilibre raisonnable entre le bénéfice et le risque d'un produit, mais aussi le risque de la maladie et le « risque » des essais inutiles, inadaptés ou infaisables ; enfin, le partenariat public/privé étant un atout majeur pour le développement des médicaments dans ces *niches*, il importe de bien peser la faisabilité des études avant de les imposer à l'industrie, car le retrait de ce partenaire signerait à coup sûr le glas du produit.

Bibliographie

Appleton, R., Fichtner, K., LaMoreaux, L. *et al.* (1999). « Gabapentin as add-on therapy in children with refractory partial seizures : a 12-week, multicentre, double-blind, placebo-controlled study. Gabapentin Paediatric Study Group », *Epilepsia*, 40 :1147-1154.

Berg, AT., Levy, SR., Novotny, EJ., Shinnar, S. (1996). « Predictors of intractable epilepsy in childhood : a case-control study », *Epilepsia*, 37 :24-30.

Chiron, C., Dulac, O., Gram, L. (1996). « Vigabatrin withdrawal randomized study in children », *Epilepsy*, 25 :209-215.

Chiron, C., Dulac, O., Pons, G. (2008). « Antiepileptic drug development in children : considerations for a revisited strategy », *Drugs*, 68 :17-25.

Chiron, C., Dumas, C., Jambaque, I., Mumford, J., Dulac, O. (1997). « Randomized trial comparing vigabatrin and hydrocortisone in infantile spasms due to tuberous sclerosis », *Epilepsy Research*,26 :389-395.

Chiron, C., Marchand, MC., Tran, A. *et al.* (2000). « Stiripentol in severe myoclonic epilepsy in infancy : a randomised placebo-controlled syndrome-dedicated trial. STICLO Study Group », *Lancet*, 356 :1638-1642.

Coppola, G., Capovilla, G., Montagnini, A. *et al.* (2002). « Topiramate as add-on drug in severe myoclonic epilepsy in infancy : an Italian multicenter open trial », *Epilepsy Research*, 49 :45-48.

Duchowny, M., Pellock JM., Graf, WD. *et al.* (1999). « A placebo-controlled trial of lamotrigine add-on therapy for partial seizures in children. Lamictal Pediatric Partial Seizure Study Group », *Neurology*, 53 :1724-1731.

Elterman, RD., Glauser, TA., Wyllie, E., Reife, R., Wu, SC., Pledger, G. (1999). « A double-blind, randomized trial of topiramate as adjunctive therapy for partial-onset seizures in children. Topiramate YP Study Group », *Neurology*, 52:1338-1344.

The Felbamate Study Group in Lennox-Gastaut Syndrome (1993). « Efficacy of felbamate in childhood epileptic encephalopathy (Lennox-Gastaut syndrome) », *New England Journal of Medicine*, 328:29-33.

Fisher, JL. (2009). « The anti-convulsant stiripentol acts directly on the GABA(A) receptor as a positive allosteric modulator », *Neuropharmacology*, 56 (1) ; 190-197.

Glauser, TA., Ayala, R., Elterman, RD. *et al.* (2006). « Double-blind placebo-controlled trial of adjunctive levetiracetam in pediatric partial seizures », *Neurology*, 66 (11) ; 1654-1660.

Glauser, TA., Nigro, M., Sachdeo, R. *et al.* (2000). « Adjunctive therapy with oxcarbazepine in children with partial seizures. The Oxcarbazepine Pediatric Study Group », *Neurology*, 54:2237-2244.

Hauser, WA., Annegers, JF., Rocca, WA. (1996). « Descriptive epidemiology of epilepsy: contributions of population-based studies from Rochester, Minnesota », *Mayo Clinical Procedures*, 71:576-586.

Kassai, B., Chiron, C., Augier, S. *et al.* (2008). « Severe myoclonic epilepsy in infancy: A systematic review and a meta-analysis of individual patient data », *Epilepsia*, 49:343-348.

Motte, J., Trevathan, E., Arvidsson, JF., Barrera, MN., Mullens, EL., Manasco, P. (1997). « Lamotrigine for generalized seizures associated with the Lennox-Gastaut syndrome. Lamictal Lennox-Gastaut Study Group », *New England Journal of Medicine*, 337:1807-1812.

Perez, J., Chiron, C., Musial, C. *et al.* (1999). « Stiripentol : efficacy and tolerability in children with epilepsy », *Epilepsia*, 40:1618-1626.

Pina-Garza, JE., Levisohn, PM., Gucuyener, K. *et al.* (2007). « Adjunctive lamotrigine for partial seizures in patients aged 1 to 24 months », *Neurology*, 70 (22 pt 2) ; 2099-2108.

Quilichini, PP., Chiron, C., Ben-Ari, Y., Gozlan, H. (2006). « Stiripentol, a putative antiepileptic drug, enhances the duration of opening of GABA-receptor channels », *Epilepsia*, 47:704-716.

Sachdeo, RC., Glauser, TA., Ritter, F., Reife, R., Lim, P., Pledger, G. (1999). « A double-blind, randomized trial of topiramate in Lennox-Gastaut syndrome. Topiramate YL Study Group », *Neurology*, 52:1882-1887.

Striano, P., Coppola, G., Pezella, M. *et al.* (2007). « An open-label trial of levetiracetam in severe myoclonic epilepsy of infancy », *Neurology*, 69:250-254.

Tanabe, T., Awaya, Y., Matsuishi, T. *et al.* (2008). « Management of and prophylaxis against status epilepticus in children with severe myoclonic epilepsy in infancy

(SMEI ; Dravet syndrome) – A nationwide questionnaire survey in Japan », *Brain Development*, 30 (10) ; 629-635.

Trevathan, E. (2003). « Antiepileptic drug development for « therapeutic orphans », *Epilepsia*, 44, Suppl 7 :19-25.

Yu, FH., Mantegazza, M., Westenbroek, RE. *et al.* (2006). « Reduced sodium current in GABAergic interneurons in a mouse model of severe myoclonic epilepsy in infancy », *National Neuroscience*, 9 :1142-1149.

Aspects de l'épileptologie pédiatrique hors médicaments

Olivier DULAC et Catherine CHIRON

L'épilepsie est l'ensemble des manifestations cliniques qui résultent d'une synchronisation excessive et incontrôlée de populations neuronales du cortex cérébral. Cette synchronisation produit une sommation massive des signaux électriques qui deviennent perceptibles en dehors de la boîte crânienne, par l'électroencéphalogramme (EEG). Elle peut impliquer des structures qui génèrent des symptômes moteurs, sensoriels ou cognitifs selon la partie du cerveau impliquée dont elle désorganise aussi la fonction, soit de façon paroxystique, ce sont les crises épileptiques, soit de façon permanente, produisant une perte progressive de cette fonction. Cette diversité d'expression clinique – âge de début, type(s) de crises et déficits fonctionnels – et EEG définit un ensemble de « syndromes électro-cliniques ». L'identification de ceux-ci contribue à orienter la recherche étiologique et à déterminer la stratégie thérapeutique.

L'épilepsie peut résulter d'une prédisposition génétique ou de lésions cérébrales constitutionnelles ou acquises, voire dues à une activité épileptique sévère générant un remaniement des réseaux neuronaux, ou de phénomènes maturatifs qui expliquent non seulement sa fréquence élevée chez l'enfant mais aussi son expression électroclinique souvent particulière à cet âge. Ces causes peuvent en outre s'associer de diverses manières, une prédisposition génétique générant parfois une lésion cérébrale ou la maturation cérébrale en cours accentuant les effets d'une lésion ou d'une prédisposition génétique. Le traitement, outre la chimiothérapie et la chirurgie, fait appel à tout un éventail de stratégies.

Bien que la majorité des épilepsies de l'enfant connaissent une évolution favorable avec une disparition des crises avant la puberté, leur persistance à l'âge adulte est une perspective qui doit être prise en compte. D'autant plus que cela concerne souvent des formes sévères retentissant sur les fonctions cognitives, alors même que l'épilepsie cesse d'être au premier plan de l'expression clinique. La diversité pronostique est souvent difficile à préciser dès les premières crises, de sorte que les études prospectives incluant les enfants dès le début de la maladie comportent par définition une population extrêmement hétérogène en termes d'étiologie et de pronostic, rendant difficile leur interprétation. La sévérité possible de l'épilepsie conduit à l'envisager dans les cas rebelles comme un risque vital pour le cerveau. Dans les cas rebelles qui persistent à l'âge adulte, l'altération cognitive concerne le comportement de sorte que la composante psychiatrique contribue aux difficultés d'intégration sociale et conduit souvent ces patients devenus adultes à un suivi plus psychiatrique que neurologique. Organiser une filière qui évite cette solution de continuité est une nécessité qui commence à peine à être prise en compte.

Cette diversité étiologique, de présentation électroclinique et de possibilités thérapeutiques fait de l'épilepsie de l'enfant un modèle de réflexion éthique, tant dans la pratique clinique quotidienne que dans les activités de recherche. L'imagerie cérébrale, qu'elle soit structurelle et vise à la recherche d'une lésion, ou fonctionnelle et permette de préciser les mécanismes de la maturation cérébrale ou les modifications fonctionnelles au sein du foyer épileptogène, soulève de nombreuses questions éthiques ; il en va de même de l'exploration des phénomènes électriques qui se produisent dans ce foyer, de la prédisposition génétique, et des décisions thérapeutiques, en particulier chirurgicales. La demande légitime de faire la preuve de l'utilité des investigations ou des choix thérapeutiques, dans le cadre d'une médecine basée sur l'évidence (*evidence based medicine*), ouvre à son tour des questions éthiques autant que méthodologiques. On va, dans ce qui suit, évoquer tour à tour quelques-unes de ces questions.

1. L'imagerie cérébrale

Les progrès considérables réalisés par l'imagerie *structurelle* IRM (imagerie par résonance magnétique), qui donne une vision de plus en plus détaillée des structures de façon apparemment non invasive, doivent être tempérés d'une part par la nécessité chez certains enfants d'avoir recours à l'anesthésie générale – susceptible de modifier la pharmacocinétique du traitement en cours et de provoquer une recrudescence des crises – en raison du jeune âge et de troubles du comportement, d'autre part par la connaissance encore limitée de possibles effets nocifs des hauts champs magnétiques. En ce qui concerne l'imagerie *fonctionnelle*, c'est essentiellement celle qui fait appel aux isotopes – tomographie par émission de simple photon (SPECT) et tomographie par émission de positons (PET), utiles pour analyser la maturation cérébrale et localiser le foyer épileptogène. Cette technique comporte des limitations éthiques en raison de la dose de radioactivité liée à l'administration de ces isotopes. Bien que cette dose soit strictement réglementée, pour rester dans la limite des doses non toxiques établies pour chaque molécule, par tranche d'âge et pour une exposition unique, il est difficilement envisageable de faire ce type d'examen chez des enfants normaux au titre de population contrôle. Pourtant, ces données normatives sont indispensables pour interpréter les résultats dans les populations d'enfants malades car elles changent avec l'âge en fonction de la maturation cérébrale et elles ne peuvent être extrapolées de celles de l'adulte en raison de leur variation non linéaire de la naissance à l'âge adulte. La seule étude faite en Europe sur des enfants normaux a été pratiquée sur des patients qui ont présenté des troubles occasionnels et se sont *a posteriori* avérés normaux sur le plan neurologique (Chiron *et al*, 1992) ; les autres études concernaient des « pseudo-contrôles », c'est-à-dire des patients souffrant soit d'une affection différente de celle de la population cible (Zilbovicius, *et al.*, 2000), soit d'une affection bénigne (van Bogaert *et al*, 1998). Une équipe américaine a obtenu l'autorisation d'explorer les membres sains de la fratrie des enfants malades comme population contrôle arguant du *risque minimal* pour les premiers et du *bénéfice majeur* sans alternative pour les seconds (Ernst *et al*, 1999 ; 2000) ; aucune autorisation de ce type n'a encore été accordée en Europe.

L'indication majeure du PET et du SPECT chez l'enfant est d'aider à localiser le foyer épileptique chez les patients avec épilepsie partielle résistante au traitement médical et candidats à la chirurgie. Dans les épilepsies avec lésion cérébrale détectable sur l'IRM et foyer épileptique concordant sur l'EEG, la pratique du PET et du SPECT est maintenant éthiquement discutable car elle n'apporte aucun bénéfice additionnel à l'enfant ; c'est néanmoins grâce à une pratique systématique dans cette indication pendant plusieurs années, encadrée par des protocoles de recherche, que cette forme de *validation* a pu être obtenue et l'indication des deux techniques ciblée dans les épilepsies partielles sans lésion décelable sur l'IRM. Dans une logique non seulement éthique, mais aussi (et surtout) économique, se pose aujourd'hui la question de la *preuve* du bénéfice de *chacune* de ces techniques sur le pronostic post-opératoire. La démonstration de la preuve au sens *evidence based medicine* repose sur des critères précis : études prospectives, comparaison à un groupe contrôle, tirage au sort, analyse en aveugle… Parfaitement adaptées pour les études confirmatoires dans la recherche thérapeutique, ces conditions sont impossibles à remplir voire contradictoires pour l'imagerie. En premier lieu, l'accès au PET et au SPECT et, par voie de conséquence, l'expertise pour l'une ou l'autre technique sont inégaux selon les équipes, empêchant toute comparaison observationnelle fiable. En second lieu le bénéfice potentiel de ces techniques étant d'influencer la décision même de l'intervention, il est éthiquement difficile de tirer au sort les patients pour leur faire ou non ces examens, tant le fait de ne pas être opéré alors que l'intervention eût pu être pratiquée est vécue par le patient et le médecin comme *une perte de chance.* En troisième lieu, l'analyse de ces examens *en aveugle* du dossier du patient est un paradoxe, la première tirant sa précision et sa qualité de la connaissance du second et vice-versa. Enfin, l'évaluation de la supériorité prédictive d'une technique sur l'autre est en contradiction avec leur finalité même car c'est la comparaison des données issues de ces différentes investigations qui permet souvent de préciser l'indication chirurgicale et ses modalités.

Néanmoins, de nombreux articles ont été consacrés ces dernières années à la *valeur pronostique* du PET et du SPECT préopératoire chez l'adulte et l'enfant : la plupart d'entre eux ont le défaut rédhibitoire de faire une analyse univariée de sorte que les chiffres de *sensibilité* respective de ces examens pour localiser le foyer épileptique et de *corrélation* avec une guérison post-opératoire sont critiquables puisque ni leur indication ni leur analyse ne sont indépendantes (Lee, *et al*, 2005 ; Jayakar, *et al*, 2008). L'étude la plus récente évite ce biais grâce à une analyse multivariée qui montre que PET et SPECT ont une valeur prédictive positive respective de 78 % et 80 % et que cette valeur augmente quand les deux examens sont pratiqués plutôt qu'un seul (Knowlton *et al*, 2008). Malheureusement, elle mélange adultes et enfants sans détail des deux populations, pourtant fort différentes, et elle passe sous silence les éventuelles divergences d'interprétation des images par deux observateurs, l'un étant complètement ignorant du dossier du patient, l'autre pas.

2. Les explorations génétiques

Conformément à la loi[1], toute exploration du capital génétique demande un consentement signé du patient ou de son tuteur légal précisant la recherche qui doit être faite. Lorsqu'une cause génétique est suspectée par la famille qui demande une information génétique, la signature d'un tel consentement est presque rassurante car elle fait percevoir par le patient et son entourage que les investigations sont réalisées dans le plus strict respect de sa personne. En revanche, quand le clinicien envisage parmi de multiples possibilités celle d'une maladie génétiquement déterminée, il ouvre parfois la possibilité d'une maladie dégénérative que le patient et son entourage n'ont le plus souvent pas du tout envisagée. Il est difficile aux parents, dès lors qu'une telle hypothèse a été formulée, de l'oublier, même au vu d'un résultat négatif. « Suscitez un doute, il en restera toujours quelque chose. » Pour un patient et son entourage, connaître la suspicion d'une maladie est déjà souvent en être atteint, même si cette éventualité est finalement écartée. Car si la maladie envisagée est exclue, comment ne pas suspecter qu'une maladie semblable soit en cause, dont on ne connaîtrait pas la stratégie diagnostique, voire l'existence même ? C'est pourquoi partager de telles hypothèses avec les patients peut avoir un effet dévastateur.

Ceci pose des problèmes légaux autant qu'éthiques. Le législateur paraît être ici en totale contradiction car il oblige dans ces circonstances le clinicien à dévoiler ses soupçons alors que lorsqu'il s'agit d'une forme familiale avérée il interdit la recherche du marqueur génétique chez les membres asymptomatiques de la famille. Ainsi, devant les crises convulsives d'un adolescent il oblige le clinicien à annoncer ses craintes d'une maladie dégénérative, voire létale, et au-delà de toute possibilité thérapeutique curative, tandis qu'il lui interdit de lever l'épée de Damoclès qui menace la fratrie d'un patient effectivement atteint.

C'est donc la question de la date de réalisation de ce type d'investigation qui est posée car cette demande influera sur les modalités de l'annonce du diagnostic. L'annonce du diagnostic en neuropédiatrie constitue en effet une question éthique à part entière. La famille est très anxieuse d'avoir le plus rapidement possible des informations précises concernant le pronostic. Dans bien des cas, les explorations sont par nature longues (plusieurs

1. Code de la santé publique, Première partie, Livre 1, Titre 3 : Médecine prédictive, identification génétique et recherche génétique, art. L. 1131-1.

semaines, voire plusieurs mois pour certains examens génétiques) et leurs résultats ne peuvent pas être anticipés. Ce n'est pas un examen qui donne la solution mais une lente construction qui part de la clinique et, pas à pas au long des explorations complémentaires, radiologiques, biochimiques, cytogénétiques voire moléculaires, aboutit au diagnostic et au pronostic. Importante, la première impression peut pourtant être trompeuse. Elle demande à être étayée. L'annonce d'un pronostic possiblement péjoratif peut produire un véritable syndrome de stress, activant les structures de la mémoire d'une telle façon que l'oubli n'en sera jamais possible et que le doute persistera, quel que soit l'effort de déni ultérieur. C'est un domaine où l'erreur n'est pas permise, car elle laisse des traces délétères et indélébiles. Les mots utilisés déterminent bien souvent une interprétation pronostique excessive. Le terme « épilepsie » en fait partie. Ce n'est pas un diagnostic puisqu'il implique un éventail pronostique allant du meilleur au pire, mais ceci est difficile à comprendre pour qui n'est pas de la partie. Seul le diagnostic du *type* d'épilepsie et de son étiologie permet d'entrevoir certains éléments du pronostic. Même avec cette connaissance, il est sage d'expliquer que la médicine n'est pas une boule de cristal et ne peut bien souvent pas préciser le devenir mais tout juste « expliquer ce qui se passe ». En somme, il est important que la famille et l'enfant comprennent que rien de ce qui est connu ne lui sera caché mais que le diagnostic ne se livre pas au compte-gouttes mais seulement quand le tour de la question a été fait, offrant l'état actuel des connaissances.

3. Le choix des antiépileptiques

Par delà les questions éthiques liées aux essais thérapeutiques qui font l'objet d'un autre chapitre, l'algorithme d'utilisation des antiépileptiques demande à être justifié par des études comparatives évaluant le rapport bénéfice/risque des différentes stratégies. Comparer un produit à un placebo pose des problèmes maintenant bien identifiés. En revanche, comparer un produit à un autre augmente la difficulté car il s'agit de comparer des produits potentiellement efficaces, ce qui réduit la puissance de l'étude et demande des effectifs plus importants.

L'exemple de la comparaison du vigabatrin (un antiépileptique dont l'efficacité fut prouvée dans plusieurs types d'épilepsies sévères dont les spasmes infantiles mais révéla une toxicité rétinienne après plusieurs années de commercialisation) et des corticoïdes (dont l'action antiépileptique est également avérée dans les spasmes infantiles mais la toxicité multi-organes est élevée) est particulièrement démonstrative (Lux *et al,* 2004 ; 2005). Ces auteurs ont publié dans un journal prestigieux deux articles qui se contredisent en partie. Le premier affirme la supériorité des corticoïdes au bout de 6 semaines de traitement, le second montre une efficacité semblable des 2 produits à 14 mois, due à une incidence plus élevée des rechutes dans le bras corticoïdes. Ce deuxième article suggère néanmoins un impact moins délétère des corticoïdes sur les fonctions cognitives – un résultat qui ne convainc guère en raison de l'échelle psychométrique employée et parce que cela contredit l'expérience quotidienne. En revanche, la surmortalité observée dans le bras corticoïdes est totalement omise dans la discussion autant que dans le résumé.

La comparaison de deux composés hormonaux pour le traitement des spasmes infantiles – prednisone administrée par voie orale *vs* ACTH en injection – a demandé que tous les nourrissons inclus reçoivent une injection intramusculaire (placebo pour la moitié), avec les risques connus de l'administration intramusculaire à cet âge (Hrachovy *et al,*1983)

Sans doute la réflexion la plus délicate concerne la source des données disponibles et les motifs de leur recueil. Une très grande majorité des études réalisées dans ce domaine sont promues par l'industrie pharmaceutique qui ne les réalise que pour les produits protégés par un brevet car c'est une condition nécessaire pour garantir un retour sur investissement. Ce sont en effet les essais cliniques qui coûtent le plus cher dans le développement d'une molécule. Il en résulte que les produits les plus anciens deviennent orphelins de la recherche. En ce sens, le concept de « médecine basée sur des preuves » est une aubaine pour l'industrie car elle donne une justification supplémentaire à la préférence des molécules les plus récentes, donc les plus coûteuses, pour lesquelles elle a dû générer des données objectives afin d'obtenir l'enregistrement puis assurer la promotion. Par essence, de telles données objectives manquent souvent cruellement aux molécules anciennes, les moins coûteuses.

Pourtant, ces investigations sont importantes pour les patients dans la mesure où il s'agit de molécules originales et irremplaçables pour certains patients, qui sont à la merci d'éventuelles complications de découverte tardive, en particulier les complications idiosyncrasiques ou d'installation insidieuse. Faire la preuve de l'efficacité dans les indications les plus spécifiques – qui ne sont pas nécessairement celles qui ouvrent le marché le plus large, et que par conséquent l'industriel sera le plus prêt à promouvoir, doit donc être un souci constant de la communauté universitaire qui doit en particulier pourvoir aux insuffisances de l'industrie dont la raison d'être est par essence différente. De nouvelles possibilités de promotion – maladies rares, (programme hospitalier de recherche clinique) (PHRC) – sont récemment venues encourager les équipes universitaires dans cette tâche. Parallèlement, la récente Réglementation Européenne du Médicament Pédiatrique (2007) a promu un cadre légal de mesures incitatives pour les industriels afin d'encourager le développement de formes spécifiquement pédiatriques de molécules anciennes d'efficacité non prouvée ou utilisées hors AMM chez l'enfant (les *PUMA*).

Cette réglementation contrôle aussi le risque de perversité potentiel de telles incitations financières (par exemple, qu'un industriel promeuve chez l'enfant une étude qui ne peut pas conduire à une indication thérapeutique, pour gagner 6 mois de protection de patente) par l'obligation pour l'industriel de fournir aux autorités d'enregistrement un *plan d'investigation pédiatrique* (PIP) avant le développement, plan qui sera étudié par des groupes de travail composés de pédiatres et de pharmacologues dans les différents pays membres. Ces aspects sont détaillés dans un autre chapitre.

4. La chirurgie

L'indication de la chirurgie peut être envisagée dans trois circonstances :

- soit il y a un processus expansif qui comporte un risque vital, et l'indication pose essentiellement des problèmes techniques afin que l'intervention soit la moins délétère possible ;
- soit il existe une lésion non expansive dont l'exérèse offre la possibilité d'une guérison mais le possible prix fonctionnel doit être comparé à l'impact de l'épilepsie sur la qualité de la vie. L'optimisation du geste chirurgical demande que les crises soient enregistrées pour que la « zone épileptogène » soit identifiée de façon précise. Durant la période qui précède la chirurgie, la protection de la qualité de vie, voire de la vie elle-même (car il existe un risque de mortalité de 1 % par an de mort subite inexpliquée) demande que l'on optimise le contrôle des crises. Ces deux objectifs (favoriser les crises pour les enregistrer

et les prévenir pour protéger le patient) sont donc antinomiques et pour enregistrer des crises, il arrive que l'on doive réduire voire arrêter le traitement, au risque de provoquer une recrudescence excessive de leur nombre voire de leur sévérité aboutissant à un état de mal éventuellement très délétère ;

- soit, enfin, l'épilepsie est gravement invalidante malgré toutes les tentatives et la chirurgie a pour but de réduire l'impact des crises sur la qualité de vie sans prétendre les faire disparaître. C'est ici qu'il est bon de redire : « Ce n'est pas parce que l'on ne sait pas quoi faire que l'on doit faire n'importe quoi. »

Devant une maladie évolutive qui n'a de solution que chirurgicale au prix de troubles fonctionnels dont la sévérité dépend de l'âge, il peut être nécessaire de sacrifier une fonction au bénéfice d'une autre. L'encéphalite subaiguë de Rasmussen illustre bien ce dilemme. Cette encéphalopathie épileptique d'origine inflammatoire mais de cause inconnue évolue vers une atrophie unilatérale avec hémiplégie voire aphasie, et épilepsie invalidante provoquant une épilepsie partielle continue avec des chutes voire des états de mal rebelles. Les secousses continues prennent naissance dans le fond de la vallée sylvienne de sorte qu'elle ne peut être supprimée chirurgicalement sans produire une hémiplégie, et c'est en fait à l'enfant déjà hémiplégique qu'est proposée une telle intervention. L'épilepsie est parfois sensible à un traitement immuno-modulateur très précoce et vigoureux mais celui-ci retarde le déficit sans débarrasser l'enfant de l'épilepsie. Lorsque l'atrophie concerne l'hémisphère gauche, le risque phasique est d'autant plus élevé que l'enfant est plus âgé au moment de l'intervention. Ceci implique deux choix. D'une part, prendre (dans le but de prévenir l'hémiplégie) le risque avec un traitement immuno-modulateur de retarder l'intervention pour un effet transitoire, retardant le transfert du langage sur l'hémisphère controlatéral et réduisant donc la qualité de la récupération. À l'inverse, provoquer un déficit moteur post-opératoire lorsque l'épilepsie est très invalidante et poduit des crises traumatisantes et des troubles du langage chez un enfant non encore hémiplégique ; ces *choix* qui doivent être faits entre la protection du langage et la protection de la motricité de la main, est un véritable « choix de Sophie ».

Démontrer l'utilité du geste chirurgical est une ambition légitime mais clairement irréaliste car aucune thérapeutique n'est moins codifiable que la chirurgie de l'épilepsie, hormis l'exérèse temporale réglée pour laquelle une tentative de validation a eu lieu, montrant qu'après un an la chirurgie donne des résultats meilleurs que le traitement médical, mais un suivi de un an est bien peu étant donné que les rechutes apparaissent progressivement durant des années au cours du suivi (Wiebe, *et al,* 2000). Dans certains cas, deux possibilités thérapeutiques sont offertes (chirurgie ou radiochirurgie) et il est bien difficile de préciser quelle est la meilleure option. Par exemple, pour l'exérèse de la région temporale mésiale, l'abord chirurgical nécessite de créer une lésion de la convexité temporale que la radiochirurgie permet d'éviter. En revanche, les risques de radionécrose à long terme après radiochirurgie ne sont pas connus. Une comparaison des deux techniques par une étude randomisée prospective permettra d'identifier les avantages et les inconvénients respectifs des deux méthodes.

La pose d'un stimulateur vagal est un geste réversible, et ceci permet d'en faire la promotion sans que les indications précises ne soient identifiées. S'il est en effet démontré que cette thérapeutique est antiépileptique, en revanche la connaissance précise de son efficacité dans les divers types d'épilepsie manque cruellement. Un échec dans cette indication est pourtant délétère car comme tout geste demandant une anesthésie, il comporte le risque d'altérer la pharmacocinétique des antiépileptiques et par conséquent l'efficacité du traitement.

5. Le régime cétogène

Comme la stimulation vagale, le régime cétogène a fait la preuve de son efficacité dans le traitement de l'épilepsie sans que ses indications n'aient pu être identifiées (Neal, *et al,* 2008). Il requiert en règle une hospitalisation pour surveillance durant sa mise en route et conduit l'enfant à une relative mise à l'écart dans son environnement scolaire, du moins au cours des repas. Pourtant, son effet parfois spectaculaire au plan fonctionnel autant qu'antiépileptique dans les bonnes indications (qui commencent à se préciser (Villeneuve, *et al,* 2009) justifie l'effort demandé aux enfants. Une recherche prometteuse est en cours pour préciser ses mécanismes et développer des régimes équivalents mais moins contraignants (Porta, *et al,* 2008).

6. La thérapie génique

L'existence de maladies monogéniques révélées par une épilepsie chez des enfants jusque-là bien portants ouvre la voie séduisante de la thérapie génique. Les espoirs des équipes médicales dans ce domaine sont presque aussi élevés que ceux des familles de patients. Pourtant, les risques sont considérables. Après une greffe de moelle osseuse pour leucodystrophie, l'aggravation de la maladie de certains enfants à la suite de phénomènes inflammatoires n'en est qu'un exemple (Aubourg et al, 1990).

Le vrai défi est de savoir si la question est bien posée. Car une pathologie n'est pas liée à sa cause de façon simple : ce ne sont pas un virus ou une bactérie qui produisent les symptômes mais la réaction inflammatoire ou la mise en jeu d'une cascade aboutissant à la mort neuronale. Ceci explique qu'un même germe puisse, chez certains patients, être toléré sans aucun symptôme au point qu'ils vivent en symbiose (les porteurs sains) mais chez d'autres provoquer les pires lésions cérébrales. Il en est de même pour les gènes, ce qui explique la variété d'expressions cliniques chez les porteurs d'une mutation donnée, parfois au sein d'une même famille. La compensation plus ou moins efficace de la protéine manquante est susceptible d'expliquer en partie cette diversité. Dans les cas de « réparation » du gène défectueux, la protéine manquante réapparaît longtemps après le début des modifications métaboliques compensatoires, induites par son absence. Ceci risque de provoquer des désordres majeurs. La survenue de cancers après « réparation » de gènes responsables de déficits immunitaires pourrait y trouver une explication (Hacein, *et al*, 2003).

Conclusion

Étiologie et thérapeutique, pratique quotidienne et recherche clinique posent dans le domaine de l'épilepsie un grand nombre de questions éthiques dont la plupart ne sont encadrées par aucun texte légal.

Bibliographie

Aubourg, P., Blanche, S., Jambaque, I. *et al.* (1990). « Reversal of early neurologic and neuroradiologic manifestations of X-linked adrenoleukodystrophy by bone marrow transplantation », *New England Journal of Medicine*, 322:1860-1866.

Chiron, C., Raynaud, C., Maziere, B. *et al.*(1992). « Changes in regional cerebral blood flow during brain maturation in children and adolescents », *Journal of Nuclear Medicine*, 33:696-703.

Ernst, M.(1999). « PET in child psychiatry : the risks and benefits of studying normal healthy children », *Prog Neuropsychopharmacol Biol Psychiatry*, 23:561-570.

Ernst, M., Zametkin, A., Pascualvaca, D. *et al.*(2003). « Adrenergic and noradrenergic plasma levels in Lesch-Nyhan disease », *Neuropsychopharmacology*, 22 :320-326.

Hacein-Bey-Abina, S., Von Kalle, C., Schmidt, M. *et al.*(2003). « LMO2-associated clonal T cell proliferation in two patients after gene therapy for SCID-X1 », *Science*, 302 :415-419.

Hrachovy, RA., Frost, JD. Jr., Kellaway, P., Zion, TE. (1983). « Double-blind study of ACTH vs prednisone therapy in infantile spasms », *Journal of Pediatrics*, 103 :641-645.

Jayakar, P., Dunoyer, C., Dean, P., Ragheb, J., Resnick, T., Morrison, G., Bhatia, S., Duchowny, M. (2008). « Epilepsy surgery in patients with normal or nonfocal MRI scans : integrative strategies offer long-term seizure relief », *Epilepsia*. May ;49 (5) :758-64.

Knowlton, RC., Elgavish, RA., Bartolucci, A., Ojha, B., Limdi, N., Blount, J., Burneo, JG., Ver Hoef, L., Paige, L., Faught, E., Kankirawatana, P., Riley, K., Kuzniecky, R. (2008). « Functional imaging : II. Prediction of epilepsy surgery outcome », *Annual Neurology*, 64(1) :35-41.

Lee, SK., Lee, SY., Kim, KK., Hong, KS., Lee, DS., Chung, CK. (2005). « Surgical outcome and prognostic factors of cryptogenic neocortical epilepsy. », *Annual Neurology*, 58 (4) :525-32.

Lux, AL., Edwards, SW., Hancock, E. *et al.* (2004). « The United Kingdom Infantile Spasms Study comparing vigabatrin with prednisolone or tetracosactide at 14 days : a multicentre, randomised controlled trial », *Lancet*, 364 :1773-1778.

Lux, A., Edwards, S., Hancock, E. *et al.* (2005). « The United Kingdom Infantile Spasms Study (UKISS) comparing hormone treatment with vigabatrin on developmental and epilepsy outcomes to age 14 months : a multicentre randomised trial », *Lancet*, 712-717.

Neal, E., Chaffe, H., Edwards, N. *et al.* (2008). « The ketogenic diet in the treatment of epilepsy in children : a randomised, controlled trial (NCT00564915) », *Lancet Neurology*, 7 :500-550.

Porta, N., Bourgois, B., Galabert, C. *et al.* (2009). « Anticonvulsant effects of linolenic acid are unrelated to brain phospholipid cell membrane compositions », *Epilepsia*, 50 (1) : 65-71.

van Bogaert, P., Wikler, D., Damhaut, P., Szliwowski, HB., Goldman, S. (1998). « Regional changes in glucose metabolism during brain development from the age of 6 years », *Neuroimage*, 8 :62-68.

Villeneuve, N., Pinton, F., Bahi-Buisson, N., Dulac, O., Chiron, C., Nabbout, R. (2009). « Ketogenic diet improves recently worsened focal epilepsy », *Dev Med Child Neurol*, 26.

Wiebe, S., Blume, W., Girvin, J., Eliasziw, M. (2001). « Surgery for Temporal Lobe Epilepsy Study Group. A randomized, controlled trial of surgery for temporal-lobe epilepsy », *New England Journal of Medicine*, 345 :311-318.

Information et consentement en cancérologie dans les essais de phase I

Dominique DAVOUS, Hélène CHAPPUY et François DOZ[1]

Introduction

Les progrès thérapeutiques effectués depuis les années 1960 dans le traitement des cancers de l'enfant sont réels et ont permis d'améliorer de façon remarquable le taux de guérison (passé dans cette période de 30 % à presque 80 %). Des enfants soignés aujourd'hui bénéficient des avancées de la recherche clinique conduite précédemment : *l'hôpital est aussi un champ de solidarité.*

D'autres changements majeurs que l'amélioration des taux de guérison sont également intervenus récemment. Le concept d'information et de consentement éclairé s'est progressivement imposé au cours des dernières années. Il est hautement symbolique de l'évolution qui a marqué en quelques décennies la relation médecin-malade et ses conséquences sur le processus décisionnel. Jusque dans les années 1970, dans les pays anglo-saxons, le modèle paternaliste[2] du « médecin décideur » (*Doctor knows best*) dans lequel

1. Le groupe de réflexion « Parents et soignants face à l'éthique en pédiatrie » accueilli au sein de l'Espace éthique Assistance Publique – Hôpitaux de Paris, crée en 1997, mène une réflexion thématique pluridisciplinaire. D. Davous en est la coordonnatrice parents depuis 1997, et F. Doz en a été le coordonnateur médecin de 1999 à 2005. Le travail ayant trait à la recherche clinique a donné lieu à deux publications. L'une concerne la recherche clinique en général sous la forme d'un livret d'information et d'aide à la décision à l'usage des parents (*Mon enfant et la recherche en cancérologie*) et l'autre les essais de phase I (Davous, Doz, Heard, 2007)
2. En Amérique du Nord, le paternalisme semble avoir une connotation négative alors que dans l'interprétation française, il est aussi vu comme une qualité (être comme un bon père avec ses

les médecins sont considérés comme les ultimes décisionnaires, prévalait (Brémond, Moumjid, Carrère, 2006). Le modèle du « patient décideur » qui privilégie le principe d'autonomie a remis en cause celui du « médecin décideur » (Moumjid, Brémond, 2006 ; Moumjid, Brémond, Mignotte, Faure, Meunier, Carrère, 2007). C'est autour des années 1990 que se situe l'émergence d'un nouveau modèle de la relation médecin-malade le plus souvent appelé « modèle de processus de décision partagée » en référence au *shared decision-making model* (SDM) développé principalement en Amérique du Nord et en Australie (Moumjid, Gafni, Brémond, Carrère, 2007).

L'accès à l'information, les outils mis en place par les équipes, souvent en concertation avec les malades ou les associations qui les représentent, se sont développés en parallèle. Internet – bien sûr – a radicalement modifié le paysage de l'accès à l'information.

1. L'alliance thérapeutique dans une perspective de fin de vie

1.1. L'alliance, une quête permanente

En cancérologie pédiatrique, un essai de phase I est proposé en situation palliative, définie comme une situation où, dans l'état actuel des connaissances médicales, il n'y a pas de traitement efficace connu pouvant entraîner une guérison : on imagine bien la complexité du dialogue dans un tel contexte, qui s'inscrit le plus souvent dans le cadre d'une relation « enfant soigné – parents – soignants » déjà ancienne. C'est en fait bien en amont, dès l'accueil de l'enfant à l'hôpital et tout spécialement au moment de l'annonce du diagnostic, que se construit l'alliance. La relation entre parents et soignants étant asymétrique par nature, l'alliance naît du désir d'une meilleure connaissance entre familles et soignants et d'une volonté de partenariat qui implique de la confiance réciproque dans cette relation[3]. L'alliance thérapeutique, c'est « dire, entendre et s'entendre », c'est une quête

enfants) et ce concept se réfère alors fortement au principe éthique de bienfaisance (Beauchamp, Childress, 2001).

3. Soulignons que la qualité de la relation parents-soignants est en lien étroit avec la qualité de la communication entre les membres de l'équipe soignante, d'où la nécessité d'une équipe structurée et cohérente.

permanente toujours en reconstruction ; c'est croire dans les ressources des parents, de l'enfant, respecter la temporalité et la maturation amenant à la décision (Spinetta, Masera, Jankovic *et al.*, 2003).

La *confiance* est déterminante dans le rapport des trois pôles de la relation de soins en pédiatrie. Elle va permettre de créer les conditions pour une *coopération* au sein du trio propre à la pédiatrie. Le fait que chaque interlocuteur fasse confiance à l'autre, les incite à ne pas faire défection, à rester partenaires, partie prenante de la décision. La coopération, définie comme « œuvrer ensemble à quelque chose », engage fortement les interlocuteurs et chacun est nécessaire pour produire le résultat recherché : prendre le plus grand soin de l'enfant.

Dans ce triangle relationnel, il importe de garder présent à l'esprit que c'est « l'intérêt supérieur de l'enfant » qui occupe le centre, à savoir la nécessité de toujours le considérer comme une personne à part entière, quel que soit son âge et de veiller à prendre les décisions les plus bénéfiques pour lui (Davous, Doz, Heard, 2007).

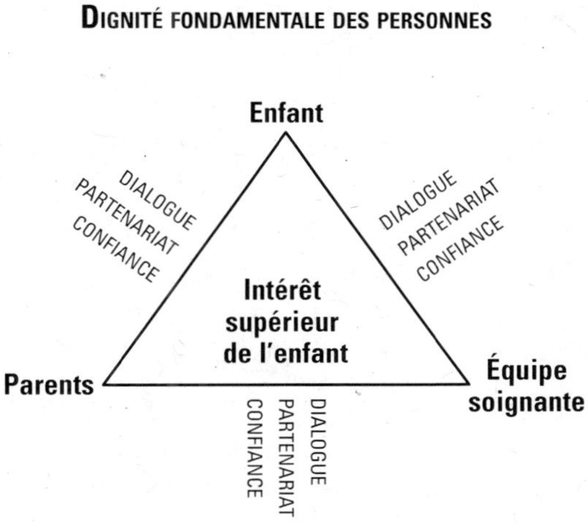

1.2. Parents et enfant en situation « extrême »

Dans le contexte d'un essai de phase I et, donc, dans une perspective de fin de vie de l'enfant, la connaissance de ce que ressentent les parents et l'enfant, celle de leurs besoins et de leurs attentes, sont une aide à la décision pour les différents partenaires[4]. Elle met en exergue la fragilité de l'alliance thérapeutique dans cette situation « extrême ».

4. Ces points sont développés par Annick Ernoult dans *Les soins palliatifs pédiatriques*, ouvrage coordonné par Nago Humbert (Ernoult, 2004). Ils sont utilement complétés par le document vidéo : « Autour de l'enfant en fin de vie » (2002).

1.2.1. Les parents

Lorsque la maladie grave frappe un enfant, toute la dynamique familiale ainsi que la vie de chacun des membres de la famille sont bouleversées. Cela, pendant des semaines, des mois, voire des années, tant sur les plans matériel que moral, social et spirituel.

Toutes ces perturbations atteignent leur paroxysme dans une perspective de fin de vie de leur enfant alors que les parents sont dans la détresse et l'impuissance.

Ils ressentent de la solitude, de la colère et un sentiment d'injustice, de la culpabilité, une immense tristesse chargée d'angoisse, des peurs diverses : aussi bien celle d'être jugés par les équipes soignantes que celle de la manière dont la mort va se passer ; celle d'entendre leur enfant parler de sa mort ; celle de la vie « d'après »…

Les parents éprouvent aussi un fort sentiment de dévalorisation et de nombreux « décalages » dans le couple et dans la fratrie apparaissent souvent. Les parents sont dans l'ambivalence, à la fois animés du désir de garder leur enfant le plus longtemps possible auprès d'eux, de lui donner toutes les chances de rester en vie, alors que, dans le même temps, l'épuisement – le leur et celui de leur enfant – les conduit parfois à désirer que s'arrête cette vie devenue si éprouvante.

Dans ce contexte, les parents ont besoin de toutes les compétences de l'équipe, technique, relationnelle et d'humanité ; ils ont besoin d'être guidés et soutenus afin de rester pleinement parents et d'être à l'écoute de leur enfant, centrés sur lui tout en envisageant l'éventualité de la mort.

1.2.2. L'enfant

L'enfant, personne à part entière, est le premier concerné par sa maladie. Pendant la maladie et bien plus encore dans un contexte de fin de vie, il développe des « antennes ». Il perçoit et ressent tout, devine les inquiétudes et les angoisses des adultes qui l'entourent ; il cherche à protéger ceux qu'il aime et les soignants.

Il a besoin quel que soit son état de santé et son âge – qu'il s'agisse d'un tout-petit, d'un enfant d'âge scolaire ou d'un adolescent :

- d'être écouté et entendu dans ses doutes, ses inquiétudes, ses peurs et ses désirs, mais aussi dans sa capacité de lucidité et d'acceptation et d'être aidé à les exprimer ;

- d'être respecté et tout particulièrement dans sa demande d'être informé ou non, également dans son rythme pour ne pas « aller plus loin » que ce qu'il souhaite entendre et dire ;
- que l'on tienne compte de sa fatigue irrépressible due à la maladie et aux traitements qui l'épuisent souvent ;
- de sentir que l'équipe et ses parents ont confiance dans ses ressources.

L'enjeu pour lui est de rester vivant jusqu'au bout, c'est-à-dire « un être en relation »[5].

L'âge, la maturité et son état déterminent la manière de lui parler de son éventuelle participation à un essai de phase I et de l'impliquer – ou non – dans la décision. Autant il est primordial de parler à l'enfant même tout petit, autant, plus encore dans ce contexte, le discernement s'impose quant au contenu de ce dialogue et à la manière de le mener.

1.2.3. L'alliance fragilisée

On comprend bien que, dans une perspective de fin de vie, les risques de malentendus entre les parents, l'enfant et l'équipe soignante et, en conséquence, le risque de rupture de l'alliance thérapeutique augmentent. Les parents « ne sont plus les mêmes » : il faut refaire connaissance. De plus, la situation est différente selon que la proposition d'essai de phase I est faite après bien des traitements, dans un contexte où les partenaires se connaissent parfois depuis longtemps ou bien, si elle doit être faite à une période proche de l'annonce du diagnostic, ce qui est heureusement plus rare.

2. Information et choix

2.1. Connaître la nature de l'essai pour évaluer les enjeux

Les essais de phase I sont rares en cancérologie pédiatrique et les critères d'inclusion sont stricts. Ils ne sont proposés, répétons-le, que lorsqu'il n'y a pas de traitement efficace connu en terme de guérison et seulement lorsque

5. C'est aussi se poser la question, avec lui autant que faire se peut, de la qualité, du confort de fin de vie et s'il est hospitalisé, pouvoir envisager son retour à domicile (Bercovitz, Limagne, Senthiles-Mokam, 2001).

l'état de santé de l'enfant le permet. Si la proposition doit être faite à un moment proche du diagnostic, il est toujours souhaitable, autant que faire se peut, de ne pas juxtaposer l'annonce du diagnostic avec celle d'une proposition d'essai thérapeutique.

L'objectif principal d'un tel essai est de déterminer la tolérance de l'organisme à un nouveau médicament et donc de mieux en connaître la toxicité, en vue de déterminer la dose maximale tolérée (DMT) et la dose recommandée d'administration.

Il y a lieu de bien distinguer deux objectifs :

- l'objectif principal de l'étude qui est de nature « scientifique », à savoir la détermination de la dose recommandée pour les études de phase II ;
- l'objectif individuel pour l'enfant malade, sa famille et les soignants – médecins ou non –, à savoir l'espoir d'une réponse à un traitement : la probabilité d'une telle réponse est certes très faible mais non nulle.

En pratique, avant d'envisager un essai de phase I en pédiatrie, on dispose presque toujours des résultats d'études équivalentes faites chez l'adulte (Thouvenel, Geny, Demirdjian *et al.*, 2002). Le plus souvent, il existe plusieurs « paliers » de doses que l'on étudie pas à pas avec une surveillance stricte des effets secondaires. La dose testée dès le premier palier chez l'enfant tient compte de la dose recommandée chez l'adulte : en termes de chimiothérapie cytotoxique, les enfants inclus au premier palier de dose reçoivent en général 80 % de la dose recommandée chez l'adulte, exprimée en mg/m^2 (Smith, Bernstein, Bleyer *et al.*, 1998). Toutefois, ce principe pourra ne plus être vrai dans la perspective du développement précoce de certains traitements de cancers spécifiques de l'enfant. L'analyse de l'efficacité et l'étude de la pharmacocinétique sont des objectifs secondaires de l'étude.

L'éthique impose d'acquérir la certitude que la logique de traitement individuel est prioritaire par rapport à la logique de recherche utile à la collectivité ; que ces deux perspectives – celle de la recherche et celle du soin – ne sont pas en concurrence et que l'ensemble de l'équipe soignante, les parents et l'enfant en sont convaincus. Or, recherche et soins peuvent paraître contradictoires puisque l'une repose sur l'espoir d'une éventuelle réponse au traitement testé, alors que l'autre pourrait à ce stade ne consister qu'en un accompagnement vers une mort probable. L'impératif de Kant a toute sa pertinence dans ce contexte : « Agis de telle sorte que tu traites l'humanité aussi bien dans ta personne que dans la personne de tout autre toujours en même temps comme une fin et jamais simplement comme un moyen[6]. » Par exemple, comment être toujours certain que la recherche clinique n'est pas, pour le médecin, un moyen de gagner en réputation professionnelle ou en intéressement financier personnel ? Sur ce dernier point, il importe de faire en sorte que « l'argent de la recherche » bénéficie toujours à une institution et non à une personne.

2.2. Comprendre l'alternative

La mise en place des soins palliatifs implique une concertation et une prise en charge multidisciplinaire. C'est un moment où l'échange et la préparation au futur redouté dans un contexte de haut risque doivent être privilégiés. Il est très difficile pour les parents d'un enfant en situation palliative de comprendre que la proposition d'essai de phase I n'est qu'une option possible. Et pourtant, l'essai se présente bien comme l'une des branches possibles d'une alternative puisque d'autres choix sont possibles sans recours à un nouveau traitement. Dans tous les cas, une attention permanente doit être portée à la douleur et aux symptômes d'inconfort de l'enfant : les traitements symptomatiques doivent être entrepris de la façon la plus efficace possible, alors que le recours à des traitements spécifiquement cancérologiques n'est pas une nécessité constante. Un traitement cancérologique spécifique déjà connu peut être associé aux traitements symptomatiques, car il peut permettre d'espérer un certain degré de réponse transitoire, de participer au contrôle des symptômes et d'apporter un soutien psychologique.

Le recours à un nouveau traitement, dans le cadre d'un essai de phase I, n'est donc qu'une autre option possible, envisageable à ce moment de la maladie. Le caractère innovant accentue l'espoir d'une réponse au traitement mais accentue également l'inquiétude, légitime en raison de l'incertitude sur sa tolérance.

2.3. Tenir un subtil équilibre

La vigilance s'impose aux médecins afin de ne pas valoriser une option par rapport à une autre et de rechercher ardemment le point de vue des

6. Dans *Le Fondement de la métaphysique des mœurs.*

parents et de l'enfant s'il est grand. Si l'enfant venait à mourir, le risque majeur d'une décision inappropriée, prise sous une influence médicale excessive, serait de compliquer le processus de deuil et la reconstruction de la famille. Cela pourrait entraîner pour les parents dans « l'après » la dévalorisation, la culpabilisation et le sentiment de regret.

Une « sous-motivation » médicale exposerait à ne pas proposer de nouvelle tentative thérapeutique alors que l'enfant peut la supporter et qu'il y a une demande ; bien des traitements, autrefois administrés de manière expérimentale en situation de rechute, sont aujourd'hui des traitements de première ligne au moment du diagnostic. Et les parents pourraient regretter de n'avoir pas tout tenté. Une « surmotivation » médicale pourrait être comprise comme du « jusqu'au-boutisme », une mise en avant de « la vie à tout prix » avec ce que cela suppose d'acharnement. Et ce sont là, précisément, dans ce contexte de recherche clinique, la crainte et l'inquiétude des parents.

L'équilibre est fragile et délicat à atteindre et à maintenir : un pas de plus et cela risque d'être un pas de trop, mais un pas de moins et c'est alors le risque que les parents et l'équipe soignante aient le sentiment de ne pas avoir « tout fait, tout tenté ». Cela nécessite beaucoup d'humanité, de tact, de sensibilité, de subtilité et d'humilité aussi de la part des médecins – c'est-à-dire la capacité à se défaire d'un pouvoir. Le discours médical doit être suffisamment ouvert pour que les familles puissent s'y loger et faire percevoir leurs désirs aux soignants. Certains parents souhaitent que les médecins soient capables de s'effacer pour leur laisser entendre les propositions comme des questions. D'autres parents souhaitent au contraire que le discours des médecins leur permette de se retrancher derrière la décision médicale (Davous, 2004). Mais dans tous les cas, l'équipe médicale endosse la pleine responsabilité de la décision.

2.4. Ce que dit la littérature

Les publications concernant les essais phase I sont assez nombreuses en médecine adulte. Une récente revue de la littérature (Cox, Fallowfield, Jenkins, 2006) indique que les personnes malades qui donnent leur accord pour participer à un essai de phase I comprennent difficilement le but de l'étude, surestiment les bénéfices et les risques et ne connaissent pas toujours leur possibilité de refuser ou d'arrêter à tout moment leur participation.

En pédiatrie par contre, la littérature récente est pauvre et il n'existe que très peu d'articles qui décrivent la compréhension qu'ont les familles des essais de phase I. Nous pouvons citer celle de E.J. Estlin au Royaume-Uni (Estlin, Cotterill, Pratt, Pearson, Bernstein, 2000) dans laquelle des pédiatres investigateurs évaluent à l'aide de questionnaires les perceptions des parents. Les raisons pour lesquelles les parents acceptent de participer sont, selon eux, l'altruisme, l'espoir d'une réponse au traitement, pouvant même être celui d'une guérison et également le bénéfice psychologique de laisser vivre une lueur d'espoir. La majorité des pédiatres interrogés disent l'importance de l'existence d'un support d'information multidisciplinaire pour les familles dont l'enfant participe à un essai de phase I.

L'étude de A. Deatrick (Deatrick, Angst, Moore, 2002), quant à elle, porte sur les parents. Le fait marquant est l'absence de choix que ressentent bien des parents lors d'une proposition d'essai de phase I (62 % des personnes interrogées). Leurs attentes sont de gagner du temps avec l'espoir d'une autre thérapie, espérer un miracle, aider d'autres enfants (être altruiste), prolonger la vie ou plutôt retarder la mort. Ces conclusions rejoignent en partie les perceptions des pédiatres rapportées par Estlin. Annick Ernoult, quant à elle parle de « prendre un ticket pour la chance » (Ernoult, 2004).

Nos précédents travaux (Chappuy, Doz, Blanche, Gentet, Pons, Tréluyer, 2006, 2007) concernant les essais de phase III – et donc dans un contexte en général plus proche de l'annonce du diagnostic – indiquent clairement que le plus difficile à comprendre pour les parents concerne la notion même d'alternative thérapeutique. Ils rejoignent en cela les conclusions d'autres auteurs (Lévi, Marsiek, Drotar, Kodish, 2000). La confiance accordée à l'équipe médicale et à sa capacité d'écoute est jugée déterminante pour les parents dans leur décision d'accepter – ou non – que leur enfant participe à un essai. Nous menons actuellement une étude en France en vue de mieux cerner ce qui se joue pour les familles lors d'une proposition d'essai de phase I. Il sera intéressant de comparer les résultats selon la nature de l'essai.

La sévérité de la maladie, la complexité des soins, les effets secondaires et les risques inhérents au traitement lui-même, la perception de l'absence de choix par les parents, l'intensité émotionnelle, le stress intense des familles, le risque vital rendent la proposition de participation à un essai de phase I complexe et délicate. Dans ces conditions, il est aisé de comprendre combien elle peut être à la fois source d'espoir et d'angoisse pour les parents comme pour l'enfant (Oberman, Frader, 2003 ; Horng, Emanuel, Wilfond *et al.*, 2002 ; Estlin, Ablett, 2001). En conséquence, il est très important de tout mettre en œuvre pour favoriser la compréhension de la nature et des enjeux de l'essai et de préciser que les parents et l'enfant ont le choix d'accepter ou de refuser la proposition d'essai de phase I.

2.5. Le consentement : une modalité supplémentaire de l'information dans le respect d'un principe éthique

Dans le cadre d'une recherche clinique, le recueil du consentement représente une obligation légale au même titre que lorsqu'il s'agit d'informer la personne malade en général. La loi ne permet pas d'inclure un enfant dans une recherche sans le consentement signé des parents. Le non-respect de cette obligation porte une atteinte grave aux droits de la personne malade. Là, comme ailleurs, la proposition d'essai de phase I engage totalement la responsabilité du médecin ; en aucun cas il n'en est dégagé.

Concernant l'enfant : « Le consentement du mineur ou du majeur protégé par la loi doit également être recherché lorsqu'il est apte à exprimer sa volonté. Il ne peut être passé outre à son refus ou à la révocation de son consentement » (art. L.1122-2.). Le consentement du mineur n'a donc pas de valeur juridique, mais sa révocation et son refus de participer à un essai sont « valides ». Son consentement écrit n'est pas obligatoire, mais il peut lui être proposé d'apposer sa signature soit à côté de celle de ses parents, soit sur un formulaire établi à son intention. Même si cette signature n'a aucune valeur juridique, elle peut aider les enfants, notamment les grands, à se sentir actifs dans les décisions thérapeutiques qui les concernent.

Ainsi, le processus de consentement constitue-t-il une modalité supplémentaire de l'information qui s'inscrit dans la logique d'une alliance thérapeutique de qualité. C'est un moment spécifique dans l'information, soumis à des contraintes propres et variables pour chacune des personnes concernées, une situation « vivante » et non formelle qui confirme avec force le statut de la personne malade comme sujet à part entière. Mais c'est aussi, comme le dit très justement Jean-Paul Amann, « précisément le rôle du principe de consentement éclairé que de rétablir l'équilibre éthique : par lui, on s'assure que les sujets de la recherche – *et nous ajoutons, par l'intermédiaire de leurs parents* – ont fait de cette fin collective leur fin propre et par là qu'ils ne sont pas traités seulement comme des moyens» (Amann, 2006).

3. Pour qu'une proposition d'essai de phase I soit éthiquement acceptable

3.1. Informer sans violence et sans trahison

Informer, c'est autant écouter que dire. Cela implique pour les médecins d'avoir conscience du dilemme éthique auquel ils sont confrontés entre le devoir d'informer et le respect de l'éventuel désir de ne pas savoir des parents et/ou de l'enfant.

«Informer, c'est d'abord donner une forme à une épreuve, modifier la situation de celui que ces données concernent dans le monde. Ce peut être aussi favoriser la possibilité de redevenir acteur de sa propre existence» (Draperi, 2004). C'est aussi maintenir une dynamique d'échange d'informations et aider l'autre – parent ou enfant – à accéder à ses propres ressources[7].

Concernant la proposition d'un essai de phase I, les enjeux sont de garantir le choix réel – celui d'accepter ou de refuser de participer à l'essai – en connaissance de cause des options «thérapeutiques», sans que le médecin ne valorise une option plus qu'une autre. Pour les présenter, il est fait souvent appel à la «balance bénéfice/risques». Or cette notion peut être une source de malentendu, puisque le bénéfice n'est qu'espéré, alors que les risques sont, eux, authentiquement encourus. Par contre, comparer les risques dus aux traitements à ceux de la maladie a du sens. En situation de phase I, les risques de la maladie sont majeurs, puisqu'il n'existe pas de traitement connu comme actif en termes de guérison: ils autorisent une proposition qui implique par définition un grand inconnu sur les risques liés au nouveau traitement.

La proposition d'essai thérapeutique passe, pour les parents et l'enfant, par une information claire (employer des mots simples), loyale et

7. Ressources morales, psychologiques et spirituelles, mais aussi concrètement connaître et faire connaître les aides tant administratives et financières que celles qu'offre le réseau associatif (soulignons le rôle clef de l'assistante sociale et également celui du site de l'association française *Junior Solidarité Cancer* par les nombreuses informations qu'il apporte: www.jscforum.net).

respectueuse : *informer sans violence et sans trahison.* Aussi exhaustive soit-elle, l'information ne donne pas toutes les réponses ; il y a des pans entiers qui échappent à ce qui peut ou devrait être formulé, expliqué ; elle ne permet pas de couvrir, de dire, de laisser entendre par exemple la réalité et l'intensité de certaines souffrances. L'important pour le médecin est qu'il soit animé par le désir et la volonté de ne rien dissimuler : non pas tout dire, mais ne rien vouloir cacher !

Informer, c'est dire et redire autrement pour que soient entendues plusieurs voix plusieurs fois ; l'équipe soignante a un rôle de relais de l'information donnée par le médecin. Une étude de 2007 (Eder, Yamokoski, Wittmann, Kodish) montre que les suggestions les plus fréquentes des parents pour améliorer le processus de consentement sont de prendre le temps d'expliquer, de prévoir des supports d'informations supplémentaires, mais aussi d'avoir une communication ouverte avec le médecin qui leur permette de poser des questions. Même si le temps est toujours compté, même si tout ne peut être compris, le temps passé à informer n'est jamais du temps perdu ; prendre son temps, c'est du temps gagné sur les questions et sur les malentendus qui créent de l'inquiétude et qui peuvent engendrer de la défiance. Et si la mort arrive, c'est du temps gagné pour la reconstruction.

Il s'avère qu'il est très difficile pour les parents d'entendre et, à plus forte raison, d'intégrer les informations sur les risques. Bien souvent, le risque vital associé à l'absence de choix face à une proposition d'essai de phase I, masque les autres risques. Annoncer les risques peut avoir pour objectif de consolider la fragile alliance thérapeutique par un partage de l'incertitude avec les parents (Doz, Davous, Seigneur, Heard, 2007).

> C'est précisément en raison de cette grande difficulté pour tous d'envisager l'éventualité de la mort de l'enfant, qu'il est important de pouvoir en parler sans aller plus loin que ce que l'autre souhaite ou peut entendre ; laisser venir tout en sollicitant et toujours accueillir ce que disent les parents et l'enfant. Malgré la qualité des partenaires, celle des soins dispensés et des moyens investis pour soulager la douleur, il est toujours difficile pour les pédiatres d'aborder le sujet de la mort de l'enfant qui si souvent leur fait peur et les renvoie à leur impuissance[8].

8. Les travaux de l'équipe suédoise de Kreicbergs (2004), relatifs aux points de vue de parents d'enfants atteints de cancer en phase terminale peuvent enrichir la réflexion sur « parler de la mort ». Ils révèlent qu'après le décès de leur enfant, les parents qui ont pu parler avec lui de sa mort ne le regrettent pas – 34 % des parents interrogés ; à l'inverse, environ un tiers de ceux

3.2. Instaurer un processus délibératif à deux niveaux en vue d'une décision

La délibération collégiale au sein de l'équipe suppose une discussion contradictoire jusqu'à l'émergence d'une décision partagée. Ce n'est que dans de telles conditions de délibération que les risques de sur- ou de sous-motivation médicale peuvent être correctement évalués. Cela pose la question de la capacité d'une équipe soignante à délibérer, à savoir que chacun de ses membres puisse, de là où il est, exprimer et faire entendre sa voix.

Instaurée au sein de l'équipe, la délibération se poursuit avec les parents et l'enfant selon son âge. Ce travail mutuel de compréhension peut conduire à une décision qui paraisse moralement fondée à tous les partenaires et mutuellement acceptée, c'est-à-dire acceptée pleinement par chacun.

Conclusion

Ainsi, en phase palliative, quand il n'y a pas de traitement efficace connu et selon des critères d'inclusion stricts, pour qu'une proposition d'essai thérapeutique de phase I puisse être faite et que les parents, voire l'enfant, puissent choisir en connaissance de cause d'accepter ou de refuser cette proposition, c'est la *réciprocité du dialogue et du partenariat* qui se révèle décisive pour aider à penser sur cette proposition. Pour que chaque personne impliquée puisse élaborer sa décision, il importe de la concevoir comme le fruit d'une *délibération collective*, où l'on peut ne prendre que la part que l'on est capable d'assumer – part qui peut fluctuer avec les besoins et la temporalité de chacun face à la décision. Ce sont la *confiance*, la qualité de la relation nouée entre une famille et une équipe médicale, autrement dit l'alliance, qui permettront à chacun d'oser s'exprimer et de trouver sa

qui n'en ont pas parlé exprime du regret. La conscience ressentie par les parents qu'avait l'enfant de sa propre mort semble déterminante autant dans la décision d'en parler avec lui que dans le regret, le cas échéant, de ne pas en avoir parlé. L'histoire de *Falikou* représente un bel exemple de coopération entre un médecin et une maman qui peut aider les parents à se préparer à parler avec leur enfant de l'éventualité de sa mort (Loëdec, 2006). Et si la mort arrive, il existe un petit livret, *Repères pour vous parents en deuil*, qui peut servir de base au dialogue entre l'équipe soignante et les familles en donnant un cadre, un outil de médiation encourageant l'échange. Il comporte des références bibliographiques et des adresses d'associations venant en aide aux parents en deuil qui sont régulièrement mises à jour (Lévèque, Ernoult-Delcourt, Canouï, Hubert, 2001).

place dans la discussion : celle de parents auprès des soignants et auprès de leur enfant ; celle de l'enfant avec ses parents en qui il faut espérer qu'il ait suffisamment confiance pour ne pas se croire tenu de les protéger au-delà de ce qui le soutient lui-même ; celle, enfin, de l'enfant devant des soignants suffisamment modestes et lucides pour qu'il puisse exprimer ses désirs et ses peurs sans craindre de paraître douter d'eux.

Les parents ne pourront s'engager dans ce processus décisionnel que s'ils comprennent le cadre légal de la recherche et les différents aspects du consentement ; s'ils ont acquis la certitude que la logique de soin est prioritaire par rapport à la logique de recherche : *un essai thérapeutique avec et pour l'enfant*.

À la question : « Comment faire pour bien faire ? », il n'existera probablement jamais de réponse unique, sauf peut-être : « Continuer à se poser des questions. » Tout au plus, peut-on proposer des repères en vue de favoriser des bonnes pratiques.

Nous soulignons enfin la nécessité d'intégrer la part d'ignorance et d'inconnu, et insistons sur l'importance de la notion du temps, temps de l'histoire commune qui s'écrit entre un enfant, sa famille et l'équipe qui le soigne, temps de la réflexion pour évaluer les contraintes et les risques par rapport au bénéfice espéré, temps pour parvenir à une compréhension mutuelle et à *une décision à laquelle se rallient tous les partenaires*.

Les parents, voire l'enfant, en particulier les adolescents ou préadolescents, peuvent alors accepter de tenter un nouveau traitement et, dans le même temps, contribuer à l'amélioration des traitements pour les futurs malades. Cela peut même devenir porteur de sens, après la mort de l'enfant : si cela n'a pas pu être utile pour lui, cela le sera peut-être pour d'autres, grâce à lui.

Dans ces conditions, cette décision quelle qu'elle soit, d'acceptation ou de refus de participation à un essai de phase I, pourvu qu'elle semble moralement fondée pour tous, permet à l'enfant de rester « vivant » : quand il n'y a plus rien à faire, il est encore possible d'être. Ainsi, parents et soignants pourront-ils avoir une bonne image d'eux-mêmes. Et, si la mort arrive, c'est en gardant l'estime d'eux-mêmes que s'ancre le deuil des parents et que les soignants peuvent se réinvestir dans une autre histoire.

Bibliographie

Autour de l'enfant en fin de vie (2002). Document vidéo, 37 min: témoignages de soignants, parents et bénévoles confrontés à la fin de vie d'un enfant. Diffusion: Little Bear. 7-9 rue Arthur Groussier, 75010 Paris, Tél.: 01 42 38 06 55: lb@littlebear.fr.

Amann, JP. (2006). « Aspects éthiques des essais cliniques de l'enfant » dans *Épilepsie, connaissance du cerveau et société,* Amann, JP., Chiron, C., Dulac, O., Fagot-Largeaut, A., (dir.) Les presses de l'Université de Laval, collection « bioéthique critique », p. 112-121.

Beauchamp, TL., Childress, JF. (2001). *Principles of biomedical ethics.* Oxford university Press, New-York (5e édition).

Bercovitz, A., Limagne, MP., Sentilhes-Monkam, A. (2001). « Retour au domicile d'un enfant en fin de vie », *Archives Pediatriques,* 8 :1175-1177.

Brémond, A., Moumjid, N., Carrère, MO. (2006). « Décision médicale et révélation des préférences des patients: de l'expérimentation à la routine », *Journal d'Économie Médicale,* 24(5) :203-212.

Chappuy, H., Doz, F., Blanche, S., Gentet, JC., Pons, G., Tréluyer, JM. (2006). « Parental consent in pediatric clinical research », *Archives of Disability in Children,* 91 :112-116.

Chappuy, H., Doz, F., Blanche, S., Gentet, JC., Pons, G., Tréluyer, JM. (2007). « Children's views on their involvement in clinical research », *Pediatric Blood cancer,* 1-4.

Code de Santé Publique, article L.1122-2.

Cox, AC., Fallowfield, LJ., Jenkins, VA. (2006). « Communication and informed consent in phase I trials: a review of the literature », *Support Care Cancer,* 14 (4) :303-309.

Davous, D. (2004). « L'implication des parents dans la décision en cas de maladie grave de leur enfant », dans *Faces aux fins de vie et à la mort, éthique et pratiques professionnelles au cœur du débat,* Hirsch E, (dir.), Paris, Vuibert.

Davous, D., Doz, F., Heard, M. (2007). Pour « Parents et soignants face à l'éthique en pédiatrie » : « Fin de vie de l'enfant et recherche clinique : l'essai thérapeutique de phase I représente-t-il une alternative éthiquement acceptable ? » *Archives Pediatriques,* 14 (3) :227-318.

Deatrick, A., Angst, DB., Moore, C. (2002). « Parents'views of their children's participation in phase I oncology clinical trials », *Journal of Pediatric Oncology Nursing,* 19 :114-121.

Doz, F., Davous, D., Seigneur, E., Heard, M. (2007). « L'annonce des risques en cancérologie pédiatrique : consolider l'alliance thérapeutique », *Archives Pediatriques,* 15 (3) :229-354.

Draperi, C. (2004). « Dire la maladie : regard philosophique et anthropologique », *Éthique & Santé,* 1 (1) :24-25.

Eder, ML., Yamokoski, AD., Wittmann, PW., Kodish, ED. (2007). « Improving informed consent : suggestions from parents of children with leukaemia », *Pediatrics*, 119 :849-859.

Ernoult, A. (2004). « Le point de vue des parents », dans *Les soins palliatifs pédiatriques*, Humbert, N., (dir.) Editions de l'Hôpital Sainte Justine, collection « Intervenir ». Diffusion France : casteilla@wanadoo.fr.

Estlin, EJ., Ablett, S. (2001). « Practicalities and ethics of running clinical trials in paediatric oncology – the UK experience », *European Journal of Cancer* 37 :1394-1398.

Estlin, EJ., Cotterill, S., Pratt, CB., Pearson, AD., Bernstein, M. (2000). « Phase I trials in pediatric oncology : perceptions of pediatricians from the United Kingdom Children's Cancer Study Group and the Pediatric Oncology Group », *Journal of Clinical Oncology*, 18(9) :1900-1905.

Loëdec C – Jörg (2006). *Falikou.* Paris, Le buveur d'encre.

Horng, S., Emanuel, EJ., Wilfond, B. *et al.* (2002). « Descriptions of benefits and risks in consent forms for phase I oncology trials », *New England Journal of Medicine,* 347 :2134-2140.

Kreicbergs, U., Valdimarsdóttir, U., Onelöv, E. *et al.* (2004). « Talking about death with children who have severe malignant disease », *New England Journal of Medicine,* 351 :1175-1186.

Lévèque, I., Ernoult-Delcourt, A., Canouï, P., Hubert, P. (2001). *Repères pour vous parents en deuil.* avec le soutien de la Fondation de France, mises à jour régulières de la bibliographie et des adresses d'aide. Association Sparadrap : www.sparadrap.com.

Levi, R., Marsick, R., Drotar, D., Kodish, E. (2000). « Diagnosis, disclosure and informed consent : learning from parents of children with cancer », *Journal of Pediatric Hematology/Oncology*, 22 (1) :3-12.

Mon enfant et la recherche en cancérologie, (2005). livret d'information et d'aide à la décision à l'usage des parents, « Parents et soignants face à l'éthique en pédiatrie », Diffusion : Association Sparadrap : www.sparadrap.org ; disponible au : http://www.sfpediatrie.com/fileadmin/users/ccoze/SFCE_patients/Livret_SFCE_recherche_clinique_version_finale.pdf.

Moumjid, N., Brémond, A. (2006). « Révélation des préférences des patients en matière de décision de traitement en oncologie : un point de vue actuel ». *Bulletin du Cancer*, 93 (7) :691-697.

Moumjid, N., Brémond, A., Mignotte, H., Faure, C., Meunier, A., Carrère, MO. (2007). « Shared decision making in the physician-patient encounter in France : a general overview », *Z.ärztl. Fortbil. Qual.Gesundh.wes.* (ZaeFQ), 101 :223-228.

Moumjid, N., Gafni, A., Brémond, A., Carrère, MO. (2007). « Shared decision making in the medical encounter : are we talking about the same thing ? » *Medical Decision Making*, 101 :223-228.

Oberman, M., Frader, J. (2003). « Dying children and medical research : access to clinical trials as benefit and burden », *American Journal of Law and Medicine*, 29 :310-317.

Simon, C., Eder, M., Raiz, P., Zyzanski, S., Pentz, R., Kodish, ED. (2001). « Informed consent for pediatric leukemia research : clinician perspectives », *Cancer*, 92 (3) :691-700.

Smith, M., Bernstein, M., Bleyer, WA. *et al.* (1998). « Conduct of phase I trials in children with cancer », *Journal of Clinical Oncology*,16 :966-978.

Spinetta, JJ., Masera, G., Jankovic, M *et al.* (2003). « Valid informed consent and participative decision-making in children with cancer and their parents : a report of the SIOP working committee on psychosocial issues in pediatric oncology », *Medical Pediatric Oncology*, 40 :244-246.

Thouvenel, C., Geny, MS., Demirdjian, S. *et al.* (2002). « Autorisation de mise sur le marché et information pédiatrique pour les médicaments de chimiothérapie des cancers : état des lieux et propositions », *Archives Pediatriques*, 9 :685-693.

Réflexions clinico-éthiques sur les essais médicamenteux précoces en cancérologie pédiatrique

Daniel OPPENHEIM

Les essais médicamenteux précoces, qui témoignent de l'évolution des pratiques médicales, soulèvent, en raison de la gravité des situations, de nombreuses difficultés relationnelles, psychologiques et éthiques (Daugherty, 1999), en particulier en cancérologie pédiatrique. Pour les résoudre, il faut tenir compte de leurs caractéristiques spécifiques (leur place dans le champ médical, dans le parcours du patient, dans la société), mais aussi de l'évolution de la société et des familles, de leur situation, de leur façon de penser, de leurs attentes et de leurs exigences. Pour présenter ces questions cruciales, je m'appuierai sur ma pratique de psychanalyste dans le Département de Pédiatrie de l'Institut Gustave-Roussy (IGR), l'un des principaux centres de cancérologie en Europe, ainsi que sur les articles parus ces dernières années dans la presse médicale internationale. L'expérience de l'oncologie pédiatrique peut contribuer à la compréhension des essais précoces en oncologie adulte. Je présenterai d'abord les grands repères de l'éthique médicale.

1. L'éthique dans le champ médical

Elle s'appuie sur certaines références majeures : la non-malfaisance et la bienfaisance (avoir comme première préoccupation le bien du patient, faire que les bénéfices que lui apporte l'essai soient significativement supérieurs à la souffrance et aux risques qu'il peut comporter), l'autonomie (le patient garde sa liberté de décision et d'action, et rien *a priori* ne doit l'obliger à accepter), la justice (tous les patients sont égaux et aucun argument non médical n'influe sur le fait de proposer ou non l'essai à un patient), la dignité (que ce qui est fait ne soit pas dégradant, humiliant pour le patient, le médecin, l'équipe soignante). Mais, la méthodologie même de ces essais précoces incite à une vigilance éthique encore plus grande que dans les traitements habituels ou les essais de phase III.

Le travail collectif qui y est nécessaire (au sein de chaque équipe et entre les équipes collaboratrices) n'empêche pas le questionnement de chaque soignant et de chaque chercheur sur sa responsabilité envers les patients et sur sa relation à chacun d'eux : « Qui est-il pour moi ? Qui suis-je pour lui ? Quelle est notre relation, au-delà de sa justification médicale ? Quel est mon projet pour lui ? De quel droit je m'autorise à lui faire ce que je lui fais ? Suis-je compétent pour le faire ? Jusqu'où puis-je en assumer la réalisation et les conséquences ? Comment lui et moi, chacun de notre place, pourrons-nous en assumer les conséquences ? »

L'*autonomie* est un principe de base à respecter dans le domaine de la recherche médicale. Il n'est pas facile pour le patient –et ses parents– dans ce contexte de préserver sa liberté de décision, en raison de l'intensité du trouble, de la relation inégalitaire entre le médecin et lui, de la gravité des choix auquel il est confronté. Son autonomie n'est pas acquise spontanément, ne découle pas seulement de sa volonté ou du souhait du médecin, elle doit être gagnée par eux deux et pas seulement au moment du « consentement éclairé ».

L'*information* a pour but de donner au patient et à ses parents les moyens de son autonomie. Les textes de « consentement éclairé », souvent relus et modifiés par des comités de patients, sont par beaucoup considérés globalement satisfaisants (Horng, 2002 ; Agrawal et Emmanuel, 2003), mais suivant des critères partiels. L'expérience, et pour certains une formation spécifique, (Fallowfield, 2002 ; Eder, 2007), aident les médecins à les rédiger clairement et simplement, à ne pas travestir la présentation des faits difficiles, à s'adresser à tous les patients et pas seulement à ceux de bons niveaux scolaire et culturel. Mais beaucoup reste à faire (Audrey, 2008). À l'intention des patients maîtrisant mal la langue du pays, ils sont aussi parfois traduits et expliqués avec l'aide d'un traducteur.

Mais l'information ne doit pas être à sens unique et il est souhaitable que le médecin comme le patient s'informent réciproquement de leurs objectifs et de leurs attentes, au delà de celui commun de l'efficacité thérapeutique.

Ces objectifs peuvent être médicaux (le refus de la douleur, le souhait d'une rémission, quelle qu'en soit la durée, ou du bien être physique, etc.) et non médicaux (la qualité et le plaisir de vivre, celui de se sentir l'objet d'attentions particulières, d'avoir retrouvé une position active, d'avoir pu passer le baccalauréat ou assister à la naissance d'un neveu, etc.) (Meropol, 2003). Ils ne sont pas forcément les mêmes pour le patient, pour ses proches, pour le médecin traitant et pour celui de l'essai, pour les infirmières, pour le laboratoire pharmaceutique.

Les limites qui leur semblent supportables et acceptables ne sont pas non plus forcément les mêmes pour les uns et les autres – la douleur ou la dépendance, la dégradation du corps, de l'apparence, de l'autonomie, la perte du sentiment d'identité, de la place familiale, sociale, etc. – et cette question devrait faire partie du dialogue. La crainte de toucher ces limites peut induire la double tentation, plus ou moins clairement formulée ou insistante, de l'euthanasie (ou du « je veux mourir ») ou de l'acharnement thérapeutique peu justifié (Oppenheim, 2005).

L'enfant[1] et ses parents se demandent si cela en vaut la peine, et ce qu'en pense le médecin. Ils y répondent selon ce qu'ils pensent être capables de supporter, le prix qu'ils auront à payer (les conséquences que ce nouveau traitement aura sur l'enfant, sur la famille, etc.), leurs attentes, en partie rationnelles, et les informations qu'ils ont reçues, intégrées, acceptées. Ils peuvent penser qu'il existe de meilleures utilisations du temps qui reste et que les chances d'efficacité de l'essai n'en équilibrent pas les conséquences négatives. Il est donc souhaitable qu'avec le médecin ils puissent sortir de l'alternative purement médicale et que le dialogue évalue toute la palette des possibles (Gattellarim, 2002) : l'essai, une chimiothérapie palliative, des soins symptomatiques, une unité de soins palliatifs, le retour à la maison ou la médecine alternative. Sur cette dernière, le médecin donne son point de vue, médical et non idéologique, évitant au patient le sentiment de le « trahir » ou d'être ingrat, et l'aide à faire des choix qui ne mettent en danger ni sa santé et son état physique, ni ses finances, ni sa liberté de penser. Solliciter un autre avis compétent est une démarche raisonnable, devenue fréquente. Peut être aussi envisagée la décision d'arrêter tout traitement à but d'efficacité thérapeutique pour que le patient profite à sa manière du temps qui lui reste à vivre, même s'il doit être plus court. Il n'est pas toujours facile pour le médecin, ni pour le patient d'envisager certains de

1. Nous écrirons « enfant » pour les enfants et les adolescents, sauf s'il est nécessaire de préciser.

ces choix et il est préférable que celui qui en dernière instance sera fait soit reconnu dans sa valeur, médicale ou existentielle, et qu'il n'implique pas de rupture de la relation, de désintéressement et de désinvestissement. Sinon, plus tard, les parents et l'enfant pourront se demander si l'essai en a valu la peine, s'ils se sont trompés, laissés tromper, ont été trompés. L'enfant pourrait se demander si les médecins et ses parents ont décidé sans lui, contre lui. Il risquerait alors de perdre confiance en eux et de se retrouver seul face à sa mort, et ses parents pourraient penser avoir induit des choix contraires à son intérêt, d'être passés à côté de ses attentes, de ses demandes, de ses derniers moments, et cette culpabilité alourdirait la traversée de leur deuil. Le médecin de son côté pourrait avoir le sentiment d'avoir abusé de leur confiance et trahi ses idéaux, les infirmières perdre confiance dans le médecin, dans la qualité du service, et tous ces éléments provoquer division, conflit, usure des individus et de l'équipe soignante.

Des refus, des choix paradoxaux ou irrationnels, un pessimisme ou un espoir excessif, des malentendus, découlent parfois de savoirs insuffisants ou erronés, de fantasmes ou de souvenirs – parfois inconscients – de cancers advenus dans la famille, des spécificités des références sociales et culturelles ou de l'histoire familiale, parfois sur deux ou trois générations (Oppenheim, 2004 ; Oppenheim, 2006). Certains ont tendance à transférer sur les essais précoces l'espoir irrationnel qui était mis, auparavant, dans les guérisseurs et les traitements miraculeux, au risque de retomber brutalement sur terre un peu plus tard. Les médecins quelquefois ne peuvent eux aussi s'empêcher de mettre dans l'essai plus d'espoir thérapeutique qu'il n'en mérite (Daugherty, 1995) : ils ont aussi un inconscient, des fantasmes, des émotions, heureusement (Balint, Payot, 1968), et il leur est particulièrement pénible de s'entendre accuser de traiter les patients en « cobayes ». Il importe que le médecin soit conscient des émotions et de la sympathie que l'enfant et les parents lui inspirent et qu'il les contrôle suffisamment pour garder inaltérée sa liberté de jugement et de décision et ne pas mettre lui aussi dans l'essai plus d'espoir d'efficacité que ce qu'il peut raisonnablement en attendre, même si cet espoir est devenu légitime, sans pourtant que cette réalité ne soit reconnue par de nombreux médecins (Sammons, 2007). Il est souhaitable qu'il soit suffisamment conscient de ses idéaux de soignant, des raisons de son choix professionnel, de sa relation à ses patients. Les groupes Balint peuvent l'y aider.

Mais c'est la situation même qui rend difficiles l'explication, la compréhension et le dialogue, en particulier quand le patient est épuisé, usé physiquement et psychiquement par la maladie et le traitement, débuté parfois des années plus tôt. Il sait qu'aucun des traitements n'a pu jusqu'à présent le guérir ou le mettre en rémission durable et, face à la grande probabilité de sa mort, même dans un avenir parfois assez lointain, son inquiétude et son désarroi troublent sa capacité à entendre et à comprendre les explications du médecin et à penser librement. Il est tenté, comme ses parents, d'accepter n'importe qu'elle proposition qui lui donnerait l'espoir de reculer l'échéance de sa mort : « Même s'il existait une chance sur un million de guérir, comment ne pas la saisir ! »

Nombreux disent qu'ils ont accepté l'essai sur les conseils de leur médecin (« C'est vous qui savez, je vous fais confiance » et « C'est vous qui avez ma vie et ma mort entre vos mains ») ou de leurs proches, car il est trop dur dans une telle situation de prendre seul la responsabilité d'une telle décision. Mais plus tard les proches dans le deuil (Oppenheim, 2002) pourront se reprocher et reprocher aux médecins les souffrances ou les contraintes inutiles que l'essai, après les autres traitements, aura causées.

Dans ce contexte, la *relation* médecin-patient joue un rôle capital. La confiance n'empêche pas le doute voire la colère, parfois excessive, envers le médecin (« Vous êtes responsable de ma situation et de ma mort, etc. ») Néanmoins, l'enfant et les parents peuvent difficilement se permettre de penser que la confiance mise dans le médecin était mal placée : ils seraient alors responsables de la situation, et sur qui désormais pourraient-ils compter ? Certains alors sont tentés de chercher de tous côtés quelqu'un, médecin ou charlatan, qui leur dirait : « Oui, je peux vous guérir. » Il est souhaitable que le médecin de référence, qui a parcouru avec eux tout le traitement depuis le début, leur présente l'essai, dans la continuité de ses choix thérapeutiques, et les introduise auprès du médecin de la recherche.

Dans un tel contexte les pièges du dialogue, où l'ambivalence est présente, sont nombreux. Ils veulent savoir, être actifs et décider mais en même temps ils ont du mal à soutenir cette lourde responsabilité et ils peuvent être tentés de laisser le médecin (ou l'enfant ses parents) décider à leur place. De son côté, celui-ci souhaite leur autonomie mais il peut aussi penser qu'une certaine méconnaissance les protège de la violence inévitable de l'information et de la détresse qu'elle provoque, d'autant que le dialogue authentique (qui n'est pas la décision partagée) complique son travail autant qu'il le facilite. Les laisser décider seuls au nom du respect absolu de leur autonomie serait ressenti par eux comme un abandon et une décharge de responsabilité. Et il faut tenir compte de ce que la décision peut être difficile, pour eux comme pour le médecin, quand aucun choix n'apparaît clairement supérieur à l'autre, pas plus les bénéfices attendus que les inconvénients et les risques. Mais les difficultés du dialogue et de la relation (Oppenheim, 2008) insuffisamment ou artificiellement résolues risquent de se retrouver plus tard, dans une situation bien plus complexe et dramatique. Il est préférable de s'efforcer de les résoudre au moment où l'essai est proposé mais en se préoccupant de ce qu'ils en penseront plus tard, rétrospectivement.

Il n'est pas facile pour le médecin de dire clairement, et pour le patient d'entendre, même quand il souhaite une information précise, mais non brutale (Fallowfield, 2002 ; Hagerty, 2004) : « Je n'ai plus de traitement à vous proposer. », ce que certains entendent comme un arrêt de mort et parfois « Je vous abandonne, vous ne m'intéressez plus. » L'enfant et ses parents attendent du médecin traitant qu'il préserve la continuité de son intérêt et de sa vigilance, du médecin de recherche qu'il ait aussi une attitude clinique, de ces deux médecins – si un seul médecin n'occupe pas ces deux fonctions – qu'ils collaborent et confrontent leurs points de vue car leurs places sont différentes ainsi que leurs objectifs et leurs logiques. Il n'est pas facile de trouver la juste distance. Trop proche, le médecin risque d'être pris dans les mêmes questions, la même angoisse qu'eux ; trop distant, le gain de lucidité que le recul permet serait annulé par la perte de l'empathie et de la disponibilité à écouter et à comprendre les subtils messages ou les comportements paradoxaux avec lesquels ils s'adressent à lui.

Il est bon que le médecin se pose les questions suivantes. « Qui sont-ils pour moi ? » Cet enfant est peut-être un enfant comme le sien, ou comme celui qu'il a été ; il incarne un problème médical à résoudre, l'occasion de développer sa notoriété, etc. Le médecin tisse avec eux une relation complexe où se mêle toute la palette des émotions humaines. Ils sont un miroir qui le renvoie à ses propres craintes, à son histoire, à ses fantasmes. L'expérience, le travail collectif, la rigueur du savoir médical et des règles de bonnes pratiques en limitent les possibles effets négatifs. « Qui suis-je pour eux ? » D'abord celui qui tient entre ses mains la vie et la mort de l'enfant. Les patients, ou les parents attendent parfois tout de lui, efficacité et amour, ce qui induit parfois la tentation d'une relation d'emprise sur lui : « Vous pouvez tout et nous n'accepterons ni la négligence ni l'échec. » Dans ces attentes excessives se réactualise parfois inconsciemment leur relation d'enfance à leurs propres parents. « Quel est mon objectif ? » Que l'essai soit bénéfique à l'enfant et au progrès médical. Il n'est pas toujours facile de trouver le juste équilibre entre ces deux objectifs. Cette tension entre soins et recherche est omniprésente en médecine. « Qu'est ce qui m'autorise à lui faire ce que je lui fais ? » Son accord, l'insuffisante efficacité des traitements actuels dans sa maladie, mon savoir et ma compétence, l'autorisation du comité d'éthique, la confiance de mes collègues, etc., mais aussi un désir plus profond et ancien à l'origine de ma vocation.

L'inégalité et la dépendance, qui limitent l'autonomie, sont en partie constitutives de la relation entre soignant et soigné. L'enfant et ses parents en savent moins que le médecin malgré toutes les sources d'information à leur disposition. Certains préfèrent ne pas trop en savoir. Ils savent bien que c'est le médecin qui a les moyens d'agir sur la maladie, pas eux quels que soient leur courage et leur volonté. Surtout, l'un risque de mourir dans cette situation et l'autre, *a priori*, non. Il est d'autant plus important qu'ils préservent leur droit de regard sur ce qui est fait et sur le déroulement de leur vie.

La pratique médicale doit se faire en tenant compte du *principe de justice*. Dans ces essais il existe certes un important décalage entre le bénéfice pour le patient – médical et psychologique – et celui des patients futurs, si le médicament se révèle efficace. Tous les patients veulent bénéficier des meilleurs traitements mais rares sont ceux qui s'affirment altruistes. Nombreux sont ceux qui disent avoir « déjà beaucoup donné » à la médecine, et que ce qui leur arrive est déjà trop injuste. Or les progrès dont chaque patient bénéficie résultent aussi des essais précédents, et chacun est simultanément bénéficiaire et altruiste. Plus tard, face à la mort, à condition que la relation ait été bonne jusqu'au bout et qu'ils n'aient pas eu l'impression de n'avoir qu'été utilisés pour la recherche, certains exprimeront leur satisfaction d'avoir pu préserver une position courageuse, active et généreuse. De même, la détresse et la culpabilité de leurs proches en seront atténuées.

La perte de *dignité* et la honte qui en découleraientt, pour les soignants comme pour le patient, peuvent avoir diverses origines : une souffrance insupportable sans que les raisons et les enjeux en aient été compris, acceptés, assumés, sans que les soignants aient cherché avec compétence et obstination à la réduire ; une relation de ruse ou de forçage et non d'égalité et de respect entre interlocuteurs responsables ; un patient considéré comme un moyen et non une fin, et qui perd son droit de regard sur sa vie ; etc. Ces situations ne découlent pas forcément, loin de là, d'un supposé mépris du médecin pour le patient mais parfois de ses conditions de travail, de la complexité de sa relation au patient ou à l'essai (l'espoir excessif peut lui faire sous estimer les risques et les réticences du patient).

2. Les consentements des essais de phases I-II en oncologie pédiatrique

Nous nous appuierons sur trois éléments : les articles publiés dans les revues médicales, une lecture critique de textes de consentements éclairés récents et notre pratique clinique quotidienne.

2.1. Questions et préoccupations

Pourquoi les médecins proposent ou ne proposent pas l'essai ? Ils suivent les critères d'inclusion, mais pas seulement. (Amiel, 2007). Leur décision est influencée par des préoccupations éthiques concernant l'essai, et particulièrement les risques de toxicité, la qualité et la valeur du consentement, ainsi que par le pessimisme sur les bénéfices pour l'enfant (Estlin, 2000). La relation du médecin à l'enfant ou aux parents, ou son anticipation d'un refus peut aussi jouer.

Sur 2 000 consentements aux États-Unis, la plupart parlait bien d'une recherche, précisant que l'objectif était d'évaluer la dose maximale tolérable, mais aussi de traitement, sans néanmoins promettre des bénéfices directs, hormis une minorité qui évoquait un espoir de guérison. Mais, pour certains (Kimmelman, 2005) parler surtout des bénéfices sans préciser que l'objectif premier est la recherche peut susciter un « malentendu thérapeutique » car il n'y aurait aucune continuité entre traitement et recherche : leurs logiques et leurs objectifs respectifs sont radicalement différents, et parfois contradictoires, et les bénéfices cliniques sont des conséquences par surcroit. L'ignorer ou le masquer induit le « malentendu thérapeutique » (Miller, 2004). Le droit de se retirer était aussi indiqué. (Horng, 2002) Les critères d'appréciation des bénéfices n'étaient pas toujours précisés : résultats biologiques, taille de la tumeur, ou amélioration clinique, la seule perçue par le patient. Les risques étaient évoqués, mais sans que leur gravité ne soit toujours précisée. Certains parlaient de séquelles durables, ce qui pouvait apparaître contradictoire avec la gravité de la situation, ou témoigner d'un optimisme excessif. Les consentements seraient ainsi globalement bons et ne sauraient être les causes de malentendus. Cette affirmation est contestée par certains.

Pour que le consentement soit mieux compris et assumé, les parents souhaitent avoir plus de temps pour la discussion et la réflexion, plus d'informations sur les alternatives et que le médecin tienne compte du degré de précision qu'ils souhaitent. Il serait bon que le médecin vérifie que les parents et l'enfant ont bien compris (Eder, 2007 ; Kupst, 2003), sachant aussi que la compréhension diminue avec le temps (Greenley, 2006). Il importe d'être attentif aux difficultés de compréhension des minorités ethniques et des parents de faible niveau socioéconomique (Simon, 2003). Néanmoins, la méconnaissance peut venir autant du médecin (qui n'arrive pas à dire), que des parents ou de l'enfant (qui n'arrivent pas à entendre) ou des deux qui sont « complices » dans cet évitement.

Le texte seul du consentement ne donne qu'une idée partielle du processus de consentement, aussi bien du côté du médecin que de celui des parents et de l'adolescent. Il existe en effet dans la discussion de nombreuses façons d'éviter des questions importantes mais gênantes (Wissow, 2005).

Quelles recommandations ? Il faut respecter les parents dans leur rôle parental, et donc leur légitimité à évaluer la façon dont l'enfant peut participer à l'essai et donner son avis. Il faut de même respecter l'enfant, qui doit pouvoir bénéficier de soutien psychologique et des autres aides existant en pédiatrie. (Joffe, 2006), l'informer selon son âge (et son souhait d'être informé) ; tenir compte de son intérêt et de son point de vue. Certains considèrent que la plupart des enfants peuvent décider à partir de 14 ans (Wendler, 2006). Il importe de trouver le juste milieu entre éviter de l'impliquer et le laisser décider. Mais l'expérience clinique montre que les enfants, même très jeunes, dès 5-6 ans, dans le contexte d'un service de cancérologie pédiatrique, peuvent comprendre tous les éléments de leur situation et exprimer leurs préoccupations, à leur manière, en particulier par le dessin ou de courts textes (Oppenheim, 2008) Néanmoins, il existe une grande diversité d'attitudes (Kimberley, 2006) concernant l'âge à partir duquel l'assentiment ou le consentement est proposé et le sens qui lui est donné. Pour certains l'information doit rester vague et insignifiante, s'attardant sur la douleur d'une piqûre ou la gêne de devoir rester une heure de plus à l'hôpital mais évitant de parler de la gravité de la situation et des effets secondaires majeurs ; pour d'autres ce qui est demandé à l'enfant est proche d'un consentement. Certains recherchent l'assentiment et d'autres se contentent du non-désaccord (Kon, 2006). Ce qu'ils privilégient est divers : l'autonomie de l'enfant, son « meilleur intérêt », son âge, les parents, les obligations légales, ou encore l'éthique (mais les médecins reconnaissent qu'ils sont peu formés à l'éthique). L'évaluation de la capacité de l'enfant à donner son assentiment devrait tenir compte de sa capacité à comprendre le protocole de recherche, et donc ses objectifs, la différence entre recherche et traitement, les risques et les conséquences sur sa vie quotidienne, les bénéfices, la notion de participation volontaire et de choix (Kon, 2006). Il importe de favoriser le dialogue entre les parents et l'enfant, afin que tous assument la décision. Dans le cas où seul l'essai peut lui apporter des bénéfices thérapeutiques, il est préférable de ne pas lui demander son assentiment. Par contre, si l'adolescent est jugé apte à donner son avis, il peut signer son consentement. Mais les recommandations sont bien vagues dans le cas de refus, de l'adolescent ou des parents.

Certains remettent en question la démarche même de l'assentiment formalisé pour les jeunes enfants. En effet, les parents, en temps normal, ne lui demandent pas son accord pour qu'il aille à l'école ou se lave régulièrement ; pourquoi devraient-ils le faire, et plus encore tenir compte de son éventuelle opposition, en ce qui concerne l'essai thérapeutique si celui-ci peut lui apporter un bénéfice réel ou quand il n'y a de bénéfice thérapeutique que dans l'essai ?

Il est remarquable que les articles portent tous sur le consentement et donc sur l'entrée dans l'essai, et pas sur la sortie. Or c'est bien elle qui est le moment le plus difficile, pour l'enfant et sa famille, mais aussi pour les soignants, car bien souvent il n'y a alors plus aucune possibilité thérapeutique, aussi minime soit-elle, et la pensée de la mort certaine et parfois proche ne peut plus être repoussée. S'ils ont été suffisamment accompagnés et soutenus, médicalement et psychologiquement, pendant tout le traitement depuis son début, s'ils ont suffisamment compris et assumé les décisions prises, y compris l'essai, ils pourront mieux se confronter à cette situation. Sinon, l'intensité de son émotion et de son inquiétude fera resurgir, exacerbés, tous les malentendus, les non-dits, les évitements, les ambigüités ou les conflits insuffisamment résolus. Il est important que la fin de l'essai ne représente pas la fin de la relation avec le médecin traitant, celui qui a pris la responsabilité du traitement depuis le début.

2.2. Grille de lecture critique de consentements éclairés récents

Nous avons lu attentivement les 16 consentements pour les essais médicamenteux précoces proposés ces deux dernières années dans le service. Nous avons essayé d'en dégager quelques critères significatifs permettant de les lire suivant une grille homogène, et de pouvoir ainsi les confronter, dans leurs qualités et leurs faiblesses, afin de proposer des améliorations généralisables. Ces consentements avaient été approuvés par le comité de protection des personnes local (CPP) (exigé par la loi Huriet française et la directive européenne sur les essais cliniques) et, pour la plupart, par le comité de relecture des parents. Nous avons été attentifs à ce qui était écrit, à la façon dont les informations étaient présentées et exprimées (leur enchaînement, l'importance relative donnée à tel ou tel élément, le style, le vocabulaire employé, l'impression d'ensemble qui s'en dégageait, leur facilité à être compris par tous les parents), mais aussi à ce qui nous semblait manquer.

Les informations données répondent-elles vraiment aux questions que se posent les parents et les enfants, le texte essaie-t-il de les éviter, d'apaiser artificiellement l'inquiétude? La première préoccupation des parents et de l'enfant porte évidemment sur l'efficacité, la seconde sur les risques et les effets secondaires ainsi que sur les désagréments dans la vie quotidienne. Même si elles ne sont pas toujours clairement formulées, elles portent aussi sur l'éthique du médecin et son intérêt à ce que l'essai se fasse et soit réussi. Elles portent aussi sur ce qui viendra ensuite, une fois l'essai terminé.

2.2.1. La forme

Quel est la *structure* du consentement? Par quoi commence-t-il? Par la toxicité, comme certains, ou par les objectifs? Quelle importance respective donne-t-il aux différents thèmes: aux bénéfices attendus et aux effets secondaires; aux risques, bénins et graves, rares et fréquents, ceux qui touchent la santé, la fertilité, l'apparence; à la préoccupation thérapeutique et clinique et à celle de la recherche, etc.? Sont-ils présentés du point de vue du médecin, des parents, de l'enfant? Par exemple, certains consentements présentent de façon indistincte les effets secondaires, comme si leurs conséquences diverses sur la vie quotidienne de l'enfant ou leur gravité importaient bien moins au médecin que leur seule présence, élément nécessaire à l'évaluation scientifique de l'essai. D'autres mettent sur le même plan les éléments de la surveillance, qu'il s'agisse de simples prises de sang ou de prélèvement chirurgical sur la tumeur. Dans un tel cas, l'enfant et les parents peuvent se dire que le médecin ne fait plus la distinction entre sa responsabilité clinique et sa responsabilité scientifique, et qu'il tend à privilégier cette dernière. Il est pourtant souhaitable de différencier les examens nécessaires, selon leur contraintes, et selon leurs buts : dans l'intérêt de l'étude ou de l'enfant.

Selon les consentements, le *style* peut être clair et précis – parfois excessivement – ou flou et vague ; empathique ou froid ; clinique, administratif, voire commercial, bien proche d'un contrat d'assurance ; respectueux ou infantilisant et autoritaire, répétant sans cesse « l'enfant doit », sans en expliquer les raisons, comme un règlement intérieur ; etc. Certains donnent l'impression désagréable d'être une mauvaise traduction d'un document étranger,

Le *vocabulaire* peut de même être clair et précis ou vague et confus voire incompréhensible – et les parents et l'enfant peuvent se demander alors ce qu'on cherche à leur cacher –, privilégier les périphrases – en particulier sur les thèmes difficiles comme la sexualité, les risques importants, la gravité de la situation, la mort –, excessivement et inutilement techniques alors que des mots du langage quotidiens pourraient être utilisés ; etc. Les parents et l'enfant peuvent alors percevoir la gêne du médecin, en être inquiets, se demander s'il croit vraiment à l'efficacité du traitement, ou si seul l'essai l'intéresse.

2.2.2. Le contenu

Comment sont abordées les questions difficiles ? Comment s'adresser à l'enfant ? Il s'agit là d'un point particulièrement important et délicat. Y a-t-il cohérence ou contradiction entre le texte pour les parents et celui pour l'enfant ? Lui est-il demandé de donner son point de vue, d'accepter, d'exprimer sa réticence, son refus ? Et dans ces derniers cas, quelles conséquences en sont présentées : évaluer avec lui les risques médicaux, lui proposer une discussion (avec le médecin, le psycho-oncologue, les parents ?) ; accepter son refus (est-ce possible sans l'accord des parents de cet enfant mineur ?), ne pas en tenir compte (mais alors pourquoi avoir indiqué la possibilité de le refuser ou de s'en retirer) ? Proposer un traitement alternatif est-il crédible alors que l'essai est proposé parce qu'il n'y en a pas de satisfaisant ? La signature de l'enfant est-elle nécessaire ? Mais elle ne l'a pas été au début de la maladie pour commencer le traitement, ni pour les moments difficiles de celui-ci, comme une opération chirurgicale ou une chimiothérapie haute dose. Et quel sens une telle demande peut-elle prendre pour l'enfant et pour ses parents ?

Le *respect de la confidentialité* n'est pas précisé dans les textes proposés aux adolescents, y compris quand sont abordées les questions de la sexualité (par exemple lorsqu'il y a obligation de contraception pour l'adolescente ou l'amie de l'adolescent pendant l'essai).

Les *préoccupations psychologiques ou psychiatriques* ne sont pas abordées, ni les effets secondaires de la situation, pourtant troublante, ni l'aide que les parents et l'enfant pourraient recevoir (aide qui existait dans les phases antérieures du traitement), alors que la douleur d'une piqûre est souvent longuement décrite. Ils ne le sont qu'en tant qu'effets secondaires possibles du médicament, ou comme critères d'exclusion, sous l'expression vague de « pathologie psychiatrique » sans préciser s'il s'agit de dépression, de psychose, de troubles cognitifs, de troubles du comportement, etc. Il serait préférable d'en préciser les conséquences : gêne au bon déroulement de l'essai, risque de déstabilisation psychologique pour les parents ou l'enfant ou encore crainte qu'ils ne comprennent pas le consentement. Mais cette dernière préoccupation, éthique, risque d'exclure certains enfants de l'essai et de ses possibles bénéfices, introduisant ainsi une inégalité entre les patients et une injustice. Il serait ainsi souhaitable d'inclure un psycho-oncologue parmi les participants à l'essai et d'indiquer dans le consentement sa présence ainsi que sa fonction et la façon dont les parents ou l'enfant peuvent utiliser sa compétence : valider les critères d'exclusion, aider le médecin à comprendre les difficultés de l'enfant ou des parents, aider ceux-ci à accepter authentiquement le consentement et à supporter l'essai ?

Le *non-respect des consignes* est un autre critère d'exclusion souvent évoqué, et lui aussi discutable. Ce non-respect peut en effet avoir des causes très diverses : pathologie psychiatrique, incompréhension et malentendu (pour des raisons linguistiques ou culturelles par exemple), trouble et désarroi, pessimisme excessif, etc. Répondre à ces questions, non abordées dans les consentements, contribuerait à mieux équilibrer entre la préoccupation scientifique et la préoccupation clinique, à augmenter les taux d'inclusion et à aider l'enfant et les parents.

La question des *alternatives* est aussi absente. Les consentements n'indiquent pas la place de l'essai parmi les autres essais en cours en cancérologie pédiatrique ni parmi les alternatives, dont l'abstention thérapeutique et les soins palliatifs.

La *fin de l'essai* est présentée de façons très diverses, sans que les raisons possibles soient précisées : dans l'intérêt de l'enfant quand les risques ou les effets secondaires négatifs sont trop élevés, quand il apparaît ne pas lui apporter de bénéfice suffisant, pour que d'autres patients puissent en bénéficier, ou parce que le schéma de l'étude ne prévoit qu'un petit nombre de cures, pour des raisons de rigueur scientifique ou d'économie pour le laboratoire pharmaceutique. Dans ce cas, si le médicament est apparu efficace, l'enfant pourra-t-il continuer d'en bénéficier, et dans quelles conditions ? Que lui sera-t-il proposé alors, de façon réaliste : un autre essai, des traitements palliatifs, qui peuvent comporter une chimiothérapie ? La formule stéréotypée « il sera proposé un autre traitement » est-elle crédible quand au début du texte il est écrit que l'essai est proposé à ceux pour lesquels il n'y a pas ou plus de traitement efficace existant ? Il serait souhaitable d'indiquer que cette question majeure pourra être discutée avec le médecin traitant, dans la continuité de la prise en charge thérapeutique.

Les parents aujourd'hui, en France comme dans bien d'autres pays, présentent une *grande diversité culturelle et linguistique*, selon leur situation familiale et sociale (et les difficultés importantes et durables ne sont pas rares), leur niveau d'instruction, leur maitrise de la langue du pays, leur origine et leurs références culturelles et sociales. Ces éléments peuvent avoir des conséquences sur les attitudes et les choix face aux impasses thérapeutiques (Smith, 2008). Pour faciliter la compréhension, des traductions et des interprètes peuvent être utiles, mais il importe de tenir compte aussi des façons spécifiques de penser la maladie (ses causes et ses conséquences possibles, qu'elles soient familiales, sociales, physiques ou esthétiques) et le traitement (la croyance ou la confiance en son efficacité, ou dans les alternatives possibles). Ainsi, dans certaines cultures, l'enfant ou la femme n'ont pas à donner leur avis ; parfois c'est l'oncle ou le grand-père paternel qui décide, non les parents ; dans d'autres, la maladie doit être tenue secrète parce qu'elle témoigne d'une faute, ou d'une punition, de la famille, ou la famille pourrait contaminer les autres par son malheur. Dans d'autres encore, ce sont les thérapeutes traditionnels qui apparaissent, en dernière instance, les plus aptes à guérir. Un texte et une discussion qui n'en tiendraient pas compte seraient discrédités, ou apparaîtraient trop conflictuels avec ces références et seraient, ouvertement ou pas, consciemment ou pas, rejetés, ou au moins non assumés, avec les risque, dangereux, de malentendu et de non-compliance, en particulier dans les moments difficiles.

L'impression d'ensemble qui s'en dégage: froideur impersonnelle ou empathie, confiance raisonnable, même limitée (rarement présente), ou absence perceptible de toute attente de bénéfice pour l'enfant, etc.

3. La clinique quotidienne

Les études publiées sur ces difficiles situations sont utiles, mais doivent se confronter à l'expérience acquise par les équipes impliquées dans ces essais. Par sa position dans l'équipe soignante (non responsable des traitements oncologiques mais coresponsable, comme tous les autres membres, de ce qui se fait), par sa formation et son expérience, le psychanalyste y a toute sa place, à condition d'avoir acquis une expérience suffisante et une connaissance sans cesse actualisée de l'oncologie et de ses pratiques. Il aide les enfants et les parents, ainsi que les soignants, à comprendre la complexité de ces situations, en rapport à la réalité autant qu'à l'imaginaire, les pensées – conscientes et inconscientes –, les émotions et les interrelations.

J'ai constaté que les parents et les adolescents qui ont accepté d'entrer dans l'essai – et l'altruisme n'y tient aucune place – (Simon, 2006) se mettent ensuite, bien souvent, « sur des rails » et, dans les entretiens avec moi, disent que tout va bien, qu'il n'y a pas de problème – mais ils montrent leur désarroi, leur détresse et leur inquiétude dès que j'ai le dos tourné – ou n'abordent que des questions pratiques, secondaires, et non les moments dépressifs, la préoccupation taraudante du devenir de l'enfant ou leurs doutes. Ceux-ci portent sur l'efficacité du traitement, son bien-fondé, mais aussi, parfois, sur les motivations des médecins et du promoteur de l'essai, dont les médias évoquent parfois l'intérêt mercantile excessif. C'est pourquoi il est souhaitable de différencier clairement l'intérêt de l'industriel (produire un nouveau médicament), de l'enfant (bénéficier d'un médicament nouveau), du médecin (contribuer à faire progresser la médecine et donc à mieux soigner, mais aussi faire bénéficier l'enfant d'un traitement de plus). L'attitude de sérénité apparente des parents et des adolescents est à respecter (elle n'est pas opposition, hostilité, méfiance envers le médecin ou le psycho-oncologue), mais elle ne doit pas empêcher le psycho-oncologue de les accompagner avec discrétion, de montrer qu'il n'en est pas totalement dupe, de tester avec prudence et délicatesse leur disponibilité à plus d'authenticité. Car si elle les protège un temps, c'est une défense fragile contre la montée de leur inquiétude et de leurs doutes – sur la légitimité de leur choix, l'efficacité du médicament, l'avenir –, et ils risquent de se retrouver dangereusement désarmés quand ils seront face à la sortie de l'essai ou à l'échec du traitement, qui signifie, le plus souvent la mort.

Les parents prennent l'essai comme un traitement, dans la continuité des précédents, s'efforçant d'oublier qu'il s'agit bien souvent d'une recherche et du traitement de la dernière chance, tout en se disant qu'il pourrait être suivi d'un autre traitement de la dernière chance.

Une fois leur décision prise (et ils disent : « Comment aurions-nous pu refuser cette chance de bénéficier d'un traitement »), ils ne peuvent se permettre de rouvrir la boîte de Pandore des questionnements bouleversants qui l'a précédée. L'entretien avec la mère d'une petite fille le montre avec force (Oppenheim, 2005) :

> Nous avons acceptée l'étude pour continuer à gagner du temps, même une semaine, mais sans vraiment croire qu'elle pourrait la guérir… Je ne sais pas s'il existe pour moi une limite du supportable, si un jour je dirai « stop ». Avec le temps, on arrive à tout accepter y compris ce qui au début paraissait inacceptable. Si au début les médecins m'avaient dit ce qui allait se passer je me serais jetée par la fenêtre. La limite, je la découvrirai ou je ne la découvrirai pas. Je ne suis pas sûre de mettre un jour une limite… Je ne sais plus si j'y crois encore, pas plus à la possibilité de prolonger sa vie qu'à celle de sa mort. Cela fait longtemps que je ne crois plus à ce qu'on me propose, … mais je l'accepte et le demande. L'important est de continuer à vivre avec elle… Je ne me pose plus de questions.

Le trouble est encore accentué quand l'enfant ne supporte plus le traitement, par lassitude, en raison des contraintes excessives, des effets secondaires, parce qu'il ne croit plus à la guérison et qu'il souhaite tout arrêter, en connaissance plus ou moins claire des conséquences. Les parents sont écartelés entre la tentation d'accepter sa demande, qu'ils partagent en partie, et celle d'exiger qu'il soit « courageux », car « il n'a pas le choix ». Ils ne peuvent pas accepter sa mort, et la douleur de sa perte, mais pas plus la culpabilité à venir de n'avoir pas accepté sa demande et de lui avoir imposé des souffrances en fin de compte inutiles.

3.1. Le travail du psycho-oncologue

Comme dans les autres phases du traitement, mais ici plus encore, le psycho-oncologue est attentif à l'enfant, à ses parents et à sa fratrie, ainsi qu'aux soignants. Il se préoccupe du moment présent mais aussi de ce qui se passera ensuite, qu'il s'agisse de l'arrêt de l'essai, de la fin de vie de l'enfant et du deuil de ses proches ou, si l'enfant est mis en rémission suffisamment durable, de la façon dont ils se réadapteront.

Le psycho-oncologue doit être disponible à accompagner la réflexion de l'enfant et des parents, quelles que soient les formes, parfois paradoxales ou étranges qu'elle peut prendre dans un premier temps, ou à la susciter, qu'elle porte sur le déroulement de l'essai ou sur sa place dans la continuité du traitement, sur les souvenirs d'avant la maladie, les questions qui ont surgi dès le début (« pourquoi moi, quel sens a la maladie, pourquoi ma famille, pourquoi maintenant, pourquoi en suis-je arrivé là, les médecins ont-ils commis une faute, d'autres traitements auraient-il été possibles, etc. ? »), sur le sentiment d'identité (« qui suis-je ? ai-je encore toutes mes qualités, mes parents, ma fratrie, mes amis me reconnaissent-ils, tiennent-ils toujours à moi ? Et si le traitement échoue, vais-je mourir, et comment se passera ma mort, comment mes parents réagiront-ils, m'en voudront-ils de ce que ma maladie puis ma disparition leur auront fait subir, que deviendront-ils, quelle image garderont-ils de moi, etc. ? ») Il doit aussi être suffisamment informé de la réalité actuelle de l'oncologie pédiatrique et de ses avancées, pour éviter d'être en décalage avec la situation du patient, de ses connaissances et de ses attentes, ainsi que celles des médecins. Ainsi, ces dernières années, les bénéfices cliniques des essais de phases I-II en oncologie ont augmenté significativement, ce qui modifie les points de vue et les éléments de décision (Horstmann, 2005).

Pour tenir bon dans cette situation éprouvante, sans désarroi ni déstabilisation excessive, l'enfant peut s'appuyer sur les informations que lui donnent les médecins. Ceux-ci l'aident à se repérer dans sa situation, à condition d'être attentifs à éviter les affirmations de certitude et les logiques de « tout ou rien », de la vie ou de la mort, mais en laissant une place, même minime, à l'espoir malgré tout. Il importe que l'enfant puisse préserver sa liberté de décider, ou au moins de faire entendre sa voix, confiant dans le fait que ses parents et son médecin s'efforceront d'en tenir compte, autant que possible, sans lui demander d'être « courageux », sans être mis en position de dépendance et de passivité. Car alors il pourrait perdre autant la confiance en eux qu'en lui-même.

Il est important aussi de les aider à prendre conscience de leurs objectifs, qui se situent en général bien au-delà de ceux qui sont évidents (que l'essai se déroule bien et apporte des informations scientifiques utiles mais surtout des bénéfices à l'enfant). Ces objectifs peuvent être rationnels ou irrationnels, conscients ou inconscients, en rapport à la situation présente ou à des événements survenus parfois dans un passé lointain de leur histoire individuelle ou familiale. Il importe aussi d'aider l'enfant et ses parents à se confronter à la mort possible, avec tact et prudence, en tenant compte de la double tentation qu'elle vienne vite ou qu'elle soit repoussée à n'importe quel prix. Certains s'efforcent d'éviter d'y penser le plus longtemps possible. Mais s'ils y gagnent un apaisement relatif et provisoire, ils risquent de se retrouver non préparés et désarmés quand la situation se sera aggravée. D'autres ne peuvent s'empêcher d'y penser, en permanence, au détriment de tout ce qu'ils pourraient partager avec l'enfant dans la réalité de leur relation au présent, dans l'évocation des moments heureux vécus ensemble, dans l'imagination de l'avenir, malgré tout.

Parler de la mort ne signifie pas marteler « en es-tu, en êtes-vous conscients ? » jusqu'à obtenir une réponse affirmative. L'enfant peut l'évoquer de façons très diverses, allusives, imagées, paradoxales, par la parole ou le jeu autant que par son comportement. Ainsi, il peut dire à ses parents qu'il souhaite avoir un petit frère ; l'adolescent de son côté peut évoquer avec insistance ses aventures amoureuses, vraies ou imaginées, pour montrer qu'il a préservé son désir et ses capacités de séduction, ou pour exprimer son regret de devoir mourir sans avoir eu de relations sexuelles ; le jeune adulte peut s'engager dans une démarche de procréation médicale assistée, sans trop savoir s'il tient à donner la vie à un enfant ou à se rassurer sur la permanence de son désir de parentalité ; lui dire que sans aucun doute il aurait été un bon père peut suffire à le rassurer sur ses qualités et sur l'image qu'il laissera de lui.

Il faut être attentif au moment où l'enfant, ou ses parents, exprimeront un refus de poursuivre le traitement. Il est peu éthique et utile de leur demander d'être « raisonnables » ou « courageux », pas plus qu'il ne l'est de se soumettre, rapidement et sans réflexion ni discussion à leur demande. Car les raisons peuvent en être très diverses : le besoin de faire le point sur la situation médicale ou sur leur vie, sur l'intérêt thérapeutique de l'essai, sur l'histoire médicale vécue par l'enfant depuis le début du traitement, sur la relation avec les médecins, ou entre l'enfant et ses parents ; en particulier l'adolescent a besoin de montrer que sa révolte et sa recherche d'autonomie sont toujours présentes. Ils veulent peut-être vérifier que les médecins croient toujours autant à l'intérêt clinique de l'essai. Quand le refus est exprimé par l'enfant, celui-ci peut vouloir vérifier que ses parents assument toujours le choix qu'ils ont faits de ce médecin, de cet essai, ou encore qu'ils sont toujours capables de préserver leur position parentale, de s'opposer à lui sans peur de le faire souffrir (« il souffre déjà tant, il risque de mourir alors pourquoi ne pas tout accepter, ça n'a plus d'importance! » disent souvent les parents) et de faire la part entre l'acceptation de ses demandes raisonnables et le refus de celles qu'ils jugent inadéquates ou dangereuses, et donc qu'ils l'aiment et tiennent toujours autant à lui. Mais le refus peut aussi être légitime, réfléchi, assumé, même si les médecins pensent que ce n'est pas la meilleure décision, et il importe de l'accepter et d'accompagner les parents et l'enfant dans la situation qui en découlera, en connaissance des difficultés qu'ils risquent de rencontrer.

3.2. Perspectives

Pour *la pratique clinique*, il serait souhaitable que les textes des consentements soient améliorés, que les médecins impliqués dans ces essais soient suffisamment formés au dialogue avec l'enfant et les patients, qu'une relation suffisante existe entre eux, de façon à ce que le médecin responsable de l'essai ait une connaissance suffisante de l'enfant et des parents, pour apprécier leurs réactions, parfois paradoxales et troublantes, et pour que le médecin traitant préserve la continuité de sa relation avec eux. Il serait souhaitable aussi que l'enfant puisse bénéficier de tout l'environnement thérapeutique dont il a bénéficié jusqu'alors et dont les autres enfants bénéficient (les enseignants dans le service, les ateliers de créativité, les clowns, les animateurs, etc.), et que les parents puissent continuer à s'appuyer sur l'association de parents. Souhaitable aussi que le psycho-oncologue, qui a établi jusqu'alors avec eux une relation de confiance, puisse continuer à les accompagner.

En ce qui concerne *la recherche*, des études seraient utiles pour mieux comprendre les motivations, les attentes, les incompréhensions, les malentendus et les difficultés de tous ceux impliqués dans ces essais: les médecins et les infirmières autant que l'enfant et les parents. Pour ces derniers, il importe de tenir compte de leur diversité de situation familiale et sociale mais aussi d'histoire et de références culturelles (Simon, 2003). De telles études devraient s'intéresser au texte du consentement éclairé autant qu'à son processus, au moment de l'entrée dans l'essai autant qu'à son déroulement et à sa fin – et au regard rétrospectif que les parents et l'enfant alors pourront porter sur lui et sur leur choix – ainsi qu'à ce qui se passe ensuite. Compte tenu de la grande sensibilité des parents et des enfants dans ces situations, la méthodologie doit en être particulièrement délicate pour ne pas augmenter leur désarroi. D'autres études souhaitables viseraient à établir une grille de lecture pouvant s'appliquer à tous les essais précoces, permettant d'apprécier leurs aspects positifs et leurs défauts, afin de les améliorer.

Conclusion

Les essais précoces en cancérologie pédiatrique concentrent tous les aspects de la médecine moderne, autant ses possibilités et ses progrès que ses difficultés cliniques, relationnelles, éthiques. C'est pourquoi il est crucial de se donner les moyens qu'ils se déroulent bien, pour tous ceux qui y sont impliqués. Ceci nécessite d'améliorer la compréhension de leurs difficultés, l'aménagement de leurs modalités pratiques, les explications données dans la société sur ces essais afin d'éviter que s'y accentue un décalage d'incompréhension voire de méfiance envers la médecine.

Bibliographie

Agrawal, M., Emanuel, EJ. (2003). « Ethics of phase I oncology studies : reexamining the arguments and data », *Journal of the American Medical Association*, 290 : 1075-1082.

American Society of Clinical Oncology (1995). « Critical role of phase I trials in cancer treatment », *Journal of Clinical Oncololy*, 15 : 853-859.

Amiel, P., Moreau, D., Vincent-Genod, C., *et al.* (2007). « Noninvitation of eligible individuals to participate in pediatric studies : a qualitative study », *Archives of Pediatric and Adolescent Medicine*, 161 : 446-450.

Audrey, S., Abel, J., Blazeby, JM. *et al.* (2008). « What oncologists tell patients about survival benefits of palliative chemotherapy and implications for informed consent : qualitative study », *British Medical Journal*, 337 : a752.

Balint M. (1968). *Le médecin, son patient et la maladie*. Paris, Payot.

Daugherty, CK. (1999). « Ethical issues in the development of new agents », *Invest New drugs*, 17 : 143-153.

Daugherty, C., Ratain, MJ., Grochowski, E. *et al.* (1995). « Perceptions of cancer patients and their physicians involved in phase I trials », *Journal of Clinical Oncology*, 13 : 1062-1072.

Eder, ML., Yamakoski, AD., Wittmann, PW., Kodish, ED. (2007). « Improving informed consent : suggestions from parents of children with leukaemia », *Pediatrics*, 119 : e849-859.

Estlin, EJ., Cotterill, S., Pratt, CB. *et al.* (2000). « Phase I trials in pediatric oncology : perceptions of pediatricians from the United Kingdom Children's Cancer Study Group and the Pediatric Oncology Group », *Journal of Clinical Oncology*, 18 : 1900-1905.

Fallowfield, L., Jenkins, V., Farewell, V. *et al.* (2002). « Efficacy of a Cancer Research UK communication skills training model for oncologists : a randomised controlled trial » *Lancet*, 359 : 650-656.

Fallowfield, L., Jenkins, VA., Beveridge, HA. (2002). « Truth may hurt but deceit hurts more : communication in palliative care », *Palliative Medicine*, 16 : 297-303.

Gattellari, M., Voigt, KJ., Butow, PN., Tattersall, MNH. (2002). « When the treatment goal is not cure : are cancer patients equipped to make informed decisions ? », *Journal of Clinical Oncology*, 20 : 503-513.

Greenley, RN., Drotar, D., Zyzanski, SJ. *et al.* (2006). « Stability of parental understanding of random assignment in childhood leukaemia trials : an empirical examination of informed consent », *Journal of Clinical Oncology*, 24 : 891-897.

Hagerty, RG., Butow, PN., Ellis, PA. *et al.* (2004) « Cancer patient preferences for communication of prognosis in the metastatic setting », *Journal of Clinical Oncology*, 22 : 1721-1730.

Horng, S., Emanuel, EJ., Wilfond, B. *et al.* (2002). « Descriptions of benefits and risks in consent forms for phase I trials », *New England Journal of Medecine*, 347 : 2134-2140.

Horstmann, E., McCabe, MS., Grochow, L. *et al.* (2005). « Risks and benefits of phase I oncology trials, 1991 through 2002 », *New England Journal of Medicine*, 325 : 895-904.

Jenkins, VA., Fallowfield, LJ., Souhami, A. *et al.* (1999). « How do doctors explain randomised clinical trials to their patients ? », *European Journal of Cancer*, 35 : 1187-1193.

Joffe, S., Fernandez, CV., Pentz, RD. *et al.* (2006). « Involving children with cancer in decision making about research participation », *Journal of Pediatric Research*, 149 : 862-868.

Kimberley, MB., Hoehn, KS., Feudtner, C. *et al.* (2006). « Variations in standards of research compensation ands child assent practices : a comparison of 69 institutional review board-approved informed permission and assent forms for 3 multicenter pediatric clinical trials. », *Pediatrics*, 117 : 1706-1711.

Kimmelman, J., Palmour, N. (2005). « Therapeutic optimism in the consent forms of phase I gene transfer trials : an empirical analysis », *Journal of Medical Ethics*, 31 : 209-214.

Kon, AA. (2006). « Assent in pediatric research », *Pediatrics*, 117 : 1806-1810

Kupst, MJ., Patenaude, AF., Walco, GA. *et al.* (2003). « Clinical trials in pediatric cancer : parental perspectives on informed consent », *Journal of Pediatric Hemato Oncology*, 25 : 787-790.

Meropol, NJ., Weinfurt, KP., Burnett, CB. *et al.* (2003). « Perceptions of patients and physicians regarding phase I cancer clinical trials : implications for physician-patient communication » *Journal of Clinical Oncology*, 21 : 2589-2596.

Miller, VA., Drotar, D., Kodish, E. (2004). « Children's competence for assent and consent : a review of empirical findings », *Ethics and Behavior*, 14 : 255-295.

Oppenheim, D. (2002). *Parents en deuil. Le temps reprend son cours.* Orsay, Éditions Eres.

Oppenheim, D. (2003). *Grandir avec un cancer. L'expérience vécue par l'enfant et l'adolescent.* Louvain-la-Neuve, De Boeck.

Oppenheim, D., Brugières, L., Corradini, N., Vivant, F., Hartmann, O. (2004). « An ethics dilemna : when parents and doctors disagree on the best treatment for a child », *Bulletin du Cancer*, 91 : 735-738.

Oppenheim, D., Dauchy, S., Hartmann, O. (2006). « Refuser le traitement : responsabilité et autonomie du patient », À propos de l'avis n° 87 du Comité consultatif national d'éthique. *Bulletin du Cancer*, 93 : 133-137.

Oppenheim, D., Geoerger, B., Hartmann, O. (2005). « Ethical issues in pediatric oncology phase I-II trials based on a mother's point of view », *Bulletin du Cancer*, 92 :E57-60.

Oppenheim, D., Hartmann, O., Dauchy, S. (2008). « La relation médecin-malade en oncologie : comment prévenir et résoudre certains conflits », *Bulletin du Cancer*, 95, 27-32.

Oppenheim, D., Pittolo, V., Gericot, C., Grill, J., Hartmann, O., Dauchy, S. (2008). « A writing workshop for children with cancer », *Archives of Diseases in Childhood*, 93 : 708-709.

Roberts, TG., Goulart, BH., Suaitieri, L. *et al.* (2004), « Trends in the risks and benefits to patients with cancer participating in phase I clinical trials », *Journal of the American Medical Association*, 292 : 2130-2140.

Sammons, HM., Malhotra, J., Choonara, I. *et al.* (2007). « British and Canadian views on the ethics of paediatric clinical trials », *European Journal of Clinical Pharmacology*, 63 : 431-436.

Simon, C., Eder, M., Kodish, E. *et al.* (2006). « Altruistic discourse in the informed consent process for childhood cancer clinical trials », *American Journal of Bioethics*, 6 : 40-47.

Simon, C., Zyzanski, SJ., Edfer, M. *et al.* (2003). « Groups potentially at risk for making poorly informed decisions about entry into clinical trials for childhood cancer », *Journal of Clinical Oncology*, 21 : 2173-2178.

Smith, AK., McCarthy, EP., Paulk, E. *et al.* (2008). « Racial and ethnic differences in advance care planning among patients with cancer : impact of terminal illness acknowledgment, religiousness, and treatment preferences », *Journal of Clinical Oncology*, 26 : 4131-4137.

Wendler, DS. (2006). « Assent in paediatric research : theoretical and practical considerations », *Journal of Medical Ethics*, 32 : 229-234.

Wissow, LS., Larson, S., Anderson, J., Hadjiisky, E. (2005). « Pediatric residents' responses that discourage discussion of psychosocial problems in primary care », *Pediatrics*, 115 : 1569-1578.

Pourquoi et comment intégrer soins et recherche en oncologie pédiatrique ?

Gilles VASSAL et Birgit GEOERGER

Introduction

Le cancer est une maladie rare chez l'enfant. Chaque année, environ 1 800 nouveaux cas de tumeurs solides malignes et de leucémies sont diagnostiqués chez l'enfant en France, plus de 15 000 en Europe. Représentant à eux seuls à peine 1 % de tous les cancers observés chez l'être humain, il s'agit de près de 60 maladies différentes qui sont autant de cancers rares et dans la plupart de cas différentes de celles observées chez l'adulte.

Leur pronostic est significativement différent de ceux de l'adulte puisque plus de trois enfants sur quatre peuvent être guéris actuellement d'une tumeur maligne par une approche thérapeutique pluridisciplinaire associant, selon les maladies, chirurgie, chimiothérapie et radiothérapie. Des progrès considérables ont aussi été réalisés dans les soins de support : diagnostic et traitement de la douleur, supports transfusionnels, facteurs de croissance hématopoïétiques, prophylaxie et traitement des infections en aplasie, prise en charge psychologique, évaluation neuropsychologique et réadaptation. Ils ont contribué significativement aux progrès thérapeutiques en permettant la réalisation de traitements intensifs, sources de toxicités souvent sévères, et en préservant le mieux possible la qualité de la vie de l'enfant et de sa famille pendant et après le traitement.

Néanmoins, le cancer reste la première cause de décès par maladie chez l'enfant de plus de 1 an en Europe où plus de 3 000 enfants décèdent d'une tumeur maligne chaque année. Le cancer reste un problème de santé publique pour lequel des efforts soutenus sont nécessaires pour accélérer le développement de thérapeutiques innovantes et guérir plus et mieux les enfants atteints de cancer.

Si des progrès considérables dans la guérison des cancers de l'enfant ont été réalisés au cours des 50 dernières années, c'est que les pédiatres oncologues qui ont dédié leur activité à cette discipline ont su intégrer, au quotidien, la recherche dans les soins, au lit du patient et dans les équipes, tout en créant des réseaux de pédiatres oncologues pour développer les études de recherche clinique multicentriques, voire internationales, indispensables pour faire progresser les traitements et faire avancer les connaissances dans ces pathologies rares.

C'est dire que l'intégration des soins et de la recherche constitue un des principes fondamentaux de l'oncologie pédiatrique. En 50 ans, elle a fait d'une pathologie constamment mortelle, une pathologie guérissable dans plus de trois cas sur quatre.

Cette notion d'intégration « soins et recherche » va à l'encontre d'autres positions exprimées depuis plusieurs années dans le cadre des différentes lois qui ont permis de donner à la recherche clinique le contexte juridique, légal et éthique dont elle avait besoin. Et ce, tout particulièrement dans le domaine pédiatrique où la protection de l'enfant participant à une recherche est au premier plan des préoccupations. En effet, pour assurer l'indépendance et l'autonomie du patient qui participe à la recherche, certains prônent une séparation entre soins et recherche jusqu'à faire en sorte que deux équipes médicales et soignantes les assurent séparément.

Dans ce chapitre, nous voulons décrire ce qu'est l'intégration « soins-recherche » en oncologie pédiatrique, quels sont les principes et les conditions éthiques indispensables à respecter ainsi que les évolutions actuelles et futures dans ce domaine.

1. Une discipline médicale conçue en intégrant la recherche

Lorsqu'en février 1950, le docteur Odile Schweisguth, cardiologue de formation et élève du professeur Robert Debré, ouvre le premier service de cancérologie pédiatrique en France et en Europe, à l'Institut Gustave-Roussy, à Villejuif, elle crée une discipline en identifiant la nécessité de prendre en charge ces enfants qui, à l'époque, mouraient dans les services de chirurgie ou de pédiatrie, soignés par des équipes médicales désemparées devant l'absence de ressources thérapeutiques. En créant une équipe dédiée à la prise en charge des tumeurs solides pédiatriques le docteur Odile Schweisguth, avec le professeur Jean Bernard qui s'occupait des leucémies de l'enfant à l'Hôpital Saint-Louis, a construit les bases d'une discipline nouvelle, l'oncologie pédiatrique où « recherche et soins » sont intégrés et conduits de façon consubstantielle.

En effet, c'est par l'observation rigoureuse des patients, par l'expérimentation de traitements par radiothérapie et par la collaboration étroite avec les chirurgiens et les anatomopathologistes qu'Odile Schweisguth a démembré et décrit ces maladies, en commençant à observer les premiers résultats thérapeutiques, en particulier ceux de l'irradiation dans les néphroblastomes de l'enfant, une tumeur du rein à croissance extrêmement rapide avec quelques réponses tumorales spectaculaires.

Le postulat était que tout patient pris en charge pour une tumeur maligne, alors qu'il n'existait à l'époque aucun standard thérapeutique, participait *de facto* à la recherche dans un esprit de rigueur, d'observation et de nécessité de faire la preuve des concepts, même si les grandes études randomisées n'étaient pas encore d'actualité. Dès 1955, Odile Schweisguth publiait les résultats de la radiothérapie préopératoire dans les cancers du rein de l'enfant dans les Archives Françaises de Pédiatrie (Huguenin, Schweisguth, Gerard-Marchant, Guy, 1955).

Observer et proposer la même approche thérapeutique pour des patients présentant des cas comparables, analyser les résultats observés pour émettre de nouvelles hypothèses, puis construire des protocoles prospectifs pour traiter de nouveaux patients, c'est la dynamique que l'oncologie pédiatrique a impulsée dans son quotidien pour faire progresser la guérison des cancers de l'enfant (Lemerle, Tournade, Marchant, Flamant, Sarrazin, Flamant, Lemerle, Jundt, Zucker, Schweisguth, 1976). À l'époque, les parents ne signaient pas de consentement éclairé. Les équipes médicales expliquaient tout au long de la maladie les traitements et répondaient aux questions posées.

Très tôt, près de 80 % des enfants ont été traités pour un cancer, dès le diagnostic, dans le cadre de protocoles prospectifs évaluant de nouveaux traitements. Ainsi une dynamique de recherche clinique colligeant les cas, les analysant et constituant des cohortes prospectives d'enfants recevant les mêmes traitements a permis de faire progresser peu à peu les approches thérapeutiques. Quand suffisamment d'arguments rationnels étaient rassemblés, des études randomisées internationales étaient proposées.

Ainsi, Odile Schweisguth créait en 1969 la Société Internationale d'Oncologie Pédiatrique, la SIOP, rassemblant les pédiatres, à l'époque peu nombreux, qui s'intéressaient aux cancers de l'enfant, pour progresser ensemble dans une dynamique de recherche clinique sur le diagnostic et le traitement de ces tumeurs pédiatriques. C'est à ce jour la seule société médicale internationale dont le nom est français. Il ne s'agissait pas tant de créer une société savante que de construire, avant l'heure, un réseau d'investigateurs académiques conduisant une recherche clinique dans les cancers pédiatriques. Le néphroblastome fut la première tumeur à faire l'objet d'une étude randomisée internationale de la SIOP (Lemerle, Voute, Tournade, Rodary, Delemarre, Sarrazin, Burgers, Sandstedt, Mildenberger, Carli *et al.*, 1983).

2. Une discipline longtemps ignorée par les Industriels du médicament

Très rapidement, les agents de chimiothérapie se sont révélés très prometteurs. Le professeur Jean Bernard publiait, dès 1966, les premiers cas de rémission complète d'une leucémie aiguë lymphoblastique de l'enfant en utilisant la rubidomycine (Jacquillat, Boiron, Weil, Tanzer, Najean, Bernard, 1966). Les premières études de médicament furent extrêmement prudentes, le risque de séquelles, en particulier sur la fertilité, pour les enfants qui guériraient étant déjà dans les préoccupations du docteur Odile Schweisguth (Schweisguth, 1985).

Il s'est avéré que les cancers pédiatriques étaient très sensibles à certains médicaments de chimiothérapie utilisés chez l'adulte et des protocoles de chimiothérapie associant plusieurs médicaments ont été élaborés et évalués. Les doses de médicament ont été peu à peu significativement augmentées, permettant d'obtenir des rémissions de longue durée. Ainsi, les premières administrations du méthotrexate dans le service d'oncologie pédiatrique de l'Institut Gustave-Roussy se sont faites à la dose de 5 mg/m^2 pour un médicament actuellement couramment utilisé à des doses de 12 g/m^2, soit 2 400 fois plus élevées. Longtemps, la recherche de dose se fit par empirisme, tâtonnement et observation, sans les études formelles de phase I qui sont actuellement réalisées pour les nouveaux médicaments.

Un des exemples les plus remarquables est celui du traitement du lymphome de Burkitt. Par des études successives non randomisées, des blocs ou combinaisons de chimiothérapie ont été façonnés augmentant les taux de guérison au prix d'une thérapeutique intensive, entraînant des hospitalisations prolongées et des toxicités sévères (Patte, Philip, Rodary, Bernard, Zucker, Bernard, Robert, Rialland, Benz-Lemoine, Demeocq *et al.*, 1986). Puis, alors que les résultats étaient satisfaisants, une grande étude randomisée en France, en Grande-Bretagne et aux États-Unis, a posé la question de la désescalade thérapeutique, pour limiter les séquelles à long terme, dans un essai d'équivalence qui a recruté 700 patients en cinq années (Patte, Auperin, Gerrard, Michon, Pinkerton, Sposto, Weston, Raphael, Perkins, McCarthy, Cairo, 2007).

La chimiothérapie a donc pris une place majeure dans le traitement des cancers de l'enfant, au point qu'elle a permis de réduire, voire de supprimer, l'irradiation, source de séquelles cognitives, orthopédiques, staturo-pondérales et endocriniennes. Elle contribue de façon significative aux plus de 75 % de guérison. Elle utilise uniquement les médicaments anticancéreux développés chez l'adulte et autorisés pour les cancers de l'adulte. En effet, au cours des 50 dernières années, les industriels du médicament ne se sont pas investis en oncologie pédiatrique, le domaine de ces pathologies rares étant trop étroit pour assurer un retour sur investissement, en comparaison des cancers fréquents du sein, de la prostate, du poumon et du colon beaucoup mieux à même d'assurer des bénéfices pour des médicaments qualifiés alors de *blockbusters*.

Ainsi, la recherche intégrée aux soins en oncologie pédiatrique est une recherche académique sans finalité commerciale, faite en très grande partie sans les firmes pharmaceutiques.

3. L'oncologie pédiatrique et les lois sur la recherche clinique

Quand, en 1988, la loi Huriet-Sérusclat fut adoptée, certains pédiatres de la communauté d'oncologie pédiatrique se sont émus du risque qu'elle faisait courir à la prise en charge des cancers de l'enfant en imposant des règles et des contraintes rendant plus difficile la conduite de la recherche clinique intégrée dans le soin. Cette loi avait pour principal objectif de protéger les personnes se prêtant à une recherche biomédicale, et tout particulièrement les volontaires sains, situation où il y a recherche mais pas d'intention de traiter, pas de soins. La notion de « bénéfice individuel direct » a été alors créée.

Vingt ans après, loin d'altérer la qualité de la prise en charge des enfants, la loi Huriet-Sérusclat a permis d'améliorer la qualité de la recherche clinique conduite en oncologie pédiatrique. Elle a formalisé plus avant l'habitude qui était celle des pédiatres que d'expliquer la maladie, les traitements et les hypothèses de la recherche en l'intégrant dans un échange parents/pédiatres qui utilise désormais le formulaire d'information comme un support permettant d'aboutir au consentement ou au refus de participer. En revanche, la recherche a continué d'être conduite en intention de traiter, intégrée aux soins, même dans les premiers essais pédiatriques de phase 1 réalisés dans les années 1990.

Depuis, la Directive européenne 2004 sur l'évaluation des médicaments et la recherche clinique, largement inspirée par la loi Huriet, s'applique dans tous les États de l'Union européenne, dans autant de législations différentes qu'il y a d'États membres, créant ainsi une grande difficulté pour conduire des études multinationales. Elle n'a pas modifié de façon substantielle les principes édictés par la loi Huriet en termes d'information et de protection des personnes se prêtant à la recherche. Elle a cependant remplacé la notion de bénéfice individuel par celui de rapport bénéfice/risque. Elle été surtout conçue pour les industriels du médicament par la Direction Générale de l'Entreprise de la Commission Européenne, en ignorant les particularités de la recherche académique. Elle a ajouté des contraintes administratives, réglementaires et financières pour la promotion et la conduite d'études de recherche clinique qui posent des problèmes majeurs pour les études académiques : l'obligation de fourniture des unités thérapeutiques par le promoteur, l'obligation de fournir un dossier du ou des médicaments expérimentaux (*Investigational Medical Product Dossier*), la notion de promoteur unique constituant un frein majeur aux études académiques multinationales, l'augmentation significative des coûts de la recherche. De nombreuses institutions académiques et de nombreux investigateurs, en particulier en oncologie pédiatrique, considèrent que la recherche clinique qu'ils déploient est en danger et qu'il est nécessaire de modifier la Directive Européenne pour prendre en compte les spécificités et les besoins de la recherche académique.

4. Pourquoi intégrer « soins et recherche » en oncologie pédiatrique ?

Tout d'abord parce que tout progrès dans cette pathologie mortelle ne peut passer que par une évaluation prospective des approches diagnostiques et thérapeutiques, au mieux réalisée dans des essais de phases I, II et III, pour apporter le niveau de preuve suffisant et la qualité indispensable. S'agissant de pathologies rares, voire très rares pour certaines, il faut accepter que certaines de ces recherches ne soient pas *stricto sensu* des études randomisées de phase III contre placebo mais qu'elles constituent des cohortes de patients recevant un même traitement et observés de façon prospective, éventuellement avec des analyses biologiques sur prélèvements sanguins ou tumoraux. La création de ces bases de données cliniques documentées et de qualité permet de surveiller l'évolution des traitements, de valider des hypothèses avant de proposer une étude randomisée sur des bases scientifiques et médicales solides. Il faut en effet garder à l'esprit qu'une étude de phase III randomisée dure au moins 5 à 7 ans pour recruter des effectifs de 700 à 1 000 enfants, dans de larges protocoles multinationaux. Dans cette situation, chaque enfant souffrant d'un cancer, rare par définition, doit bénéficier d'une prise en charge thérapeutique intégrant une dimension recherche.

Il s'agit d'une maladie grave mettant en jeu le pronostic de l'enfant et l'intégration « soins-recherche » est légitime et nécessaire sous réserve que la recherche proposée ait pour objectif de répondre à un besoin médical et scientifique. Ainsi, le bien fondé éthique et scientifique d'une recherche répondant à un besoin identifié chez l'enfant est un pré-requis incontournable. C'est le cas de la recherche clinique académique conduite depuis plus de 50 ans en oncologie pédiatrique.

Enfin, intégrer soins et recherche ne signifie, en aucun cas, que l'information, pour les parents ou les patients, doit être insuffisante ou confondante. Une information honnête et compréhensible sur les objectifs de la recherche, les conditions de sa réalisation et les risques encourus est indispensable. En cas de refus de participation à la recherche, elle permet de toujours proposer aux parents que leur enfant soit traité selon les standards connus, puisqu'il y en a maintenant dans la plupart des pathologies, sans qu'ils aient à être pénalisés de leur refus de participer.

On peut et on doit soigner en cherchant, soigner en faisant progresser les traitements. Les parents sont, dans la très grande majorité des cas, désireux que les progrès continuent dans cette pathologie. Ils sont également très demandeurs d'accès aux nouveaux médicaments lorsque les traitements classiques échouent. Il a d'ailleurs été démontré, dans des études, en particulier britanniques, que la probabilité de survie de patients adultes atteints de cancer participant à un essai clinique, était supérieure à celle de patients traités hors essais cliniques.

5. La qualité de l'information est au cœur de la démarche de recherche et de soins

En oncologie pédiatrique comme en oncologie, les protocoles de recherche prospective sont de plus en plus lourds et compliqués à réaliser. L'évolution juridique de cette discipline pousse le promoteur à créer des lettres d'information extrêmement longues, détaillées, souvent incompréhensibles, qui ont plus souvent pour objectif plutôt de protéger le promoteur que d'informer les parents et l'enfant. Le promoteur industriel y décrit, non seulement les aspects réglementaires de la recherche, mais tous les événements indésirables possibles, fréquents, rares ou exceptionnels, afin d'apporter la preuve que l'information a bien été donnée en cas de procès. Il s'agit là d'un des effets pervers du système pour lequel des initiatives doivent être lancées, en particulier avec les associations de parents.

Par ailleurs, de plus en plus d'informations sont accessibles sur l'Internet tant sur les maladies que sur les traitements disponibles ou en cours d'évaluation. Ceci change également la relation entre médecins et parents, entre médecins et enfants. Il faut aider les parents à recueillir, de façon totalement autonome, l'information dont ils ont besoin. C'est le sens des Espaces rencontre information pédiatriques qui sont en train d'être créés en France, espaces où documents et accès à Internet sont à disposition et où des professionnels non soignants aident parents et enfants à les consulter. Des livrets d'accueil sont aussi disponibles pour les parents et les enfants dans les services d'oncologie pédiatrique. Ils abordent la notion et les principes de la recherche clinique. Ainsi, la recherche toujours intégrée dans le soin est plus et mieux visible que du temps du docteur Odile Schweisguth. Les rencontres et les entretiens répétés entre soignants, parents et enfants sont plus que jamais le garant d'une information claire et compréhensible tant pour le soin que pour la recherche.

L'obligation d'information faite par la loi est légitime tout autant qu'éthique. L'information est nécessairement un processus dynamique, conçu dans l'accompagnement de l'enfant et de la famille par toute l'équipe soignante, et non un acte légal notarié comme le laissent à penser certains formulaires d'information. Elle pose la question de la compréhension des parents et de l'enfant à un instant *t* et au cours du temps, pour faire en sorte que leur libre arbitre, dans la mesure du possible, leur permette de choisir en conscience que l'enfant participe ou non à la recherche.

La compréhension de l'information est un processus éminemment complexe, très variable d'une personne à l'autre, et marqué par le stress et l'angoisse. L'annonce d'un diagnostic de cancer chez un enfant est sidérante, soulevant tous les « pourquoi ? » et souvent un sentiment de culpabilité. Comprendre un traitement lourd, long, compliqué, jusqu'aux risques à long terme si l'enfant guérit, nécessite du temps, de l'écoute. Comprendre une proposition de recherche thérapeutique prospective comparant deux traitements est tout aussi difficile. Les parents disent souvent que c'est au bout de quelques semaines qu'ils ont compris plus et mieux ce qu'est cette recherche. C'est dire que le principe de consentement et le processus d'acceptation est un processus psychologique compliqué. Il peut mettre les parents dans une situation décisionnelle insupportable, au moment où une certaine forme de culpabilité est souvent présente. Il est alors nécessaire d'assurer un accompagnement en permanence par plusieurs personnes de l'équipe soignante pour expliquer plus avant les objectifs, ce qui est connu et ce qui ne l'est pas, l'évolution attendue et les risques.

Enfin, en situation d'échec thérapeutique, les parents demandent de nouveaux traitements, pour ne pas baisser les bras et tenter une dernière chance. Il faut répondre à cette demande de la façon la plus structurée possible par des études prospectives évaluant des nouveaux médicaments selon la méthodologie la plus adaptée. Il est inéthique et dangereux d'administrer ces nouveaux médicaments en dehors de tout contexte de recherche et d'évaluation. La qualité de prise en charge, la qualité du suivi et du recueil d'information qu'impose une recherche clinique constituent la meilleure garantie pour contrôler les risques pour le patient. En situation d'échec thérapeutique, une relation souvent de plusieurs mois a été établie entre parents, enfants et équipes soignantes. La notion de recherche intégrée aux soins est déjà comprise. Elle a souvent été réalisée avec succès. Le risque est alors le surinvestissement dans le médicament nouveau, et le trop grand espoir qui peuvent altérer la qualité de la fin de vie de l'enfant et le chemin nécessaire pour les parents et l'enfant. Il faut alors expliquer les inconnues et surtout assurer la continuité dans la prise en charge, évitant toute rupture relationnelle avec l'équipe soignante qui s'est occupée de l'enfant depuis le diagnostic.

6. Les nouvelles dimensions de la recherche en oncologie pédiatrique

Le double enjeu des 15 prochaines années est :

- améliorer la qualité de vie des enfants guéris par des désescalades thérapeutiques adaptées et par la prise en charge, le plus tôt possible, des toxicités à long terme des patients qui vont guérir d'une tumeur maligne dans l'enfance,
- développer des traitements innovants permettant de continuer de progresser dans la guérison des cancers de l'enfant en particulier dans les maladies les plus difficiles que sont les maladies métastatiques, les tumeurs cérébrales, les leucémies à haut risque.

C'est dire que l'effort de recherche clinique est plus que jamais indispensable pour continuer de prendre en charge les enfants, avec la meilleure qualité possible, et continuer de faire progresser les connaissances au bénéfice des patients.

Les enjeux de l'oncologie pédiatrique sont donc, plus que jamais, dans la recherche clinique mais aussi dans la recherche translationnelle, celle qui s'intéresse à la biologie des tumeurs pour identifier des cibles thérapeutiques et conduire l'évaluation de nouveaux médicaments ciblés. Le prélèvement biologique (tumeur, sang, ADN) est devenu un enjeu important, conduisant les équipes à proposer aux parents qu'une partie de la tumeur de l'enfant soit congelée à des fins de recherche, voire que des prélèvements sanguins, éventuellement répétés, soient réalisés chez leur enfant à ces mêmes fins. Ceci ouvre tous les aspects bioéthiques concernant ces ressources biologiques et soulève la question des conséquences de ces prélèvements pour le quotidien de l'enfant et sa qualité de vie.

Une des évolutions majeures est la réglementation européenne sur les médicaments pédiatriques, en vigueur depuis janvier 2007, qui oblige les industriels à évaluer les médicaments chez l'enfant lorsque ceux-ci sont d'intérêt pour une pathologie pédiatrique, en leur proposant des récompenses s'ils le font (extension de 6 mois de la période de protection du médicament contre les médicaments génériques). Il s'agit là d'une opportunité majeure pour faciliter l'accès des enfants ayant une pathologie maligne à des innovations thérapeutiques. Ceci à l'heure où plus de 500 différentes molécules anticancéreuses sont en évaluation chaque année chez l'adulte, et où de nouveaux médicaments aux mécanismes d'action différents de ceux de la chimiothérapie classique montrent des effets inattendus, intéressants, voire spectaculaires dans des cancers de l'adulte réfractaires à tout traitement. Il est essentiel que les enfants aient accès à ces nouveaux médicaments le plus tôt possible dans leur développement, dans les meilleures conditions de sécurité possible.

Tous les progrès réalisés dans le traitement et la guérison des cancers de l'enfant l'ont été par des études de recherche académique et non par les industriels du médicament qui, depuis 1950, ont considéré la cancérologie pédiatrique comme n'étant pas un domaine offrant un retour sur investissement suffisant. La réglementation européenne introduit donc un changement majeur, puisque le développement des médicaments devient un intérêt et une obligation pour l'Industrie Pharmaceutique. Alors que l'oncologie pédiatrique évaluait des stratégies thérapeutiques, désormais les nouveaux médicaments seront développés à des fins d'enregistrement par les autorités réglementaires et dans un contexte de commercialisation. Ceci vaut également pour tout domaine de la pédiatrie où de nouveaux médicaments sont nécessaires.

La lumière faite par la réglementation européenne sur le développement des médicaments pédiatriques et l'intérêt que désormais les industriels portent à la pédiatrie, et singulièrement à la cancérologie pédiatrique, doivent renforcer les aspects éthiques de cette évaluation chez l'enfant. En effet, l'intégration « soins-recherche » est indispensable et consubstantielle à l'oncologie pédiatrique si, et seulement si, la recherche répond à un besoin thérapeutique identifié chez l'enfant. Ainsi, il est crucial que ce soient les besoins de l'enfant et la connaissance de la maladie qui dirigent l'évaluation des médicaments nouveaux plutôt que l'on impose l'évaluation de ces produits dans un but unique de retour sur investissement pour les industriels. La recherche clinique en oncologie pédiatrique ne doit pas devenir un champ d'enregistrement de médicaments, mais elle doit rester focalisée sur l'amélioration des stratégies thérapeutiques en y introduisant de nouveaux médicaments. L'esprit et la lettre d'une recherche clinique de haute qualité et intégrée dans le soin doivent perdurer. C'est un enjeu majeur qui pourrait risquer de donner raison à ceux qui veulent dissocier soins et recherche en aboutissant à des études ne répondant pas réellement à des besoins pédiatriques.

Conclusion

L'intégration soins et recherche est une réalité au quotidien dans les services d'oncologie pédiatrique. Mais cette discipline a évolué de façon très significative au cours des 50 dernières années. La relation entre parents, enfants et équipes soignantes a changé, faisant aborder autrement la recherche et faisant jouer un rôle important aux associations de parents. Les parents deviennent partenaires de la recherche, non pas individuellement pour leur enfant, mais en tant que groupes ou associations évaluant d'une part les protocoles de recherche au cours de leur élaboration et participant d'autre part aux instances réglementaires décisionnelles.

Dans ce contexte, la réglementation européenne sur les médicaments pédiatriques est une vraie avancée pour les enfants. Elle ouvre clairement la voie du progrès thérapeutique en oncologie pédiatrique pour les 15 prochaines années. Les nouveaux médicaments constituent un véritable espoir pour les enfants atteints du cancer tant en termes de guérison supplémentaire que de qualité de la guérison. L'introduction de ces nouveaux médicaments doit se faire dans des conditions telles qu'ils s'intègrent dans la démarche académique de recherche par pathologie, respectant les principes et les règles éthiques de la prise en charge des cancers de l'enfant. La participation des parents et des patients est cruciale pour faire valoir les besoins de l'enfant et contribuer à la vigilance éthique nécessaire. C'est un partenariat solide entre le monde académique, le monde réglementaire, les industriels du médicament et les associations de parents qui fera de la législation européenne un succès dont les enfants bénéficieront.

Bibliographie

Huguenin, R., Schweisguth, O., Gerard-Marchand, R., Guy, E. (1955). « Role of preoperative radiotherapy in treatment of nephroblastoma in child (Wilm's tumor). », *Archives of French Pediatrics*, 12 (9) : 1002 – 1008.

Jacquillat, C., Boiron, M., Weil, M., Tanzer, J., Najean, Y., Bernard, J. (1966). « Rubidomycin. A new agent active in the treatment of acute lymphoblastic leukaemia. », *Lancet*, 2 ; 2 (7453) :27-28.

Lemerle, J., Voute, PA., Tournade, MF., Rodary, C., Delemarre, JF., Sarrazin, D., Burgers, JM., Sandstedt, B., Mildenberger, H., Carli, M. *et al.* (1983). « Effectiveness of preoperative chemotherapy in Wilms' tumor : results of an

International Society of Paediatric Oncology (SIOP) clinical trial. », *Journal of Clinical Oncology*, 1 (10) :604-609.

Lemerle, J., Tournade, MF., Marchant, RG., Flamant, R., Sarrazin, D., Flamant, F., Lemerle, M., Jundt, S., Zucker, JM., Schweisguth, O. (1976). « Wilms' tumor : natural history and prognostic factors : a retrospective study of 248 cases treated at the Institut Gustave-Roussy 1952-1967. », *Cancer*, 37 (5) :2557-2256.

Patte, C., Philip, T., Rodary, C., Bernard, A., Zucker, JM., Bernard, JL., Robert, A., Rialland, X., Benz-Lemoine, E., Demeocq, F. *et al.* (1986). « Improved survival rate in children with stage III and IV B cell non-Hodgkin's lymphoma and leukemia using multi-agent chemotherapy : results of a study of 114 children from the French Pediatric Oncology Society. », *Journal of Clinical Oncology*, 4 (8) :1219-1226.

Patte, C., Auperin, A., Gerrard, M., Michon, J., Pinkerton, R., Sposto, R., Weston, C., Raphael, M., Perkins, SL., McCarthy, K., Cairo, MS. (2007). « Results of the randomized international FAB/LMB96 trial for intermediate risk B-cell non-Hodgkin lymphoma in children and adolescents : it is possible to reduce treatment for the early responding patients. », *Blood*, 109 (7) :2773-2780.

Schweisguth, O. (1985). « The future of children cured of cancer : later morbidity », *Archives of French Pediatrics*, 42 (1) :3-9.

Quatrième partie

La recherche biomédicale et les enfants au Québec

Les principes éthiques de la recherche biomédicale avec les enfants

Anne-Claude BERNARD-BONNIN

Les enjeux éthiques de la recherche biomédicale avec les enfants se présentent et se discutent dans le cadre des trois principes éthiques que sont la justice, la bienfaisance/non malfaisance et l'autonomie. Or, ces principes, bien qu'ils servent de critères éthiques devant être respectés universellement dans un contexte de recherche biomédicale, ne sont pas pour autant parfaitement définis. Ils font régulièrement l'objet de réflexion de la part des chercheurs, autant en médecine, en droit, en sciences sociales et en philosophie. Entre autres, la spécificité de la recherche pédiatrique implique que ces critères soient définis en fonction de cette spécificité. Le texte qui suit vise à définir ces trois principes dans le contexte de la recherche pédiatrique, soit en fonction de la différence qui résulte du fait de faire de la recherche avec des enfants plutôt qu'avec des adultes.

1. Le principe de justice

Doit-il y avoir de la recherche biomédicale chez l'enfant ? Considérant cette question, on constate rapidement que l'enfant est le « parent pauvre » de la recherche biomédicale. En effet, en 1997, une recension des essais cliniques randomisés chez l'enfant parus dans la revue *Archives of Diseases in Childhood*, n'en avait trouvé que 249 entre 1982 et 1996, soit une moyenne de 15 à 20 par année (Campbell *et al.*, 1997). Selon *The Institute of Medicine of the National Academies*, aux États-Unis, le nombre d'essais cliniques pédiatriques financés par les compagnies pharmaceutiques ainsi que le nombre de participants d'âge pédiatrique a triplé entre 1997 et 2001. Cependant, certains chercheurs font remarquer que malgré une augmentation du financement de la recherche pédiatrique de 1998 à 2003, la proportion au sein du budget total du *National Institute of Health* (NIH) a diminué de 12,3 à 11,3 % (Gitterman *et al.*, 2004).

Selon une étude menée par un groupe de chercheurs américains en 2000, environ 50 % des prescriptions médicamenteuses faites pour des enfants concernent une utilisation « hors étiquette pharmacologique » (Conroy *et al.*, 2000). Les données sur la sécurité, l'efficacité et les doses adaptées à l'enfant manquent pour de nombreuses préparations pharmaceutiques utilisées, d'autant plus fréquemment que l'enfant est plus jeune et donc plus vulnérable.

Les résultats de la recherche biomédicale chez l'adulte ne peuvent pas être transposés tels quels chez l'enfant à cause des particularités inhérentes à la population pédiatrique. Il faut tenir compte des spécificités de la vie embryonnaire/fœtale, et de la période néonatale, de plus, il ne faut jamais oublier que l'enfant est une personne en devenir soumise à un processus de croissance physique, de maturation des différents organes, de développement cognitif et comportemental. On se trouve donc devant un dilemme éthique : d'un côté, ne pas traiter les enfants avec des médicaments potentiellement bénéfiques parce qu'ils ne font pas l'objet d'essais cliniques, de l'autre côté, traiter les enfants avec des médicaments dont les données ont été collectées lors d'études menées auprès d'adultes ou selon un usage empirique anecdotique.

En ce qui concerne les effets des médicaments chez les adultes et les enfants, il existe des différences importantes entre ces deux groupes d'âge car la biologie de l'enfant est particulière. Chez l'enfant, ces différences se constatent tant sur le plan pharmacocinétique que sur le plan pharmacodynamique, sans oublier les problèmes de toxicité et de réponse des organes cibles liés à des phénomènes de croissance, de différenciation et de maturation que traverse son organisme. Par ailleurs, il peut être nécessaire de développer des préparations « pour enfants » (ex. : sirops, suspensions ou comprimés pouvant facilement se dissoudre dans l'eau). Un changement de préparation peut influencer la pharmacocinétique et la pharmacodynamique du médicament.

C'est pourquoi il est essentiel, au nom du principe de la justice, de procéder à des essais cliniques sur les médicaments et sur d'autres maladies ou conditions cliniques propres à l'enfant, que l'on pense ici à tous les problèmes de développement et d'apprentissage, aux malformations cardiaques congénitales, aux maladies métaboliques, à la prématurité, etc. Plus spécialement, les essais cliniques sur les médicaments en pédiatrie permettront d'éviter les risques causés par des administrations de médicaments non validés par la recherche chez l'enfant. Ces recherches permettront aussi d'obtenir des données rigoureuses et nécessaires à l'autorisation d'un médicament en pédiatrie. Par ailleurs, de tels essais cliniques ne peuvent se faire qu'après l'obtention de données préliminaires chez les adultes relatives à la pharmacocinétique, à la sécurité et à l'efficacité.

2. Le principe de bienfaisance/non malfaisance

Le principal enjeu que soulève l'application du principe de bienfaisance/non malfaisance est de trouver l'équilibre entre le bénéfice maximum des soins pour l'enfant participant à un essai clinique et le degré minimum d'effets indésirables et de risques que celui-ci encourt.

Selon l'énoncé des Trois Conseils, on parle de risque minime si la probabilité et l'amplitude des risques possibles secondaires à la participation au projet de recherche ne sont pas supérieurs à ceux que le participant encourt dans la vie de tous les jours, ou durant des examens de routine ou des tests psychologiques.

Dans un contexte de risque minime, les principaux effets indésirables de la recherche chez l'enfant comprennent la douleur, la blessure physique infligée par les prises de sang et les autres procédures médicales normales ainsi que les effets psychologiques indésirables comme lorsque l'enfant est séparé de ses parents au cours des procédures de l'étude (prises de sang et autres), et se trouve dans un environnement non familier. Par ailleurs, les éléments de cette classification se recoupent car, par exemple, les procédures douloureuses peuvent rappeler à l'enfant des expériences antérieures désagréables.

En ce qui concerne la considération des risques, pour arriver à un équilibre entre préjudice, bienfait et probabilité, il faut respecter les quatre principes suivants :

1. Accorder plus de poids ou de valeur aux bienfaits directs qu'aux bienfaits indirects.
2. Accorder plus de poids aux bienfaits pour l'individu qu'aux préjudices pour l'individu.

3. L'ampleur du préjudice doit avoir plus de poids ou retenir plus d'attention que sa probabilité.
4. L'évaluation du préjudice *versus* le bienfait est faite en fonction de l'enfant individuel.

Mais cette liste ne saurait, à elle seule, être un guide éclairé pour analyser les situations cliniques. Les rapports entre le préjudice et le bienfait sont complexes et doivent être mieux définis. Ils sont classés en quatre catégories :

Catégorie 1 : la probabilité du préjudice est négligeable ***ou*** la probabilité de n'importe quel degré de préjudice est négligeable. Il y a un bienfait direct pour l'enfant participant ***ou*** un bienfait pour les enfants en général ou pour des groupes spécifiques d'enfants.

Catégorie 2 : la probabilité de préjudice est minime ***avec*** une probabilité plus élevée de bienfait indirect, pour les enfants en général ou pour des groupes spécifiques d'enfants.

Catégorie 3 : il existe une probabilité minime ou plus élevée de préjudice modéré ***ou*** une probabilité minime ou modérée de préjudice substantiel ***avec*** un bienfait direct pour l'enfant individuel avec une probabilité ou une ampleur proportionnellement plus élevée.

Catégorie 4 : il existe une probabilité substantielle de préjudice substantiel. Le bienfait pour l'enfant individuel est substantiellement supérieur à la probabilité substantielle de préjudice substantiel. Le contexte est celui de circonstances exceptionnelles avec une thérapie visant à sauver la vie ou la prévention d'une altération profonde du développement de l'enfant.

Il est clair qu'une telle évaluation des rapports entre les bienfaits et les préjudices possibles découlant d'une intervention en recherche laisse supposer qu'il est possible d'estimer les risques qu'encourt l'enfant participant à l'étude. Suivant la méthodologie proposée, l'estimation du risque se fait en trois étapes :

1. L'identification qui consiste en l'observation de nouveaux risques d'éléments nocifs ou de nouveaux liens entre des risques déjà existants.
2. La pondération qui attribue une valeur numérique qui reflète la probabilité du risque d'éléments nocifs et qui propose une estimation de l'imprécision de cette valeur.

3. L'évaluation qui émet une décision sur l'acceptabilité du risque pour un individu ou un groupe.

L'estimation du risque doit tenir compte du devis de l'essai clinique, en particulier quand il s'agit d'un essai clinique de médicament. Par définition, un essai clinique randomisé comprend deux groupes de participants, soit le groupe expérimental qui reçoit le médicament à l'étude et le groupe contrôle. Souvent, les participants du groupe contrôle reçoivent un placebo, c'est-à-dire une substance pharmacologiquement inactive. Cela permet d'évaluer l'efficacité réelle du médicament à l'étude en éliminant toute participation psychologique du participant au projet de recherche. Cependant, le participant qui reçoit le placebo court un risque d'aggravation de son état clinique, puisqu'il ne reçoit pas de médicament. C'est pourquoi l'utilisation d'un placebo n'est acceptable que s'il n'existe aucun traitement standard pédiatrique auquel comparer le médicament à l'étude. Sinon, le devis doit prévoir que le groupe contrôle recevra le médicament usuel donné dans la situation clinique étudiée. Ainsi, le médicament à l'étude sera comparé au médicament usuel donné selon les standards de pratique pédiatrique. Par ailleurs, il a été démontré que les participants du groupe contrôle recevant un placebo bénéficient d'une surveillance clinique accrue et donc de meilleurs soins que s'ils ne participaient pas à l'essai clinique.

En présence de données, les experts procèdent à une estimation du risque selon des éléments objectifs et subjectifs. Les éléments objectifs sont l'observation directe, l'évidence des « données historiques » et l'extrapolation par analogie. Les éléments subjectifs sont l'évaluation de la qualité des données, la crédibilité de l'interprétation, l'utilisation rigoureuse de la terminologie et la discussion explicite des prémisses théoriques de l'estimation du risque.

La perception du risque est influencée par les caractéristiques sociales, culturelles et politiques du contexte dans lequel s'effectue la recherche. Elle est aussi influencée par les croyances personnelles, familiales et communautaires. Enfin, il ne faut jamais perdre de vue que le jugement des parents face à un risque est différent de celui des enfants.

Il existe donc une différence notable entre ce que nous pouvons nommer un « risque accepté » et un « risque acceptable ». Ainsi, le risque accepté est différent du risque acceptable, lequel est modulé par trois niveaux de préférences :

1. Les préférences révélées qui comparent le risque de la participation à la recherche aux risques pris par les individus en général.
2. Les préférences tacites qui sont contrôlées par la société et les organismes régulateurs.
3. Les préférences exprimées qui correspondent à l'information donnée sur la pondération objective du risque.

En pratique, les deux premières étapes de l'estimation du risque sont faites par les experts, soit l'identification et la pondération. Par la suite, les participants au projet de recherche évaluent l'acceptabilité du risque pour eux-mêmes à partir de la décision du comité d'éthique de la recherche que le risque est acceptable.

3. Le principe d'autonomie

L'éthique de la recherche impose que les participants à une recherche médicale puissent exercer leur autonomie et ainsi décider par eux-mêmes s'ils souhaitent participer au projet. Même dans le cas de la recherche pédiatrique, où le jugement des parents est sollicité, il est primordial de respecter l'autonomie des sujets de recherche en s'assurant que l'information concernant la recherche et ses conséquences possibles leur est communiquée correctement. Conséquemment, le respect du principe d'autonomie repose sur la qualité du formulaire d'information et de consentement qui est présenté aux parents et à l'enfant participant au projet de recherche.

L'information sur le projet de recherche doit être complète et compréhensible et le texte doit établir clairement le libre choix de la participation au projet. Une information complète doit inclure le but de l'étude, les modalités de recrutement des participants et une explication détaillée des procédures avec une grille séquentielle des visites liées au projet s'il y a lieu. Dans la majorité des essais cliniques de médicaments, en particulier en oncologie, la majorité des procédures sont effectuées dans le cadre des soins cliniques standards et les procédures du projet de recherche y sont ajoutées. Il faut préciser quelles sont les procédures qui ont lieu dans le cadre des soins cliniques standards, quelles procédures ont lieu dans le cadre de la recherche et quelles procédures sont optionnelles par une phrase permettant aux parents d'exprimer leur choix. Il faut aussi expliquer les raisons d'une randomisation et de la présence d'un groupe contrôle ainsi que les raisons qui justifient l'utilisation d'un placebo. La durée des interventions doit être précisée de même que la quantité de sang prélevée, une donnée établie qui doit tenir compte du poids de l'enfant. Il faut aussi préciser aux parents que la procédure pourra toujours être cessée si l'enfant manifeste de la fatigue et désire qu'elle soit arrêtée.

Les bénéfices de la participation à l'étude doivent être précisés pour l'enfant individuel et pour le groupe d'enfants auquel il appartient. De plus, s'il y a lieu, l'absence de bénéfice direct pour le participant doit être indiquée. Finalement, d'une façon générale, les risques doivent être décrits en indiquant leur probabilité au meilleur des connaissances disponibles.

Sur plan de la confidentialité, les parents doivent savoir si les données seront codées, donc, si elles pourront être retracées et détruites s'ils désirent se retirer du projet, ou si elles seront totalement anonymes et non retraçables. Ils doivent aussi savoir quelles personnes auront accès aux données (représentants des comités d'éthique, organismes subventionnaires, ou organismes de contrôle comme Santé Canada pour les médicaments). Les coordonnées exactes des personnes-ressources doivent être fournies, y compris les numéros de téléphone en cas d'urgence. Enfin, il faut insister sur la liberté de participation en indiquant clairement qu'un refus ou un retrait du projet de recherche n'affectera en aucun cas les soins médicaux présents et futurs, en précisant ce qui sera fait des données cliniques et des échantillons biologiques en cas de retrait du participant.

Selon plusieurs études publiées au cours des dix dernières années, les éléments du formulaire de consentement qui sont les mieux compris par les enfants sont le but de l'étude, les risques et les bénéfices, la durée de l'étude et la liberté de poser des questions. Par contre, la liberté de se retirer du projet, le volontariat et le choix d'une alternative de traitement au projet de recherche sont des éléments peu intégrés par les enfants. Avant l'âge de 6 ans, les enfants n'ont pas de notion du processus de consentement. Cependant, ils sont tout à fait capables d'indiquer, au cours d'un test ou d'une intervention, qu'ils sont fatigués et qu'ils désirent arrêter la procédure en cours, désir qui doit être respecté en toutes circonstances. Entre 6 et 10 ans, les enfants n'ont pas de véritable notion d'autonomie. Par contre, les adolescents comprennent bien les enjeux de l'alternative de participer ou non à un projet de recherche, mais les notions de liberté d'arrêter la participation et de volontariat ne sont pas encore bien intégrées.

Généralement, les parents ont une perception positive de la recherche faite chez les enfants. Ils considèrent que le bénéfice est élevé parce qu'ils croient que la participation au projet de recherche va permettre à leur enfant de recevoir le traitement le plus récent. Selon les études, entre 30 % et 50 % des parents n'ont pas compris le principe de la randomisation. Alors qu'environ 50 % d'entre eux craignent des effets secondaires non anticipés du nouveau médicament à l'étude, seulement 10 % sont conscients des risques ou des désavantages de la randomisation et de l'utilisation d'un placebo. Par ailleurs, environ 15 % considèrent que les médecins accordent davantage d'importance à la recherche qu'aux soins du participant et se conforment au protocole de recherche même si cela n'est pas dans le meilleur intérêt de l'enfant. Enfin, ils sont sensibles à la perspective d'aider les autres enfants aux prises avec la même maladie et d'aider à l'avancement des connaissances médicales.

Les parents rapportent qu'ils n'ont pas le contrôle de la décision autant qu'ils le voudraient et qu'ils sont influencés par leur relation avec leur médecin à qui ils font confiance. Selon les études, jusqu'à 40 % d'entre eux considèrent que c'est le médecin qui a pris la décision finale d'inclure leur enfant dans un projet de recherche et jusqu'à 25 % se sont sentis obligés de participer. Environ un tiers rapportent qu'ils ont pris leur décision « en dialogue avec le médecin ». Seulement 2 % disent que la décision a été prise par l'enfant. Dans l'étude française de Chappuy *et al.*(2005) auprès d'enfants suivis en oncologie et en clinique VIH, la moitié des parents sont d'accord que l'enfant doit participer à la décision, « puisqu'il est le principal concerné » ou que « cela l'aidera à mieux accepter sa maladie », tandis que l'autre moitié considère que « c'est trop lourd pour lui » et « qu'il ne connaît pas sa maladie ». À ce sujet, il ne semble pas y avoir de différence selon l'âge de l'enfant. Pour les parents, le consentement reste une « affaire d'adulte ». Ils considèrent que c'est une trop grande responsabilité pour l'enfant, tout en souhaitant que l'enfant soit informé et qu'il puisse exprimer son refus. En général, les enfants sont très intéressés à participer à la décision, tout en restant très sensibles à l'influence de leurs parents.

Conclusion

À la suite de cette analyse des trois grands principes qui doivent définir les paramètres éthiques de la recherche pédiatrique, nous pouvons affirmer que la spécificité de l'enfant doit, en quelque sorte, nous amener à penser différemment leur application. Si nous devons admettre que la recherche avec les enfants est nécessaire, nous devons admettre que cette nécessité tient au fait que la recherche clinique auprès des enfants procède de notre devoir de justice à leur égard. Mais cette analyse montre aussi que trois considérations importantes doivent être intégrées aux protocoles de recherche afin de tenir compte de la spécificité de l'enfant comme sujet de recherche, tant pour le protéger des abus et de la négligence que pour faire avancer une science qui peut lui être bénéfique.

1. Toute recherche clinique auprès des enfants doit tenir compte des paramètres de croissance, de développement et de métabolisme particuliers à leur âge.
2. Les formulaires d'information et de consentement doivent insister sur le libre choix, l'alternative de traitement et la liberté de cesser la participation au projet de recherche.
3. Il faut permettre aux enfants d'exprimer davantage leurs souhaits et leurs préoccupations.

Ces trois propositions visent à rendre la recherche avec les enfants plus adaptée à leurs besoins et à leur spécificité en tant que sujets de recherche. Non pas que ces considérations soient totalement absentes des protocoles de recherche, mais il semble qu'une meilleure observation de celles-ci devrait être considérée par les chercheurs en milieu hospitalier.

Bibliographie

Campbell, H., Surry, S., Roylem E. A. (1997). « Review of randomised controlled trials », published in *Archives of Diseases in Childhood* from 1982-1996 », *Archives of Diseases in Childhood*, 79 :192-197.

Chappuy, H., Gary, A., Chéron, G., Tréluyer, JM. (2005). « Le consentement dans les essais cliniques pédiatriques », *Archives de pédiatrie*, 12 :778-780.

Conroy, S., Choonara, I., Impicciatore, P., *et al.* (2000). « Survey of unlicensed and off label drug use in paediatric wards in European countries », *British Medical Journal*, 320 :79-82.

Gitterman, DP., *et al.* (2004). « Did a rising tide lift all boats ? The NIH Budget and Pediatric Research Portfolio », *Health Affairs*, 113, 116.

Greenley, RN., Drotar, D., Zyzanski, SJ., Kodish, E. (2006). « Stability of parental understanding of random assignment in childhood leukemia trials : an empirical examination of informed consent », *Journal of Clinical Oncology*, 24 : 891-897.

Groupe de travail conjoint du groupe d'experts sur le consentement de Conseil national de la bioéthique en recherche chez les sujets humains (CNBRH) et de la Société canadienne de pédiatrie. (1992). « Rapport sur la recherche auprès des enfants », révision juillet 1993. Ottawa, Canada, 67 pages.

Haslam, RHA. (1993). « Research in children – Issues of risk and harm », dans : *Textbook of Ethics in Pediatric Research*, Koren G (éd), Krieger Publishing Company, Malabar, Florida, 1993 : 25-36.

Koren, G. (1993). « Informed consent in pediatric research », dans Koren G. (éd), *Textbook of Ethics in pediatric research*,Malabar, Florida, Krieger Publishing, 3-10.

Koren, G (1993). « A practical approach to risk-benefit estimation in pediatric research », dans Koren G. (éd) *Textbook of Ethics in Pediatric Research*, Malabar, Florida, Krieger Publishing Company, 25-36.

Lidz, CW., Appelbaum, PS., Grisso, T., Renaud, M. (2004). « Therapeutic misconception and the appreciation of risks in clinical trials », *Social Science and Medicine*, 58 :1689-1697.

Lynch, HF. (2007). « Give them what they want ? The permissibility of pediatric placebo-controlled trials under the Best Pharmaceuticals for Children Act », *Annals of Health Law*, 16 :79-138.

Meslin, EM. (1993). « Philosophical considerations about risk and risk assessment in medical research », dans Koren G. (dir.), *Textbook of Ethics in Pediatric Research*, Malabar, Florida, Krieger Publishing Company, 37-56.

Morris, MC., Besner, D., Vazquez, H., Nelson, RM., Fischbach, RL. (2007). « Parental opinions about clinical research », *Journal of Pediatrics*, 151 :532-537.

Vitiello, B., Aman, MG., Scahill, L., McCracken, JT., McDougle, CJ., Tierney, E., Davies, M., Arnold, LE. (2005). « Research knowledge among parents of children participationg in a randomized clinical trial », *Journal of the American Academy of Child and Adolescent Psychiatry*, 44 : 145-149.

Les enjeux éthiques de la recherche biomédicale avec les enfants : problèmes et défis

Josée-Anne GAGNON

L'enfant, le très jeune surtout, n'est pas un petit adulte. Tant du point de vue physique que du point de vue psychologique, il en est différent. Évidemment, en raison de sa vulnérabilité l'enfant a besoin que l'adulte le protège. Il possède, en recherche comme ailleurs, les mêmes droits que cet adulte dont il dépend, notamment en ce qui concerne l'exercice de son droit à la santé. Cependant, il faut éviter que ce dernier le surprotège au détriment de son développement et de ses intérêts, en le privant des bénéfices d'une recherche qui le concerne. Il va d'ailleurs de son meilleur intérêt que cet enfant soit le sujet de ces recherches qui permettront l'avancement des connaissances qui concernent les pathologies qui l'affligent. À ce sujet, priver l'enfant des fruits d'une recherche rigoureuse correspondrait à lui interdire l'accès à des traitements valables et adaptés à sa condition. Il faut donc permettre une recherche en médecine pédiatrique excellente pour éviter les abus envers ses sujets de recherche d'âge mineur et qui, tout à la fois, les protègera de risques inconsidérés. C'est-à-dire, une recherche qui accepte d'autoriser certains risques minimisés lorsque ce moindre mal s'avère nécessaire à l'obtention d'un plus grand bien. Après avoir exposé ce qui distingue l'évaluation éthique des protocoles de recherche et abordé, entre autres, l'importance de la proportion entre les risques, les bénéfices et les défis rattachés en recherche pédiatrique, j'aimerais terminer ce texte en mentionnant brièvement les enjeux et les dangers pressentis par les tests génétiques.

1. La particularité éthique de la recherche en pédiatrie

Les maladies de l'enfance étant différentes de celles de l'adulte, il advient que les traitements et la réponse de celles-ci ne seront pas identiques. Le modèle adulte n'apparaît donc pas comme un modèle valable pour étudier les maladies infantiles. Il existe conséquemment une obligation scientifique, justifiée aussi par l'éthique, de procéder à des essais cliniques en pédiatrie.

Le consentement substitué des parents est toujours nécessaire pour permettre la recherche chez l'enfant. Ce consentement vise toujours, d'abord et avant tout, l'intérêt de l'enfant. Mais le consentement substitué des parents n'est pas à lui seul suffisant pour protéger les meilleurs intérêts de leur enfant. La recherche médicale et ses enjeux sont beaucoup trop complexes et spécialisés pour une évaluation complète et un consentement éclairé par le non initié. La vulnérabilité de l'enfant comme sujet de recherche commande, au préalable, l'analyse minutieuse par les comités d'éthique de recherche (CER) des bénéfices et des risques impliqués par la réalisation de cette recherche. Le travail des chercheurs et des CER commande une minimisation de tous les risques pour l'enfant sujet, reliés à son implication dans une expérimentation.

Cette analyse comprend, en plus de l'étude des enjeux de cette recherche, de sa pertinence et de sa contribution au développement des connaissances cliniques, l'évaluation des conséquences de l'absence de cette recherche pour tous les patients d'âge pédiatrique. Elle commande donc une considération minutieuse pour l'autre versant de la médaille, soit le fait que pourraient ne pas se manifester pour les patients futurs les résultats espérés de cette recherche et ainsi limiter l'évolution des connaissances.

Bien qu'on doive toujours peser le pour et le contre de l'effectuation de chacune des recherches qui deviennent l'objet de l'analyse du CER, une extrême prudence peut conduire à une certaine malfaisance si l'exclusion des enfants d'un protocole de recherche donné entraîne des dommages aux patients d'âge pédiatrique. Plus précisément, il y aura danger lorsque l'efficacité des thérapies utilisées demeure inconnue parce que encore non validée par des études pédiatriques. Une autre spécificité éthique de la recherche pédiatrique est le risque de catégoriser les maladies selon leur valeur économique, notamment en créant des maladies orphelines, exclues du champ de la recherche parce que moins rentables pour l'industrie pharmaceutique.

De manière réaliste, on pourra dire qu'il y a un moindre intérêt d'investir dans la recherche lorsque le potentiel marchand des maladies est absent.

Le défi majeur de la recherche pédiatrique est donc l'exercice d'un jugement juste au moment même de l'évaluation de la pertinence d'une recherche donnée. Moment de délibération où il faut par souci de justice et de bienfaisance pour ces enfants tenir compte à la fois des bénéfices et des risques pour les sujets impliqués dans cette recherche et des conséquences pour les enfants concernés si cette recherche n'ait pas mise en œuvre. Cette réalité commande que l'on évalue l'impact de la recherche pour le sujet de recherche, mais également l'impact d'un refus de cette recherche pour le patient affligé par la maladie impliquée par cette recherche. D'un point de vue éthique, deux analyses de deux biens différents deviennent nécessaires pour les arbitres des CER. Cette réalité n'est pas uniquement spécifique à la pédiatrie, mais il est certain qu'on portera davantage attention à la protection du sujet de recherche pédiatrique puisqu'il ne peut ni peser le pour et le contre des bénéfices et des inconvénients, ni consentir lui-même à participer à une recherche. Il ne peut consentir seul à la recherche, mais il peut la refuser et on ne saurait le forcer si les bénéfices demeurent incertains.

2. Les défis de la recherche en pédiatrie

On a longtemps cru que pour assurer le bien des enfants, il fallait les garder à l'extérieur des essais cliniques. Mais avec les avancées scientifiques, la médecine fondée sur les preuves et la nécessité clinique de traitements appropriés aux conditions singulières des malades et des maladies, il est devenu impératif que les enfants de tous les groupes d'âge et de tous les types de pathologies deviennent les sujets de cette recherche qui les concerne. À l'heure actuelle, en Europe, en Amérique du Nord, en Australie et au Japon, les médicaments approuvés et testés chez les enfants, selon les principes de la science, sont peu nombreux (moins de 30 % de tous les agents disponibles ont précédemment été testés chez des enfants). La pratique médicale pédiatrique a donc reposé et repose toujours pour des raisons historiques, sur l'utilisation de médicaments dont les preuves d'efficacité se sont construites à l'extérieur d'un cadre de recherche spécifiquement pédiatrique. Malheureusement, la médecine pédiatrique doit se contenter encore aujourd'hui d'avis d'experts, faute d'essais cliniques antérieurs, comme seule recommandation dans l'utilisation de beaucoup de médicaments, et cela en dépit de certaines expériences passées malheureuses (Coffrey, 2004).

2.1. Protéger les enfants

À la suite de prises de position récentes, un consensus s'est établi entre les cliniciens et les scientifiques pour affirmer que l'utilisation de nouveaux médicaments chez des sujets humains, en l'occurrence des enfants, à l'extérieur d'un cadre d'observation contrôlé, constitue une pratique plus dangereuse pour la santé de ces enfants que de procéder par des expérimentations balisées éthiquement et scientifiquement (Steinbrook, 2002). Voilà, il me semble le premier et ultime défi de la recherche chez l'enfant. Il faut protéger l'enfant de la recherche qui pourrait lui être nuisible, sans pour autant empêcher toute recherche qui favorise le développement d'une médecine pédiatrique valide. Il y a donc un équilibre à trouver entre la nécessité de l'expérimentation et la moralité. Ne pas faire de recherche par prudence peut signifier d'empêcher de mieux traiter les enfants. Mais refuser tout risque pour l'enfant sujet de la recherche n'est pas non plus éthiquement acceptable, puisqu'en l'absence de preuve, la pratique médicale ne peut pas avancer de façon valide et sans risque. De la même manière, soumettre les sujets de recherche à des risques inutiles sans considérer les alternatives possibles n'est pas moralement souhaitable, puisque une telle démarche s'avère trop risquée pour les enfants impliqués dans la recherche.

2.2. Définir une procédure de recherche

Le deuxième défi de taille consiste à penser une analyse procédurale rigoureuse qui tienne compte des risques et des bénéfices auxquels sont soumis les sujets de recherche dans le but de rendre la recherche moralement acceptable. Cette pondération en faveur des bénéfices consiste à définir ce qu'est le meilleur intérêt du sujet d'expérimentation d'âge mineur. Est-il réaliste, ou réalisable, de s'attendre pour toute recherche chez les enfants, à des bénéfices pour tous les sujets impliqués et à aucun risque pour ceux-ci ? Le fait qu'un enfant subisse des dommages à l'intérieur d'un protocole de recherche clinique ne signifie pas nécessairement que la recherche en question soit non éthique. Il faut admettre de manière réaliste que la recherche impliquera toujours des risques (Kodish, 2005). Les risques calculés ne sont pas acceptables pour tous les sujets puisque tous ne sont pas des patients atteints de maladies incurables ou tous ne bénéficient pas en proportion égale des fruits de la recherche. Il existe donc un éventail de conditions de gravité différentes comme il existe des niveaux de risques plus ou moins acceptables selon les contextes cliniques des pathologies étudiées qui doivent tenir compte, bien évidemment, de la gravité de ces pathologies et des bénéfices espérés pour le sujet ou son groupe.

À partir du moment où l'on se met d'accord sur la nécessité d'un projet de recherche en particulier, il faut quantifier le bien-fondé de celle-ci et les moyens qu'elle exige à la lumière des bénéfices cliniques qui pourront en découler. Il faut envisager une équation où les conséquences des actions liées à la recherche et les actions elles-mêmes s'expriment en avantages et en nuisance ; et où le résultat de cette équation devrait être plus bénéfique que nuisible. Tout cela afin de se soumettre au principe de bienfaisance qui demeure encore aujourd'hui la valeur principale de la médecine et à laquelle toutes les autres valeurs doivent être subordonnées. Si on regarde les pratiques en cours, il n'est pas idéal d'envisager les risques dits acceptables par l'estimation des risques généraux (Shah, 2004). Il faudrait plutôt considérer les risques en tenant compte du groupe d'enfants malades auquel appartient le sujet de recherche, en autant que cette recherche laisse envisager des bénéfices directs pour cet enfant. Les bénéfices espérés seront idéalement envisagés en tenant compte des risques attendus de la maladie en l'absence de cette recherche. On ne tolérera donc pas les mêmes risques pour un enfant atteint d'une maladie incurable que pour un enfant sain présentant un état particulier. Il y a par conséquent un contexte à considérer pour chaque enfant soumis à cette recherche selon qu'il soit lui-même, ou non, atteint d'une condition qui constitue l'objet de cette recherche, qui prend en considération la gravité de la pathologie dont il souffre.

Il faut également admettre que la guérison d'une condition médicalement donnée ne peut pas, en toute circonstance, être le seul résultat visé pour lequel des risques soient admissibles. Bien que les risques doivent toujours et en toutes circonstances être minimisés et évalués en fonction des bénéfices escomptés, il faudrait peut-être s'attarder davantage à rendre possible une expérimentation prometteuse par ses résultats cliniques pour les patients, même si elle implique certains risques en autant qu'elle possède une supériorité thérapeutique par rapport à une thérapie existante ou qu'elle laisse espérer des effets secondaires moins sévères. Il faut penser ici à des avenues de développement pour de nouveaux médicaments qui offriraient des avantages sur les anciens. J'ai à l'esprit de nouvelles molécules qui permettraient une équivalence de traitements sans les effets secondaires dangereux du traitement déjà disponible.

2.3. Définir le risque minimal

Un troisième défi incontournable est de s'entendre sur la définition pratique du risque minimal comme pour le risque jugé intolérable. Pour l'instant, la notion de risque minimal proposée est celle « d'inconfort ou de lésion anticipée dont la probabilité et l'importance n'est pas plus grand en lui-même, que les inconforts habituellement rencontrés dans la vie quotidienne ou durant la performance d'un examen psychologique ou physique de routine ou de tests de routine » (Shah, 2004). Cette évaluation du risque minimal se fait selon l'expérience d'enfants en santé, de milieu standard, du groupe d'âge auquel appartient l'enfant sujet et dans la vie quotidienne qui lui correspond, tout en tenant compte, bien évidemment, de la durée d'exposition du risque ainsi que de l'effet cumulatif des procédures. La difficulté issue de cette interprétation est qu'il apparaît clairement que les expériences quotidiennes d'un enfant malade ne se superposent pas de manière identique à celles d'un enfant sain. Il apparaît également qu'on peut facilement confondre risque et inconfort, ce qui est extrêmement limitatif du point de vue pratique et confondant d'un point de vue moral. Un prélèvement sanguin n'est pas le quotidien d'un enfant sain et n'est pas non plus inclus dans un test de routine bien qu'il puisse en faire partie. Par exemple : les enfants auront toujours horreur des prises sanguines bien qu'il soit impensable de penser faire des études cliniques sans les résultats obtenus grâce aux tests sanguins. En conséquence, il ne faut pas recourir à des prises de sang sans de rigoureuses justifications justement parce qu'elles sont désagréables.

Ce type de décisions délicates présuppose des connaissances particulières et précises (à la fois du contexte clinique et scientifique et des principes éthiques et scientifiques) de sorte qu'au moment de l'analyse des niveaux d'inconfort et de risques différents, il faudra tenir compte des contextes cliniques et scientifiques, des meilleurs intérêts des patients et de ceux des sujets de recherche si ces deux intérêts sont différents. Un risque minimal avec une minimalisation des inconforts devra toujours demeurer une obligation pour l'expérimentation chez le patient sain qui ne bénéficiera que de façon marginale des fruits de cette recherche. Un minimum de bénéfices correspond éthiquement à un minimum de risques. Un maximum de bénéfices pour le sujet impliqué dans la recherche n'oblige pas à un maximum de risques, mais bien à une tolérance plus grande pour des risques incontournables et nécessaires à l'aboutissement d'une recherche valable et prometteuse d'un point de vue scientifique, mais d'abord et avant tout d'un point de vue clinique.

Plusieurs concepts doivent donc être clarifiés de nouveau. Je pense qu'il ne faut pas se méprendre, comme cela est trop souvent le cas, entre ce qu'on définit comme un risque *versus* ce qu'on définit comme un inconvénient ou un désagrément; ce dernier, contrairement au risque, n'induit pas de séquelles temporaires ou permanentes, il n'est donc pas un risque. Toutes ces définitions ne s'interprètent qu'à la lumière de circonstances bien particulières et les risques doivent toujours être interprétés à la lumière de ce qu'ils représentent, mais également en fonction des bénéfices escomptés. Ce qui est un risque dans certaines situations pourra être jugé dans d'autres, comme un simple désagrément lorsque les bénéfices escomptés sont grands et que la maladie est sérieuse et potentiellement mortelle. Par exemple, pour en revenir au prélèvement sanguin, celui-ci constitue le quotidien des enfants grandement malades, mais pas celui des enfants sains.

Je ne dis pas non plus que cette évaluation du risque doit être prise à la légère. Ce qu'il faut considérer, c'est que lorsque des médicaments sont mis sur le marché en l'absence d'un cadre de recherche, ils deviennent dangereux pour la santé des enfants à qui ils seront prescrits, puisqu'ils les soumettent à des risques supérieurs aux risques dits minimaux dont s'inquiètent avec raison les CER. Mais aussi, il n'est pas moins grave de garder hors de l'utilisation en clinique des médicaments prometteurs faute de preuves à l'appui. Il faudrait donc idéalement toujours définir les risques selon les circonstances et la sévérité de la maladie du sujet de recherche dans le cas où cette maladie est l'objet de la recherche (ce qui n'est pas toujours le cas). Et dans un tout autre contexte de recherche, il ne faudrait pas non plus interdire une étude clinique sur le seul fait que certains désagréments mineurs soient possibles pour des sujets de recherche sains, non touchés eux-mêmes par la maladie à l'étude. D'où l'importance d'avoir, au sein des CER, l'avis d'experts dans les pathologies étudiées qui connaissent précisément les malades, leurs maladies et leur quotidien.

3. L'avenir génétique

Pour ma part, le défi à envisager ultérieurement après la nécessité pratique et éthique de débats pour clarifier la notion de risque serait de réfléchir si des points de vue éthique et scientifique, il est idéal d'évaluer une étude en fonction des seuls intérêts de l'enfant présent, d'une seule couche sociale, d'un seul continent ou d'une seule civilisation. Il faudrait idéalement permettre une évolution de la science en fonction du meilleur intérêt du patient pédiatrique d'ici et maintenant, sans lui sacrifier, bien sûr, l'enfant d'ailleurs ou l'enfant futur. Voilà un défi de taille que celui de concilier les intérêts de ces deux générations ou de populations différentes sans nuire ni à l'une ni à l'autre. Je pense ici à certaines recherches dans des pays légalement plus permissifs en matière de protection des sujets d'âge mineur ou, encore, de recherches avec des percées en génétique où des données insuffisamment protégées par la confidentialité pourraient entraîner des préjudices sérieux aux individus testés. Et j'ajouterais même que la tendance de la recherche actuelle de vouloir conserver du sang pour de futurs tests génétiques doit nous préoccuper. Qu'advient-il de ces éprouvettes et des cellules qu'elles contiennent une fois qu'elles ont été prélevées et amenées à l'extérieur des milieux cliniques ? Est-ce qu'on doit tout laisser faire ? C'est cet équilibre, encore une fois, entre l'acquis et le possible auquel doivent veiller les CER et les institutions sérieuses qu'ils représentent. Il faut par ailleurs comprendre tout cela dans le contexte où des monopoles dans certains domaines de la recherche, détenus par certains groupes de chercheurs, se sont établis. Or, une fois ces monopoles bien installés, surtout s'ils le sont à l'extérieur de nos frontières nationales, il est plus difficile de contrôler ces groupes de recherche ou de les influencer dans la conduite de leurs études.

Il s'agit là d'une véritable obligation à laquelle la science médicale devrait déjà se soumettre – je pense ici à l'utilisation des tests génétiques – c'est-à-dire ne pas identifier des états ou des maladies en devenir sans avoir en main une proposition de guérison ou de prévention efficace. Notamment, est-il moral d'identifier des populations à risque de développer une certaine maladie ou un certain état sans avoir à leur proposer au même moment une solution de prévention ou de guérison (par exemple, des marqueurs génétiques de certains types de cancer) ? Cela ressemble ni plus ni moins à la création par la recherche d'un drame humain. La recherche n'est pas Cassandre. Elle doit, si elle dépiste des conditions sévères, proposer au même moment des solutions préventives ou curatives. Sinon, elle se développe au détriment du meilleur intérêt du sujet de recherche dans un contexte où tous les résultats scientifiques se justifient essentiellement par la seule rigueur de la méthode pour les obtenir. Cela est certainement non souhaitable d'un point de vue éthique et à bannir d'un point de vue humain. La science médicale ne pourra jamais être laissée à elle-même, car cela conduirait à des non-sens, voire à des aberrations. S'entendre sur les buts de la science médicale doit rapidement devenir une priorité pour l'ensemble des scientifiques qui font de la recherche, mais aussi pour les cliniciens qui appliquent les résultats de ces recherches. Idéalement, ne faudrait-il pas dans un premier temps, réaffirmer notre allégeance pour que les mêmes valeurs qui guident la médecine clinique guident aussi la recherche, mais avec une considération particulière pour les enfants qui deviendront des adultes et pour les enfants de demain ? Agir ainsi supposerait que les enfants présents ou futurs profitent des avancements de la recherche médicale au lieu d'en subir les conséquences négatives.

Conclusion

Après avoir affirmé que le meilleur intérêt de l'enfant n'est pas d'être protégé en étant gardé à l'extérieur des essais thérapeutiques, mais bien de permettre une recherche attentive aux besoins des enfants en général, force est de constater qu'il va dans le sens du meilleur intérêt pour l'enfant de reconnaître le risque beaucoup plus grand qu'est l'exposition des enfants à des médicaments non préalablement évalués. Il faut ajouter à la réflexion qu'il ne faudrait pas, pour toutes les maladies dites moins graves, à défaut d'éliminer tous les risques, empêcher des études sérieuses et permettre l'utilisation de médicaments sans l'approbation de l'expérimentation au préalable. Finalement, cela nous ramène à appliquer ce bon principe de précaution pour permettre une recherche centrée sur les véritables intérêts des enfants. Il serait idéal de penser qu'au moment de l'évaluation de protocoles, il faille rechercher des objectifs de recherche en accord avec les valeurs de bienfaisance de la médecine où le bien du patient est l'objectif recherché avant toute chose. De plus, il ne faut pas permettre qu'une recherche se fasse au détriment de risques non raisonnables pour le sujet de recherche. C'est donc une manière de réitérer la nécessité des CER et de constater tout le travail qu'ils ont accompli jusqu'à maintenant et qu'il reste à accomplir. Dans l'attente de consensus, sinon de débats nécessaires sur ces questions précises que sont les définitions détaillées du risque en expérimentation et les questions de proposition d'un cadre de référence et de surveillance concernant la génétique, nous devons demeurer prudents. Il ne faut pas oublier que le sujet de recherche d'âge pédiatrique, lorsqu'il est atteint d'une maladie, surtout lorsqu'elle est grave, est émotif, fragile et très influençable. Cela est également vrai pour ses parents. C'est pourquoi le travail des CER, préalable à l'autorisation de la recherche, demeure primordial et qu'il se doit d'être extrêmement méticuleux.

Bibliographie

Coffey, MJ., Wilfond, B., Ross, LF. (2004). « Ethical assessment of clinical asthma trials including children subjects », *Pediatrics*, 113 :87-94.

Kodish, Eric (2005). *Ethics and research with children, A Case Based-approach.* Oxford University Press.

Shah, S., Whittle, A., Wilfond, B., Gensler, G., Wendler, D. (2004). « How do institutional review boards apply the federal risk and benefit standards for pediatric research ? », *Journal of the American Medical Association*, 291(4) :476-482.

Steinbrook, R. (2002). « Testing medication in children », *New England Journal of Medicine*, 347 :1462-1470

Les problèmes d'évaluation éthique des protocoles de recherche biomédicale en regard de l'article 21

Pierre DIAMOND

La recherche biomédicale avec les enfants reçoit une attention particulière lors de l'évaluation éthique des protocoles qui sont soumis aux comités d'éthique de la recherche clinique (CER). En effet, tous les protocoles qui impliquent de la recherche avec des populations vulnérables[1] sont étroitement évalués en regard de l'article 21 du Code civil du Québec et doivent, en plus, être conformes aux critères d'évaluation habituellement utilisés par les CER. Toute expérimentation qui vise des personnes mineures est donc soumise à des procédures bien établies afin d'assurer pleinement la protection de ces sujets de recherche, lesquelles sont plus vulnérables en raison de leur âge.

L'élaboration et la mise en place de ces mesures juridiques et éthiques ont modifié le travail des CER. En effet, les CER intervenant dans l'évaluation des études cliniques sont désormais assujettis à plusieurs procédures réglementaires qui sont fondées sur certaines valeurs morales et sur le respect de la dignité humaine. Afin de guider leurs réflexions, les CER se sont dotés, depuis les dernières années, de lignes de conduite précises qui reposent sur le respect des lois et sur les grandes lignes directrices en éthique.

Le plan d'action ministériel a conduit à la mise en place de cadres réglementaires misant sur l'organisation et les bonnes pratiques de la recherche. Ces cadres accordent un rôle fondamental aux CER, dont les décisions

1. Les majeurs inaptes font aussi partie des populations vulnérables, bien qu'ils ne fassent pas partie de mon propos ici.

doivent être conformes aux règles de l'Énoncé de politique des Trois Conseils (1998) et guidées par plusieurs documents-cadres, entre autres, par :

1. La Déclaration d'Helsinki
2. Le Guide des bonnes pratiques cliniques
3. Les standards du Fonds de la recherche en santé du Québec (FRSQ) sur l'éthique de la recherche et l'intégrité scientifique
4. La recherche en génétique humaine (cadre éthique)
5. La Déclaration universelle de l'UNESCO
6. Le Code de déontologie des médecins du Québec
7. Les Codes professionnels
8. Le Code civil du Québec
9. La loi sur les aliments et drogues de Santé Canada

L'ensemble de ces documents forme la base éthique sur laquelle a été conçue la réglementation concernant les balises éthiques et médicales de la recherche avec les enfants. Cette réglementation complexe tient donc son origine d'une réflexion juridique et éthique non pas seulement locale, mais inscrite dans un contexte international.

1. Les aspects importants de l'article 21 pour les mineurs

Plusieurs aspects de l'article 21 sont particulièrement importants dans la recherche avec les enfants. Ils définissent le cadre de la pratique et de l'expérimentation médicale avec les enfants. Ils spécifient entre autres que : « Un mineur ou un majeur inapte ne peut être soumis à une expérimentation qui comporte un risque sérieux pour sa santé ». Il nous faut donc définir ce qu'est un « risque sérieux ». Parmi les risques que l'on peut qualifier de sérieux, nous incluons généralement les effets secondaires, les inconvénients à long terme et les risques associés aux traitements placebos. Ces risques se présentent comme les balises qui délimitent les possibilités de recherche avec les enfants et les mineurs.

En tant que sujet de recherche, l'enfant doit être considéré comme faisant partie d'une classe spéciale, bien qu'on lui reconnaisse la possibilité de refuser de participer à une expérimentation médicale. L'enfant, toujours selon l'article 21 du Code civil du Québec, ne peut être soumis à une expérimentation « (...) à laquelle il s'oppose alors qu'il en comprend la nature et les conséquences». Aux fins de l'expérimentation, l'enfant, peu importe son âge, est jugé inapte et le tuteur légal doit signer pour que le mineur puisse participer. Cependant, si l'enfant comprend la nature de l'expérimentation, il peut s'y opposer. On lui reconnaît donc la capacité de choisir pour son bien-être et cela, même si l'opinion du tuteur légal à généralement préséance selon la Loi. Cet aspect peut poser problème car il est difficile de définir clairement jusqu'à quel point les jeunes enfants sont en mesure de comprendre la nature de l'expérimentation qui leur est proposée. Les recherches médicales sont souvent fort complexes et difficiles à comprendre pour les non-initiés. De plus, les enjeux éthiques que doivent comprendre les sujets de recherche peuvent être tout aussi difficiles à comprendre et à mettre en perspective. Toutefois, il s'agit bien d'une reconnaissance de l'enfant comme étant un sujet moral dont l'opinion doit être considérée.

Par ailleurs, l'article 21 présente aussi des zones grises quant à la façon dont sont définies les expérimentations médicales. L'article 21 stipule que: «Ne constituent pas des expérimentations les soins qui, selon le comité d'éthique, sont des soins innovateurs requis par l'état de santé de la personne qui y est soumise.» Nous devons reconnaître qu'il est difficile de définir clairement le concept de «soins innovateurs» auquel les CER font face. Ce manque de clarté peut introduire un problème dans leur travail, car ils doivent prendre leurs décisions en fonction du bien-être de l'enfant.

Finalement, l'article 21 stipule que: «Les comités d'éthique compétents sont institués par le ministère de la Santé et des Services sociaux ou désignés par lui parmi les comités d'éthique de la recherche existants...» Le CER du CHUQ[2] est un de ces comités. En 2004, 246 nouveaux projets ont été étudiés par le CER au CHUQ, dont 114 au CHUL (Centre hospitalier de l'Université Laval). Parmi ces projets, 39 relevaient de l'article 21. Cela démontre qu'il existe un besoin réel pour ce genre de code d'éthique, car plusieurs projets de recherche concernent les soins pédiatriques.

2. Les défis associés à l'évaluation éthique des études cliniques

L'évaluation éthique des études cliniques comprend plusieurs défis. Il est possible de les examiner à partir des différentes phases que comportent

2. Centre hospitalier universitaire de Québec, comportant trois hôpitaux.

les essais cliniques. De la phase I à la phase IV, les dispositions de l'article 21 définissent un cadre pour la recherche avec les enfants, lequel soulève des difficultés propres à chaque phase, notamment en ce qui concerne l'utilisation de placebos lors d'une recherche clinique avec des enfants. Afin de bien comprendre en quoi les dispositions de l'article 21 influencent l'expérimentation médicale avec les enfants, une revue des quatre phases d'un essai clinique est nécessaire.

Dans la *phase I*, qui représente 8 % des protocoles soumis au CER, les essais étudient l'évaluation de la sécurité et du seuil de tolérance, avec des volontaires en bonne santé. On y analyse la pharmacocinétique[3] et on détermine la dose optimale, sans provoquer d'effets secondaires. Les conditions de l'article 21 ne permettent pas en général le recrutement de mineurs à ce stade. Donc, les enfants sont souvent exclus des essais de phase I car leur participation doit laisser espérer un bienfait pour eux, ce qui peut rarement être le cas dans ce type d'essai. Pourtant, il est difficile d'appliquer dans la population en général les résultats des recherches effectuées chez de jeunes adultes en bonne santé. Par exemple, nous savons que l'exclusion des personnes âgées dans ce type de recherche a déjà conduit à des posologies excessives pour ce groupe. De plus, les données de recherche provenant d'études chez l'adulte ne sont pas toujours valides chez l'enfant. Il est donc évident que cette classification des sujets de recherche entraîne une exclusion des enfants qui peut poser un problème quant à la validité des recherches médicales en soins pédiatriques.

Les essais de la *phase II*, qui représentent 33 % de tous les projets présentés à notre CÉR, visent à évaluer l'efficacité d'un médicament chez des patients. On étudie les seuils thérapeutiques, on détermine les effets secondaires et on continue à évaluer l'innocuité des médicaments à l'essai. Le principal problème ici est l'utilisation du groupe placebo chez les mineurs. L'article 7.4 de l'Énoncé des politiques des Trois Conseils stipule que: « D'une façon générale, l'administration de placebos dans un essai clinique est inacceptable lorsqu'il existe des traitements couramment dispensés à des populations particulières de sujets. » Pour ce qui est de la recherche chez l'enfant, il est difficile de justifier l'inclusion d'un groupe placebo en regard de l'article 21. En effet, le deuxième alinéa de l'article 21 stipule qu'il doit y avoir, dans la recherche, un bienfait escompté pour l'enfant. Il est donc clair que l'administration d'un placebo chez l'enfant peut

3. La pharmacocinétique est l'étude du devenir du médicament dans l'organisme.

présenter un problème. Plus il y a de risques pour les mineurs, plus l'exigence des bénéfices doit être élevée. Or, l'usage d'un placebo peut comporter un risque pour la santé et ce, même sur une courte période, puisqu'il n'y a pas de traitement actif administré à l'enfant. Une des solutions possibles serait que le groupe témoin puisse recevoir le traitement standard à la place d'un placebo.

Dans la *phase III*, c'est-à-dire 54 % des études présentées au CER du CHUL, on évalue l'efficacité et l'innocuité du produit à l'essai. C'est la collecte de données additionnelles dans des conditions en double insu. On documente les avantages et les effets secondaires. Le problème du placebo refait surface ici. Il faut bien comprendre que son utilisation n'est pas sans intérêt : il permet de mesurer l'effet du traitement, d'observer les effets secondaires attribuables soit au médicament à l'étude, soit à l'état du patient, soit à l'évolution de sa maladie ou aux artefacts.

Cependant, l'Énoncé de politique des Trois Conseils affirme que l'utilisation d'un placebo en recherche clinique est généralement inacceptable lorsqu'un traitement est disponible (article 7.4). Le problème qui surgit tient donc au fait que l'article 21 du Code civil n'est pas harmonisé avec l'article 7.4 de l'Énoncé de politique des Trois Conseils aux paragraphes qui acceptent l'usage d'un placebo dans certaines conditions. De plus, le paragraphe 29 de la Déclaration d'Helsinki nous interdit le recours au placebo :

> Les avantages, les risques, les contraintes et l'efficacité d'une nouvelle méthode doivent être évalués par comparaison avec les meilleures méthodes diagnostiques, thérapeutiques ou de prévention en usage. Cela n'exclut ni le recours au placebo ni l'absence d'intervention dans les études pour lesquelles il n'existe pas de méthode diagnostique, thérapeutique ou de prévention éprouvée[4].

4. Nous pouvons lire, cependant, la remarque suivante concernant l'article cité : « Toutefois, même s'il existe un traitement éprouvé, les essais avec témoins sous placebo peuvent être éthiquement acceptables dans les conditions suivantes :
   - lorsque, pour des raisons méthodologiques impérieuses et scientifiquement solides, il n'existe pas d'autres moyens qui permettent de déterminer l'efficacité ou l'innocuité d'une méthode prophylactique, diagnostique ou thérapeutique ; ou
   - lorsqu'une méthode prophylactique, diagnostique ou thérapeutique est mise à l'essai pour une affection bénigne et que la participation à l'essai n'expose pas à des risques supplémentaires de dommages significatifs ou durables. »

Par exemple, il serait non éthique de randomiser des patients dans une étude dose réponse si un traitement efficace pouvait prévenir une morbidité irréversible ou non, ou si la dose inférieure était délibérément non efficace ou si la posologie d'un médicament était beaucoup trop faible (placebo *de facto*) dans un groupe contrôle actif. Encore une fois, c'est l'utilisation d'un placebo qui pose un problème car celui-ci ne peut pas être considéré comme un traitement en tant que tel.

Les projets de la *phase IV* représentent 5 % des projets étudiés ici. Ce sont des essais qui se situent après l'approbation de la vente du médicament. On teste la pharmacovigilance, on cherche à optimiser l'utilisation du médicament ou à confirmer son usage dans l'indication approuvée. Les enfants, les adolescents et les personnes âgées y sont étudiés de façon plus restreinte. Conséquemment, les projets de phase IV ne posent pas de problèmes éthiques spécifiques en rapport avec l'article 21.

Conclusion

Dans toutes ces phases, le rôle du CER est de s'assurer que l'étude rencontre les principes éthiques, qu'elle est pertinente et qu'elle possède une valeur scientifique indéniable. Le CER doit de plus déterminer l'équilibre entre les risques et les avantages pour chaque personne concernée, apprécier les retombées éventuelles sur la santé, examiner le mode de recrutement des patients (respect des personnes vulnérables), évaluer les formulaires de consentement, entre autres, pour le respect du consentement libre et éclairé et celui de la vie privée et des renseignements personnels et, finalement, s'assurer que la confidentialité est protégée dans toutes les étapes du processus.

Nous devons reconnaître que les conditions actuelles de recherche chez l'enfant rencontrent plusieurs obstacles, surtout dans l'application de l'article 21, lequel n'est pas toujours bien adapté à la pratique. Le devoir des CER est de s'assurer que les projets de recherche sont conformes aux grands principes d'éthique, aux valeurs morales et au respect de la personne. Puisque l'application intégrale des dispositions de l'article 21 pose des problèmes qui peuvent entraver le travail de recherche médicale en soins pédiatriques, il serait judicieux, dans cette optique, de donner une plus grande latitude aux CER dans l'évaluation des projets qui s'adressent aux personnes vulnérables, et ce, principalement pour leur bien.

Bibliographie

Association médicale mondiale (1964). « Déclaration d'Helsinki : Principes éthiques applicables aux recherches médicales sur des sujets humains » : http://www.wma.net/f/policy/pdf/17c.pdf.

Instituts de recherche en santé du Canada, Conseil de recherches en sciences naturelles et en génie du Canada, Conseil de recherches en sciences humaines du Canada. (1998). « *Énoncé de politique des trois Conseils : Éthique de la recherche avec des êtres humains* », (avec les modifications de 2000, 2002 et 2005) : http://pre.ethics.gc.ca/francais/pdf/TCPS %20octobre %202005_F.pdf.

Ministère de la Justice Gouvernement du Québec (2007). Code Civil du Québec mis à jour le 24 Juillet 2007. Québec, Éditeur officiel du Québec.

L'harmonisation du droit et de l'éthique en recherche pédiatrique : la « jurisprudence » du comité d'éthique de la recherche du CHU Sainte-Justine

Jean-Marie THERRIEN et Geneviève CARDINAL

Il existe peu d'écrits portant spécifiquement sur l'encadrement éthique et juridique de la recherche pédiatrique. C'est pourquoi, depuis 1996, le comité d'éthique de la recherche (CER) du CHU Sainte-Justine, fort de son expérience comme centre hospitalier universitaire mère-enfant, formalise les principaux enjeux éthiques qu'il rencontre et précise les politiques qu'il adopte à cet égard. Le document de politiques internes est élaboré en révisant annuellement les procès-verbaux. Cet outil est en développement constant en fonction des problèmes étudiés et de l'évolution des réglementations. Sa publication prochaine visera à partager notre expérience, à indiquer aux chercheurs les attentes du comité et à assurer l'homogénéité et la cohérence de nos évaluations.

En attendant cette publication, nous présentons ici quelques éléments de cette « jurisprudence » qui tient compte des exigences de l'article 21 du Code civil du Québec, notamment au regard du concept d'expérimentation, des risques, des bienfaits et du consentement en recherche ainsi que des soins innovateurs.

1. Le sens du mot expérimentation

L'article 21 du Code civil du Québec (C.c.Q.) soulève régulièrement pour les CER, la question de l'interprétation du terme « expérimentation ».

Alors que certains circonscrivent l'expérimentation à des recherches portant atteinte à l'intégrité physique des individus, le CER du CHU Sainte-Justine en fait une interprétation beaucoup plus large. Ainsi, les évaluations des projets de recherche partent toujours de la prémisse suivante : le terme « expérimentation » désigne toute forme de recherche, de quelque nature qu'elle soit, y compris la recherche psychosociale et la collecte de données. Notre CER considère donc que toute recherche qui se fait avec des sujets humains ou qui concerne des sujets humains constitue de l'expérimentation. Pour nous, il n'y a donc pas de recherches portant sur les personnes inaptes qui ne soient pas couvertes par l'article 21. Nous croyons que cette façon de voir correspond bien à la visée protectrice des sujets vulnérables. De plus, le sens du dictionnaire du mot « expérimentation » réfère bien à cette idée de « pratiquer des opérations destinées à étudier, à juger quelque chose », de « provoquer un phénomène et l'étudier » (Le Petit Robert, 2002). On peut ainsi étudier un phénomène en effectuant un prélèvement sanguin comme en demandant à un participant de répondre à un questionnaire qui peut d'ailleurs contenir des questions très sensibles.

2. Le recours à une intervention invasive

Dans notre établissement, les patients subissent régulièrement des interventions invasives (des endoscopies, des chirurgies, etc.) dans le but d'améliorer leur état de santé. Ces procédures invasives peuvent aussi être utilisées dans le cadre d'une recherche. Mais dès l'instant où il ne s'agit plus de soins mais bien d'expérimentation, les critères deviennent plus rigoureux que celui de la simple proportionnalité entre les avantages et les inconvénients. En effet, l'article 21 du Code civil du Québec exige que l'expérimentation ne comporte aucun risque sérieux pour la santé de l'enfant.

L'une des recherches présentée au comité visait à étudier la fonction coronarienne chez des enfants à haut risque en raison d'une malformation cardiaque. Le protocole prévoit faire subir aux enfants un cathétérisme cardiaque si les résultats ne sont pas disponibles, pas assez récents ou incomplets. Les chercheurs font valoir que les risques qui y sont reliés sont les mêmes que ceux d'un cathétérisme de routine, cette technique n'étant pas expérimentale.

Le CER a établi les conditions éthiques justifiant le recours en recherche à une intervention invasive. Une intervention invasive, tel un cathétérisme, n'est acceptable en recherche que si elle est nécessaire aux soins de l'enfant et si certaines modalités sont suivies pour s'assurer du respect des critères d'inclusion redéfinis par le comité, par exemple, la vérification de l'inclusion par un cardiologue qui ne participe pas à la recherche. C'est donc le bien de l'enfant qui est la visée éthique.

3. La détection d'un problème lors de la recherche

Il arrive parfois que lors de projets de recherche, on puisse détecter des problèmes de santé chez les participants. Pensons à des difficultés de langage, des taux de lipides ou glucides anormaux, des troubles psychocomportementaux, des problèmes pharmacogénomiques, des résultats de tests génétiques significatifs pour la santé. Comment les chercheurs arrivent-ils à gérer ce type d'informations?

La détection d'un problème de santé peut constituer un réel bienfait pour les enfants participant à la recherche puisque cette connaissance peut permettre ensuite une prise en charge clinique adaptée. Par contre, tout résultat de recherche ne doit pas nécessairement être divulgué aux participants. Dans certains cas, il est même possible que la divulgation cause plus de mal que de bien, par exemple, occasionner de l'angoisse face à un résultat pour lequel aucun traitement ou prévention n'est possible ou encore susciter de l'inquiétude face à une mauvaise interprétation du résultat par le parent. Notre comité d'éthique a toujours été soucieux d'établir un cadre éthique pour encadrer la transmission des résultats de recherche aux participants afin d'en favoriser les bienfaits et d'en minimiser les risques.

En effet, d'après le principe de bienfaisance, les informations liées à un problème de santé doivent être communiquées lorsqu'elles sont validées scientifiquement, qu'elles ont des conséquences significatives pour la santé du participant et que la prévention ou un traitement est disponible. Les éléments suivants doivent donc être considérés. Quelle est la validité des instruments de mesure qui ne sont pas cliniques? Quel est le délai pour obtenir les résultats? Quel est le moment de l'apparition de la maladie? Y a-t-il des traitements disponibles? Les tests et les évaluations devraient-ils être repris dans un contexte clinique et devrait-on plutôt considérer la divulgation du résultat comme une invitation à consulter pour obtenir un avis clinique? Chaque situation est unique et mérite une évaluation approfondie des bénéfices et des risques.

Si l'on décide qu'il est souhaitable pour le participant que lui soit communiqué un résultat, il faut aussi se demander par qui cela devrait être fait. Notre politique interne considère que les résultats doivent être communiqués par un médecin ou un autre professionnel compétent (par exemple un orthophoniste ou un ergothérapeute). Il est inacceptable que l'information soit envoyée par la poste aux participants. Cela soulève des problèmes de confidentialité et peut, de plus, susciter de l'angoisse chez les participants. Il est aussi impossible alors de s'assurer de la bonne compréhension des résultats par les individus.

Enfin, lors de l'évaluation des projets de recherche non seulement faut-il se demander s'il est possible que soient détectés des problèmes de santé, mais il faut aussi prévoir avant le début de la recherche quel type de suivi sera mis en place et s'assurer d'avoir la collaboration des personnes ayant l'expertise requise. La communication des résultats a également un impact sur les mécanismes assurant la confidentialité. Ainsi, l'anonymisation des données serait questionnable d'un point de vue éthique si des résultats pouvaient être utiles à la santé des participants. Une entente préalable entre l'équipe de recherche, le comité d'éthique et les équipes cliniques ne peut être qu'à l'avantage des enfants participants.

4. Les problèmes reliés au consentement

4.1. Le consentement et la participation de parents mineurs

Dans un centre hospitalier mère-enfant, il est tout fait logique d'avoir des projets de recherche qui s'intéressent à la fois aux parents et à leurs enfants. À titre d'exemple, un projet de recherche portant sur le soutien social et le développement socioaffectif des nourrissons de mères adolescentes se fait à partir d'entrevues et de questionnaires (sociodémographique et de santé mentale) et comprend une séance d'observation en laboratoire avec la mère et son bébé. Dans ce cas, le comité d'éthique doit faire face à la question du consentement pour la participation de mères adolescentes.

La participation à la recherche de parents adolescents et de leur enfant soulève deux enjeux en regard de l'article 21 du Code civil du Québec. Tout d'abord, le Code civil énonce clairement que le consentement à l'expérimentation est donné, pour le mineur, par le titulaire de l'autorité parentale ou le tuteur et aucune exception n'est prévue à cette règle générale. Dans le cas de parents mineurs, cela donne lieu à une situation paradoxale. Ainsi, juge-t-on qu'une mère mineure a la capacité de décider du bien-fondé de la participation de son enfant à un projet de recherche. Toutefois, en ce qui concerne sa propre participation, elle est considérée comme une participante mineure et on ne lui reconnaît plus cette autonomie face aux décisions qui la concernent personnellement. Le consentement doit alors être exercé par son propre titulaire de l'autorité parentale.

À cela peut s'ajouter un deuxième enjeu, car dans ce type de recherche, il peut s'avérer très difficile et même impossible d'obtenir le consentement des parents des jeunes mères. Ces dernières ont en effet parfois coupé le contact avec eux. Les chercheurs ont demandé au CER d'avoir recours à une personne se trouvant sur les lieux de recrutement qui pourrait agir comme « tuteur *ad hoc* » dans les cas où il est impossible de faire appel aux parents. Puisque le Code civil ne permet pas à une personne autre que les parents d'agir à titre de tuteur sauf si elle est nommée par le tribunal, que fait-on si l'adolescente refuse de contacter ses parents ?

La participation à des recherches de ce groupe d'adolescentes devenues mère ne peut être négligée, puisque les recherches permettraient éventuellement d'améliorer la prise en charge clinique de ce groupe en tenant compte de ses spécificités. Il est néanmoins difficile de contourner les règles énoncées par le Code civil. D'un point de vue strictement juridique, il n'y a d'autres choix que d'obtenir la signature d'un des parents de la mère mineure. Si une adolescente refuse de contacter ses parents pour qu'ils consentent au projet de recherche, l'équipe de recherche doit respecter ce refus et l'exclure du projet. Le comité a néanmoins accepté, d'une façon exceptionnelle, que le consentement soit donné par un adulte significatif pour la jeune mère étant donné qu'il n'y avait pas, dans ce cas précis, de risques importants reliés à sa participation et à celle de son enfant et qu'il était impossible de contacter les parents. Cependant, advenant le cas où un des parents s'opposait à la participation de sa fille, il fut demandé de respecter ce refus.

4.2. Le désaccord des parents

De façon générale, les parents s'entendent sur la participation de leur enfant à un projet de recherche. Mais qu'arrive-t-il lorsque ils sont en désaccord quant à la participation de leur enfant, gravement malade, à un traitement expérimental alors qu'un traitement standard, bien qu'imparfait existe ? Et que doivent faire les chercheurs quand, en plus, les parents sont divorcés et qu'un seul des deux a la garde légale de l'enfant ?

Tout d'abord, selon l'article 195 du Code civil du Québec, le père ou la mère ne perd pas son autorité parentale dans le cas où son ex-conjoint/e a obtenu la garde légale de l'enfant. La tutelle continue donc d'être exercée par les deux parents à moins que le tribunal en ait décidé autrement pour des motifs graves. La position du comité d'éthique de la recherche, dans un tel cas, est donc de suggérer aux chercheurs de soigner l'enfant avec le traitement standard et de ne pas administrer le traitement expérimental.

Les père et mère pourraient bien sûr saisir le tribunal du différend. Mais en ce qui concerne le comité d'éthique de la recherche, il est difficile de faire valoir que la recherche est dans le meilleur intérêt de l'enfant plutôt que le traitement standard. Si telle était la situation, on pourrait se questionner sur l'équilibre clinique de la recherche. Selon l'Énoncé de politique des Trois Conseils : « Ce concept d'équilibre clinique signifie que les experts du milieu médical doutent sincèrement des mérites thérapeutiques comparés reliés à chaque groupe participant à un essai clinique. » Ainsi, la recherche n'est éthique que si les experts sont d'accord qu'il y a de l'incertitude quant à l'efficacité du nouveau traitement proposé. Si l'une des approches, diagnostiques ou thérapeutiques, est reconnue pour être supérieure à une autre, on ne peut pas priver l'enfant du meilleur traitement ou en cacher l'existence. Et s'il n'y a pas d'incertitude quant à l'efficacité du traitement expérimental, il n'est pas éthique que la recherche ait lieu.

4.3. Le consentement et les enfants en famille d'accueil

La recherche pédiatrique vise à l'occasion des enfants vivant dans une famille d'accueil. Leur participation peut poser des problèmes éthiques et de logistique, notamment en ce qui concerne l'obtention du consentement. Qui doit consentir à la participation de l'enfant au projet de recherche : le parent naturel ou le « parent » de la famille d'accueil ? Peut-on faire valoir qu'il n'est pas toujours nécessaire d'obtenir le consentement des parents naturels pour la participation de l'enfant à la recherche, sauf si l'enfant demeure toujours dans sa famille d'origine ? Même si ce raisonnement pourrait *a priori* sembler logique, ce n'est pas ce que la loi prévoit.

Selon l'article 21 du Code civil du Québec, « Le consentement à l'expérimentation est donné, pour le mineur, par le titulaire de l'autorité parentale ou le tuteur. » De plus, le retrait de certains attributs de l'autorité, comme la garde, n'entraîne pas automatiquement la déchéance de l'autorité parentale comme nous l'avons constaté dans la section précédente. En vertu de l'article 197 du Code civil du Québec, le tribunal doit prononcer la déchéance de l'autorité parentale ou la perte de la tutelle à l'égard des père et mère du mineur pour qu'un tuteur autre soit nommé.

En règle générale, le consentement écrit d'un des parents naturels pour la participation de l'enfant au projet de recherche est donc essentiel, même si l'enfant vit dans une famille d'accueil. Il y a un cas d'exception, soit si un tribunal a prononcé la déchéance de l'autorité parentale ou la perte de la tutelle. Il faut donc vérifier méticuleusement qui est tuteur de l'enfant : les parents naturels ou les « parents » d'accueil à la suite d'une décision de la cour.

En pratique, cette règle pose néanmoins des difficultés pour la réalisation de la recherche. Dans certains cas, on peut facilement imaginer que la collaboration de la famille naturelle au projet de recherche, si l'enfant a été placé en famille d'accueil, ne sera pas évidente. D'un point de vue éthique, chaque situation est unique et il est parfois légitime de se demander qui serait la meilleure personne pour prendre une décision dans l'intérêt de l'enfant : le parent naturel ou celui de la famille d'accueil ?

4.4. Les biobanques et la notion de consentement large

Comme ailleurs dans le monde, les comités d'éthique de la recherche au Québec sont de plus en plus sollicités pour évaluer des projets de biobanques de type populationnel ou tout simplement de très grande envergure. Ces biobanques sont à la fine pointe de la science et se multiplient actuellement dans les divers domaines de la recherche. Au CHU Sainte-Justine, en vertu des statuts du CER et de la politique de gestion des banques de données et de matériel biologique pour fins de recherche, la création d'une banque de données ou de matériel biologique et l'utilisation ou la contribution à une banque déjà existante nécessitent l'approbation du CER.

Avec la multiplication de grandes banques, il devient plus difficile de limiter les utilisations à une seule maladie ou de prévoir toutes les recherches qui seront faites dans le futur à partir des échantillons de la banque. L'objectif principal de ces banques est justement d'offrir aux chercheurs un précieux outil de recherche à long terme pour accélérer le processus de découverte lié aux maladies et d'empêcher la sursollicitation.

Le consentement large (*blanket consent*) est un sujet controversé qui a très souvent monopolisé les discussions liées aux enjeux éthiques et juridiques de la recherche. La question principale demeure entière : un consentement large peut-il être considéré comme un consentement éclairé ?

Au CER du CHU Sainte-Justine, notre politique à l'égard du consentement large s'est modifiée au fil des ans, d'où l'intérêt d'en discuter ici. Jusqu'en 2002, le CER refusait un consentement large pour les spécimens codés, car il considérait que le consentement devait être le plus spécifique possible. Depuis 2003, notre position à changé dans un but de répondre aux besoins de la science sans toutefois compromettre la protection des participants. Ainsi, dorénavant, un consentement large est devenu acceptable à condition qu'un encadrement éthique rigoureux soit mis en place pour assurer le respect des droits et le bien-être des participants. Cet encadrement est le suivant. Il faut qu'il soit possible pour le CER d'assurer un suivi du projet de banque et des utilisations subséquentes. Les chercheurs impliqués au CHU Sainte-Justine doivent pouvoir assurer une gestion responsable des échantillons et des données. Pour ces deux premières raisons, un consentement large est encore refusé lors de la conservation d'échantillons de patients de notre établissement par des compagnies pharmaceutiques. Aussi, tous les projets de recherche futurs utilisant ces échantillons doivent être approuvés par le CER. Le consentement large doit être clairement exprimé dans le formulaire de consentement. Et, enfin, le CER suggère que des mécanismes (un site web, une ligne téléphonique, l'envoi de bulletins d'informations périodiques, etc.) soient mis en place de façon à ce que les participants puissent connaître l'éventuel objet des recherches et qu'ils puissent exercer leur droit de retrait s'ils le désirent.

Certes, cette forme de consentement large ne fait pas l'unanimité dans la communauté éthique et juridique. Néanmoins, sans un consentement large, il est impossible de mettre en place ces vastes biobanques comme outil de recherche. Nous croyons que la bienfaisance éventuelle qu'elles pourraient apporter justifie leur mise en œuvre à condition que les participants sachent à quoi ils consentent et que l'encadrement éthique soit adéquat.

4.5. Le consentement en situation d'urgence

Quelques projets de recherche sont menés en situation d'urgence. La spécificité en ce qui concerne notre établissement est sa vocation pédiatrique. Est-il possible alors d'obtenir un consentement verbal des parents dans l'attente d'un consentement écrit recueilli dans les 48 heures suivant le début d'une étude? Ou un consentement différé serait-il acceptable? Le consentement serait alors obtenu non pas avant le début du projet de recherche, mais plutôt dès qu'il serait possible de l'obtenir.

Les recherches menées en situation d'urgence font face à un recrutement plus lent à cause des procédures de consentement. Pensons, par exemple, aux enfants qui se blessent à l'école ou à la garderie et qui arrivent à l'urgence avant leurs parents. Les parents ne sont pas présents au moment opportun pour donner un consentement à la recherche. Les chercheurs sont donc à la recherche de compromis.

Le Code civil du Québec laisse toutefois peu de place aux nuances. Contrairement aux majeurs, l'article 21 ne prévoit pas de procédures particulières pour le consentement dans le contexte de l'urgence lorsqu'il s'agit de mineurs. En situation d'urgence, le consentement verbal dans l'attente d'un consentement écrit et le consentement différé ne sont pas reconnus par la loi. Un consentement écrit doit donc être obtenu par le titulaire de l'autorité parentale ou par le tuteur avant le début de la participation de l'enfant à la recherche, que l'on se trouve en situation d'urgence ou non. Cela peut se justifier par le fait qu'un parent ne voudrait fort probablement pas, même en situation d'urgence, que son enfant participe à un projet de recherche comportant des risques sans son accord.

La solution de compromis que le CER propose aux chercheurs et qui respecte selon nous l'esprit de la loi, est de permettre qu'un formulaire très bref résumant les points les plus importants de la recherche (objectif principal, procédures et liberté de participation) soit attaché au formulaire principal. Dans la situation d'urgence, le parent est invité à lire ce formulaire abrégé et à le signer s'il consent à l'étude. Ensuite, dès que possible, le parent doit lire le formulaire principal et le signer s'il consent à poursuivre la participation de son enfant.

Jusqu'à maintenant, il est intéressant de noter que les recherches en situation d'urgence prennent généralement un peu plus de temps à se réaliser à cause des contraintes liées au consentement et donc au recrutement, mais les chercheurs arrivent néanmoins à recruter le nombre de participants nécessaires pour mener à bon terme leurs projets.

5. Le recours à la notion de soin innovateur

Le législateur québécois a préféré déléguer aux comités d'éthique de la recherche la responsabilité de déterminer si une intervention entre ou non sous le régime des soins innovateurs ou sous celui de la recherche. La seule information qu'il nous donne est que le soin innovateur doit être requis par l'état de santé de la personne. De plus, même si le Code civil du Québec est muet à cet égard, le soin innovateur, tout comme l'expérimentation, doit revêtir un caractère de nouveauté.

Notre expérience jusqu'ici concerne notamment un essai clinique chez des patients dont la vie est soudainement compromise. Un traitement efficace conventionnel n'existe pas pour cette situation. En laboratoire, le médicament expérimental se montre extrêmement efficace. Les buts de l'étude sont de déterminer l'efficacité du médicament et d'en étudier la pharmacocinétique chez l'enfant. Par contre, l'urgence de la situation, déterminée par le délai très court dont on bénéficie pour administrer le médicament, rend très difficile l'obtention d'un consentement écrit des parents.

Pour ne pas priver les enfants d'un médicament qui pourrait peut-être éventuellement leur sauver la vie, son administration a été considérée exceptionnellement, par notre CER, comme un « soin innovateur » pour permettre que le médicament soit donné dans le meilleur intérêt de l'enfant. Par contre, les analyses de sang, la collecte et l'analyse des données ont été considérées comme de l'expérimentation nécessitant un consentement écrit prévu à cet effet. De plus, le CER a déterminé que l'ensemble du projet, incluant l'administration du médicament devait lui être resoumis annuellement, avec des résultats intérimaires à l'appui, croyant ainsi combler une lacune du Code civil, soit l'absence de mécanisme officiel d'évaluation des soins innovateurs, par exemple, par un comité d'éthique de la recherche.

Conclusion

L'examen de ces situations évaluées en référence à l'article 21 du Code civil du Québec doit nous inciter à réfléchir aux rapports existant entre l'éthique et le droit. Ces rapports sont en relation dialectique : le droit exprime les conditions minimales qu'il faut respecter pour vivre en société alors que l'éthique exprime davantage un idéal qui pousse le droit à réaliser davantage les valeurs promues dans une société démocratique. La tension entre le droit et l'éthique n'est donc pas à faire disparaître, elle doit plutôt être conservée afin d'exprimer l'évolution de la vie sociale et de nous permettre de mieux nous y adapter tout en respectant et en conciliant les principes qui assurent la dignité humaine : la bienfaisance, l'autonomie, la justice, la solidarité et la responsabilité.

Bibliographie

Ministère de la Justice, Gouvernement du Québec (2007). *Code civil du Québec mis à jour le 24 Juillet 2007*. Québec, Éditeur officiel du Québec.

L'éthique de la recherche auprès des adolescents et l'exigence du consentement parental

Martin GOYETTE, Isabelle DAIGNEAULT
et Mélanie VANDETTE

Introduction

La recherche scientifique en sciences sociales joue un rôle non négligeable dans la société en permettant de mieux comprendre les phénomènes et, par conséquent, d'offrir des pistes de solutions à des problèmes sociaux se complexifiant. Dans un contexte de lutte aux problèmes sociaux, il est stratégique de comprendre et de s'attaquer à ceux qui touchent particulièrement la jeunesse. Bon nombre de chercheurs s'intéressant aux phénomènes sociaux liés aux adolescents se sont butés à des obstacles lors de la vérification éthique de leurs protocoles de recherche. Au Québec, de manière générale, le consentement pour la participation d'un mineur à une recherche doit être donné par les parents, notamment en vertu de l'article 21 du Code civil du Québec (C.c.Q.) (Québec, 1991). Si légalement, les adolescents sont des mineurs, plusieurs chercheurs sont d'avis que cette exigence n'est pas nécessaire dans certains cas, s'avère incohérente avec d'autres éléments de la législation, réduit considérablement le taux de participation aux études et réduit donc la validité des résultats de celles-ci.

Une revue fouillée des documents de référence, de la législation et de la littérature scientifique se penchant sur la question nous permet d'élargir la problématique de la recherche auprès des adolescents au-delà du consentement parental proprement dit. Ainsi, se questionner sur l'exigence du consentement parental lors de recherche auprès des adolescents oblige un examen partiel des notions d'expérimentation, de risque, d'aptitude à consentir, de respect et d'autonomie.

1. Une multitude de cadres de référence

Ce n'est qu'au lendemain de la Seconde Guerre mondiale que le monde de la recherche s'est vu imposer des règles d'éthique. Le Code de Nuremberg élaboré en 1947[1], jeta les bases de l'éthique dans le domaine de la recherche impliquant des êtres humains. Ce document reconnu internationalement balise la recherche de façon très générale, en introduisant les concepts du consentement éclairé, du risque, des bienfaits pour la société et du droit de retrait. Le Code inspira la création d'autres documents de référence plus détaillés, telle la Déclaration d'Helsinki, qui présente les principes éthiques guidant la recherche médicale sur les êtres humains[2]. La recherche médicale s'appuie encore aujourd'hui sur ce document qui fut amendé à maintes reprises depuis sa création en 1964. C'est avec le Rapport Belmont, en 1979[3], que l'on formule les principes fondamentaux d'éthique qui s'appliqueront non seulement à la recherche médicale, mais aussi au domaine des sciences du comportement. Trois principes éthiques y sont présentés : le respect de la personne, les bienfaits et la justice. Ces concepts se traduiront concrètement par le consentement éclairé, l'évaluation des risques et des bienfaits et la sélection des sujets (*The National Commission for the Protection of Human Subjects of Biomedical and Behavioral Research*, 1979). Ces principes éthiques internationaux guideront la législation, les règles directrices élaborées par les organismes subventionnaires et les comités d'éthique de la recherche (CER) des universités québécoises, des institutions de recherche et des centres hospitaliers.

Les CER jouent un rôle important dans l'approbation éthique des projets de recherche. Ils sont notamment chargés d'étudier les protocoles de recherches soumis pour les approuver, exiger des modifications ou les refuser en vue qu'ils soient conformes aux principes éthiques de la recherche et aux règles et lois canadiennes et québécoises.

Au niveau fédéral, les organismes que sont le Conseil de Recherches Médicales du Canada (CRM), le Conseil de recherches en sciences

1. Voir Commission scientifique des crimes de guerre (1950).
2. Voir Association médicale mondiale (1964).
3. Voir *The National Commission for the Protection of Human Subjects of Biomedical and Behavioral Research* (1979).

naturelles et de génie du Canada (CRSNG) et le Conseil de recherche en sciences humaines du Canada (CRSH), ont produit l'*Énoncé de politique des trois conseils* (EPTC), un document de près de 100 pages décrivant les conditions que toute institution doit remplir pour obtenir une subvention de recherche. Les grands principes éthiques qui émanent de l'EPTC sont : le respect de la dignité humaine ; le respect du consentement libre et éclairé ; le respect des personnes vulnérables ; le respect de la vie privée et des renseignements personnels ; le respect de la justice et de l'intégration ; l'équilibre des avantages et des inconvénients ; la réduction des inconvénients ; et, enfin, l'optimisation des avantages. En ce sens, l'EPTC s'inscrit directement dans la continuité du rapport Belmont.

Les CER doivent également prendre en compte les règles et les lois issues d'instances québécoises : le C.c.Q. (la section I se penche sur les soins et l'expérimentation), la Charte des droits et libertés de la personne et de l'Avis de la Gazette officielle du Québec, par exemple. Notons que la recherche sociale menée au Québec est régie, de façon complémentaire, par les normes des orientations du Fonds québécois de recherche sur la société et la culture (FQRSC).

Constatons que la tâche des CER est complexe parce qu'elle doit considérer la multitude des cadres de référence qui balise l'éthique de la recherche dans une réflexion non pas strictement juridique, mais qui prennent en compte les risques et les avantages compte tenu du contexte spécifique de la recherche analysée. Dans cette perspective, la recherche en sciences sociales ne peut être amalgamée aux recherches biomédicales.

2. Des notions à circonscrire

2.1. La question de l'expérimentation

Certaines règles directrices en éthique de la recherche posent parfois des difficultés, notamment dans le contexte de la recherche en sciences humaines. Plusieurs chercheurs sont d'avis que les lois et les règles régissant la recherche scientifique, aux États-Unis et au Canada, semblent avoir été élaborées pour la recherche biomédicale.

Au Québec, l'article 21 du C.c.Q. est au cœur de la controverse. Ainsi, « un mineur ou un majeur inapte ne peut être soumis à une expérimentation qui comporte un risque sérieux pour sa santé ou à laquelle il s'oppose alors qu'il en comprend la nature et les conséquences» (Québec, 1991).

Or, aucune définition du terme «expérimentation» n'est fournie dans le C.c.Q., l'EPTC, le Guide d'éthique du FRSQ, ni dans les orientations du FQRSC. Le terme semble référer davantage à la recherche biomédicale qu'à la recherche en sciences sociales, où l'on utilise plutôt le questionnaire, les groupes de discussion et l'entrevue comme méthodes de collecte de données (Saint-Arnaud *et al.*, 2009).

Comme le précise le document de référence commandé par la Conférence des recteurs et principaux des universités du Québec (CREPUQ) (Deschamps, 2006), si certains sont d'avis que toutes recherches, tous domaines confondus, impliquant un mineur devraient requérir le consentement parental, plusieurs sont d'avis qu'étant donné qu'il se trouve au chapitre des soins du C.c.Q, l'article 21 ne devrait s'appliquer qu'aux projets de recherche de nature expérimentale comportant la prestation de soins et impliquant des mineurs ou des majeurs inaptes. Ainsi, la revue d'une dizaine de commentaires sur la portée de l'article 21 du C.c.Q de Deschamps (2006 : 11) montre que «sur la base des commentaires formulés (…) sur l'article 21 C.c.Q., on ne saurait raisonnablement et logiquement prétendre que l'article 21 C.c.Q. s'applique à tout projet de recherche impliquant un mineur ou un majeur inapte».

Du reste, le terme *expérimentation*, pris dans son sens strict, ne réfère pas aux projets de recherche «de nature observationnelle ou qui comportent des entrevues ou l'administration de questionnaires» (Deschamps, 2006 : 5). Par ailleurs, pour Deschamps (2006), l'historique législatif des dispositions sur l'expérimentation et les commentaires du ministre de la Justice et le contexte d'insertion de l'article 21 du C.c.Q rendent difficile de conclure que ledit article s'applique à tout projet de recherche impliquant un mineur ou un majeur inapte. Aucune base juridique ne porte à le croire. En outre, le *Plan d'action ministériel en éthique de la recherche et en intégrité scientifique* de 1998 qui a définit le cadre d'application de l'article 21 C.c.Q ne mentionne nullement qu'il concerne «la recherche en sciences sociales, en sciences humaines ou en sciences de l'éducation» (Deschamps, 2006 : 12).

En bref, pour Deschamps (2006 : 13-14), «le sens ordinaire des mots» et «la logique des choses» nous dictent que les *expérimentations* visées par l'article 21 du C.c.Q sont celles menées dans le cadre de la prestation de soins de santé et de la recherche médicale[4].

Cela étant, il ne s'agit pas ici de promouvoir l'idée selon laquelle les projets de recherche auprès des mineurs ne doivent pas faire l'objet d'un examen éthique par un CER mais bien de montrer comment l'application uniforme de l'exigence de consentement parental lors de toutes recherches ne peut être soutenue (Deschamps, 2006 ; Saint Arnaud *et al.* 2009.).

Au-delà de la notion centrale d'expérimentation qui vient d'être discutée, celle de risque est également au cœur de l'article 21.

2.2. Les risques encourus par les sujets

Une autre question qui est au cœur de l'exigence des CER du consentement parental lors de recherches auprès des mineurs est l'évaluation des risques encourus par les sujets.

L'article 20 du C.c.Q. permet à toute personne « majeure, apte à consentir [de] se soumettre à une expérimentation, pourvu que le risque couru ne soit pas hors de proportion avec le bienfait qu'on peut raisonnablement en espérer » (Québec, 1991). Dans le cas d'un mineur ou d'un majeur inapte, l'article 21 du C.c.Q. prévoit qu'il « ne peut être soumis à une expérimentation qui comporte un risque sérieux pour sa santé ou à laquelle il s'oppose alors qu'il en comprend la nature et les conséquences » (*ibid*). Le C.c.Q. ne précise pas le sens du terme « risque », mais l'EPTC, offre des précisions quant à la notion de « risque minimal » :

> Lorsque l'on a toutes les raisons de penser que les sujets pressentis estiment que la probabilité et l'importance des éventuels inconvénients associés à une recherche sont comparables à ceux auxquels ils s'exposent dans les aspects de leur vie quotidienne reliés à la recherche, la recherche se situe sous le seuil de risque minimal. Au-delà de ce seuil, la recherche doit faire l'objet d'un examen plus rigoureux et être réglementée de façon plus stricte afin de mieux protéger les intérêts des sujets pressentis. (Instituts de recherche en santé du

4. Selon l'analyse de Deschamps (2006), il semble que la confusion quant à la portée de l'article 21 du C.c.Q vient d'un document du ministère de la Santé et des Services sociaux dans la Gazette officielle du Québec en 1998 qui étend à **tous** les projets de recherche portant sur des mineurs la nécessité d'obtenir une autorisation éthique d'un CER désigné par le ministre. À l'instar de Deschamps (2006 : 13), nous pouvons nous demander quelle autorité le ministre de la Santé et des Services sociaux utilise-t-il pour vouloir réglementer des recherches « hors du cadre des établissements de santé du réseau ou d'un contexte de soins de santé ».

Canada, Conseil de recherches en sciences naturelles et en génie du Canada, Conseil de recherches en sciences humaines du Canada, *Énoncé de politique des trois Conseils: Éthique de la recherche avec des êtres humains*, 1998 (avec les modifications de 2000, 2002 et 2005), Chapitre 1, C, C.1 : 1.5).

La notion de risque pose de nombreuses questions. D'abord, le niveau de « risque » encouru par les participants à des recherches de type psychosocial est de nature tout autre que celui encouru dans le cadre de recherches cliniques et, conséquemment, peut-être moins élevé. Or, la réglementation ne fait pas de distinction entre ces deux types d'études (Côté, 2007 ; Saint-Arnaud *et al.*, 2009) Ainsi, alors que les risques associés aux études cliniques sont davantage liés à la santé, il appert qu'une étude de type psychosocial, où les méthodes utilisées sont souvent des questionnaires et des entrevues, ne comporte pas vraiment de risques liés à la santé. Tout au plus, on rapporte que l'inconfort lié à ce type d'étude résiderait dans le malaise lié à l'évocation de souvenirs douloureux (Saint-Arnaud *et al.*, 2009). À ce chapitre, certains rappellerons que tout protocole de recherche doit donner au participant un droit de retrait. En outre, plusieurs études mettent à la disposition des participants des ressources en cas de besoin (par exemple, du soutien psychologique) (*ibid.*), dispositions balisées par les directives des différents fonds subventionnaires.

La définition du risque telle que présentée dans l'EPTC pose aussi le problème de la mesure : à défaut de pouvoir se référer à une définition plus claire du risque, il est difficile de le mesurer. À partir de quel niveau de risque doit-on bloquer la recherche ou exiger un consentement parental ? À quel type d'inconvénient se réfère-t-on (physique, financier, social, etc.) ? Et si l'étalon choisi est la vie quotidienne du participant, alors n'est-il pas complexe d'en apprécier le niveau de risque ? Après tout, tous n'ont pas le même quotidien (Côté, 2007).

Cette tâche plutôt épineuse qu'est l'évaluation du risque est laissée au bon jugement des membres des CER, qui ne semblent s'appuyer sur aucun autre outil que la comparaison du niveau de risque quotidien. Or, cette évaluation du risque dépendra de la composition disciplinaire et du corpus d'expérience des membres d'un CER. Ainsi, un même projet de recherche approuvé par un CER pourrait être bloqué par un autre CER (*ibid.*). On propose donc, à défaut d'avoir recours à un outil d'évaluation du risque plus structuré, que les CER jugent « au cas par cas » du niveau de risque des protocoles de recherche (*ibid.*). Compte tenu de la complexité des interventions et des études, le jugement au cas par cas semble plus approprié selon même les balises de l'EPTC. La difficulté, soulevée par plusieurs auteurs, c'est que les CER ne réalisent pas cet examen la plupart du temps (Sieber, 2004a).

Par ailleurs, bien qu'il ait été établi que le seuil minimal de risque acceptable pour une étude est le niveau de risque encouru par le participant dans son quotidien, le « risque zéro » semble être devenu la norme adoptée par les CER. La question du seuil d'acceptabilité du risque est une des nombreuses questions qu'a étudiées le comité de travail spécial de l'éthique de la recherche en sciences humaines. Ce comité, formé à la demande du Groupe consultatif interagences et du Secrétariat en éthique de la recherche (qui forment ensemble une instance de gouvernance de l'EPTC), se compose d'un nombre équilibré de chercheurs en sciences biomédicales, en sciences de la santé, en sciences humaines ainsi qu'en sciences naturelles et en génie. Dans son rapport, le comité soulève les implications de cette contradiction dans le contexte de la recherche en sciences humaines :

> Il est ironique que la distinction entre ces deux notions, c'est-à-dire le risque zéro par opposition au risque courant, est effectivement très claire en recherche médicale, où la notion d'« effets secondaires » est tout à fait acceptable pour les chercheurs, les sujets et les comités d'évaluation, alors que les CER en SSH [sciences sociales et humaines] refusent maintenant des propositions sous prétexte qu'elles ne présentent pas un « risque zéro », notion pourtant illusoire. Les CER semblent exiger qu'aucun malaise psychologique n'ait la moindre chance de se produire (Comité de travail spécial de l'éthique de la recherche en sciences humaines, 2004 : 72).

Le Comité de travail spécial de l'éthique de la recherche en sciences humaines est d'avis que la notion de risque minimal doit en fait être définie clairement. Le comité propose également que, dans le cadre de recherches en sciences humaines, l'EPTC mette l'accent sur la notion d'« inconvénient tangible », en vue d'exiger des modifications à un protocole seulement lorsqu'un inconvénient important et clairement identifiable nécessite des mesures spéciales. De plus, le comité recommande de dresser une liste d'inconvénients importants, propres au contexte de la recherche en sciences humaines, qui justifient une évaluation d'un CER et une liste d'inconvénients minimaux qui n'en justifient pas (Comité de travail spécial de l'éthique de la recherche en sciences humaines, 2004). D'autres proposent que des infrastructures soient créées pour étudier le risque (Côté, 2007).

D'autres auteurs soulignent que le fait de permettre ou de refuser à quelqu'un la participation à une recherche peut avoir un impact direct sur le niveau de risque auquel cette personne sera exposée quotidiennement après l'étude. L'évaluation d'un programme visant l'arrêt du tabagisme chez les jeunes est un exemple éloquent. La plupart des adolescents participant au programme fumaient la cigarette à l'insu de leurs parents et auraient choisi ne pas y prendre part si leurs parents devaient en être mis au courant. On peut alors se demander quel est le rapport inconvénient/bienfaits pour un participant à l'étude dont on ne requiert pas le consentement parental : l'inconvénient de la colère temporaire des parents contre l'avantage d'un meilleur état de santé, peut-être tout au long de sa vie. Dans ce contexte, est-il donc vraiment éthique d'exiger le consentement parental (Sieber, 2004b) ? De la même manière, exiger le consentement parental dans le cadre d'une recherche portant sur les services de la protection de la jeunesse reçus par des adolescents engendre des risques supplémentaires pour les participants du fait des caractéristiques intrinsèques de sujets.

Ces deux exemples montrent combien il est nécessaire, non pas d'évaluer le risque de manière absolue, mais de le faire contextuellement en tenant compte des avantages que le groupe pourra tirer de la recherche comme l'indique le chapitre 1 de l'EPTC et l'esprit de l'article 20 du C.c.Q et même l'article 21 du C.c.Q lui-même : nous ne devons pas tenir uniquement compte des risques encourus, mais plutôt évaluer l'équilibre entre ces risques et « la condition que [l'expérimentation] laisse espérer [...], si elle vise un groupe, des résultats qui seraient bénéfiques aux personnes possédant les mêmes caractéristiques d'âge, de maladie ou de handicap que les membres du groupe » (Québec, 1991).

Ainsi, un risque minimum d'une recherche par entretien sur l'expérience des services en protection de la jeunesse doit être mis en tension avec les avantages potentiels d'amélioration des services pour le groupe de jeunes. Le risque doit donc être (re-)défini, car ceux qui doivent l'évaluer sont aux prises avec plusieurs problèmes méthodologiques. Une mauvaise évaluation du risque limite la participation des mineurs ou des majeurs inaptes à des études dont ils pourraient, en tant que groupe, tirer profit. À l'instar des autres aspects problématiques en matière d'éthique à la recherche, nous le verrons plus loin, les façons de faire actuelles contribuent à réduire le taux de participation aux études, voire à bloquer l'émission de certificat d'éthique aux études et donnent le message aux chercheurs que la recherche auprès des adolescents est une avenue trop complexe.

En bref, les différentes directives balisent depuis longtemps les mesures à prendre dans le cas d'une recherche qualitative ou par questionnaires auprès de sujets humains et ces mesures n'ont pas à être différentes pour les adolescents qui sont aptes à prendre des décisions quant à la participation à des recherches. Or, il s'agit ici d'un autre espace de controverse autour de la nécessité du consentement parental lors de recherche auprès des adolescents.

2.3. La question de l'aptitude

En vertu de l'article 21 du C.c.Q., le consentement du « titulaire de l'autorité parentale ou du tuteur » est requis pour les expérimentations impliquant des mineurs. Nous avons montré plus haut que ce ne sont pas tous les projets de recherche auprès des mineurs qui doivent être considérés comme des expérimentations.

Dans ce contexte, la question de l'aptitude à donner un consentement éclairé à la participation à des recherches en sciences sociales (par entrevues ou questionnaires par exemple) doit être analysée par les CER. Sur cette question, l'EPTC balise l'exemption du consentement parental pour les mineurs dans les situations suivantes :

1. la recherche expose tout au plus les sujets à un risque minimal,
2. la modification ou l'abandon des exigences du consentement risque peu d'avoir des conséquences négatives sur les droits et sur le bien-être des sujets,
3. sur un plan pratique, la recherche ne peut être menée sans modifier ces exigences ou y renoncer,
4. les sujets prendront connaissance, lorsque c'est possible et approprié, de toutes les autres informations pertinentes à la recherche dès que leur participation sera terminée,
5. les modifications ou l'abandon du consentement ne s'appliquent pas à une intervention thérapeutique. (Instituts de recherche en santé du Canada, Conseil de recherches en sciences naturelles et en génie du Canada, Conseil de recherches en sciences humaines du Canada, *Énoncé de politique des trois Conseils : Éthique de la recherche avec des êtres humains*, 1998 (avec les modifications de 2000, 2002 et 2005) Chapitre 2, A, Règle 2.1, c : A.5).

Notons au passage que les mêmes exceptions figurent au *Common Rule* américain, à la sous-section D. La réglementation accorde donc une certaine souplesse aux CER relativement au consentement parental.

Pourtant, De Vries *et al.* (2004) ont souligné que les comités d'éthique hésitent à laisser tomber l'exigence du consentement parental dans les cas visés par les exceptions ci-haut citées: par exemple, lorsque le consentement parental mettrait en péril la confidentialité du recours à un traitement et compromettrait par conséquent la participation du sujet à la recherche. Cette mesure d'exception s'avère effectivement très utile dans les cas où la confidentialité risque d'être mise en péril par le consentement parental, mais les instances américaines préfèrent exiger le consentement parental dans tous les contextes (De Vries *et al.*, 2004).

Au Québec, le conseil québécois de la recherche sociale et le Fonds québécois de recherche sur la société et la culture (2002) ont statué que pour les mineurs de 14 ans et plus, il incombe aux CER de déterminer si un protocole de recherche met ou non en cause l'intégrité des éventuels participants, et donc de déterminer si le consentement parental est nécessaire. Cela pose toutefois le problème de l'interprétation de la « mise en cause de l'intégrité ». Sur cette question, Deschamps (2006: 17) rappelle que la Cour suprême a statué au sujet de la notion d'*intégrité* « (...) que l'atteinte à ce droit doit laisser des marques, des séquelles qui, sans nécessairement être physiques ou permanentes, dépassent un certain seuil. L'atteinte doit affecter de façon plus que fugace l'équilibre physique, psychologique ou émotif de la victime. »

Notons qu'un mineur de 14 ans et plus peut consentir seul à des soins médicaux. Du reste, « le mineur est habilité à poser seul plusieurs actes de nature juridique de la vie courante » (Deschamps, 2006: 18). Quant à la capacité d'un mineur à consentir seul à participer à un projet de recherche, on peut donc conclure qu'un mineur doué de discernement « n'est pas totalement incapable de donner un consentement valide » comme le souligne Deschamps (2006: 18). En effet, contrairement aux recherches (ou « expérimentations » article 21 du C.c.Q.). l'article 14 du C.c.Q. permet aux mineurs de 14 ans et plus de consentir eux-mêmes à des soins requis par leur état de santé.

Le Comité de travail spécial de l'éthique de la recherche en sciences humaines (2004: 73) trouve que l'exigence du consentement parental jusqu'à 18 ans est un manque de respect et de protection des jeunes: « Il ne convient pas dans certains cas de fixer à 18 ans l'âge limite pour exiger le consentement des parents. » « Traiter en mineure incapable de décider pour elle-même une jeune mère de 17 ans, ce n'est pas la respecter comme personne pleine et entière, ce n'est donc pas la 'protéger', en particulier contre les stéréotypes qui nuisent déjà à son estime d'elle-même» (*ibid.*, 2004 : 73). Saint-Arnaud *et al.* (2009) partagent l'avis que des personnes mineures qui se considèrent autonomes dans leurs choix seront insultées que l'on ait recours au consentement parental pour permettre leur participation à une recherche.

Le premier principe éthique fondamental du Rapport Belmont est le respect de la personne. On définit tout d'abord ce principe par le respect de l'autonomie de la personne : « premièrement, les personnes doivent être traitées comme des agents autonomes, deuxièmement, les personnes avec une autonomie diminuée ont droit à une protection » (*The National Commission for the Protection of Human Subjects of Biomedical and Behavioral Research*, 1979 : 5). Afin que les CER prennent des décisions en continuité du principe d'autonomie, il importe que la législation et la réglementation issues des organismes subventionnaires le soit aussi. Les exigences des principes et les exigences de la loi semblent donc être en conflit parfois (Saint-Arnaud *et al.*, 2009). La littérature témoigne d'un consensus à l'effet qu'une approche de « taille unique », où l'on fixe à l'âge de la majorité le moment où l'on acquiert son autonomie, ne permet pas d'être en accord avec le principe éthique fondamental du respect de l'autonomie.

Flicker et Guta (2008) sont d'avis que l'exigence du consentement parental dans le cadre d'études auprès des adolescents peut être incohérente avec les principes éthiques de base que sont la justice et l'inclusion. Le principe de justice veut que la recherche ne délaisse pas des groupes entiers à qui les études pourraient être profitables. Les auteurs soutiennent que la prémisse sous-jacente de l'exigence du consentement parental est que les parents ont la capacité de comprendre la recherche et d'évaluer la possibilité de préjudice, et ce, beaucoup plus que leurs enfants à l'âge de l'adolescence. Or, les opinions des parents sont souvent fondées sur leur propre expérience de l'adolescence. Par exemple, la sexualité peut être un sujet tabou dont les parents ne discutent pas avec leurs enfants. La participation de ces jeunes est donc exclue des recherches et des initiatives qui peuvent constituer un avantage pour le groupe.

Lorsque les CER jugent que l'intégrité d'un éventuel participant à une étude est mise en cause et que le consentement parental est nécessaire, les articles 14 et 21 semblent alors contradictoires. Par exemple, la loi permet à une adolescente de 14 ans ou plus de se faire avorter sans que ses parents ne soient mis au courant, mais il est possible, si l'on juge que cela porterait atteinte à son intégrité (psychologique) qu'elle ne puisse pas remplir un sondage sur ses connaissances ou ses pratiques en matière de contraception sans qu'un parent n'y consente. Comment expliquer que l'on permette à un mineur de 14 ans et plus l'accès aux soins en toute confidentialité, mais non la participation à une étude portant sur ces soins? Même si l'accès aux services médicaux et la participation à des études diffèrent beaucoup, l'incohérence entre les deux a pour effet d'exclure les jeunes de la participation à la recherche et à l'évaluation de ces programmes. En conséquence, les programmes ne bénéficient pas de l'évaluation et de la recherche et ne peuvent être améliorés pour la clientèle adolescente (Flicker et Guta, 2008). L'incohérence dans les articles 14 et 21 du C.c.Q. est encore plus évidente dans le cas des mères d'âge mineur: les jeunes mères âgées de 14 à 17 ans pourraient consentir à ce que leur bébé participe à une recherche, mais elles ne pourraient pas consentir pour leur propre participation, à moins qu'un CER use de son pouvoir discrétionnaire pour le leur permettre.

L'EPTC définit l'aptitude comme suit:

> L'aptitude est la capacité des sujets pressentis à donner un consentement libre et éclairé conforme à leurs propres valeurs fondamentales. Cette notion comprend la capacité de comprendre les renseignements donnés, d'évaluer les éventuelles conséquences d'une décision et de donner un consentement libre et éclairé. L'aptitude peut varier en fonction du choix à faire, du moment et des circonstances entourant la décision. En conséquence, l'aptitude à décider ou à refuser de participer à une recherche n'est pas absolue. Elle n'exige pas que les sujets pressentis aient la capacité de prendre toutes sortes de décisions, mais celle de prendre une décision éclairée concernant leur participation à un projet de recherche. L'aptitude n'est ni absolue, ni statique; elle peut être temporaire ou permanente. (Instituts de recherche en santé du Canada, Conseil de recherches en sciences naturelles et en génie du Canada, Conseil de recherches en sciences humaines du Canada, *Énoncé de politique des trois Conseils: Éthique de la recherche avec des êtres humains*, 1998 (avec les modifications de 2000, 2002 et 2005) Chapitre 2, E: 2.10).

Cette définition ne fait aucune distinction en termes d'âge (Saint-Arnaud *et al.*, 2009). Mais, la littérature témoigne pourtant d'un consensus autour de l'idée que, vers l'âge de 14 ans, les mineurs en sont généralement à un stade de leur développement où ils possèdent les habiletés cognitives requises pour prendre des décisions éclairées (Flicker et Guta, 2008). Une étude portant sur les décisions relatives à la maternité chez les filles et les femmes démontre que la capacité de prendre des décisions volontaires entre les groupes de 15 ans, 16-17 ans et 18-21 ans ne différait pas chez celles qui considéraient se faire avorter (Schachter *et al.*, 2005). À compter de 14-15 ans, elles en auraient les habiletés cognitives.

Aux États-Unis, l'âge requis pour se marier, s'enrôler, boire de l'alcool, voter ou consentir à des relations sexuelles varie considérablement en fonction des États (*ibid.*). Il est généralement admis qu'à l'âge de 11 ans, les jeunes sont suffisamment matures pour offrir des services de gardiennage, donc pour superviser un jeune enfant dans des situations potentiellement dangereuses, mais ils ne sont pas jugés suffisamment matures pour consentir à leur propre implication dans le cadre d'une recherche (Lind, Anderson, Oberle, 2003). Dans ce contexte, quels repères se donne la législation pour trancher sur la question de la capacité des jeunes à consentir à participer à une étude scientifique ?

Certains chercheurs proposent donc de valider ces *a priori* au sujet de la capacité à consentir en s'appuyant sur des études empiriques. Pour ce, on suggère de prendre au sérieux les incertitudes éthiques et de documenter ces dilemmes pour ensuite aider dans les prises de décision ultérieures au lieu de simplement appliquer les règles à tous les cas (Sieber, 2004b).

Or, même si l'évaluation du CER porterait à croire que les sujets de la recherche sont inaptes à consentir eux-mêmes à participer à une recherche, le CER doit arriver à un « équilibre entre la vulnérabilité due à l'inaptitude et l'injustice pouvant découler de leur exclusion des avantages de la recherche » (Instituts de recherche en santé du Canada, Conseil de recherches en sciences naturelles et en génie du Canada, Conseil de recherches en sciences humaines du Canada, 1998, Chapitre 2 Règle 2.4, E: 2.10). Cette règle s'inscrit ainsi dans la continuité du respect de la justice et du principe d'intégration exposé dans les orientations en matière d'éthique de la recherche du Fonds québécois de recherche sur la société et la culture (Conseil québécois de la recherche sociale et Fonds québécois de la recherche sur la société et la culture, 2002).

Nous l'avons constaté, le travail des CER est complexe, mais balisé par les différents textes de lois et directives de plusieurs bailleurs de fonds de la recherche. Les notions d'expérimentations, de risque et d'aptitude à consentir renvoient toujours à l'importance de tenir compte des avantages des recherches par rapport à la vulnérabilité des sujets. Or, le fait d'exclure certains jeunes des recherches avec les adolescents provoque des difficultés importantes qui doivent être prises en compte.

3. L'exigence du consentement parental et ses conséquences

L'exigence du consentement parental peut dissuader beaucoup de jeunes de participer à des recherches et ainsi miner la validité des études impliquant des adolescents (Holder, 2008). Dans le cas d'études portant sur des sujets sensibles tels que la consommation d'alcool et de drogues ou sur les comportements sexuels, il est probable que de nombreux adolescents refuseront de participer à une recherche si les parents doivent en être mis au courant. La participation des adolescents à la recherche peut aussi être difficilement obtenue si le sujet est potentiellement stigmatisant pour les parents qui doivent consentir pour leur enfant, par exemple, lorsqu'il s'agit d'études sur la santé mentale ou sur le VIH. Il est possible que l'exigence du consentement parental ait pour effet de freiner la participation des jeunes aux études, mais aussi de bloquer les études. Inversement, le consentement parental (n'impliquant pas la signature du mineur) a pour effet de permettre à des mineurs dont les parents ont fourni le consentement de participer contre leur gré à des études (McLaughlin, 2007).

Outre les recherches sensibles, d'autres raisons peuvent expliquer qu'un parent refuse apparemment que son enfant participe à un projet de recherche. Au Canada, pour qu'un mineur puisse participer à une étude où le consentement parental est requis, le formulaire de consentement dûment rempli et signé doit être retourné à l'institution de recherche concernée. On décrit ce type de consentement comme «actif», car on suppose un refus lorsqu'un formulaire n'est pas retourné et que le parent doive activement signifier son consentement. Aux États-Unis, les chercheurs peuvent demander un consentement parental actif ou passif. Les chercheurs utilisant le consentement passif assument que la non-réponse est un consentement latent. Cette présomption est une des préoccupations éthiques soulevées par les opposants au consentement passif. Ils arguent que les parents n'ont peut-être pas reçu ou compris l'information ou n'ont peut-être pas encore pris de décision à ce sujet. À cet effet, Tigges (2003) rapporte les résultats d'une étude portant sur les parents d'adolescents sollicités pour une recherche qui ont été recontactés à la suite de l'envoi d'un premier formulaire d'information et de consentement non retourné. Très peu de parents ont ainsi refusé que leur enfant participe lors de la relance téléphonique (3 %), alors que 13 % ne se souvenaient pas avoir reçu de formulaire, qu'un parent avait déménagé. Après la relance, 87 % étaient bel et bien d'accord pour que leur enfant participe. La présomption de consentement latent lors de non-retour de formulaire de consentement était donc correcte dans la vaste majorité des cas. Ainsi, le motif de non-réponse est souvent l'apathie et l'inertie, plutôt que le refus, et la présomption de refus lors de non-réponse est alors erronée (*ibid.*). Dans ce contexte, il est permis de croire que de nombreux adolescents intéressés à participer à une recherche n'ont pu y participer, non pas parce que leurs parent s'y sont opposés, mais simplement par manque d'intérêt ou de temps.

Certaines études ont démontré que les chercheurs doivent souvent redoubler d'efforts pour obtenir le consentement parental. Cet effort implique évidemment des coûts plus élevés que les études qui n'exigent pas le consentement parental et se soldent majoritairement par des taux de participation inférieurs à celles utilisant le consentement passif. Tigges (2003) a calculé que le coût du consentement actif pour des études impliquant un consentement varie entre 8 $ et 32 $ par sujet et il est de 20 $ à 25 $ en moyenne. Ces coûts peuvent d'ailleurs représenter jusqu'à 20 % de ceux reliés à la collecte de données (Johnson, *et al.*, 1999). Plusieurs stratégies sont utilisées pour encourager les parents à retourner les formulaires (envoi de lettre, appels téléphoniques, certificats-cadeaux, etc.). Johnson et al. (1999) ont étudié le coût et le taux de retour du formulaire pour le consentement actif et rapportent même parfois le recours à des tirages pour inciter les parents à consentir à la participation de leur(s) adolescent(s) à des recherches. La présence de tels incitatifs peut renforcer l'idée selon laquelle les parents répondent peut-être parfois en fonction d'un intérêt autre que celui de leur enfant (Bogolub et Thomas, 2005). Nous y reviendrons un peu plus loin.

Des chercheurs se sont penchés sur la variation du taux de participation en fonction du type de consentement requis pour une recherche. Ils ont noté une baisse significative lorsque le consentement est exigé. Le taux de participation varie entre 93 % et 100 % lorsqu'il s'agit de consentement passif, alors qu'il varie de 30 % à 60 % dans des études exigeant le consentement actif (Tigges, 2003). Ce problème d'attrition mine la validité des résultats et la représentativité des échantillons des études (*ibid.*).

Plusieurs études américaines se sont intéressées aux motifs de réponse ou de non-réponse ainsi qu'aux caractéristiques des parents visés par le consentement parental. La recension de Tigges (2003) démontre que les enfants qui ont obtenu le consentement de leurs parents afin de participer à une étude sont différents des jeunes n'ayant pas obtenu le consentement de leurs parents au niveau de plusieurs facteurs de risque et de vulnérabilité. Ainsi, les jeunes ayant obtenu un consentement parental sont souvent de race blanche, plus jeunes, de sexe féminin, ils perçoivent plus positivement l'école et la police, prennent moins de risques, ont une meilleure estime de soi, sont moins impulsifs, leur attitude est moins favorable envers les gangs, ils s'impliquent davantage à l'école, etc. Par ailleurs, les enfants ayant le consentement parental proviennent de familles intactes, dont les parents sont plus éduqués et non fumeurs. Une autre étude démontre que les parents qui ne signent pas le formulaire de consentement sont plutôt pauvres, fumeurs, afro-américains et leurs enfants performent moins bien à l'école (Unger *et al.*, 2004). De plus, les parents qui refusent activement que leur enfant participe à un projet de recherche accordent moins d'importance aux activités physiques et récréatives et à la psychologie que ceux qui ne répondent pas ou qui consentent (Baker *et al.*, 2001 ; Esbensen et al., 1999). Ainsi, considérant ces caractéristiques, les jeunes dont les parents n'autorisent pas leur participation sont probablement ceux qui bénificieraient le plus des recherches qui leur sont proposées, puisque présentant davantage de facteurs de risque et de comportements à risque (Esbensen *et al.*, 1999). Ces études démontrent clairement que l'exigence du consentement parental a pour effet de biaiser la sélection des participants à la recherche et de ne pas inclure dans les échantillons des jeunes peut-être plus en difficultés que la moyenne. Les études visant à évaluer les programmes offerts à des personnes dans le besoin en seront donc considérablement affectées. En conséquence, il sera plus difficile d'améliorer ces programmes et particulièrement de les adaptés aux besoins des jeunes vivant le plus de difficultés. Dans la continuité du principe d'intégration et de non exclusion et de l'évaluation des avantages pour un groupe, ces informations doivent donc être prises en compte dans l'évaluation éthique d'un projet visant les mineurs.

Dans bien d'autres cas, l'obtention du consentement parental représente un défi plus grand que celui de convaincre les parents de signer un formulaire. Pensons notamment aux jeunes placés dans un organisme de protection de la jeunesse. Est-il éthique d'exiger le consentement du parent qui a été jugé temporairement inapte à s'occuper de son enfant ? (Bogolub et Thomas, 2005). Les auteurs citent un article de King et Churcill (2000) qui ajoutent que les parents biologiques d'enfants en centre d'accueil risquent de répondre à une demande de consentement sur une autre base que celle du meilleur intérêt de l'enfant et suggèrent que le consentement des parents biologiques ne soit pas exigé. Bogolub et Thomas citent aussi la position similaire partagée par la *National Association of Social Workers* (1996) aux États-Unis.

Les *a priori* de la législation quant à la capacité des mineurs à consentir nous poussent à nous pencher sur la définition que fournit l'EPTC des « personnes vulnérables ». Le document considère en effet le « respect des personnes vulnérables » comme un de ses « principes éthiques directeurs » : ces personnes sont « sans défense parce que leur capacité de faire des choix ou leurs aptitudes sont amoindries. Pour des raisons de dignité humaine, de bienveillance, de solidarité et de justice, les enfants, les personnes institutionnalisées et toutes les personnes vulnérables ont le droit d'être protégés avec un soin particulier contre tout mauvais traitement, toute exploitation ou discrimination » (Instituts de recherche en santé du Canada, Conseil de recherches en sciences naturelles et en génie du Canada, Conseil de recherches en sciences humaines du Canada, *Énoncé de politique des trois Conseils : Éthique de la recherche avec des êtres humains*, 1998, avec les modifications de 2000, 2002 et 2005 : i.5). Cette définition ouvre largement la porte à l'interprétation des CER. Lind *et al.* (2003) sont d'avis qu'une conception généraliste voulant que tous les membres d'une « population » soient incompétents ou vulnérables est injuste, irréaliste et irrespectueuse. Les auteurs suggèrent que l'évaluation de la capacité et de la vulnérabilité soit faite en fonction du contexte. En outre, ils soulignent que la vulnérabilité est définie comme l'incapacité de protéger ses propres intérêts. Or, la croyance populaire que les adolescents sont vulnérables et facilement influençables n'est pas appuyée par des preuves empiriques. Les auteurs notent par ailleurs que les adultes hospitalisés peuvent également être considérés comme dépendants, donc vulnérables, mais leur droit de fournir un consentement n'est pas invalidé pour autant.

La législation fédérale encadrant la recherche scientifique aux États-Unis ne fournit aucune définition claire des populations vulnérables, mais elle propose simplement des exemples de personnes vulnérables : les enfants, les femmes enceintes, les handicapés intellectuels, les personnes défavorisées aux niveaux économique ou social (*United States Department of Health and Human Services*, 2005). Pour sa part, le Rapport Belmont, qui, rappelons-le, énonce les principes universels de l'éthique en recherche, incluait aussi les minorités raciales et les personnes très malades ou institutionnalisées. En vertu des documents de référence canadiens et américains, des mesures additionnelles doivent être prévues pour protéger les droits et le bien-être des personnes vulnérables. Pourtant, des auteurs soulignent qu'à défaut d'indications plus claires, les comités d'éthiques doivent déterminer eux-mêmes quels sont les problèmes que les personnes vulnérables rencontreront dans le cadre de la recherche et quelles sont les mesures à prendre pour les protéger (De Vries *et al.*, 2004). C'est l'application uniforme des mesures en vue de protéger les participants, sans tenir compte du contexte, qui pose un problème (Lind *et al.*, 2003).

Par ailleurs, comment obtenir le consentement parental lorsqu'un adolescent vit tout simplement de façon autonome, dans une autre ville que ses parents, ou qu'il n'entretient pas une relation harmonieuse avec eux ? McLaughlin (2007) soutient que bien qu'il soit vu comme essentiel d'obtenir le consentement des parents ou tuteurs lors de la participation à la recherche de personnes mineures, la signification du consentement parental n'est pas toujours claire. Les parents exercent-ils leur jugement dans le meilleur intérêt de l'enfant ? Peuvent-ils substituer leurs propres intérêts à ceux de l'enfant ? Devraient-ils informer et guider l'enfant, mais en le laissant choisir ? Le chercheur doit-il ou peut-il affecter le processus de formation du jugement des parents ? La question de la valeur du consentement parental demeure épineuse compte tenu de son influence possible dans les biais des échantillons des recherches.

En somme, la littérature démontre que bon nombre de chercheurs croient que juger de la capacité à consentir d'un individu en fonction de son âge est trompeur et constitue un manque de respect pour son autonomie. Certains prônent une vérification plus poussée de la compréhension qu'ont les participants des enjeux de l'étude, afin de valider leur consentement, alors que d'autres croient que des questionnaires bien adaptés aux jeunes suffisent et permettent de respecter leur autonomie décisionnelle.

Au-delà du respect de l'autonomie des jeunes, de telles pratiques peuvent même avoir des effets bénéfiques d'autonomisation. Selon Peled et Leichtentritt (2002), la participation d'un adolescent à une étude scientifique peut être une expérience significative et valorisante, car, malgré son statut légal de mineur, on lui permet de contribuer au développement des connaissances. Cette expérience peut même être une source d'apprentissage et de croissance personnelle.

Conclusion : Les CER, éthiciens ou juristes ?

Nous avons constaté dans un premier temps que malgré leur complexité, les règles en matières d'éthique de la recherche et les lois en vigueur permettent dans certaines circonstances de ne pas exiger le consentement parental pour les mineurs, d'autant plus s'ils ont plus de 14 ans. En effet, si certaines législations entre parfois en contradiction lors de leur application, provoquant ainsi des incohérences, notre texte met surtout l'accent sur la convergence des différents principes éthiques et sur la nécessité pour les CER de prendre en compte la nature singulière du contexte dans lequel les différents projets soumis sont inscrits.

Pour nous, il s'agit d'un exercice essentiel au cœur de l'évaluation éthique. Mais quel est justement le rôle d'un gardien de l'éthique ? Le Grand dictionnaire terminologique note au sujet de l'éthique que :

> Lorsqu'elle est appliquée à un domaine d'activité, l'éthique est un processus de réflexion continu sur le sens et les conséquences multiples des actions. Les termes *morale* et *éthique* sont souvent employés l'un pour l'autre, mais ils se distinguent pourtant. La morale propose ou impose une norme de conduite, tandis que l'éthique, qui est de l'ordre du questionnement sur les grands principes de vie, oblige à faire des choix et à savoir les expliciter (Office québécois de la langue française, 2007).

Doucet (2001) est d'avis que les CER font davantage de la morale que de l'éthique, car leur réflexion reste superficielle et limitée à la vérification de la conformité aux normes. Les éthiciens, d'après Blackburn (1996 : 19), « font valoir que l'éthique est autre chose qu'un ensemble de règles à appliquer rigidement ». Legault (1999 : 93), quant à lui, précise que « décider, c'est opter pour une action dans un contexte donné ». La délibération éthique menant à la prise de décision est une démarche qui comprend les quatre étapes suivantes :

1. prendre conscience de la situation ;
2. clarifier les valeurs conflictuelles de la situation ;
3. prendre une décision éthique par la résolution rationnelle du conflit des valeurs dans la situation ;
4. établir un dialogue réel avec les personnes impliquées. (*ibid.* : 93)

Dans le contexte des dilemmes éthiques rencontrés par les comités d'éthique de la recherche, la première étape, celle de la prise de conscience de la spécificité de la situation, semble cruciale dans la marche à suivre pour parvenir à la prise de décision. Or, on peut se questionner quant à la prise en compte par les CER des différents contextes de recherche (De Vries *et al.*, 2004; Lind *et al.*, 2003). Tout porte à croire qu'on escamote ces étapes pour vérifier la conformité des protocoles à une grille de critères et de règles préétablies. Cette façon de procéder des CER relève davantage du domaine du droit que du domaine de l'éthique (Lemaire, 2005; Doucet, 2000). Ces pratiques s'expliquent pour certains du fait d'un évident manque de ressources et d'expertise scientifique au niveau social (Doucet, 2000; Sieber, 2004a). Ces manquements contribuent à rendre le processus de révision des protocoles plus expéditif et axé sur la vérification de la conformité aux normes et à la loi plutôt que sur les grands principes éthiques.

Ces différents problèmes contribuent à la réduction des taux de participation aux études, ce qui compromettra soit la validité de plusieurs recherches soit les recherches en elles-mêmes. Et au-delà des questions scientifiques et légalistes, c'est la voix des jeunes dans le besoin qui est étouffée.

Ainsi, pour ce qui est de l'éthique en recherche sociale auprès des adolescents, une tension semble établie entre, d'une part, le consensus selon lequel: 1) la multitude des cadres de référence éthiques en recherche au Québec pourrait offrir une certaine souplesse aux éthiciens leur permettant d'évaluer les études au cas par cas, plutôt que d'appliquer « aveuglément » l'article 21 exigeant le consentement parental pour tout mineur; 2) les études psychosociales ne constituent pas des expérimentations, n'entraînent généralement pas de risque pour les adolescents et les adolescents sont aptes à prendre la décision de participer à de tels projets de recherche, ces notions demeurant toutefois à être mieux circonscrites; 3) les conséquences d'autoriser que des adolescents consentent eux-mêmes à participer à un projet de recherche psychosocial, sans celui de leurs parents, seraient davantage positives que négatives; et, d'autre part, la suprématie de l'article 21 guidant les décisions des CER exigeant dans tous les cas le consentement parental. Paradoxalement, alors qu'en recherche psychosociale auprès d'adolescents, les risques sont admis être moins grands, sinon absents, en comparaison de ceux inhérents à des expérimentations cliniques médicales auprès de jeunes enfants, les exigences en matière de recherche semblent actuellement plus rigides et axées sur le principe de précaution ou de risque zéro. On ne parle pas ici de libéralisme, mais plutôt de légalisme; l'éthique et la protection des adolescents ayant cédé la place à la morale et à la protection des chercheurs et de leurs employeurs.

Le large consensus parmi les auteurs cités dans le présent texte donne à penser que des démarches plus officielles auprès des décideurs ou des organismes subventionnaires sont nécessaires afin d'amener des changements à la législation, aux règles directrices et au paradigme à l'intérieur duquel opèrent les comités d'éthique de la recherche. À tout le moins, un dialogue entre les différents acteurs impliqués dans le processus est souhaitable. C'est dans cette perspective qu'un collectif d'une centaine d'universitaires, de responsables de la recherche, de clinicien et d'experts en éthique ont signé un document à l'intention du Comité interministériel sur l'encadrement éthique de la recherche et la protection des sujets de recherche afin que soit révisé l'Article 21 du C.c.Q. (Daigneault, Dion, *et al.*, 2008). Il est à souhaiter que ces appels à une modification de la loi, du moins sa précision ou une plus large utilisation des normes en vigueur aux Trois Conseils par les CER, soit entendus. Ces modifications éviteraient le bâillonnement de tout un pan de la recherche et des adolescents auxquels elle s'adresse dont on anticipe déjà concrètement les effets, c'est-à-dire un vide en termes de connaissances et d'interventions de pointe au Québec, comme cela est devenu le cas pour les majeurs inaptes.

Bibliographie

Association médicale mondiale (1964). « Déclaration d'Helsinki : Principes éthiques applicables aux recherches médicales sur des sujets humains » http://www.wma.net/f/policy/pdf/17c.pdf.

Baker, J., Yardley, J., McCaul, K. (2001). « Characteristics of responding-, Nonresponding-, and refusing-Parents in adolescent lifestyle choice study », *Evaluation Review*, 25 (6) : 605-618.

Blackburn, P. (1996). *L'éthique : Fondements et problématiques contemporaines*. Saint-Laurent, Éditions du renouveau pédagogique inc.

Bogolub, Ellen B., Thomas, Nigel. (2005). « Parental consent and the ethics of research with foster children : beginning a cross-cultural dialogue », *Qualitative Social Work*, 4 (3) : 271-292.

Comité de travail spécial de l'éthique de la recherche en sciences humaines (2004). *Pour que tous puissent s'exprimer : Rapport du comité de travail spécial de l'éthique de la recherche en sciences humaines.* : http://pre.ethics.gc.ca/francais/workgroups/sshwc/SSHWCVoice Report June 2004.pdf.

Commission nationale pour la Protection des sujets humains dans le cadre de la recherche biomédicale et béhavioriste (*The National Commission for the Protection of Human Subjects of Biomedical and Behavioral Research*), (1979). *Le Rapport Belmont : principes éthiques et directives concernant la protection des sujets humains dans le cadre de la recherche.* http://www.fhi.org/training/fr/RETC/pdf_files/FrenchBelmont.pdf.

Commission scientifique des crimes de guerre (traduction française de F. Bayle), (1950). *Croix gammée contre caducée. Les expériences humaines en Allemagne pendant la Deuxième Guerre mondiale.* (Extrait du jugement du TMA, Nuremberg, 1947) : http://www.frsq.gouv.qc.ca/fr/ethique/pdfs_ethique/nuremberg_f.pdf

Conseil québécois de la recherche sociale et Fonds québécois de la recherche sur la société et la culture (2002). « Orientations du Fonds québécois de la recherche sur la société et la culture. Éthique de la recherche sociale, consentement libre et éclairé, confidentialité et vie privée. » : http://www.fqrsc.gouv.qc.ca/upload/editeur/etique/ethique190902.pdf.

Côté, P.-A. (2007). « Peut-on satisfaire les exigences en matière d'appréciation des risques dans l'évaluation éthique d'un protocole de recherche impliquant des êtres humains ? » *Les ateliers de l'éthique – la revue du CRÉUM*, 2 (2) : 46-51.

Daigneault, I., Dion, J. *et al.* (2008). « L'article 21 du Code civil et la recherche auprès des adolescents au Québec. » : http://www.cripcas.umontreal.ca/Lettreaucomiteinterministeriel.htm.

Deschamps, P. (2006). *Rapport sur l'article 21 C.C.Q. présenté à la CRÉPUQ.*

De Vries, R. Debruin, D. Goodgame, A. (2004). « Ethics review of social, behavioral, and economic research : Where should we go from here ? », *Ethics & Behavior*, 14 (4) : 351-368.

Doucet, H., (2000). « Les silences éthiques de l'éthique de la recherche », *Éthique Publique*, 2 (2) : 31-37.

Esbensen, F-A., Hugues Miller, M., Taylor, T., He, N., Freng, A. (1999). « Differential attrition rates and active parental consent », *Evaluation Review*, 23 (3) : 316-335.

Flicker, S., Guta A. (2008). « Ethical approaches to adolescent participation in sexual health research », *Journal of Adolescent Health*, 42 : 3-10.

Holder, AR. (2008). « Research with adolescents : parental involvement required ? », *Journal of Adolescent Health*, 42 : 1-2.

Instituts de recherche en santé du Canada, Conseil de recherches en sciences naturelles et en génie du Canada, Conseil de recherches en sciences humaines du Canada. (1998). *Énoncé de politique des trois Conseils : Éthique de la recherche avec des êtres humains.* (avec les modifications de 2000, 2002 et 2005). http://pre.ethics.gc.ca/francais/pdf/TCPS %20octobre %202005_F.pdf.

Johnson, K., Bryant, D., Rockwell, E., Moore, M., Straub, BW., Cummings, P., *et al.* (1999). « Obtaining active parental consent for evaluation research : A case study. » *American Journal of Evaluation*, 20 (2) : 239-249.

King, N., Churchill, R. (2000). « Ethical Principles Guiding Research on Child and Adolescent Subjects », *Journal of Interpersonal Violence*, 15 (7) : 710-724.

Legault, G. (1999). *Professionnalisme et délibération éthique : manuel d'aide à la décision responsable*, Québec, Presses de l'Université du Québec.

Lemaire, F. (2005). « La mission des Comités de protection des personnes en France : ni éthique, ni scientifique ? », *M/S : Médecine sciences*, 21 (10) : 876-879.

Lind, C., Anderson, B., Oberle, K. (2003). « Ethical Issues in Adolescent Consent for Research », *Nursing Ethics*, 10 (5) : 504-511.

McLaughlin, H. (2007). « Ethical Issues in the Involvement of Young Service Users in Research », *Ethics and Social Welfare*, 1 (2) : 176-193.

National Association of Social Workers (1996). *Code of Ethics.* : 60 : http://www.socialworkers.org/nasw/ethics/procedures.pdf.

Office québécois de la langue française. Grand dictionnaire terminologique : http://www.granddictionnaire.com/BTML/FRA/r_Motclef/index1024_1.asp.

Peled, E., Leichtentritt, R. (2002). « The ethics of qualitative social work research », *Qualitative Social Work*, 1 (2) : 145-169.

Québec, (1991). *Code civil du Québec :* http://www2.publicationsduquebec.gouv.qc.ca/dynamicSearch/telecharge.php?type=2&file=/CCQ/CCQ.html.

Saint-Arnaud, J., Gendron, S., Goulet, C., *et al* (2009). « Les comités d'éthique de la recherche (CER), l'application de l'article 21 du Code civil et la participation des personnes de 14 à 18 ans : le cas de l'évaluation d'un programme de soutien destiné aux jeunes parents dans le cadre des Services intégrés en périnatalité et petite enfance (SIPPE) », *Ethica*, (sous presse).

Schachter, D., Kleinman, I., Harvey, W. (2005). « Informed consent and adolescents », *Canadian Journal of psychiatry*, 50 (9) : 534-540.

Sieber, J. (2004a). « Empirical research on research ethics », *Ethics & Behavior*, 14 (4) : 397-412.

Sieber, J. (2004b). « Using our best judgment in conducting human research » *Ethics & Behavior*, 14(4) : 297-304.

Tigges, B. B. (2003). « Parental Consent and adolescent risk behavior research » *Journal of Nursing Scholarship*, 35(3) : 283-289.

Unger, J., Gallaher, P., Palmer, P., Baezconde-Garbanati, L., Trinidad, L., Cen, S., Anderson Johnson, C., (2004). « No news is bad news : Characteristics of adolescents who provide neither parental consent nor refusal for participation in school-based survey research », *Evaluation review*, 28 (1) : 52-63.

United States Department of Health and Human Services (2005). « Code of Federal Regulations » : http://www.hhs.gov/ohrp/humansubjects/guidance/45cfr46.htm.

La recherche avec les enfants : entre normativité éthique et normativité juridique

L'exemple de l'article 21 au Québec

Marie-Hélène PARIZEAU

La recherche avec les enfants, qu'elle soit d'ordre biomédical ou psychosocial, est encadrée de façon très restrictive au Québec par l'article 21 du Code Civil et par les comités d'éthique de la recherche désignés par le ministère de la Santé et des Services sociaux (MSS), ayant la responsabilité d'appliquer l'article 21. Il s'ensuit une situation tout à fait unique qui, depuis le début des années 2000, fait régulièrement l'objet de critiques, tant de la part des milieux de la santé et de l'éducation que des sciences sociales. Cet article 21, très limitatif, comme nous l'analyserons plus loin, a un impact négatif sur certains types de recherches qui sont alors plus difficiles à mettre en œuvre avec les enfants et aussi, avec les personnes âgées inaptes, atteintes par exemple, de la maladie d'Alzheimer (Voyer et St-Jacques, 2006). En voulant **protéger** des groupes dans la population qui sont plus vulnérables parce que dépendantes ou ne possédant qu'une compréhension partielle des enjeux de la recherche, l'État crée du même coup une forme d'**injustice**. Car ces groupes ne participant pas à certaines recherches ne bénéficient donc pas non plus des avantages de celles-ci en termes de nouveaux traitements, de prises en charge ou d'objectifs de santé publique. Dans le contexte médical actuel où, surtout à l'hôpital, la recherche et les traitements standards s'interpénètrent de plus en plus[1], on comprend davantage que

1. Cette interpénétration de la recherche et des traitements standards est particulièrement visible dans le champ de la cancérologie où les essais cliniques d'un médicament Y effectués un an auparavant devient l'année suivante le traitement standard.

des soignants et des chercheurs se soucient que ces groupes ne soient pas laissés « hors course ». Les résultats des recherches scientifiques constituent un vecteur important de changement institutionnel, particulièrement à l'hôpital, pour modifier les soins, les traitements et les prises en charge. La « preuve scientifique » ainsi constituée devient un moyen de légitimation du changement et rend les soignants capables de mobiliser de nouveaux budgets auprès d'instances administratives dont une des finalités est le contrôle des coûts à l'hôpital ou dans le système de santé.

En d'autres termes, il faut constater que le **contexte** de la recherche biomédicale très évolutif intervient dans l'équilibre entre la protection des sujets de recherche et le principe de justice entendu ici comme accès à la recherche et à ses résultats. Or, ce contexte, depuis une quinzaine d'années, s'est modifié et fait en sorte que la recherche comme alternative au traitement standard est de plus en plus répandue à l'hôpital, qu'elle conditionne la reconnaissance professionnelle des médecins et des infirmières, qu'elle génère des budgets de l'État et des compagnies pharmaceutiques, créant ainsi un secteur économique important en particulier au Québec.

Faut-il tenir compte de ce contexte (et alors au nom de quels principes ?) et modifier l'article 21 du Code civil ? Ce chapitre ne tranchera pas la question, mais il veut au moins poser le débat et proposer quelques réponses dans des termes **éthiques** plus ouverts.

Depuis une quinzaine d'années, dans le paysage de la bioéthique au Québec, les juristes ont remplacé progressivement les théologiens dans leur position dominante. Aussi une normativité juridique omniprésente a-t-elle tendance à recouvrir l'éthique, particulièrement dans le champ de l'éthique de la recherche. Cette tendance est largement encouragée par le ministère de la Santé et des Services sociaux du Québec ainsi que par le Fonds de la recherche en santé du Québec (FRSQ) pour des raisons de gestion administrative et de ce qu'il est convenu d'appeler la « bonne gouvernance »

Je crois par ailleurs que l'on peut expliquer le succès de *l'evidence based medicine* d'une part, par ce caractère très volatile des traitements standards qu'il importe donc de standardiser pour avoir une référence de traitement à jour, et d'autre part, par la pression américaine des HMO qui pour des raisons gestionnaires et financières peuvent ainsi codifier, comparer et contrôler les traitements standards des médecins affiliés. Un des impacts importants de *l'evidence based medecine* consiste à induire une standardisation des procédures médicales applicables à une situation w ayant les paramètres x,y,z, et on peut se demander alors, dans quelle mesure, le jugement médical de **ce** médecin pour **ce** patient peut se déployer dans l'espace d'une relation thérapeutique spécifique construite avec le patient.

politique. Mais pour montrer qu'il existe au moins une autre voie à cette tendance où normativités juridique et administrative se conjuguent de telle manière que se manifeste un point de vue dominant, voire exclusif, je voudrais ici revenir à l'esprit des débuts de la bioéthique.

La bioéthique à ses débuts – des années 1970 à 1990 – faisait la promotion d'un champ de discussion élargi, ouvert à la pluralité et aux processus démocratiques où tous pouvaient s'exprimer, du simple citoyen aux spécialistes des sciences humaines et aux professionnels de la santé, qu'ils soient infirmières ou médecins. Aussi, dans la première partie de ce chapitre, j'exposerais les enjeux éthiques de l'article 21 et ses impacts pour la recherche avec les enfants. Puis dans une deuxième partie, j'analyserai certains problèmes éthiques comme les enjeux du consentement substitué, l'évaluation des risques et la définition de la recherche, tant sur les plans théoriques que pratique. J'émaillerai mon analyse des commentaires des infirmières de recherche et des chercheurs qui ont participé aux symposiums que j'avais organisés avec Florence Piron, professeur au département d'information et de communication de l'université Laval, les 22 et 23 septembre 2005 à l'Hôpital pédiatrique Sainte-Justine à Montréal et les 6 et 7 octobre au Centre hospitalier de l'Université Laval (CHUL) à Québec. Je montrerai comment, sur plusieurs points, un écart grandissant se creuse entre les pratiques de recherche biomédicale et les exigences de plus en plus précises issues des normativités juridique et administrative. La question éthique rebondit alors : qui protège-t-on ?

1. Les enjeux éthiques de l'article 21 du Code civil du Québec

1.1. Entre normativité juridique et normativité éthique : une tension forte

Dans le cadre de la réforme du Code civil du Québec en 1994, le législateur a ouvert la porte à la participation des personnes inaptes (mineur et majeur) à la recherche biomédicale tout en délimitant de façon restrictive les modalités de cette participation. L'État affirme ici un devoir particulier de protection de l'intégrité physique des personnes les plus vulnérables de la société. L'article 21 du Code civil du Québec expose le cadre juridique dans lequel peut avoir lieu la recherche avec des personnes inaptes :

Article 21.

- **Alinéa 1.** Un mineur ou un majeur inapte ne peut être soumis à une expérimentation qui comporte un risque sérieux pour sa santé ou à laquelle il s'oppose alors qu'il en comprend la nature et les conséquences.
- **Alinéa 2.** Il ne peut, en outre, être soumis à une expérimentation qu'à la condition que celle-ci laisse espérer, si elle ne vise que lui, un bienfait pour sa santé ou, si elle vise un groupe, des résultats qui seraient bénéfiques aux personnes possédant les mêmes caractéristiques d'âge, de maladie ou de handicap que les membres du groupe. Une telle expérimentation doit s'inscrire dans un projet de recherche approuvé et suivi par un comité d'éthique. Les comités d'éthique compétents sont institués par le ministre de la Santé et des Services sociaux ou désignés par lui parmi les comités d'éthique de la recherche existants ; le ministre en définit la composition et les conditions de fonctionnement qui sont publiés à la Gazette officielle du Québec.
- **Alinéa 3.** Le consentement à l'expérimentation est donné, pour le mineur, par le titulaire de l'autorité parentale ou le tuteur, pour le majeur inapte, par le mandataire, le tuteur ou le curateur. Lorsque l'inaptitude du majeur est subite et que l'expérimentation, dans la mesure où elle doit être effectuée rapidement après l'apparition de l'état qui y donne lieu, ne permet pas d'attribuer au majeur un représentant légal en temps utile, le consentement est donné par la personne habilitée à consentir aux soins requis par le majeur ; il appartient au comité d'éthique compétent de déterminer, lors de l'examen d'un projet de recherche, si l'expérimentation remplit une telle condition.
- **Alinéa 4.** Ne constituent pas des expérimentations les soins qui, selon le comité d'éthique, sont des soins innovateurs requis par l'état de santé de la personne qui y est soumise.

Le législateur québécois insiste donc sur trois critères cruciaux de l'éthique de la recherche biomédicale :1) l'absence de risques sérieux ; 2) des bénéfices pour le sujet ou le groupe de sujets ayant les mêmes caractéristiques – âge, maladie, handicap ; 3) le consentement substitué – les parents dans le cas du mineur[2]. Or l'interprétation et l'application de ces critères

2. Dans le cas du majeur inapte, l'introduction du mandataire, donc de la procédure juridique du mandat en cas d'inaptitude, est un véritable cauchemar pratique pour les chercheurs comme le montrent bien les analyses de Philippe Voyer et Sylvie St-Jacques, ainsi que celles de Gina Bravo. Ils montrent tous que cette contrainte juridique empêche de nombreuses recherches d'être effectuées auprès de personnes âgées atteintes de la maladie d'Alzheimer. Les proches (conjoint, proche parent ou une personne qui démontre pour le majeur un intérêt particulier) qui sont autorisés par la loi de donner un consentement aux soins, ne peuvent le faire quand

sont laissées entièrement aux comités d'éthique de la recherche (CER) chargés d'évaluer les protocoles de recherche. Ceux-ci sont désignés par le ministère de la Santé et des Services sociaux suivant les critères établis par le Plan d'action du MSSS de 1998[3] et par des directives[4].

Il s'agit là d'un véritable régime d'exception pour la recherche avec des mineurs ou des majeurs inaptes que le législateur québécois a mis en place. Les CER sont donc au cœur du mécanisme d'évaluation éthique avec une obligation légale forte et explicite. Cette situation inédite dans les autres secteurs de la recherche biomédicale s'avère très délicate à gérer pour les CER parce qu'elle exprime une tension extrême entre la normativité éthique et la normativité juridique.

Sur le plan pratique, certains CER, par crainte de poursuites juridiques éventuelles, vont ainsi avoir tendance à évaluer les protocoles avec les mineurs ou les majeurs inaptes de façon très restrictive, par exemple, dans l'évaluation des risques ou encore par rapport à l'évidence de bénéfices bien concrets pour les sujets de recherche. La conséquence d'une telle approche défensive est donc que des protocoles seront refusés[5]. À l'inverse, certains CER feront preuve d'un grand sens de l'interprétation de la loi ou de créativité éthique pour approuver des protocoles qu'ils jugent utiles, mais dont les bénéfices ne sont pas nécessairement directs pour le sujet ou le groupe de sujets – certains protocoles de recherche ayant d'abord des visées de connaissances, mais essentielles pour la pathologie donnée.

---

il s'agit de recherche s'ils ne sont pas mandataires. Or cette procédure est longue, coûteuse et seulement 3 % des personnes âgées atteintes d'une démence ont un représentant légal (Bravo et Duguet, 2005).

3. Ce Plan d'action est actuellement en pleine révision après un travail de consultation du milieu (voir le rapport de Sonia Audy en 2006, « Le Plan d'action ministériel en éthique de la recherche et en intégrité scientifique : une entreprise insensée ? »). Notons par ailleurs, que les Lignes directrices des Trois Conseils qui relèvent cette fois-ci du gouvernement fédéral sont aussi en révision, le nouveau document fait actuellement l'objet d'une consultation publique.
4. « Conditions d'exercice des comités d'éthique de la recherche désignés ou institués par le ministère de la Santé et des Services sociaux en vertu de l'article 21 du Code Civil », Gazette officielle du Québec, 29 août 1998, no 35, p 1039-1040. Les CER doivent fournir annuellement un rapport au Ministère et peut faire l'objet de visites de contrôle. Le nombre de petites cases de ce rapport annuel à remplir fait régulièrement le cauchemar des présidents des CER.
5. Dans leur document Philippe Voyer et Isabelle St-Jacques donnent trois exemples précis de protocoles de recherche où certains CER ont eu une attitude défensive (voir p. 22-28). Sonia Audy fait aussi mention de ce phénomène dans son rapport (voir p. 221-223).

Sur le plan théorique, le régime particulier qu'instaure l'article 21 situe d'emblée le travail d'évaluation des CER dans une normativité juridique explicite : ils ont le devoir d'appliquer l'article 21. Par ailleurs, son application les renvoie à la normativité éthique du cas par cas, cette casuistique exigeant un travail réflexif et **contextualiste** qui leur permet alors d'appliquer et d'interpréter les trois critères énoncés dans l'article 21. Or justement, le contexte de la recherche biomédicale avec des mineurs ou des majeurs inaptes s'est profondément modifié depuis une dizaine d'années dans sa pratique globale, nous l'avons vu dans l'introduction. Mais dans le cas des enfants en particulier, la réglementation américaine de la *Food and Drug Administratyion* (FDA) et le *Best Pharmaceuticals for Children Act* de janvier 2002 ont créé un nouveau contexte favorable aux essais cliniques de médicaments pour les enfants. Avec cette nouvelle réglementation, deux grands arguments éthiques sont véhiculés, largement relayés par les cliniciens et les chercheurs tant aux États-Unis qu'au Québec :

1) les enfants sont des « orphelins thérapeutiques », la plupart des médicaments utilisés en pédiatrie n'ont pas été validés par des études cliniques, il faut donc faire un effort pour fournir à ce groupe important de la société des médicaments validés permettant une sécurité dans la prescription médicale ;

2) plusieurs maladies pédiatriques, parce qu'elles concernent proportionnellement peu de patients, sont délaissées par la recherche clinique de nouveaux médicaments, car ces médicaments seraient peu rentables pour les compagnies pharmaceutiques et la recherche coûte cher, il y a donc un devoir de bienfaisance envers ces enfants malades.

En d'autres termes, il y aurait donc un devoir moral de faire davantage de recherche avec les enfants au nom du principe de bienfaisance. Le contexte actuel se présente comme une ouverture vers la recherche clinique avec les enfants. Il est facile de comprendre que les CER peuvent être « tiraillés » entre une normativité éthique qui irait actuellement dans le sens d'ouvrir les critères de la recherche clinique avec les enfants, alors que la normativité juridique leur impose un cadre à la fois limitatif, mais malgré tout flou, lorsqu'il s'agit d'établir, par exemple, les bénéfices pour l'enfant ou le niveau de risques acceptables.

1.2. Deux modèles éthiques de la recherche avec les enfants : la protection et l'autonomie progressive

L'éternel conflit éthique de l'expérimentation humaine ressurgit avec plus d'acuité avec les enfants. Comment protéger les enfants de risques inutiles ou disproportionnés et en même temps faire en sorte que les enfants malades bénéficient de nouveaux traitements ? Autrement dit, en termes de philosophie **kantienne**, comment respecter la dignité humaine de l'enfant et ne pas le traiter comme un simple moyen ? Ou en termes de philosophie **utilitariste**, comment maximiser le plus grand bien, c'est-à-dire trouver de nouveaux traitements pour le plus grand nombre d'enfants malades en ne causant pas plus de souffrance que de bien-être.

Ces questions pèsent plus lourd moralement avec les enfants, car l'enfant est en devenir, il a son avenir devant lui. L'enfant est proprement ce commencement de toute vie humaine. Il est l'ouverture des possibles, de la nouveauté, de l'événement[6]. Or cette ouverture même exprime aussi la **vulnérabilité** de la vie commençante, et cet appel à la **responsabilité**, thématisé dans une autre perspective par des philosophes comme Émmanuel Lévinas[7] et Hans Jonas[8].

> Chacun sait quelles sont les conditions subjectives dans le cas des parents : la conscience d'être soi-même totalement l'auteur de la nouvelle vie ; le spectacle immédiat de l'appel, émanant du besoin de l'enfant, de s'occuper de lui ; et l'amour spontané – d'abord sous la forme de la contrainte affective « aveugle » post-parturale qui dirige la mère du mammifère vers le nouveau-né comme tel, ensuite, une fois que la personne devient visible, toujours davantage l'amour lucide, personnel, des parents pour ce sujet possédant une individualité unique. Face à une telle force de l'immédiat, soustrait à tout choix, la condition subjective pas plus que la condition objective ne se laissent copier

6. Nous pouvons ici penser cette nouveauté événementielle tout à fait dans le sens d'Hannah Arendt qui fait référence justement à l'enfant comme l'essence même de l'émergence de la nouveauté dans la vie.
7. Emmanuel Lévinas propose dans une perspective phénoménologique une ontologie du visage de l'Autre comme le fondement d'une éthique de la responsabilité envers autrui. « Le visage se refuse à la possession, à mes pouvoirs » (Lévinas, 1971, p. 215). Je ne peux imposer ma volonté à l'Autre et *a fortiori* à un enfant. Cette prise de position éthique rappelle celle du théologien Paul Ramsey dont on reparlera plus loin.
8. Hans Jonas thématise d'abord le sentiment « d'amour spontané » des parents au nouveau-né et à l'enfant, puis montre la vulnérabilité de celui-ci pour ensuite indiquer l'impératif moral de la responsabilité parentale. Dans la thèse de Hans Jonas, ce modèle de responsabilité morale s'applique à tout le vivant (la nature ou l'environnement), car il est lui aussi devenu vulnérable suite au développement de la science moderne.

> dans d'autres relations moins immédiates et en dépit de toutes les analogies la relation de procréation conserve une primauté dont rien d'autre dans les rapports humains ne saurait égaler l'évidence et la responsabilité. (Hans Jonas, 1991, 147-148).

L'enfant, – du nouveau-né au jeune enfant et même à l'adolescent –, s'il a son avenir devant lui, dépend de nous. Le registre des philosophies morales des sentiments moraux ou de l'émotivisme exprime bien que, face à l'enfant, jaillit spontanément un **sentiment de protection**.

Il est donc tout à fait légitime sur plan moral de penser les enjeux de la recherche avec les enfants en termes de « protection » plutôt que « d'autonomie », comme généralement ces enjeux sont réfléchis lorsqu'il s'agit d'adultes compétents. Il s'ensuit un changement dans la hiérarchie des valeurs de l'éthique de la recherche. La protection de l'enfant étant première, c'est donc la recherche du « meilleur intérêt » de **cet** enfant qui se situe au cœur de l'analyse éthique. Est-ce que cet enfant-là a un intérêt important à participer à cette recherche-là ? C'est la question des parents, c'est aussi la question du médecin traitant – le pédiatre – et de l'équipe de soins.

Poser d'emblée la finalité de la protection avant toute autre valeur focalise nécessairement sur l'individualité et non sur le groupe. Il en va autrement pour l'évaluation éthique du CER et celui du chercheur ou de l'infirmière de recherche. Le CER dans son mandat a plusieurs objectifs qui sont clairement définis dans les conditions d'exercice des CER désignés en vertu de l'article 21 :

> Au cours de l'examen éthique des projets de recherche, les comités d'éthiques doivent au minimum :
>
> - s'assurer en premier lieu de la validité scientifique et de la pertinence de l'étude ainsi que de la compétence des chercheurs ;
> - déterminer s'il y a un équilibre entre les risques et les avantages pour la personne et chercher, lorsque le cas s'y prête, les retombées éventuelles d'un tel projet sur la santé des personnes représentant les mêmes caractéristiques – âge, maladie ou handicap – que les personnes soumises à l'expérimentation ;
> - examiner le mode de sélection des personnes et évaluer les modalités de consentement à la recherche ;
> - porter une attention particulière à la confidentialité.

(*Conditions d'exercice des comités d'éthique de la recherche désignés ou institués par le Ministère de la Santé et des Services sociaux en vertu de l'article 21 du Code civil* p. 1039).

Les CER sur le plan éthique : « ...ont la responsabilité d'évaluer la conformité des projets de recherche aux règles d'éthique, d'en assurer le suivi éthique, et de veiller à la protection des personnes. » (p. 13, *Plan d'action ministériel en éthique de la recherche et en intégrité scientifique*, 1998). Les visées éthiques des CER se situent donc à différents niveaux et les CER doivent combiner l'évaluation éthique des protocoles de recherche avec la protection des personnes. Leur responsabilité est différente de la décision des parents de consentir à ce que leur enfant participe à une recherche ou, encore, à celle du chercheur ou de l'infirmière de recherche qui proposent le protocole.

Le législateur, avec l'article 21, a certainement voulu indiquer aux CER que les enjeux de protection des enfants devaient être le fil conducteur de leur analyse éthique. Par delà les autres intérêts ou valeurs, tous les protagonistes sont donc appelés à converger sur le « meilleur intérêt » de l'enfant et des enfants qui pourraient participer au protocole de recherche. Or, nous allons le voir, cela n'est pas si évident pour les CER qui interprètent l'article 21 et qui sont au cœur de différentes pressions ou contextes. Je vais discuter de trois enjeux éthiques importants qui causent des problèmes dans la pratique concrète des CER. Pour ce faire, je vais intégrer les commentaires des participants au symposium que j'avais organisé avec Florence Piron en 2005[9].

9. Ce symposium avait pour but de réunir les acteurs de la recherche avec les enfants (du fœtus à l'adolescent de 17 ans), que celle-ci soit biomédicale ou sociale afin de faire un bilan, d'une part des questions d'éthique liées à ce type de recherche et, d'autre part, des incidences de l'application de l'article 21 du Code civil sur la recherche avec les enfants, en particulier pour les chercheurs et les comités d'éthique de la recherche. Il a pris la forme d'une série d'ateliers visant à recueillir les témoignages et les propositions des acteurs impliqués à un titre ou à un autre dans les recherches avec les enfants qui sont menées au Québec.
Les discussions avec ces chercheurs, cliniciens, membres des CER et administrateurs de la recherche a permis d'obtenir une vision d'ensemble de la situation de la recherche avec les enfants au Québec. Ce symposium s'est déroulé à Montréal, à l'hôpital Sainte-Justine qui est l'hôpital pédiatrique francophone, et au CHUL, le centre hospitalier de l'Université Laval, à Québec, qui héberge aussi le Centre mère-enfant.

2. Les enjeux éthiques de la recherche avec les enfants vus par les CER

2.1. L'enjeu éthique du consentement substitué

La question du consentement substitué est probablement un enjeu éthique nodal de la recherche clinique avec les enfants, et ce, pour deux raisons. D'une part, il exprime un paradoxe éthique : comment consentir à la place de quelqu'un qui est incapable de consentir pour lui-même ? Quels sont alors les critères à partir desquels la décision de consentir des parents pour leur enfant va être prise ? D'autre part, la définition de l'enfant – de la naissance à 18 ans – reflète une réalité très variée en termes de compréhension, de maturité et d'autonomie de la décision. En d'autres termes, un nourrisson n'est pas un enfant de 7 ans qui n'est pas un « préado » de 12 ans qui n'est pas un adolescent de 17 ans. En même temps, chaque enfant est unique et certains enfants de 5 ans atteints de cancer ont pleinement conscience qu'ils vont mourir – les oncologues pédiatres et les pédopsychiatres l'attestent régulièrement. Revenons sur chacun de ces enjeux.

2.1.1. Le consentement substitué : historique d'un concept contradictoire sur le plan de l'éthique de la recherche

Dans la littérature sur le concept de consentement au traitement ou de consentement à la recherche, le consentement substitué est souvent abordé de façon latérale, comme un pis-aller à une situation embarrassante. En effet, le concept de consentement libre et éclairé prône l'autonomie du sujet adulte, rationnel, décontextualisé de son histoire personnelle et de ses liens sociaux et culturels, compétent au sens juridique, informé de sa maladie, du traitement ou du protocole expérimental, des risques et des bénéfices associés au traitement, des traitements alternatifs. Ce sujet libre et éclairé est en mesure de discuter dans une relation de type égalitaire avec son médecin traitant ou avec le chercheur, de poser des questions, de participer de façon active au traitement. Cette fiction juridico-éthique, si elle peut prétendre recouvrir une certaine partie de la pratique médicale avec les adultes, constitue un schéma qui ne peut faire sens pour les enfants, mais également pour les patients adultes confus et comateux, les patients adultes traités en urgence, les handicapés mentaux, les patients adultes atteints de maladies psychiatriques graves ainsi qu'un certain nombre de situations de dépendance de patients adultes (personnes âgées institutionnalisées, par exemple). Dans cette logique juridique qui est au cœur du concept de consentement libre et éclairé, il est donc nécessaire qu'un autre adulte responsable, libre et éclairé, prenne la décision **à la place** du mineur ou de l'adulte incompétent. C'est le concept de « consentement substitué » qui reconnaît aux proches ou aux parents, l'autorité et la responsabilité de prendre une décision dans « le meilleur intérêt » de ce mineur ou de cet adulte incompétent. Ce concept juridico-éthique vient donc encadrer une situation d'interdépendance familiale où les relations d'autorité, de solidarité et de coopération peuvent être complexes et non linéaires au plan hiérarchique. Si dans la fiction du consentement libre et éclairé, l'adulte rationnel peut prendre sa décision en « son âme et conscience », seul, sans aucune intervention d'autrui, et en revendiquant la pleine autonomie de sa décision, il en va tout autrement du consentement substitué où une personne est rarement seule pour prendre la décision pour un mineur ou un adulte incompétent. Si c'est un enfant, il y a habituellement au moins les deux parents, si c'est un majeur incompétent âgé, il y a souvent plusieurs personnes, allant du conjoint aux enfants. Bref, c'est souvent une affaire de famille plus ou moins élargie suivant les contextes culturels. Face à cette réalité anthropologique et sociologique incontournable, les États ont généralement reconnu un ordre de proximité familial dans la décision médicale pour autrui.

Mais lorsqu'il est question de recherche médicale, ce double modèle – le consentement libre et éclairé de la personne adulte et le consentement substitué d'un tiers généralement un membre désigné de la famille – rencontre un paradoxe éthique encore plus évident lié à l'histoire même de l'expérimentation humaine. Ainsi, le Code de Nuremberg, fondation normative de l'éthique de la recherche biomédicale, énonce clairement dans son article 1, la nécessité absolue du consentement de la personne. Cette règle exclut donc en principe toute participation de mineur ou de majeur inapte (Fagot-Largeault, 1985, p154). Faut-il rappeler le contexte des horribles expérimentations des médecins nazis sur des enfants et des jumeaux ? (Annas et Grodin, 1992). On comprend dans ce contexte de tribunal d'après la deuxième Guerre mondiale, l'importance d'une réglementation éthique stricte et limitative et s'appuyant sur des principes sans équivoque du respect de l'autonomie de la personne (adulte).

Le paradoxe autour du consentement libre et éclairé rejaillit à nouveau dans les Déclarations d'Helsinki-Tokyo de l'Association médicale mondiale.

La Déclaration de 1964 effectue une distinction entre recherche « thérapeutique » et « non thérapeutique » (visée scientifique) pour introduire une gradation dans les critères éthiques du consentement écrit (non obligatoire) et de la vérité au malade qui peut être cachée si le malade n'est pas dans « un état psychologique pour l'entendre ». Mais elle affirme néanmoins en même temps le consentement du représentant légal lorsque le sujet est légalement incompétent. Plus proches des pratiques médicales et scientifiques, ces Déclarations posent davantage le bien de l'individu comme pierre angulaire de la recherche biomédicale, comme le note Anne Fagot-Largeault.

Sur les Déclarations d'Helsinki-Tokyo qui sont révisées en 1975, 1983, 2000 et 2008, Marie-Luce Delfosse souligne aussi dans son chapitre, l'évolution des exigences par rapport aux mineurs et aux majeurs inaptes ; le consentement du mineur s'il est capable de comprendre doit être aussi obtenu (1983). Cette procédure est formalisée avec le concept « d'assentiment » en 2000 et si le refus est exprimé, il doit être respecté (2008). La tendance est donc de reconnaître chez le mineur une capacité évolutive bien que limitée à consentir à la recherche. Le modèle de la bienfaisance envers l'enfant a été tiré du côté du modèle du respect de l'autonomie de la personne. De nouveau, la fiction juridico-éthique du consentement libre et éclairé de l'adulte sert de modèle ultime pour mesurer l'assentiment de l'enfant qui devient dans cette perspective un petit adulte en puissance.

Cette évolution dans le modèle du consentement libre et éclairé vers la reconnaissance d'un consentement substitué pour le mineur, mais avec assentiment de celui-ci, est directement influencée par le modèle juridico-éthique américain qui s'est diffusé progressivement comme norme éthique internationale.

En effet, aux États-Unis, c'est le célèbre article de Henry Beecher, en 1966, qui va mettre en évidence des abus de l'expérimentation humaine sur des enfants[10]. Il décrit comment les enfants handicapés du *Willowbrook*

10. Henry Beecher, un universitaire connu, publie, entre 1959 et 1967, des livres et des articles dans lesquels il dénonce des expériences à haut risque par rapport au bénéfice escompté, faites généralement sur des populations vulnérables. Il en appelle à la responsabilité et à la conscience des médecins quant à l'obtention du consentement des sujets d'expérience. En parallèle, le gouvernement américain ne reste pas indifférent à ces critiques et, à la suite d'une enquête constate qu'il n'existe virtuellement pas de directives internes aux instituts de recherche. Lorsqu'elles existent, celles-ci n'estiment d'ailleurs pas nécessaire l'intervention d'un comité de pairs sur ces questions éthiques, les chercheurs étant capables de régler eux-mêmes les problèmes éthiques propres à leur recherche.

State Hospital ont été infectés délibérément par le virus de l'hépatite B dans le cadre d'une étude scientifique. Les revues médicales, puis les médias, vont discuter de ces abus sur les mineurs et majeurs inaptes et le gouvernement américain va alors mettre en place la fameuse *National Commission for the Protection of Human Subjects of Biomedial and Behavioral Research,* de 1974 à 1978. Cette Commission produit une quantité impressionnante de rapports et de documents de réflexion[11] et le rapport final dit « le Rapport Belmont » reste encore aujourd'hui le cadre éthique de la recherche biomédicale aux États-Unis et ailleurs dans le monde à partir duquel nous pensons et nous évaluons la recherche biomédicale. Le chapitre de Pascale Gervais montre bien cette évolution.

Concernant la recherche avec les enfants, la Commission va solliciter un débat d'experts pour initier les discussions (Jonsen, 2006, p. 513). Deux

---

La mise en place de directives gouvernementales sera déclenchée par une série de recherches effectuées sans le consentement des patients et largement commentées par la presse et les milieux spécialisés. Trois cas sont célèbres entre tous.

Le cas du *Jewish Chronic Disease Hospital* date de 1963 et concerne 22 personnes très âgées à qui furent transplantées des cellules cancéreuses dans le cadre d'une recherche sur le rôle de défense du système immunitaire contre le cancer. En 1966, le *Board of Regents of the State University of New York* (conseil d'université) jugea le directeur de l'hôpital et le médecin responsable de la recherche coupables de fraude et de conduite indigne de la profession :« Les *Regents* déplorent notamment l'hypothèse qu'ont fait les médecins selon laquelle ils pouvaient exécuter n'importe quel acte sans le consentement du patient, et ce tant et aussi longtemps que la recherche en question serait bénéfique à l'avancement de la science.[...] Le *Board of Regents* reconnaît la nécessité du consentement informé afin de protéger le droit d'autodétermination du sujet et ce, même si le niveau de risques est peu élevé et celui des avantages potentiels très grand. » (Faden, Beauchamp, 1986, p. 162)

Le deuxième cas est celui de la *Willowbrook State School.* Environ 800 enfants retardés mentaux furent infectés délibérément par le virus de l'hépatite dans le cadre d'une recherche sur un agent prophylactique du virus. L'expérience avait débuté en 1956 et, en 1966, Beecher, dans son article, la décrit comme non éthique. Les chercheurs furent obligés de justifier publiquement leur recherche en 1970. La validité du consentement des parents fut mise en doute : l'information donnée était incomplète et les chercheurs avaient utilisé des moyens de persuasion proches de la coercition.

Enfin, le dernier cas, the *Tuskegee Syphilis Study*, est porté à la connaissance du public à la même époque en 1970. Cette recherche, qui débute en 1932, étudie la pathologie évolutive de la syphilis sur un groupe de 400 Noirs américains. Ces sujets d'expérience ne connaissent pas la nature ni le nom de la maladie. Ils ne recevaient aucun traitement alors même que les antibiotiques ont été découverts et reconnus comme efficaces. Aux sujets qui se plaignent, les chercheurs mentent et répondent qu'ils sont en traitement. Presque aucune information n'est donnée aux sujets au début de la recherche. Par exemple, ils ignoraient la durée de l'expérience : elle devait durer jusqu'en 1972.

11. Voir la série d'articles publiées dans les *Cahiers de Bioéthique* n°4, Médecine et expérimentation.

théologiens Paul Ramsey et le jésuite Richard McCormick, vont s'affronter sur des positions radicalement opposées, mais dont les conceptions éthiques tracent le dilemme fondamental de la recherche avec les enfants. Paul Ramsey défend une conception déontologique kantienne du consentement qui se présente alors comme un acte de loyauté réciproque. Or, les enfants ne pouvant consentir ne peuvent ainsi établir ce pacte. Pour Ramsey, seule la recherche qui a un bénéfice futur pour l'enfant est moralement acceptable. L'enfant nous met en demeure d'honorer la foi et la confiance qu'il met en nous. Puisque le consentement est focal à la relation de soins comme de recherche et que l'enfant en est exclu, il ne saurait y avoir de consentement substitué. Les parents n'ont d'autre autorité morale que de consentir au meilleur intérêt de leur enfant. Concrètement, la position de Paul Ramsey limite de façon radicale les recherches avec les enfants.

Richard McCormick, de son côté, affirme que l'on doit raisonner sur d'autres bases. Le consentement des parents ne doit pas se faire en fonction de ce qu'ils souhaitent pour leur enfant, mais sur ce qu'ils « devraient » souhaiter. Si on doit souhaiter le bien pour soi, il existe aussi une obligation vis-à-vis du bien des autres. Ainsi dans cette logique, certains risques qui ne sont pas excessifs ou encore des inconvénients de la recherche sont moralement acceptables, car nous sommes moralement tenus par un principe de justice pour le bien des autres. L'enfant est donc un membre de la société et non une entité isolée et vulnérable. Toute chose étant égale par ailleurs, l'enfant est capable d'accéder à cette compréhension morale d'une obligation envers le bien des autres.

Le Rapport Belmont va dégager trois principes fondamentaux : le respect des personnes incluant la règle du consentement libre et éclairé, la bienfaisance et la justice[12]. Il relie le respect de l'enfant et sa protection en fonction de son manque d'autonomie, mais aussi le principe de justice pour rendre équitables les risques et les avantages de la recherche pour *tous* les enfants. La recherche avec les enfants est donc acceptable moralement sous condition d'un consentement substitué pour les recherches thérapeutiques et non thérapeutiques dans la mesure où elles n'incluent pas plus que des risques minimaux pour les enfants. Le Rapport Belmont définit des niveaux de risque associés à des niveaux de protection des enfants qui sont mis en perspective avec l'importance de la recherche. Il énonce que

12. Ces principes sont développés dans le chapitre de Marie-Luce Delfosse dans le présent ouvrage.

tant la protection de la vulnérabilité de l'enfant que la contribution au bien des enfants et de la société doivent être tenues comme conjointement moralement importantes.

Le Rapport Belmont a posé le cadre de l'éthique de la recherche avec laquelle nous argumentons et débattons toujours aujourd'hui. On saisit bien à travers le débat Ramsey-McCormick que le concept de consentement substitué est un enjeu éthique de fond. De l'acceptation morale de ce consentement substitué, il s'ensuit logiquement le calcul des risques et des bénéfices. C'est la porte d'entrée à toute cette casuistique évaluative des risques minimaux et des avantages thérapeutiques pour les enfants, que les parents qui consentent à la place de leur enfant, et les CER, sont alors tenus de faire. Or, empiriquement, les parents ont le plus souvent une compréhension partielle des informations données. Je suggère ici que le modèle du consentement substitué avec toutes ses exigences de décision rationnelle et informée (décider à la place de l'enfant) est contrefactuel et qu'il impose un cadre décisionnel aux parents qui ne correspond guère en pratique à leur mode de décision. En d'autres termes, je ne crois pas que face à la maladie de son enfant, les motifs de la décision d'accepter qu'il participe à un protocole de recherche soient essentiellement rationnels. Plus la maladie de l'enfant est grave, plus d'autres considérations éthiques que le rapport risque-bénéfice entrent en jeu. Le registre phénoménologique de l'*espoir* m'apparaît comme une force éthique émotive et motivationnelle qui interfère largement avec un raisonnement éthique rationnel[13]. L'exigence légale du consentement substitué oblitère cette dimension éthique.

2.1.2. Le consentement substitué des parents et l'assentiment de l'enfant: enjeux d'éthique pratiques des CER

À partir de ce concept de consentement substitué qui donne aux parents l'autorisation légale de consentir à la participation de leur enfant à une recherche, on comprendra que les CER seront très attentifs à la façon dont les informations sont données aux parents dans le formulaire de

13. Ce que j'énonce ici est fondé sur mon travail de terrain effectué lors de ma thèse de doctorat intitulé *« Le concept éthique de consentement aux essais cliniques. L'exemple de l'essai contrôlé de la ciclosporine dans le diabète insulino-dépendant »*. J'ai empiriquement montré que dans une population adulte, les deux tiers des consentements des sujets de recherche avait une dimension dominante émotionnelle et non rationnelle.
Voir aussi les analyses de terrain faites par Simon C., Eder M., Kodish E., Siminoff L., (2006) sur la dimension altruiste de la participation des enfants à la recherche en oncologie.

consentement. Ces informations conditionnent la qualité du consentement substitué.

Les CER sont aux prises avec deux problèmes. Tout d'abord, certains membres des CER sont conscients que les formulaires de consentement ne sont qu'un outil dans la démarche de la demande de consentement et que les explications du chercheur ou de l'infirmière de recherche sont au moins aussi importantes dans le processus. D'ailleurs, plusieurs infirmières de recherche ont expliqué comment la façon plus ou moins convaincante de présenter un protocole de recherche avait une influence directe sur le consentement des parents[14]. Il existe ici souvent une tension dans l'utilisation du formulaire de consentement qui est considéré, soit comme un outil de la démarche de consentement, soit comme un contrat juridique engageant les parties dans une recherche. De nombreux membres de CER ont témoigné que les formulaires de consentement d'essais cliniques effectués par des compagnies pharmaceutiques incluent des clauses ou formulent les informations de manière à se protéger elles-mêmes contre des poursuites légales éventuelles. On s'éloigne donc de la protection de l'enfant. Ce modèle juridico-éthique du consentement libre et éclairé devient instrumentalisé par des jeux juridiques et administratifs. L'enjeu pour les CER est de vérifier les informations du formulaire de consentement sans pour autant consacrer tout le temps de la réunion à faire des corrections sur la forme. Cela ne va pas de soi, car le concept de consentement libre et éclairé est considéré dans l'encadrement réglementaire des Trois Conseils subventionnaires canadiens comme le pilier essentiel de l'éthique de la recherche au Canada. Le cadre législatif et réglementaire de la recherche tend donc à faire du formulaire de consentement un outil plus juridique qu'éthique et à orienter ainsi le travail des CER concernant le formulaire de consentement vers une conformité juridique et une standardisation administrative[15].

14. Notons que plusieurs articles ont montré que la compréhension et la mémorisation des informations données aux parents étaient très souvent superficielles et que certains aspects techniques comme la randomisation dans les essais cliniques ou l'évaluation des risques et des bénéfices étaient mal compris. Voir par exemple : Simon, Siminoff, Kodish, (2004) ; Tait, Voepel-Lewis, Malviya, (2004) ; Tait, Voepel-Lewis, Malviya, (2007) ; Harth, Thong, (1995).

15. Pour se convaincre de ce phénomène, en consultant les directives aux chercheurs de la cinquantaine de CER au Québec, on pourra ainsi noter la liste des rubriques que doit comporter un formulaire de consentement. Le résultat pratique est que les formulaires de consentement sont devenus des documents qui comportent le plus souvent une dizaine de pages. On peut donc

Le deuxième problème des CER concerne l'assentiment de l'enfant. L'Énoncé de politique des Trois Conseils « Éthique de la recherche avec les êtres humains[16] » par ailleurs, dit que :

> **Règle 2.7.** Lorsque le consentement libre et éclairé a été donné par un tiers autorisé et que le sujet légalement inapte comprend la nature et les conséquences de la recherche à laquelle on lui demande de participer, les chercheurs s'efforceront de comprendre les souhaits du sujet à cet effet. Le dissentiment du sujet pressenti suffit pour le tenir à l'écart du projet.

Encore une fois, si un CER s'en tient à une perspective juridique et à l'application de l'article 21, il peut ignorer cette règle éthique et en renvoyer la responsabilité aux chercheurs. Mais cela devient difficile d'ignorer complètement lorsque la recherche concerne des adolescents. D'ailleurs, comme ont témoigné quelques infirmières de recherche, plusieurs compagnies pharmaceutiques joignent des formulaires d'assentiment. Une infirmière a expliqué qu'elle avait fait « signer » un tel formulaire venant d'une compagnie pharmaceutique américaine à un enfant de six ans et elle était très perplexe sur cette procédure et sur le texte du formulaire d'assentiment qui ressemblait à s'y méprendre à un formulaire de consentement. De nouveau, on saisit que le modèle juridico-éthique du consentement libre et éclairé sert de paradigme éthique dominant en favorisant une instrumentalisation juridique.

D'autres types de situations problématiques ont été signalés par des chercheurs. Il est difficile de faire des recherches avec des jeunes mères adolescentes puisqu'il faut le consentement parental alors que paradoxalement elles peuvent consentir pour leur enfant. Par ailleurs, pour les enfants qui sont placés dans des foyers d'accueil, ce ne sont pas les parents d'accueil qui consentent mais les parents naturels. Il existe plusieurs situations d'exception, comme le montrent Jean-Marie Therrien et Geneviève Cardinal dans leur chapitre, où le CER et les chercheurs doivent interpréter l'article 21 pour mettre en œuvre des recherches qui ont un intérêt thérapeutique pour le groupe d'enfants et qui comportent peu ou pas de risques.

D'une façon générale, dans le contexte québécois et malgré les normes des Trois Conseils, l'assentiment de l'enfant à sa participation à une

se demander combien de personnes les lisent jusqu'au bout et s'ils comprennent les informations, et les obligations ainsi que les droits qui sont les leurs.

16. Cet Énoncé date de 1998, il est actuellement en révision et une consultation est effectuée en 2009 auprès de la communauté des chercheurs.

recherche est peu thématisé[17]. Cela tient à deux choses, d'une part, ce n'est pas une obligation légale. La seule chose qui est obligatoire, c'est de créer les conditions pour que si l'enfant, et particulièrement l'adolescent, s'opposait à une telle participation, son refus soit respecté. En pratique, cette responsabilité incombe aux chercheurs et aux infirmières de recherche et non aux CER. Le respect du refus exprimé par l'enfant constitue une forme de liberté négative que la loi reconnaît à l'enfant : la liberté de dire « non ». La participation à la recherche n'est pas une obligation sociale, ce n'est pas une forme de « service militaire obligatoire ». Le législateur québécois ne partage donc pas la position éthique de McCormick.

D'autre part, les témoignages des chercheurs lors des symposiums étaient unanimes quant aux efforts qu'ils effectuent pour informer l'enfant en fonction de son âge. Pour le médecin-chercheur, l'enfant qui participe à la recherche est son interlocuteur : c'est cet enfant qui subit les risques et les désagréments de la recherche. Aussi la recherche de sa compréhension minimale est-elle importante si ce n'est que pour s'assurer d'un minimum d'adhésion aux traitements de sa part. Ensuite, pour ces chercheurs, le respect de l'enfant exige moralement de lui expliquer les grandes lignes de la recherche et surtout de l'accompagner tout au long de la recherche particulièrement quand certains tests ou examens sont invasifs. Cette exigence morale d'information croît avec l'âge de l'enfant.

Sur le plan théorique, on pourrait se demander pourquoi le législateur québécois a tenu à faire une si grande différence entre la recherche et le traitement en ce qui concerne l'enfant. En effet, l'article 14 du Code civil du Québec permet à des adolescents de 14 ans et plus de consentir à des actes médicaux sans obtenir le consentement parental sauf dans le cas où il y a une hospitalisation de plus de 12 heures[18]. Or, nous l'avons souligné, le contexte de la recherche s'est modifié. Faudrait-il pour autant assouplir le consentement parental ou formaliser l'assentiment des adolescents de 14 ans et plus ? L'assentiment de l'enfant, s'il devait être davantage réglementé

17. Ce qui n'est pas le cas aux États-Unis, voir par exemple pour une perspective historique l'article de Unguru, Coppes, Kamani, (2008).

18. Cet article du Code Civil avait pour but explicite de permettre aux mineurs de plus de 14 ans d'obtenir une interruption volontaire de grossesse (IVG) sans autorisation parentale et aussi de pouvoir obtenir des contraceptifs auprès des médecins.
Une étude américaine intéressante de Brody, Scherer, Annett, Pearson-Bish, (2003) montre qu'il y a accord à plus de 75 % entre les parents et les adolescents quand il s'agit pour les adolescents de participer à une recherche.

comme aux États-Unis, risquerait de tomber dans les mêmes travers que le modèle juridico-éthique du formulaire de consentement de l'adulte. Ensuite, le modèle de l'autonomie risquerait d'atténuer ce qui caractérise l'éthique de la recherche avec les enfants, soit le modèle de la bienfaisance. Pour l'instant, l'esprit de la loi reste la protection de l'enfant par le consentement substitué des parents. D'ailleurs, l'article 21 considère que le consentement substitué n'est qu'un des mécanismes qui protègent l'enfant. L'autre mécanisme fondamental est l'évaluation des risques.

2.2. L'enjeu éthique de l'évaluation des risques

L'évaluation des risques de la recherche est une obligation légale de l'article 21 pour les mineurs et les majeurs inaptes. Lors du symposium, il était très intéressant de noter la différence exprimée sur l'enjeu éthique des risques entre la position des membres du CER de l'Hôpital pédiatrique Sainte-Justine, et celle des membres de CER d'hôpitaux généraux et universitaires de la région de Québec. Pour le CER de l'Hôpital pédiatrique, l'évaluation des risques et des inconvénients de la recherche constitue une partie centrale de l'évaluation éthique[19]. Les membres du CER ont développé une hiérarchie dans les critères des risques, des inconvénients et des bénéfices pour mettre en œuvre une délicate casuistique. De ce point de vue, ils sont proches des analyses américaines qui ont développé des critères fort complexes, comme nous le verrons plus loin. Les membres des CER d'hôpitaux généraux et universitaires de la région de Québec montraient par contre un certain malaise face à l'évaluation des risques. Ils n'ont guère mentionné de critères ou de hiérarchie des risques et des bénéfices explicites. Il était clair que le temps qu'ils allouaient à chaque protocole était davantage consacré au formulaire de consentement – l'évaluation des risques semblait être perçue comme une question plus centrale dans l'évaluation scientifique des protocoles de recherche (certains CER n'ont pas la tâche d'évaluer la qualité scientifique des protocoles, c'est un autre comité qui s'en charge). De plus, concrètement, ils n'avaient eu que peu de protocoles pédiatriques à évaluer.

La question de l'évaluation des risques et des bénéfices d'une recherche est très délicate tant sur le plan théorique que pratique. Les critères

19. Voir le chapitre d'Anne-Claude Bernard-Bonnin dans le présent ouvrage.

d'évaluation ont évolué dans le temps et, encore aujourd'hui, une bonne part de leur appréciation est laissée aux membres des CER.

2.2.1. Le « risque minimal » américain et ses aléas : un héritage lourd

Le concept de « risque minime » (*minimal risk*) a été retenu par la *National Commission for the Protection of Human Subjects of Biomedial and Behavioral Research* (1974-1978), aux États-Unis, et il a par la suite teinté les débats, mais aussi les normes des différents codes ou lignes de conduite de la recherche biomédicale. Les réflexions de la Commission ont permis tout d'abord de séparer les risques physiques des risques psychologiques[20]. Ils sont de nature différente, mais peuvent avoir les uns comme les autres des impacts très négatifs. Ensuite, la Commission a distingué entre les risques et les inconvénients. Les inconvénients de la participation à une recherche sont l'équivalent de désagréments, mais qui n'ont pas d'impacts sur la vie ou sur l'état de santé du sujet, ni sur son état psychologique. Notons, toutefois, que les membres des CER sont souvent attentifs à la multiplication des inconvénients (multiplication des consultations à l'hôpital impliquant des déplacements, voire des coûts de garde d'enfant, multiplication des tests à passer ou à remplir qui occasionnent fatigue ou lassitude ou un réel inconfort proche d'une certaine souffrance d'ordre psychologique). Ils sont sensibles à l'effet de démotivation potentielle, conséquence de la multiplication des inconvénients pour les enfants et la famille.

Une fois ces distinctions faites, l'évaluation des risques reste entière. La Commission américaine a jugé que d'autres distinctions devaient être faites. Tout d'abord, les risques doivent être considérés **en eux-mêmes**, pas seulement dans un rapport risques-bénéfices. Si on considère les risques en eux-mêmes, il existe alors une gradation des risques. Par exemple, certains tests ou examens ou types de médicaments sont plus invasifs que d'autres ou, encore, comportent des pourcentages de morbidité, voire de mortalité différents. Une prise de sang est différente d'une imagerie de résonance magnétique (IRM), qui est différente d'une ponction lombaire ou d'un cathétérisme cardiaque. Au même titre que pour un médicament, les risques de maux de tête, sont différents des vomissements ou, encore,

20. On distingue maintenant les « risques sociaux » qui se sont manifestés de façon plus explicite dans la recherche en génétique où, par exemple, un groupe identifié par des caractéristiques ethno-raciales peut faire l'objet de discrimination sociale.

d'une insuffisance rénale. Il faut donc distinguer entre **la probabilité du risque**, **l'importance du dommage ou du mal causé** et **sa durée** (réversible, irréversible).

En choisissant pour les populations vulnérables, en particulier pour les enfants, le concept de « risque minime », la Commission a ouvert une boîte de Pandore comme l'a noté Robert Levine :

> Le simple lecteur pourrait croire que le terme « minime » a le sens que lui donnent les dictionnaires classiques : « minime » signifiant le plus petit possible. Le terme risque fait problème bien davantage : un risque minime pourrait-il signifier un danger infinitésimal de danger important ? Ou encore un danger sérieux de dommage infinitésimal ? (Levine, 1982, p. 261)

La littérature américaine sur l'évaluation des risques s'est enrichie de tout un vocabulaire depuis 20 ans : « les risques plus que minimes » (*more than minimal riks*), « risques de la vie quotidienne » (*risks of daily life*), « risques sérieux » (*serious harm*), « risques pour le bénéfice des autres » (*risks for the benefit of others*) et l'augmentation mineure au-delà du risque minimal (*minor increase over minimal risks*), etc.

Pour clarifier le contenu du concept de risque minimum, c'est sans doute, dans un premier temps, le concept de « risques de la vie quotidienne » qui a apporté un éclairage utile. Les risques de la vie quotidienne correspondent à ce à quoi les enfants sont exposés tous les jours dans leurs activités habituelles et permettent de mesurer quels sont les risques à partir desquels il est acceptable d'exposer les enfants en situation de recherche. Mais là encore, un tel critère a fait l'objet de débats (Wendler *et al.*, 2005 et, en particulier, *Committee on Clinical Research Involving Children*, 2004). Ce critère a été pensé d'abord comme le niveau de risque d'un enfant moyen (*average*), en bonne santé et normal, vivant dans un environnement sain. Or, un enfant atteint de cancer et en traitement a une vie quotidienne où la prise de la chimiothérapie lui fait prendre des risques non négligeables, mais qui sont proportionnels à ses chances de rémission ou de guérison, qui sont autant de bénéfices importants. Ce concept peut donc varier dans son contenu suivant l'état de l'enfant.

Finalement, le *Code of Federal Regulation of the Department of Health and Human Services* (45CFR 46.102) a retenu une définition qui ne fait pas de distinction entre les enfants en bonne santé et les enfants malades, mais qui tient compte cependant du statut de développement ou de l'âge de l'enfant :

Un risque minimal se définit comme la probabilité et l'amplitude d'un mal (*harm*) ou d'inconfort anticipé dans la recherche qui ne soit pas plus grand que ceux qui sont rencontrés dans la vie quotidienne ou durant un examen ou un test physique ou psychologique de routine[21].

Le « risque minimal », finalement assez limitatif, doit néanmoins aussi être évalué en fonction des bénéfices attendus. Le *Code of Federal Regulation* a donc introduit deux catégories de risques supérieurs pour inclure certains types de recherches[22]. On trouve les définitions dans la sous-section D *Additional Protections for Children Involved as Sujects in Research* de 2005 (Title 45, part 46).

La première catégorie de risque plus élevé est « le risque plus que minime » (*greater than minimal risks*) encore appelé « plus qu'une augmentation mineure au-delà du risque minimal » (*more than a minor increase over minimal risks*) qui est acceptable dans la mesure où la recherche offre un bénéfice potentiel direct à l'enfant. La deuxième catégorie de risque est le risque comportant « une augmentation mineure au-delà du risque minimal » (*minor increase over minimal risks*) qui est acceptable dans la mesure où la recherche permet non pas un bénéfice direct potentiel pour l'enfant, mais qui va générer de façon plausible des connaissances sur la maladie ou la condition de l'enfant.

Cette nouvelle façon de diviser les risques, en particulier la nouvelle catégorie de « l'augmentation mineure au-delà du risque minimal », va également faire l'objet de discussion. Des listes de tests ou de procédures médicales vont être classées pour aider les *Institutional Review Boards* (IRBs) américains[23] dans cette nouvelle casuistique évaluative des risques et des bénéfices de la recherche pour l'enfant.

Dans le contexte actuel aux États-Unis, la catégorie du risque minimal permet donc d'inclure des enfants sains comme sujets de recherche ou encore

21. Ma traduction.
22. Ces catégories se trouvent dans le tableau du chapitre de par Pascale Gervais dans le présent ouvrage.
23. Par exemple :
    1) Risque minimal (*minimal risks*) : prise de sang, échantillon d'urine, examen neurologique, rayon X, IRM, tests psychologiques standards, observation dans les classes.
    2) Risque comportant une augmentation mineure au-delà du risque minimal (*minor increase over minimal risks*) : ponction lombaire, échantillon d'urine par cathéter.
    3) Risque plus que minimal (*greater than minimal risks*) : biopsie d'un tissu, prélèvement de la moelle osseuse.

des enfants malades mais dont le sujet de la recherche n'est pas directement lié à la maladie de l'enfant (recherche non thérapeutique). Ainsi, beaucoup d'études psycho-sociales peuvent donc entrer dans cette catégorie et être approuvées par les IRB. Ce qui est nouveau avec le *Best Pharmaceuticals for Children Act* de 2002, c'est l'ouverture à des recherches présentant un risque comportant « une augmentation mineure au-delà du risque minimal » sans bénéfice direct pour l'enfant ayant une « condition » entendue « comme une caractéristique physique, psychologique, neurodéveloppementale ou sociale qui affecte négativement sa santé ». Cette catégorie est toute désignée pour les essais cliniques de nouveaux médicaments, y compris la phase I et les études avec placebo. Il existe donc une cohérence entre les critères d'évaluation des risques et les mesures législatives américaines qui favorisent le développement des essais cliniques pour des médicaments en pédiatrie. Si les Américains ont ouvert les critères d'inclusion des enfants à la recherche clinique et particulièrement aux essais cliniques, ils ont, par ailleurs, tenté d'établir le plus spécifiquement des niveaux de risques.

2.2.2. *« Le risque sérieux pour la santé » comme standard québécois*

Si on revient au contexte du Québec et à l'article 21, on saisit bien que le législateur n'a indiqué que deux critères concernant les risques. Il a indiqué un plafond à ne pas dépasser en ce qui concerne la recherche avec les mineurs et les majeurs inaptes, celui du « risque sérieux pour la santé » de ceux-ci. Il a posé également que le risque ne devait pas être évalué seul, mais que les bénéfices devaient faire partie de cette évaluation. L'article 21 dit que l'expérimentation doit laisser espérer un bienfait pour la santé du sujet ou, si elle vise un groupe, des résultats qui soient bénéfiques aux personnes possédant les mêmes caractéristiques d'âge, de maladie ou de handicap que les membres du groupe.

Avec des critères aussi généraux, et malgré les clarifications du risque minimal dans l'Énoncé des Trois Conseils, les CER ont beaucoup de travail à faire pour développer leurs propres critères d'évaluation des risques si on compare à la casuistique américaine. Le paradoxe actuel est le suivant : une casuistique complexe ouvre la porte à une inclusion plus grande des enfants dans des recherches cliniques ; des critères généraux mais restrictifs rendent les jugements des CER plus aléatoires en étant plus prudents ou plus aventureux dans l'inclusion des enfants dans des recherches cliniques. Les CER engagent certes leur responsabilité morale, mais surtout leur responsabilité juridique au regard de l'article 21. Il semble bien que l'article 21 offre dans son contenu un cadre appauvri, en matière d'évaluation des risques et des bénéfices si on le compare à la casuistique raffinée des standards américains. Faut-il adopter le modèle américain ? J'espère avoir suffisamment montré les problèmes d'une telle casuistique. Faut-il modifier l'article 21 ? Il me semble évident que le ministère de la Santé et des Services sociaux du Québec a ici une responsabilité spécifique pour aider les CER à interpréter la question des risques et bénéfices, que ce soit pour les mineurs ou les majeurs inaptes selon l'article 21. Il s'agirait de clarifier le **cadre éthique** et non juridique pour aider les CER à faire leur travail difficile d'évaluation des risques des protocoles de recherche. Un effort de contenu éthique serait utile pour contrebalancer le fait qu'en général, les CER mettent beaucoup d'énergie sur la conformité des formulaires de consentement[24].

D'ailleurs, dans les discussions sur l'évaluation des risques, plusieurs membres des CER présents aux symposiums ont illustré concrètement la difficulté d'évaluer les risques, les inconvénients et les bénéfices. Outre le rappel de l'importance du « sens commun » pour cette évaluation, et concomitamment, la présence essentielle des représentants du public au sein des CER, certains ont soulevé l'importance d'une réflexion plus spécifique qui soit liée à la nature de la maladie, à la condition de l'enfant et à son âge. D'autres ont souligné qu'il fallait bien distinguer entre la perception du risque et le risque réel ainsi que la signification des statistiques. Manifestement, les membres des CER présents étaient intéressés à réfléchir davantage sur ces questions et le ministère de la Santé et des Services sociaux du Québec aurait ici une belle occasion de faire son colloque annuel sur ces questions.

2.3. Expérimentation et recherches psychosociales

Il reste un dernier problème que rencontrent les CER, celui de la définition de « l'expérimentation ». Le terme d'expérimentation retenu par l'article 21 est certainement le mot qui est utilisé de façon classique et rigoureuse pour parler de la recherche biomédicale. « L'expérimentation humaine » constitue la terminologie médicale pour désigner des formes de

24. Cette suggestion s'applique aussi à la révision des lignes directrices des Trois Conseils du Canada.

recherche « sur » l'être humain qui permettent une avancée des connaissances et des bénéfices thérapeutiques suivant un schéma rigoureux qui inclut une « expérience », validé par la communauté scientifique. Cette standardisation des procédures expérimentales a été l'un des objets de réflexion privilégié de l'épistémologie et de la philosophie des sciences du XXe siècle. En médecine, le schéma classique de l'expérimentation humaine se définit comme suit :

> « Expérimenter » signifie « soumettre à une expérience ». Ce qu'on soumet au test de l'expérience est une idée (hypothèse). On veut savoir si cette hypothèse résiste à l'épreuve des faits (ou si elle est démentie par l'expérience). En médecine, on fera l'hypothèse qu'un traitement est efficace dans une maladie donnée, et on réalisera sur des personnes malades un « essai thérapeutique » destiné à prouver cette efficacité (ou à réfuter l'hypothèse). L'objectif de l'expérimentation est d'acquérir une connaissance de portée générale (de valider une idée). Le moyen d'atteindre cet objectif, c'est la stratégie expérimentale. On parle d'expérimentation humaine quand la stratégie expérimentale comporte des essais sur les êtres humains. Les êtres humains soumis à un essai sont appelés les « sujets de recherche ». (Anne Fagot-Largeault, 2001, p. 445).

Un exemple concret d'uniformisation des normes expérimentales concerne les essais cliniques de médicaments dont les différentes phases de I à IV[25] ont été codifiées progressivement et qui, à partir des années 1980, se sont imposées comme des standards internationaux.

Ce modèle d'expérimentation, avec son schéma rigoureux de recherche et sa phase de validation expérimentale, s'est imposé progressivement dans la deuxième moitié du XXe siècle dans toutes les sciences para-médicales et les sciences humaines. Dans nos sociétés occidentales modernes, le critère de vérité est directement lié à la méthodologie de la recherche scientifique. Pour changer une pratique sociale, une preuve scientifique a plus de poids qu'une opinion, elle est devenue le critère de légitimité sociale.

> Avec la science moderne, deux nouvelles composantes apparaissent dans la problématique de la légitimation. D'abord pour répondre à la question : comment prouver la preuve ? ou plus généralement : qui décide des conditions du vrai ?, on se détourne de la recherche métaphysique d'une preuve première ou d'une autorité transcendante, on reconnaît que les conditions du vrai, c'est-à-dire les règles du jeu de la science, sont immanentes au jeu, qu'elles

25. Voir les définitions dans le chapitre d'Anne-Catherine Dubois, Annick Bourgois et Etienne Sokal dans le présent ouvrage.

> ne peuvent pas être établies autrement qu'au sein d'un débat déjà lui-même scientifique, et qu'il n'y a pas d'autre preuve que les règles sont bonnes si ce n'est qu'elles font le consensus des experts. (Jean-François Lyotard, 1979, p. 51-51).

Ce schéma expérimental s'applique aussi aux sciences humaines, de la sociologie à la politique et à la psychologie ou l'éducation. Si on revient au problème de l'interprétation du concept d'expérimentation dans l'article 21, faut-il s'en tenir à une définition strictement médicale ou faut-il inclure les recherches psychosociales ?

C'est là un problème éthique bien concret auquel doivent faire face les CER, car ils évaluent de nombreux protocoles de recherches venant des secteurs paramédicaux, sociaux, scolaire effectuées avec des enfants, en particulier avec les adolescents. Ces recherches ne comportent pas d'examen physique invasif et les risques de morbidité ou de mortalité sont *a priori* absents. Elles concernent davantage des évaluations de pratiques, d'analyse et de compréhension des problèmes sociaux chez les jeunes et les adolescents. Ces recherches possèdent des composantes psychologiques et sociales et utilisent des méthodes comme les questionnaires, les entrevues individuelles, les groupes de discussion, l'observation participante, etc. Le chapitre de Martin Goyette et Isabelle Daigneault illustre de façon très explicite les problèmes de l'interprétation de l'article 21 pour la recherche psychosociale chez les adolescents en matière de consentement et d'évaluation des risques. En ce qui concerne la recherche psychosociale, il semble nécessaire que le législateur ou le ministère de la Santé et des Services sociaux du Québec clarifie le terme d'expérimentation dans l'article 21 et explicite sa définition pour la circonscrire à la recherche biomédicale. Ceci aiderait considérablement le travail des CER d'avoir ainsi un critère de démarcation. Les chercheurs auraient plus de facilité à faire des recherches sur des problèmes psychosociaux complexes qui impliquent des enfants, tout en s'assurant de critères d'évaluation concernant les risques psychologiques qui doivent être distingués des inconforts et des malaises psychologiques dont les conséquences sont différentes. Une réflexion plus poussée en sciences humaines sur les risques sociaux – les formes de discrimination ou de stigmatisation sociales et culturelles – pourraient permettre à ce large secteur d'activités de recherche d'être plus sensible à ces enjeux qu'elle ne l'a fait par le passé[26], et ainsi s'autonomiser du modèle dominant des standards de la recherche biomédicale.

3. Éléments de réflexion et synthèse

Au terme de ces analyses, je voudrais énoncer deux séries de remarques, les unes théoriques, les autres sous la forme de propositions pratiques au regard de l'article 21 du Code civil du Québec.

Sur le plan théorique, j'ai montré tout d'abord le poids du modèle américain en matière de recherche avec les enfants. Ce poids est historique et il continue d'exercer une force d'attraction énorme dans la mesure où ce sont les États-Unis qui modifient les règles pratiques de la recherche à travers le monde, compte tenu de la puissance économique des compagnies pharmaceutiques américaines et du leadership américain dans la recherche médicale. Dans ce contexte, tous les autres pays réagissent et s'adaptent aux normes américaines. Cela est particulièrement visible à la suite du *Best Pharmaceuticals for Children Act* de 2002. Il s'ensuit donc que c'est à partir du modèle éthique américain que nous raisonnons et que nous ajustons nos pratiques.

L'examen critique de cette éthique de la recherche avec les enfants que j'ai tenté de faire se résume en deux points. Le premier est que le concept de consentement substitué est éthiquement appauvri et qu'il mène à une casuistique byzantine de l'évaluation des risques et des bénéfices. Le contenu éthique appauvri s'explique par le fait que le consentement substitué est calqué sur le modèle juridico-éthique du consentement libre et éclairé de l'adulte autonome et rationnel. J'énonce qu'il serait dangereux de se calquer encore davantage à ce modèle, en particulier avec les formulaires d'assentiment de l'enfant et de l'adolescent ou, encore, en développant une casuistique raffinée des niveaux de risques. En effet, les données factuelles, l'histoire de l'expérimentation humaine et certaines réflexions sur les fondements de l'éthique de la recherche avec les enfants suggèrent que la nature éthique de la relation parents-enfant et le vécu des chercheurs, des médecins

26. La psychologie, l'anthropologie et la sociologie en particulier ont utilisé par le passé des méthodes de manipulation pour le moins questionnables sur le plan éthique. Les associations ont depuis produit de nombreux codes d'éthique concernant la conduite des recherches et des chercheurs. On trouvera un exemple de bonnes pratiques dans l'Énoncé des Trois Conseil dans le chapitre intitulé « Recherche avec les peuples autochtones ».

et des équipes de soins reposent sur des bases éthiques plus élargies que celles du modèle contractualiste juridio-éthique du consentement libre et éclairé. Ce dernier est un cadre réducteur de l'éthique de la recherche. Il entraîne les CER, en tout cas au Québec, à évaluer les protocoles de recherche dans le sens d'une conformité juridico-administrative. La mission de protection des personnes, en particulier de l'enfant, se réduit à la conformité du formulaire de consentement et à une évaluation variable des risques.

Le deuxième point est que ce modèle juridico-éthique du consentement entraîne la colonisation de l'éthique de la recherche par la normativité juridique. Deux conséquences s'ensuivent. D'une part, on peut noter l'écart croissant entre les exigences de plus en plus nombreuses de conformité juridico-administratives et les pratiques réelles d'inclusion des enfants dans les protocoles de recherche. Il devient plus important pour un CER de se conformer aux pressions administratives et au juridicisme ambiant que de dialoguer[27] avec les chercheurs sur les conditions réelles d'inclusion et de participation des enfants dans les protocoles de recherche. D'autre part, la deuxième conséquence est que le modèle juridique défensif tend lui aussi à se répandre au détriment même du développement de la recherche et de la protection des enfants. Ce modèle contractualiste largement utilisé par les compagnies pharmaceutiques induit une logique juridique d'argument et de contre-argument dans les discussions entourant le contenu des formulaires de consentement et qui tourne assez souvent en faveur de celles-ci. Autrement dit, cette logique favorise ceux qui ont des intérêts à défendre. Pourquoi avoir laissé les formulaires de consentement qui se présentaient au début comme un moyen d'éducation par le partage de l'information pertinente sur la recherche entre des sujets de recherche et les chercheurs, devenir un outil juridique formel – un consentement sous la forme d'un contrat ? Il y a eu un détournement des finalités éthiques et les CER se sont conformés aux pressions tant des compagnies pharmaceutiques que des instances administratives qui allaient dans le sens de ce modèle contractualiste. La protection des sujets de recherche ne se limite pas au

27. Plusieurs CER ne rencontrent pas directement les chercheurs et font leur évaluation sur dossier. Or la rencontre avec les chercheurs permet une réelle démarche éducative par le dialogue. Ce dialogue est plus éducatif que normatif, s'il s'élargit ainsi aux chercheurs et aux infirmières de recherche, il peut aussi s'étendre par d'autres moyens d'interventions éducatives à l'ensemble du milieu hospitalier en y incluant les familles, les parents et leurs enfants. Bref, l'éthique de la recherche comme démarche éducative se pratique alors davantage dans le milieu avec les acteurs, que dans une démarche évaluative formelle sur le dossier.

formulaire de consentement, l'éthique de la recherche est une démarche, un processus qui concerne tous les acteurs et qui vise dans un équilibre délicat et toujours mouvant à conjuguer la protection des sujets de recherche avec le développement des connaissances médicales et des thérapeutiques.

Sur le plan des pratiques au Québec, l'analyse que j'ai effectuée des contraintes imposées par l'article 21 du Code civil du Québec est utile pour comprendre, d'une part, les limites intrinsèques de toute législation et, d'autre part, les problèmes générés dans un contexte biomédical très évolutif et largement américain. L'article 21 n'est certes pas caduque, mais un régime d'exception pour la recherche avec des mineurs et des majeurs inaptes qui implique une lourde responsabilité juridique pour les CER est-il vraiment nécessaire ? Des principes généraux dans un article de loi ne suffissent-ils pas pour guider la tâche d'encadrement des pratiques du ministère de la Santé et des Services sociaux du Québec ? Celui-ci pourrait plus facilement et régulièrement adapter son cadre réglementaire en fonction du contexte et des évolutions de la recherche avec les enfants et les mineurs. Il faut, me semble-t-il, revoir le contenu de l'article 21 et toute la machinerie administrative mise en place jusqu'ici, et ce, dans le sens d'une déflation du juridique et des pratiques administratives. Une telle révision n'a de sens que si les principaux acteurs peuvent s'exprimer, y compris les enfants dans un contexte de discussion démocratique. À la lumière de l'analyse théorique que j'ai effectuée, il faut changer de cap et développer une approche dialogique et éducative fondée sur les principes de responsabilité et de bienfaisance envers l'enfant. Celle-ci constitue le point de départ d'une valorisation du sens moral commun, du développement du jugement moral et du sens de la responsabilité proportionnée de chacun des acteurs.

Actuellement, il existe un tel écart entre les pratiques concernant la participation des enfants à la recherche et l'arsenal juridico-administratif que la protection effective des enfants repose pour beaucoup sur le sens moral des infirmières de recherche et des chercheurs qui proposent un protocole de recherche aux parents et aux enfants. Penser que des normes juridiques et administratives garantissent la moralité des pratiques constitue une illusion dangereuse, car d'une part, elles donnent l'impression d'un contrôle sur les pratiques et d'autre part, en se développant suivant leur propre logique et normativité, elles s'éloignent progressivement des pratiques réelles, devenant alors un cadre formel autojustificatif. S'il faut réaffirmer haut et fort la protection des enfants dans la recherche biomédicale, ne serait-il pas sage de redonner aux acteurs – du CER aux chercheurs, en passant par les parents –, les moyens de leur **responsabilité éthique** face aux enfants participants à des recherches concernant l'amélioration de leur état et santé ?

Bibliographie

Alderson, P., Sutcliffe, K., Curtis, K. (2006). « Children's competence to consent to medical treatment », *Hastings Center Report*, 36 (6), 25-34.

Annas, George, Grodin, Michael (1992). *The Nazi Doctors and the Nuremberg Code. Human Rights in Human Experimentation*, New-York, Oxford University Press.

Arendt, Hannah (1961). *Condition de l'homme moderne*, Paris, Calman-Levy. Traduit de l'anglais (1958).

Arendt, Hannah (1972). *La crise de la culture,* Paris, Gallimard. Traduit de l'anglais (1954).

Audy, Sonia (2006). *Le Plan d'action ministériel en éthique de la recherche et en intégrité scientifique : une entreprise insensée ?*, Rapport pour l'Unité de l'éthique, ministère de la Santé et des Services sociaux du Québec.

Bravo, G., Charpenthier, M., Dubois, M-F., De Wals, P. (2000). « L'article 21 du Code civil du Québec : ses implications sur la recherche en gérontologie », *The Canadian Journal of Aging*, 19 (1), 1-17.

Bravo, G., Duguet, A-M. (2005). « La recherche chez les personnes âgées inaptes à consentir : présentation des cadres éthiques et juridiques en vigueur au Québec et en France », *L'année gérontologique*, 19, 327-345.

Brody, J., Scherer, D., Annett, R., Pearson-Bish, M. (2003). « Voluntary assent in biomedical research with adolescents : a comparaison of paren and adolescent views », *Ethics and Behavior*, 13 (1), 79-95.

Centre de bioéthique de l'institut de recherches cliniques de Montréal (1982). *Médecine et expérimentation*, Cahiers de Bioéthique, 4.

Cohen, Glenn (2003). « Therapeutic orphans, pediatric victims ? The Best Pharmaceuticals for Children Act and existing pediatric human subject protection », *Food and Drug Law Journal*, 58 (4), 661-709.

Committee on Clinical Research Involving Children, Institute of Medicine of the National Academies (2004). *Ethical Conduct of Clinical Research Involving Children*, Washington, The National Academy Press.

Diekema, Douglas (2003). « Taking children serously : what's so important about assent ? », *American Journal of Bioethics*, 3 (4), 25-26.

Doucet, Hubert (2002). *L'éthique de la recherche. Guide pour le chercheur en sciences de la santé.* Presses de l'Université de Montréal.

El Malik, K., Wheeler, R.A. (2007). « Consent : luck or law ? », *Annal of Royal College Surgeon England*, 89 : 627-630.

Faden, R., Beauchamp, T. (1986). *A History ansd Theory of Informed Consent*, New York, Oxford University Press.

Fagot-Largeault, Anne (1985). *L'homme bio-éthique. Pour une déontologie de la recherche sur le vivant*, Paris, Maloine.

Fagot-Largeault, Anne (2001). « Expérimentation humaine » dans G. Hottois, J-N. Missa, *Nouvelle encyclopédie de bioéthique*, Bruxelles, De Boeck.

Fisher, Celia (2003). « A goodness-of-fit ethic for child assent to non beneficial research, *American Journal of bioethics*, 27-28.

Flotte, T., Frentzen, B., Humohries, M., Rosenblomm, A. (2006). « Recent developpements in the protection of pediatric research subjects », *Journal of Pediatrics*, 149, 285-286.

Frideman Ross, Lainie (2004). « Children inmedical research, balancing protection and acess ; has the pendulum swung too far ? », *Perspectives in Biology and Medicine*, 47 (4), 519-536.

Frideman Ross, Lainie (2004). « Informed consent in pediatric research », *Cambridge Quaterly of Healthcare Ethics*, 13, 346-358.

Gagnon, Éric (1996). *Les comités d'éthique. La recherche médicale à l'épreuve*. Québec, Les Presses de l'Université Laval.

Gammelgaard, A., Knudsen, L.E., Bisgaard, H. (2006). « Perceptions of parents on the participation of their infants in clinical research », *Archives of Diseases in Children*, 91, 977-980.

Harth, S.C., Thong, Y.H. (1995). « Parental perceptions and attitudes about informed consent in clinical research involving children », *Soc. Sci. Med*, 41 (12), 1647-1651.

Hickey, K. (2007). « Minors' rights in medical decision making », *JONA'S Halthcare Law, Ethics and Regulation*, 9 (3), 100-104.

Holly Fernandez, L. *et al.* (2007). « Give tham they want ? The permissibility of pediatric placebo-controlled trials under the Best Pharmaceuticals for Children Act », *Annals of Health Law*, 16, 79-138.

Institute of Medicine of the National Academies (2004). *Ethical Conduct of Clinical Research Involving Children*, Washington, The National Academies Press.

Jonas, Hans (1991). *Le principe responsabilité. Une éthique pour la civilisation technologique*, Paris, Cerf, traduit de l'allemand 1979.

Jonsen, Albert (2006). « Nontherapeutic research with children : the Ramsey versus McCormick debate », *Journal of Pediatrics*, july, S12-S14.

Kodish, Eric (2005). *Ethics and Research with Children. A case-based approach*, New-York, Oxford University Press.

Kopelman, Loretta (2006). « Children as research subjects : moral disputes, regulatory guidelines and recent court decisions », *The Mount Sinai Journal of Medicine*, 73 (3), 596-604.

Lévinas, Émmanuel (1971). *Totalité et infini. Essai sur l'extériorité*, Paris, Poche.

Lévinas, Émmanuel (1982). *Éthique et infini*, Paris, Poche.

Levine, Robert (1982). « Clarifier les concepts de l'éthique de la recherche » dans Centre de bioéthique de l'institut de recherches cliniques de Montréal. *Médecine et expérimentation*, Cahiers de Bioéthique, 4, 251-266.

Lyotard, Jean-François (1979). *La condition post-moderne*, Paris, Éditions de Minuit.

McCormick, Richard (1976). « Experimentation with children : sharing sociality », *Hastings Center Report*, 6 (6), 41-46.

Neil, Sarah (2005). « Research with children : a critical review of the guidelines », *Journal of Child Health Care*, 9 (1), 46-58.

Porter, R., Malone, T. (dir.), (1992). *Biomedical Research. Collaboration and Conflict of Interest*, Baltimore, The Johns Hopkins University Press.

Ramsey, Paul (1976). « The enforcement of morals : nontherapeutic research on children, *Hastings Center Report*, 6 (4), 21-30

Ramsey, Paul (1977). « Children as research subjects : a reply », *Hastings Center Report*, 7 (2), 2-40

Schwartz, Jack (2002). « The Kennedy Krieger case : judicial anger and the research entreprise », *Journal of Health Care Law and Policy*, 6, 148-158.

Sharav Hassner, Vera (2003). « The impact of the Food and Drug Administration Mondernization Act on the recruitment of children for research », *Ethical Human Sciences and services*, 5 (2), 83-108.

Simon, C., Eder, M., Kodish, E., Siminoff, L. (2006). « Altruistic discourse in the informed consent process for childhood cancer clinical trials », *The American Journal of Bioethics*, 6 (5), 40-47.

Simon, C., Siminoff, L., Kodish, E. (2004). « Comparaison of informed consent process for randomized clinical pediatric and adult oncology », *Journal of Clinical Oncology*, 22 (13), 2708-2717.

Smolin, David (2003). « Nontherapeutic research with children : the virtues and vices of legal uncertainty », *Cumberland Law Review*, 33 (3), 621-645.

Sugarman, Jeremy (2004). « Determining the appropriateness of including children in clinical research. How thick is the ice ? » *Journal of the American Medical Association*, 291 (4), 397.

Tait, A., Voepel-Lewis, T., Malviya, S. (2004). « Factors that influence parents' assessments of the risks and benefits of research involving their children », *Pediatrics*, 113 (4), 727-732.

Tait, A., Voepel-Lewis, T., Malviya, S. (2007). « Presenting research information to children : a tale of two methods », *Pediatric Anesthesiology*, 105 (2), 358-364,

Tauer, Carol (2003). « Children as research subjects : guinea pigs or therapeutic orphans ? » *Bioethics Examiner*, 7 (2), 1-5.

Trois Conseils (1998). *Énoncé de politique : Éthique de la recherche avec les êtres humains*, Conseil de recherche médical du Canada, ministère des Approvisionnements, Ottawa.

Unguru, Y., Coppes, M., Kamani, N. (2008). « Rethinking pediatric assent : from requirement to ideal », *Pediatr. Clin. N. Am.*, 55, 212-222.

Voyer, P., St-Jacques, S. (2006). *L'article 21 du Code civil et la recherche auprès des aînées atteints de démence dans les milieux de soins de longue durée. Une analyse, un constat et une proposition*, Faculté de sciences infirmières, Université Laval, Bibliothèque et archives nationales du Québec.

Wendler, David (2005). « Protecting subjects who cannot give consent. Toward a better standard for 'minimal' risks », *Hastings Center Report*, no 5, 37-43.

Wendler, David (2004). « Risk standards for pediatric research : rethinking the Grimes ruling », *Kennedy Institute of Ethics Journal*, 14 (2), 187-198.

Wendler, D., Belky, L., Thompson, K., Emmanuel, E. (2005). « Quantifying the federal minimal risks standard : implications for pediatric research without a prospect of direct benefit », *Journal of the American Medical Association*, 294, 826-832.

Recyclé
Contribue à l'utilisation responsable des ressources forestières
www.fsc.org Cert no. SGS-COC-003153
© 1996 Forest Stewardship Council
FSC

MARQUIS
Marquis imprimeur inc.

Québec, Canada
2009

Imprimé sur du papier Silva Enviro 100% postconsommation traité sans chlore, accrédité Éco-Logo et fait à partir de biogaz.

certifié

procédé sans chlore

100 % post-consommation

PERMANENT
archives permanentes

BIO GAZ
ÉNERGIE
énergie biogaz